［研修医のための 画像診断］
厳選症例から学ぶ基礎知識

監修　**櫛橋 民生**　昭和大学横浜市北部病院　放射線科　教授
編著　**浮洲 龍太郎**　昭和大学横浜市北部病院　放射線科　講師

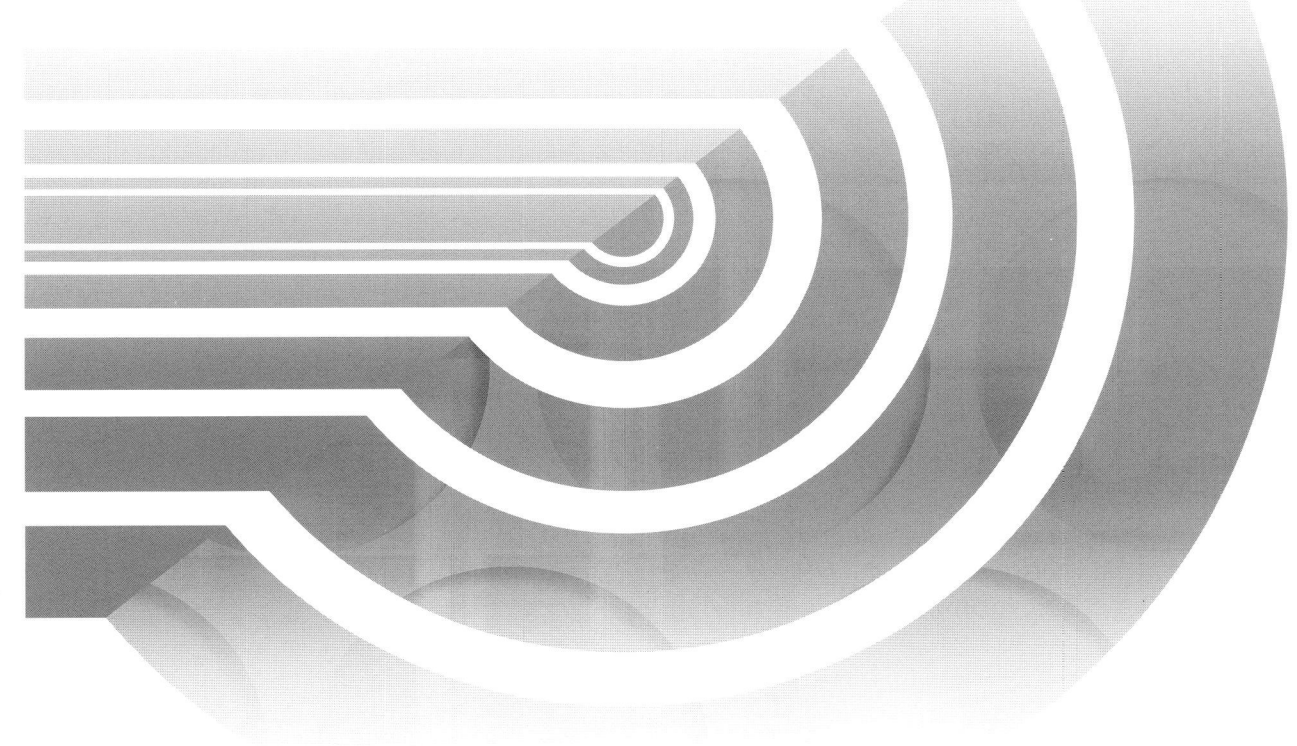

医療科学社

はじめに

　2年間の研修医期間は多くの科をまわり，あっという間に過ぎてしまうようです．しかしこの2年間に画像診断の基礎を学ばないと，苦手意識を持ってしまい，大きなマイナスとなります．2年間の研修期間中で画像診断のすべてを学ぶことには制限があり，画像診断が苦手となる原因にもなります．本書で学んでいただきたいポイントは，①目的となる診断に対して，どの画像検査をどの順序でどのような方法で行うか知ること，②解剖学的知識をふまえて，異常所見の有無とその所見を正確に表現できるようになること，の2点です．これらを学んでおけば，その後の臨床における学習や，教科書や論文を用いた独学でも良好な画像診断ができるようになります．早い時期に読影の基礎を学び，将来も画像診断を苦手としないため本書を上梓いたしました．

　編集にあたっては実用に即した最新の情報を盛り込むことで，今日からの診療にすぐ役立つよう留意しました．構成は領域ごとに分け，最初に各領域におけるモダリティの特徴と使い分け，読影法を簡潔にまとめています．疾患は見開き2頁を主体に，最新の知見を整理し概説しています．画像は最新のものを中心に示し，疾患概念や臨床的特徴，モダリティの選択と撮影法，画像所見のポイントを述べました．単純X線写真からCT，MRI，超音波，血管造影に至るまで，画像検査の優先度やポイントとなる画像を表示し，画像についての理解を深めるため，シェーマも積極的に使いました．また，外傷と小児は別項目とし，各々に特有な病態をまとめました．

　各章末には内容に関連した問題が呈示されていますが，これは各章で学ぶ疾患を一捻りし，さらなる知識の充実を図るよう工夫したものです．各症例で学んだことが基本事項とすれば，これらは応用問題に相当し，いずれも病歴，画像，質問，画像所見，解説，解答という構成になっています．巻末には日常的によく使われる略語の一覧をまとめ，略語と日本語も対比できるようにしたほか，さらに放射線学的用語，放射線診断と関連深い事項を簡単にまとめました．この一冊で，研修期間中に学ぶべき画像診断学の基本はマスターできると確信しています．

　最後に多忙な日常業務と研修医の指導に追われる中で本書の執筆をご快諾いただいた，昭和大学横浜市北部病院放射線科の諸先生方，当科秘書の久良有紀さん，そして出版にご尽力いただいた，医療科学社編集部の齋藤聖之氏に深謝いたします．

　本書が研修医の皆さんの画像診断についての"？"を"！"とするよう願ってやみません．

2007年7月

櫛橋　　民生

浮洲　龍太郎

目次

はじめに・櫛橋　民生，浮洲　龍太郎

I. 脳神経 ――― 浮洲龍太郎 ――― 1

序　論・2
1　くも膜下出血　subarachnoid hemorrhage: SAH・6
2　脳実質内出血　intracranial hemorrhage: ICH・10
3　超急性期脳梗塞　hyperacute phase cerebral infarction・14
4　急性期，亜急性期，慢性期（陳旧性）脳梗塞　acute, subacute and chronic (old) cerebral infarction・18
5　動静脈奇形　arteriovenous malformation: AVM・20
6　静脈血栓症　cerebral venous thrombosis・22
7　PRES　posterior reversible encephalopathy syndrome・24
8　星細胞腫　astrocytoma・26
9　髄膜腫　meningioma・28
10　下垂体腺腫　pituitary adenoma・30
11　転移性脳腫瘍　metastatic brain tumor・32
12　脳膿瘍　brain abscess・34
13　多発性硬化症，急性散在性脳脊髄炎
　　　multiple sclerosis: MS, acute disseminated encephalomyelitis: ADEM・36
14　浸透圧性脳症　osmotic myelinolysis: OM・38
Let's Try・40
豆知識・50

II. 頭頸部 ――― 浮洲龍太郎 ――― 51

序　論・52
1　舌癌　lingual cancer・54
2　喉頭癌　laryngeal cancer・56
3　上顎癌　maxillary cancer・58
4　頸部リンパ節転移　cervical lymphnode metastasis・60
Let's Try・62

III. 胸部 ――― 藤澤　英文 ――― 63

序　論・64
1　細菌性肺炎　bacterial pneumonia・66
2　マイコプラズマ肺炎　*mycoplasma pneumoniae* pneuomonia・68
3　肺結核　pulmonary tuberculosis・70
4　肺気腫　pulmonary emphysema・72
5　サルコイドーシス　sarcoidosis・74

6 癌性リンパ管症　lymphangitic carcinomatosis・76
7 珪肺症　silicosis・78
8 通常型間質性肺炎　usual interstitial pneumonia: UIP・80
9 過敏性肺炎　hypersensitivity pneumonitis・82
10 肺腺癌　pulmonary adenocarcinoma・84
11 肺扁平上皮癌　pulmonary squamous cell carcinoma・86
12 肺小細胞癌　pulmonary small cell carcinoma・88
13 肺水腫　pulmonary edema・90
14 大動脈解離　aortic dissection・92
15 肺血栓塞栓症　pulmonary thromboembolism・94
16 胸腺腫　teratoma・96
17 奇形腫　thymoma・98
18 縦隔気腫　pneumomediastinum・100
19 アスベスト関連病変　asbestos related diseases・102
Let's Try・104
豆知識・112

Ⅳ. 腹　部　　　　　　　　　　　　　　　　　　　武中　泰樹 ─ 113

序　論・114
1 肝嚢胞　simple liver cyst・118
2 肝血管腫　hepatic hemangioma・120
3 肝細胞癌　hepatocellular carcinoma: HCC・122
4 胆管細胞癌　cholangiocellular carcinoma・124
5 胆嚢癌　gallbladder carcinoma・126
6 膵癌　pancreatic cancer・128
7 膵管内乳頭粘液性腫瘍　intraductal papillary mucinous tumor: IPMT・130
8 大腸癌　colon cancer・132
9 肝膿瘍　liver abscess・134
10 急性胆嚢炎　acute cholecystitis・136
11 胆道結石　cholelithiasis・138
12 急性膵炎　acute pancreatitis・140
13 虫垂炎, 憩室炎　appendicitis, diverticulitis・142
14 胆汁漏　biloma・144
15 腸間膜動脈閉塞症　mesenteric artery occlusion・146
16 イレウス　ileus・148
17 肝臓の造影検査での偽病変・150
Let's Try・152
豆知識・158

V. 婦人科 — 鈴木美奈子 — 159

序　論・160
1　子宮筋腫　uterine leiomyoma・164
2　子宮内膜ポリープ，子宮内膜増殖症，子宮体癌
　　　endometrial polyp, endometrial hyperplasia, uterine corpus cancer・166
3　子宮内膜症　endometriosis・168
4　非腫瘍性嚢胞性腫瘤　non-neoplastic cystic tumor・170
5　卵巣腫瘍　ovarian tumor・172
6　婦人科急性腹症　gynecologic acute abdomen・174
Let's Try・176
豆知識・181

VI. 腎尿路 — 馬場麻衣子 — 183

序　論・184
1　気腫性腎盂腎炎　emphysematous pyelonephritis・186
2　腎梗塞　renal infarction・188
3　多発性嚢胞腎（成人型）　autosomal dominant polycystic kidney disease・190
4　腎血管筋脂肪腫　angiomyolipoma・192
5　腎細胞癌　renal cell carcinoma・194
6　尿管結石　urolithiasis・196
7　膀胱癌　bladder carcinoma・198
8　前立腺肥大・前立腺癌　benign prostatic hyperplasia, prostatic carcinoma・200
9　副腎腫瘍　adrenal tumor・202
10　精巣腫瘍　testicular tumor・204
11　リンパ節疾患　lymphatic disease・206
Let's Try・208
豆知識・214

VII. 骨軟部 — 薄井　庸孝，藤澤　英文 — 215

序　論・216
1　大腿骨頭壊死　osteonecrosis of the femoral head・218
2　関節リウマチ　rheumatoid arthritis・220
3　骨腫瘍　bone tumor・222
4　脊髄腫瘍　spinal cord tumor・224
5　後縦靭帯骨化症・黄色靭帯骨化症
　　　ossification of posterior longitudinal ligament, ossification of yellow ligament・226
6　椎間板ヘルニア　herniated intervertebral discs・228
7　化膿性脊椎炎　septic spondylitis・230
Let's Try・232
豆知識・236

Ⅷ. 外傷　　　　　　　　　　　　　浮洲龍太郎，藤澤　英文，馬場麻衣子，薄井　庸孝 ── 237

序　論・238

1. 急性硬膜外血腫　acute epidural hematoma: AEDH・240
2. 急性硬膜下血腫　acute subdural hematoma: ASDH・242
3. 慢性硬膜下血腫　chronic subdural hematoma: CSDH・244
4. 脳挫傷　cerebral contusion・246
5. 頭蓋骨骨折　skull fracture・248
6. 内頸動脈海綿静脈洞瘻　carotid cavernous fistula: CCF・250
7. 顔面骨骨折　facial bone fracture・252
8. 肺挫傷，肺裂傷と外傷性血気胸
    lung contusion, laceration and traumatic hemopneumothorax・254
9. 肝損傷　liver injury・256
10. 腎損傷　renal injury・258
11. 舟状骨骨折　scaphoid fracture・260
12. 肩関節脱臼　肩関節　dislocation of shoulder・262
13. 半月板損傷，靱帯断裂　meniscal injury, rupture of ligament・264
14. 大腿骨頸部骨折　fracture of femoral neck・266
15. 骨盤骨折　pelvic fracture・268
16. 脊髄損傷　spinal cord injury: SCI・270
17. 頸椎損傷　injury of the cervical spine・272
18. 脊椎分離・すべり症　spondylolytic spondylolisthesis・274
19. 脊椎圧迫・粉砕骨折　compression fracture of spine, burst fracture of spine・276

Let's Try・278

Ⅸ. 小　児　　　　　　　　　　　　浮洲龍太郎，藤澤　英文，鈴木美奈子，武中　泰樹 ── 285

序　論・286

1. 低酸素性虚血性脳症　hypoxic ischemic encephalopathy: HIE・288
2. 細菌性髄膜炎，硬膜外膿瘍　bacterial meningitis, epidural abscess・290
3. 扁桃膿瘍，咽後膿瘍，縦隔膿瘍
    parotid abscess, retropharyngeal abscess, mediastinal abscess・292
4. 円形肺炎　round pneumonia・294
5. 肺分画症　pulmonary sequestration・296
6. 被虐待児症候群　battered child syndorome: BCS・298
7. 輪状膵　annular pancreas・300

Let's Try・302

略語集・用語集　　　　　　　　　　　　　　　安田　亮，浮洲龍太郎，櫛橋　民生，ほか ── 304
索　引・314

I. 脳神経

1 くも膜下出血
2 脳実質内出血
3 超急性期脳梗塞
4 急性期，亜急性期，慢性期（陳旧性）脳梗塞
5 動静脈奇形
6 静脈血栓症
7 PRES
8 星細胞腫
9 髄膜腫
10 下垂体腺腫
11 転移性脳腫瘍
12 脳膿瘍
13 多発性硬化症，急性散在性脳脊髄炎
14 浸透圧性脳症

序論
各種画像検査の役割と使い分け

■単純X線は不要？

ほとんどの施設では，頭部単純X線写真を撮影する機会は減少傾向にあると思う．確かに骨折の大部分はCTで検出可能で，下垂体腫瘍の診断情報もMRI，ときにCTを併用すれば十分得られる．しかしCTのスライス面に平行な線状骨折や，中硬膜動脈溝と伴走する骨折線は，骨偏倚がなければ，CTではまったく描出されないこともある．頭部外傷では念のため単純X線写真の正面，側面，タウン像は撮影しておいたほうがよい．

■CTとMRIの使い分け

CT，MRIとも大多数の施設において，脳神経領域の検査が最も多い．このことは読影の機会も，勉強のチャンスも多いことを意味する．よく聞かれるのは使い分けだが，疾患や症状により一括りにできないのが現状である．

■CT

わが国における頭部単純CTの位置付けは，胸部の単純X線写真に相当する．特に緊急性の高い病態において，短時間で検査でき，絶対禁忌もないことから，第一選択の検査と考えられる．外傷や脳梗塞など，大部分の疾患は単純CTでよい．他部位と異なりヘリカルスキャンを行うと画像が不鮮明となるので，ほとんどはコンベンショナルスキャン（スキャン範囲を連続撮影せず，1スライスごとにテーブル移動を繰り返しながら撮影）で行う．

腫瘍，炎症，および血管性病変が疑われれば，造影も必要で，血管性病変では三次元再構成画像も診断に役立つ．この際はヘリカルスキャンで撮影を行うが，特にMDCTではスライス厚を非常に薄くできるので，高精細の三次元画像や多断層再構成画像も容易に作成できる．機器の進化に伴い下垂体窩や脳幹，小脳の観察はしやすくなったが，依然としてアーチファクトが読影の妨げとなることも多い．

■MRI

CTに比べ脳神経の詳細な観察が可能で，特にテント下病変の画像検査はMRIなしに進められない．現在わが国では約4,000台のMRIが稼働しているが，ルーチン検査の撮像法や緊急検査への対応など，その運用は施設ごとにさまざまである．まずは"くも膜下出血などの出血性病変は，急性期においてMRIでは同定できないことがしばしばある"ことを銘記してほしい．現状では脳MRI施行にあたり，たとえ超急性期脳梗塞を強く疑っていようとも，"すでにCTで出血が除外されている"ことを必ず確認すべきである．また，撮影装置は長い筒状の構造で，CTに比べ患者の状態を観察しにくい．このため状態の悪い患者の検査には十分な注意が必要で，必要に応じ直接検査室内で患者の状態を観察する．脳室－腹腔シャントの圧設定はMRIの磁力により変わってしまうので，検査後は必ず専門医によるバルブ圧の再設定が必要である．

■脳CT，MRIの基本的読影法

中枢神経症状から病変の局在を推測できれば，まずそ

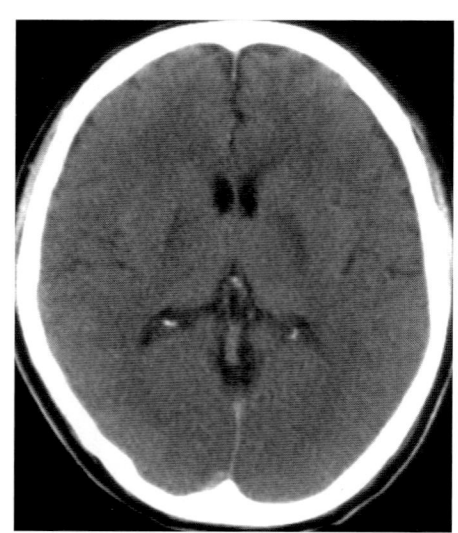

図1　左右対称分布の疾患（一酸化炭素中毒）
両側の淡蒼球に淡い低吸収域が見られる．

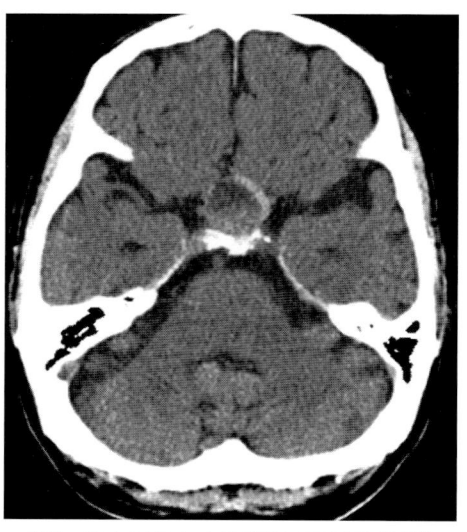

図2　正中に存在する病変（下垂体腺腫）
トルコ鞍内に円形の低吸収の腫瘤が見られる．

の部分に異常がないかチェックする．次にほかのスライスもすべてチェックし，所見のとりもらしがないか確認する．脳は，人体では数少ないほぼ対称構造の領域である．このため短時間で効率的に読影を進めるには，各断層面で左右を対比するのが手っ取り早い．この方法なら正常解剖をあまり知らなくとも，異常所見の9割程度は引っかけられると思う．ただし，対称性分布を示す病変（中毒，内分泌，代謝性疾患など），および正中部に存在する病変（下垂体腺腫や松果体腫瘍など）は左右を比べるだけでは検出は難しい（図1，図2）．やはりある程度の正常解剖は知っておく必要がある．脳CT，MRIの代表的な断層面，およびMRAの正常像と重要と思われる解剖学的名称を示すので参照されたい（図3〜図5）．日々の読影においても，正常例で構わないので，症例ごとにポイントを絞って解剖を覚えながら読影する癖をつけると，読影力はみるみるアップするに違いない．

■ 重要な脳機能とその局在

　脳機能と解剖学的部位の関連はいまだ十分に解明されてはいないが，特に大脳については運動，言語，視覚など特に重要と思われる機能とその局在を知っておくと診断に役立つ．これらの理解だけでは説明困難な，意識障害について下記に概説する．

■ 意識障害

　意識の維持は橋上部から中脳，視床下部，視床より大脳皮質に至る網様体賦活系，および大脳皮質の2者が関与している．これらのいずれか，もしくは両者の機能が維持できなくなると意識障害が生じる．意識障害の原因は一次性脳障害，二次性脳障害に大別される．前者は脳に直接生じる障害（脳血管障害，外傷，腫瘍，脱髄変性疾患，炎症性疾患など）で，後者は全身疾患の二次変化として脳に生じる障害（低酸素血症，肝不全や尿毒症，中毒，内分泌代謝異常など）である．

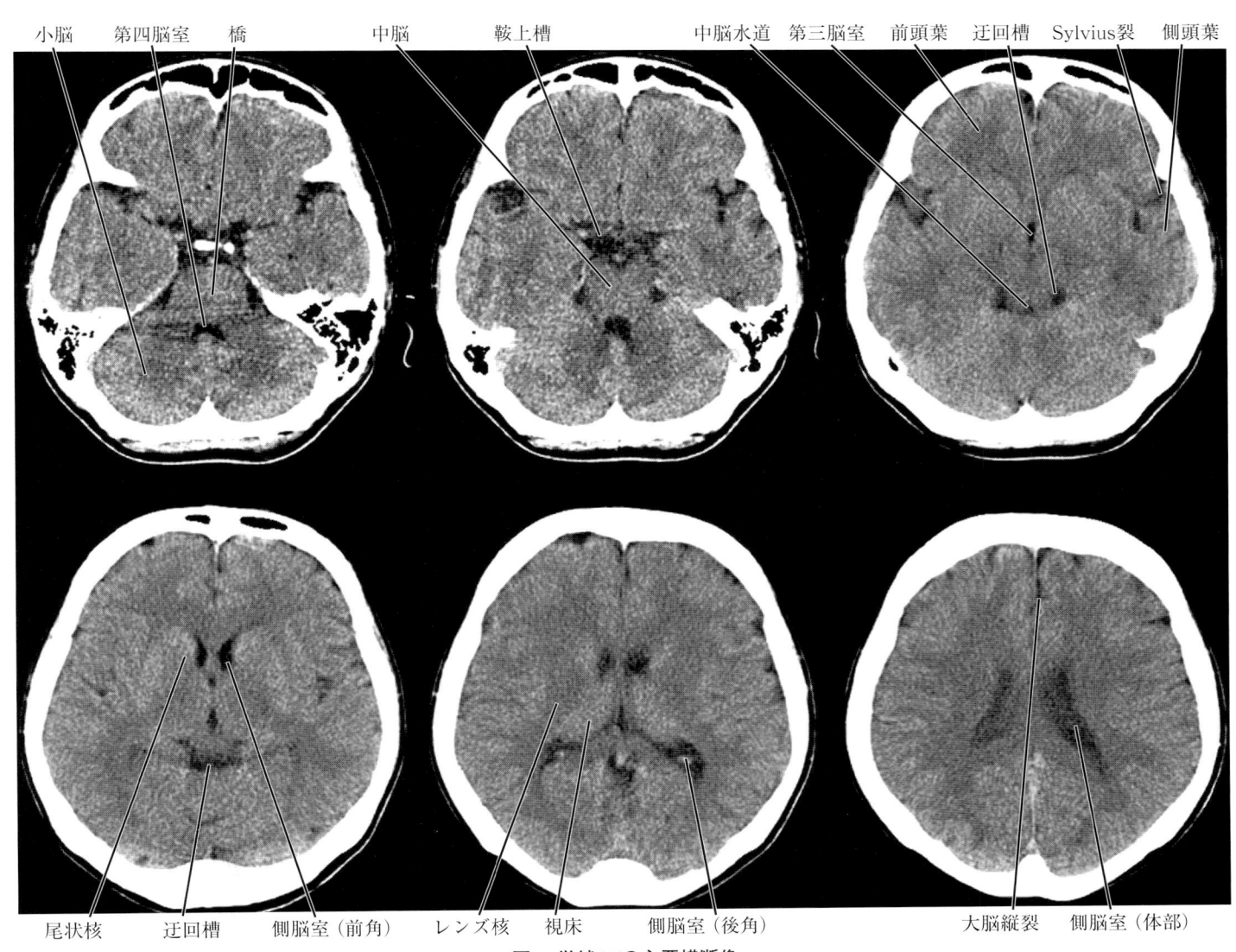

図3　単純CTの主要横断像

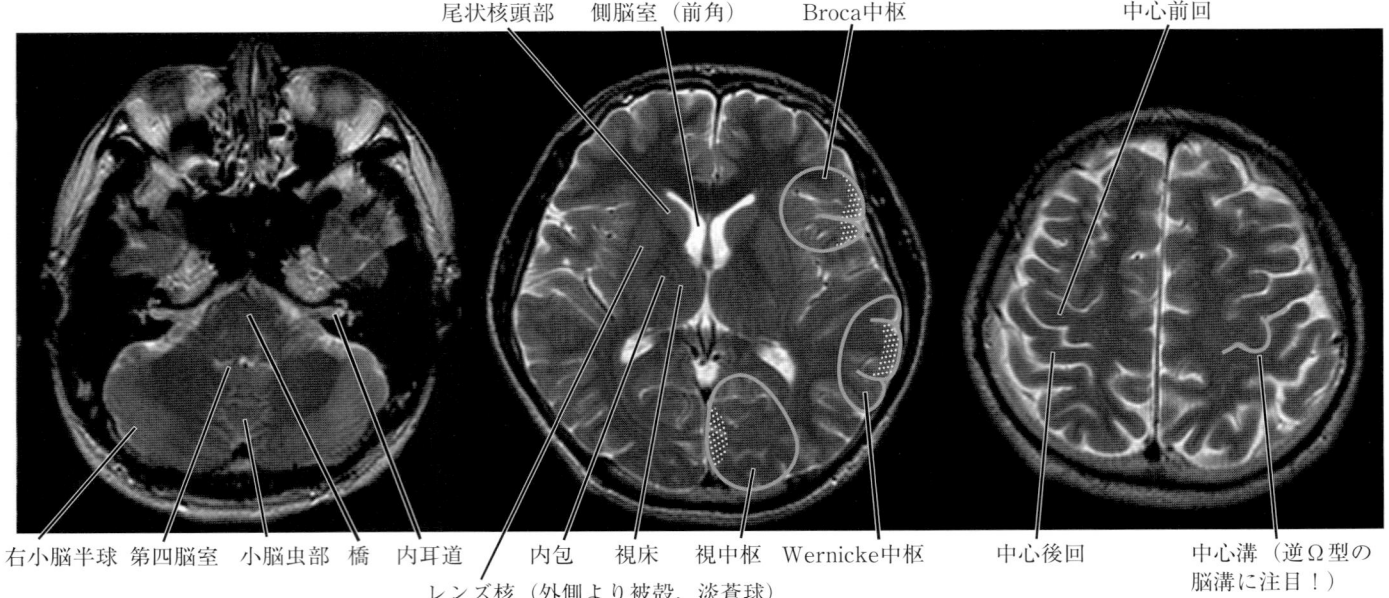

図4A　単純MRIのT2強調像での主要横断像

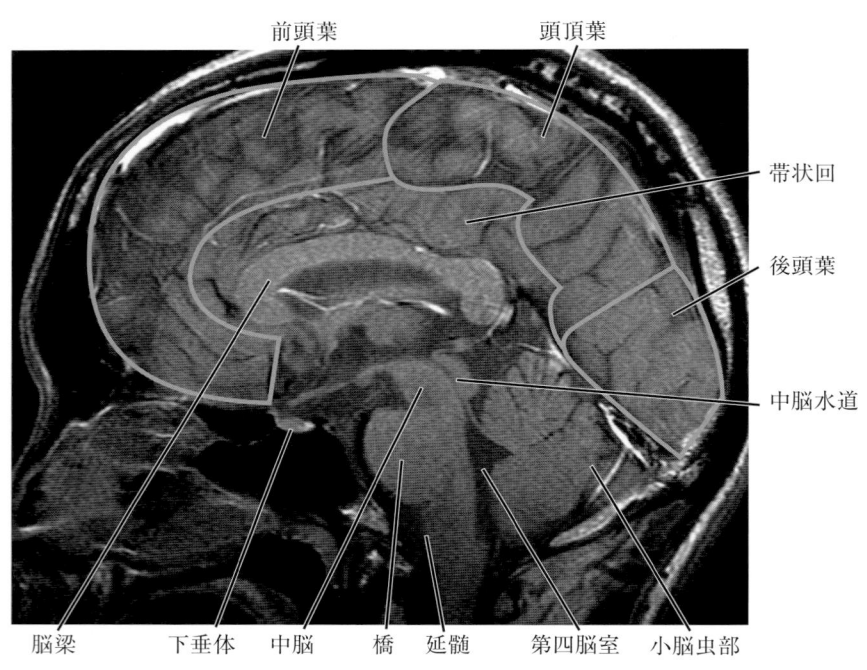

図4B　単純MRI，正中部T1強調矢状断像

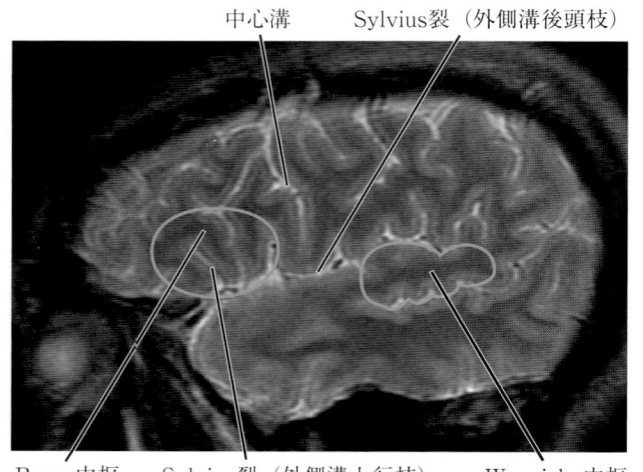

図4C　単純MRI，T2強調矢状断像と剖検脳の対比（Broca中枢およびWernicke中枢を示す）

神経学的症状に左右差が見られれば，とりあえず一次性脳障害（脳実質障害）を疑う．左右差がなければ，髄膜炎やくも膜下出血なども考え診断を進める．一般に二次性脳障害は神経学的所見に左右差はない．動脈血ガス分析，血液生化学所見（各種電解質や血糖，血中アンモニアなど），尿検査，心電図および脳波のチェックが重要である．

画像検査の第一選択は頭部単純CTである．ただし急性期は一次障害でも正常像を示すことがあるので，必要に応じMRIの追加を検討する．MRIは単純が原則で，撮影可能な機種なら必ず拡散強調像を撮影しておく．炎症や脱髄性疾患急性期には造影検査も役立つ．上述したように，MRI単独での評価はくも膜下出血や脳出血の見逃しを招くことがあり，必ずCTを先に撮影しておく．

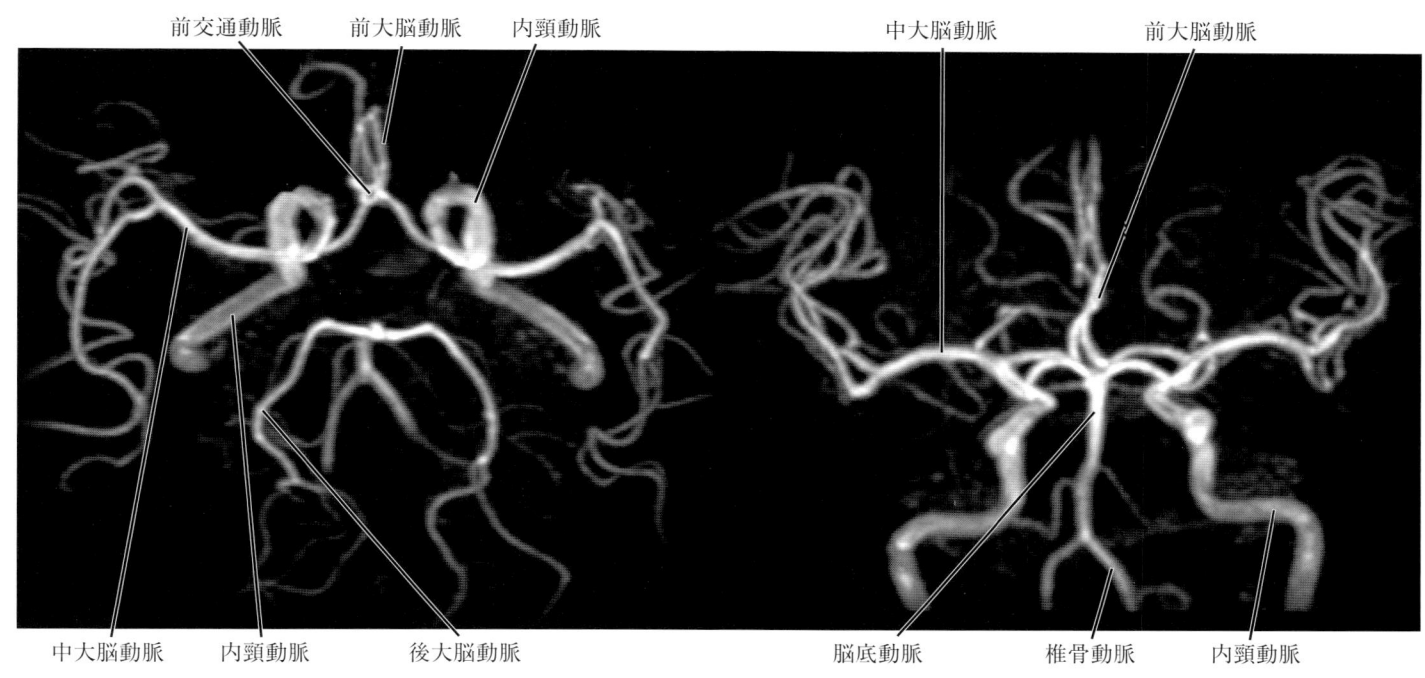

図5A　脳MRA（3D-TOF法）尾側および正面からの観察像

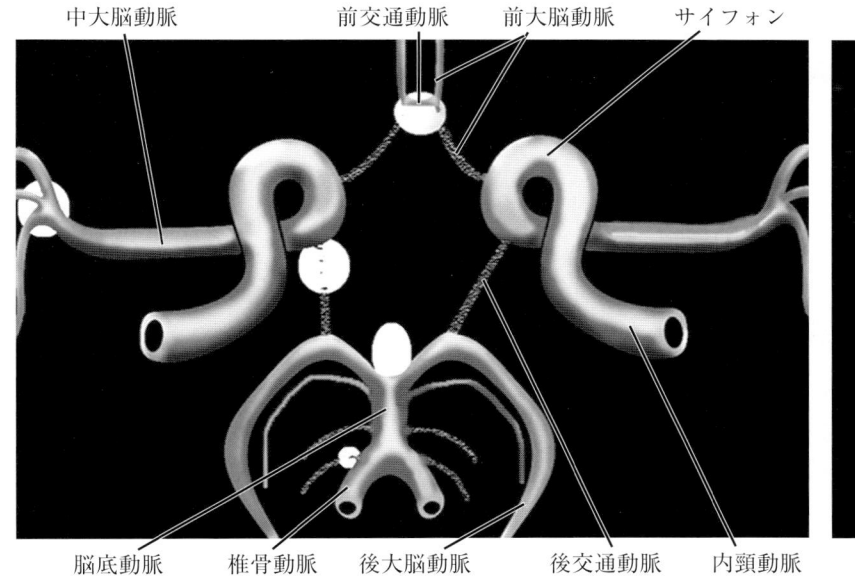

図5B　図5A左図のシェーマ
○：脳動脈瘤の好発部位
▨：MRAでしばしば描出されない血管

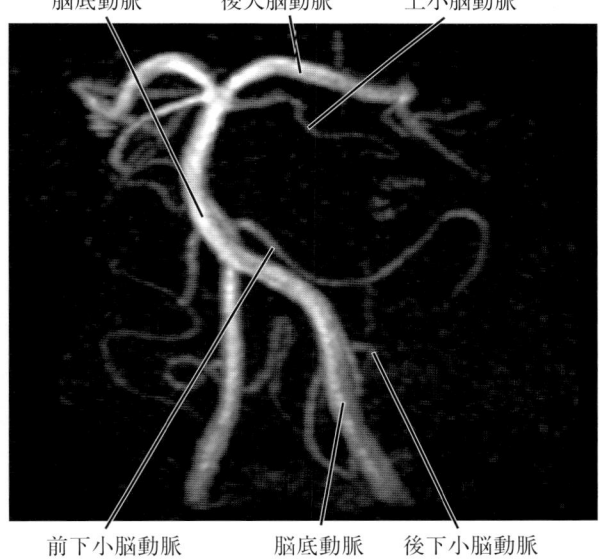

図5C　脳MRA（椎骨脳底動脈）正面像

脳神経-1 血管性病変 くも膜下出血 subarachnoid hemorrhage: SAH

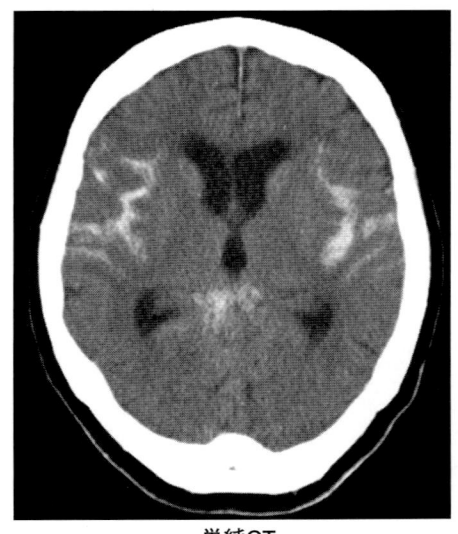

単純CT

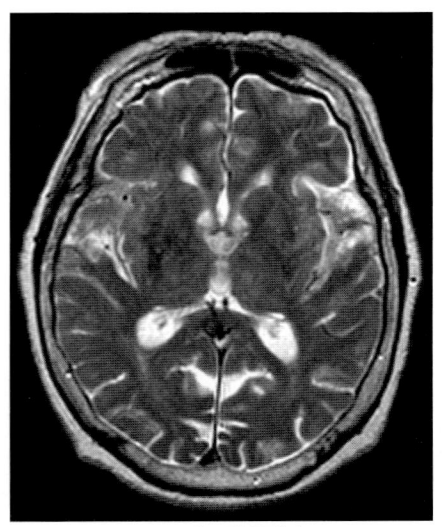

MRI（T2強調像）

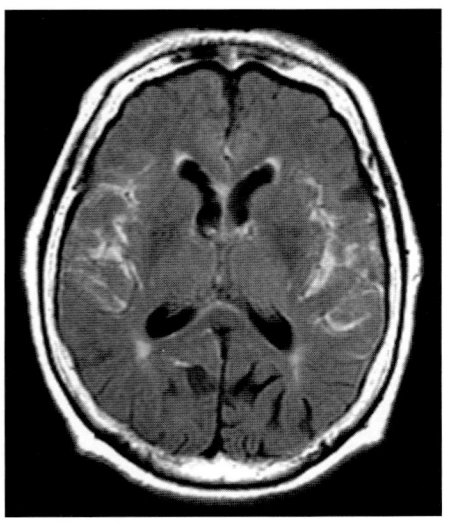

MRI（FLAIR法）

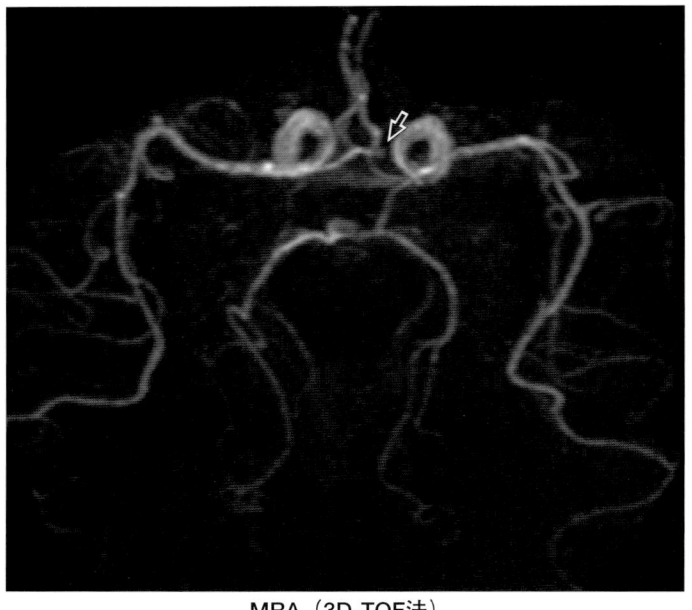

MRA（3D-TOF法）

症例1 53歳，男性．頭痛，嘔吐．くも膜下出血．

単純CTで，両側のSylvius裂に高吸収域が見られる．対称性分布を示し，くも膜下出血である．脳室の大きさに比べ脳溝が不鮮明で，軽度の水頭症も疑われる．

T2強調像では，くも膜下腔の血腫はCTに比べ不明瞭で，同定は難しい．FLAIR法では，CTほどではないが，血腫が高信号に描出される．MRIはCTに比べ，くも膜下出血の診断が難しい．

3D-TOF法によるMRAでは，左側に突出する小さな前交通動脈瘤が見られる（⇨）．

▌ 臨床的事項 ▌

- 約70～80％は脳動脈瘤の破裂，5～10％は脳動静脈奇形の破綻による．もやもや病や血液疾患，膠原病なども原因となる．
- 形態的には嚢状，紡錘状に分類され，原因は動脈硬化性，解離性，細菌性，外傷性がある．
- 動脈瘤はウィリス輪前半部に多く，内頸動脈が38％と最多，以下前大脳，前交通動脈が36％，中大脳動脈が21％で，約20％が多発する．
- 臨床症状は突然の激しい頭痛，意識障害，髄膜刺激症状，眼底出血などである．
- 局所神経症状を欠くことが多いのも診断のポイントである．

くも膜下腔への出血，ほとんどは脳動脈瘤や脳動静脈奇形の破裂による．

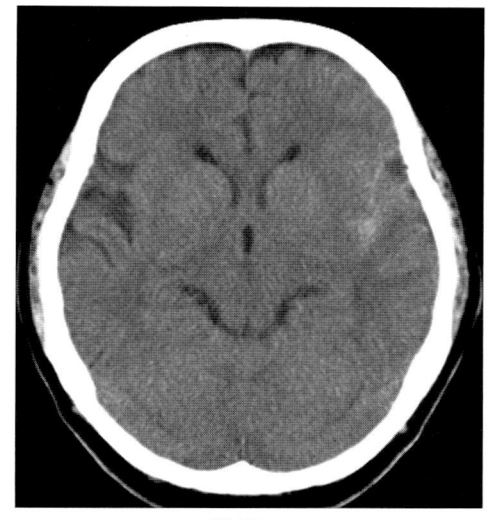

単純CT

症例2　59歳，女性．軽度の頭痛．くも膜下出血．
　左Sylvius裂に淡い高吸収が見られ，少量のくも膜下腔への出血である．
　患者は感冒による頭痛と思い，独歩にて外来を受診していた．

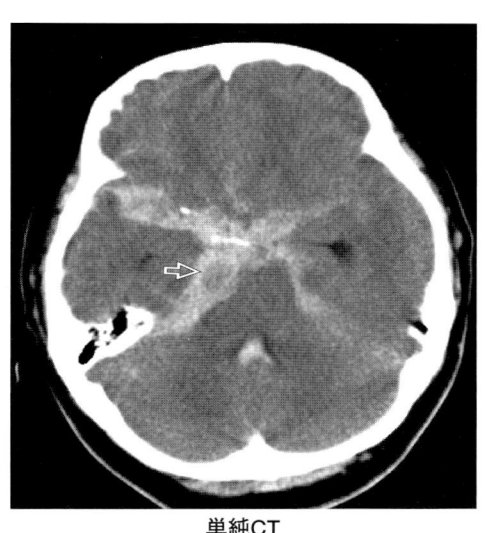

単純CT

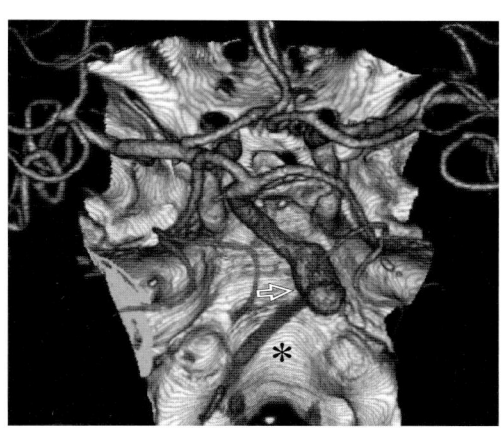

3D-CTA

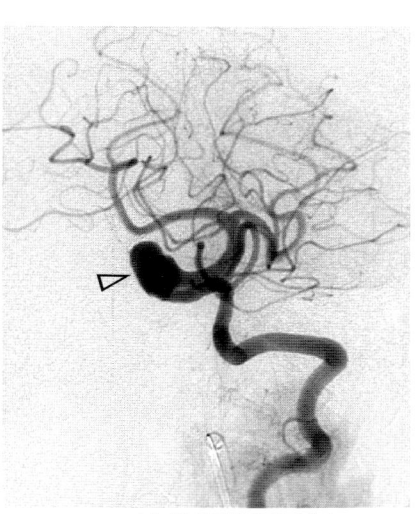

DSA（左椎骨動脈正面像）

症例3　48歳，女性．突然の頭痛，嘔吐にて発症．意識障害（GCS 6点）．くも膜下出血．
　単純CTでは，鞍上槽や両側の小脳橋角槽，右Sylvius裂に著明な高吸収が見られ，くも膜下出血である．橋は血腫により左側へ圧排され，血腫内に淡い楕円形の灰白質よりやや吸収値の高い構造が見られる（⇨）．第4脳室内に血腫の逆流が見られる．
　3D-CTA（背側からの観察像）では，右椎骨動脈に紡錘状動脈瘤が認められる（⇨）．頭側からの観察像のため左右逆になるが，単純CTで見られた血腫内の⇨に一致する（＊は斜台）．
　DSAでは，3D-CTAで見られた動脈瘤が雪だるま状の腫瘤として描出されている（▷）．
　比較的まれではあるが，椎骨脳底動脈領域にもこのような動脈瘤が発生することもある．

▌画像検査のポイント▐

▷単純CTを撮影．必要に応じCT angiographyを追加する◁

- CTは頭蓋内の血腫に対し感度が高く，MRIに比べ操作が簡単である．短時間に撮影でき，画像の解釈も比較的容易で，本症を疑う際の第一選択の検査となる．
- MRIでは時に血腫を描出できるが，くも膜下出血の検出能はCTに比べ数段劣る．
- CT angiography（CTA）は動脈瘤の検索に役立ち，緊急手術の際に血管造影を省略できることも多い．
- MRIの主な目的は出血源の検索である．通常のMRAで動脈瘤がはっきりしないときは造影MRAが診断に役立つこともある．

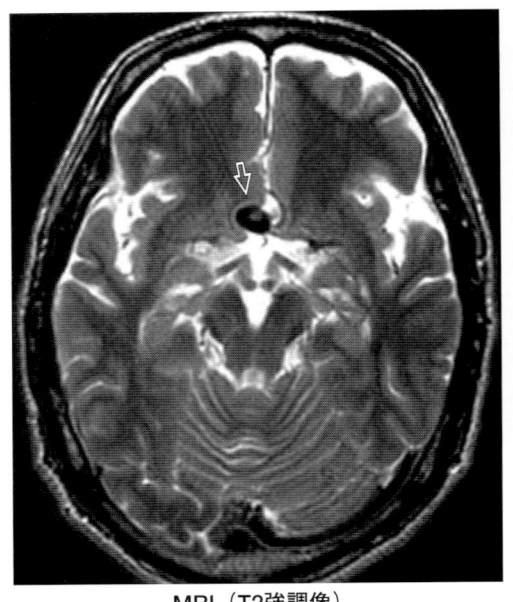

MRI（T2強調像）

MRA（3D-TOF法）

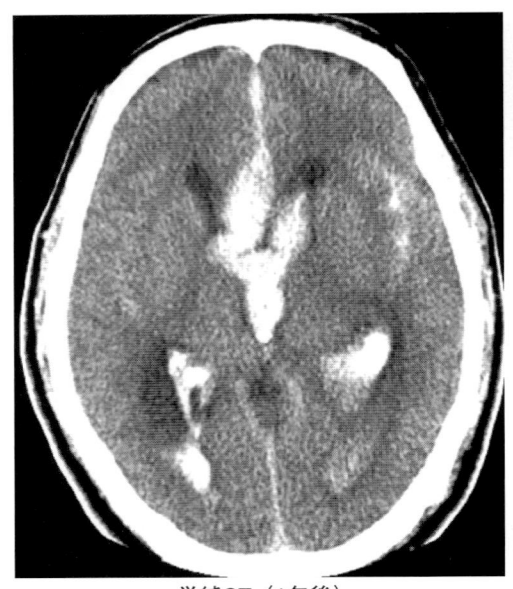

単純CT（1年後）

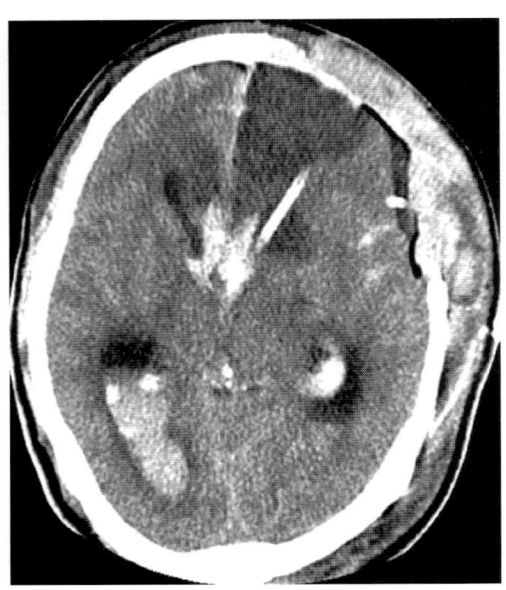

単純CT（動脈瘤クリッピング術後）

症例4 58歳，男性．頭痛に続発した意識障害（GCS 5点）．くも膜下出血．

　MRIのT2強調像で，鞍上槽の前部に径1cmの無信号が見られる．T2強調像では太い脳動脈は無信号（flow void）を示す．動脈瘤（⇨）も内部に血流があると本例のように無信号となる．

　3D-TOF法では，大きな前交通動脈が明瞭に描出される（▷）．脳ドックで偶然発見された例だが，"手術は絶対に受けたくない"との希望で経過観察となった．

　1年後，頭痛，嘔吐，意識障害にて救急受診時の単純CTでは，脳室，脳槽内に高度，広範な血腫が見られる．動脈瘤破裂によるくも膜下出血で，急性水頭症の合併である．

　動脈瘤クリッピング術後，経過は良好だったが，第6病日に意識障害が生じた．脳槽内に留置された廃液内容が血性となりCTが施行された．CTでは動脈瘤からの再出血による脳室内の高度，広範な血腫，および血管攣縮に伴う左前頭葉の梗塞が明瞭に観察される．

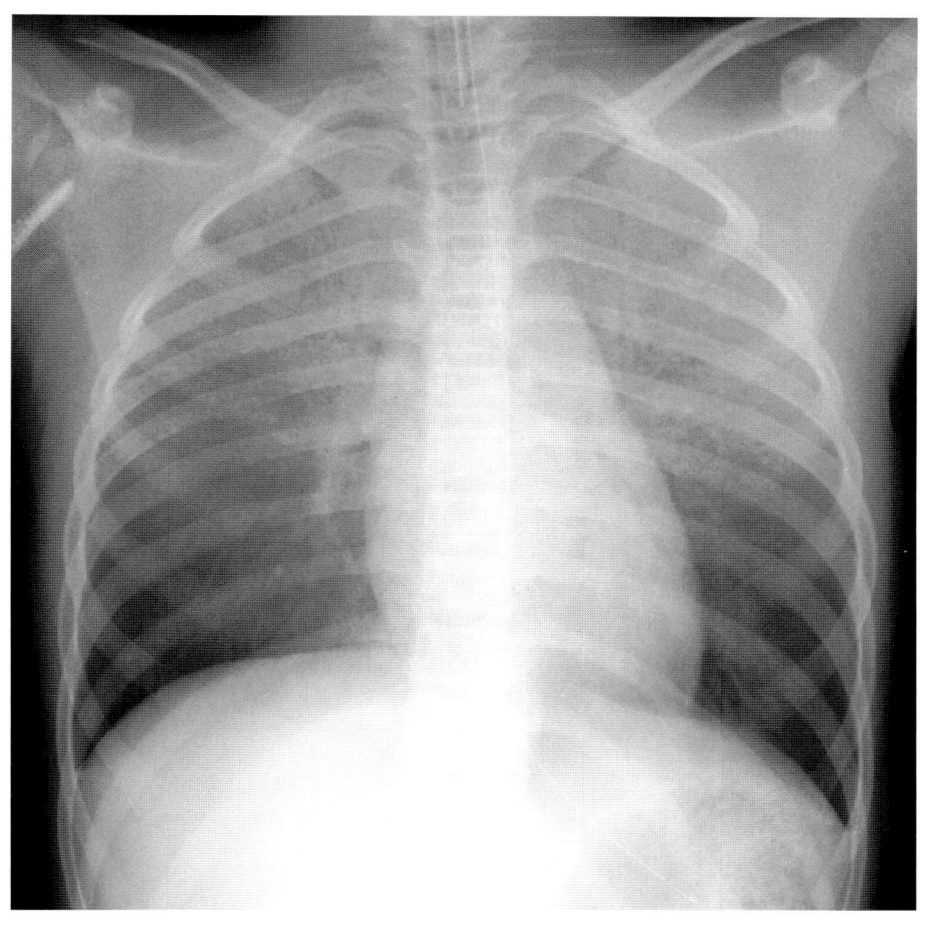

参考症例　神経原性肺水腫

くも膜下出血の重症例のうち，20〜30％に合併する．急性呼吸器症状で発症し，胸部単純X線写真では肺水腫の所見を示す．治療によく反応するので，早期診断が重要である．

■ 画像診断のポイント ■

- Sylvius裂や鞍上槽，脳幹周囲に高吸収域がないかよく観察する．
- 水頭症や血管攣縮による脳虚血の合併もチェックする．
- 動脈瘤破裂によるくも膜下出血は破裂の数日〜数時間前に微小出血を起こし，軽い頭痛で受診することがある．この場合CTを撮影しても出血の所見は軽微なことがほとんどで，読影に十分な注意が必要である．
- MRIではFLAIR法，$T2^*$強調像が血腫の検出に鋭敏である．
- T2強調像で脳動脈瘤が球状の無信号域として同定されることがある．
- 拡散強調像は血管攣縮による脳虚血の早期診断に役立つ．

■ 合併症について ■

再出血，脳血管攣縮による梗塞，水頭症が頭蓋内における三大合併症である．

1) 再出血：初回出血後24時間以内（特に6時間以内）に多く，予後悪化の重大な原因である．
2) 脳血管攣縮：環流域の虚血性障害をきたす．高度の出血ほど頻度は高く，虚血も広範になりやすい．出血後4日目位から出現するが，1〜2週にピークがあり，CT，MRIとも脳梗塞の所見を示す．MRIの拡散強調像は発症早期の虚血域が検出可能で，早期治療の導入に有効である．
3) 急性水頭症：発症早期に血腫による閉塞性水頭症をきたすことがある．CTで側脳室前角や下角が拡張し丸みを帯びることが多い．
4) 正常圧水頭症：発症後10日〜3か月に生じる．急性水頭症に比べ画像診断は難しい．特に脳萎縮や血管攣縮などの修飾があると検出が困難である．MRIの冠状断像が診断に有効で，前頭頭頂部における脳室拡大に不釣り合いな脳溝の不鮮明化は正常圧水頭症を示唆する重要な所見である．

脳神経-2 血管性病変

脳実質内出血 intracranial hemorrhage: ICH

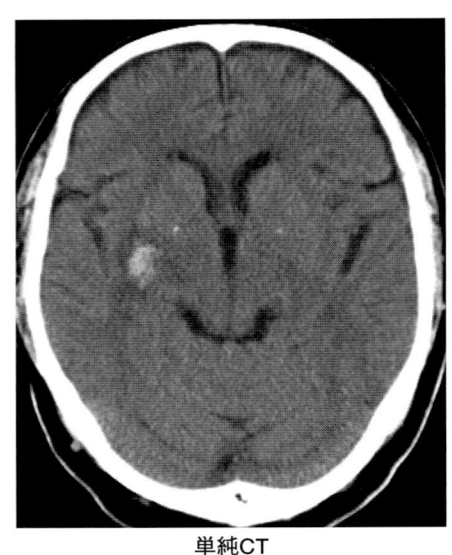
単純CT

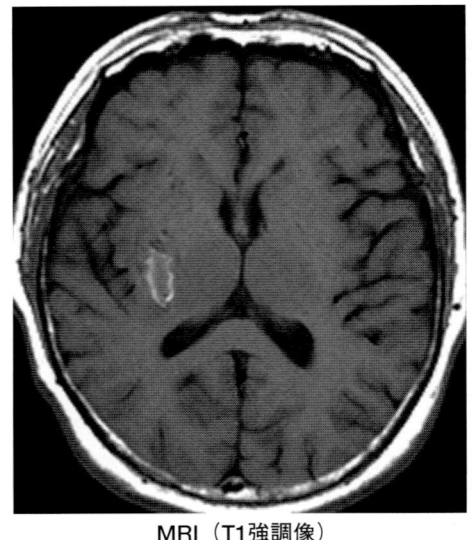
MRI（T1強調像）

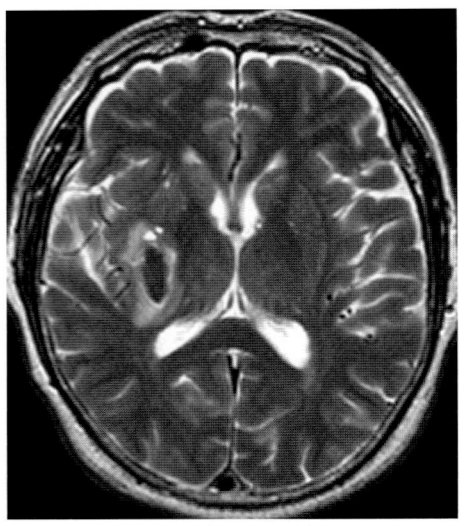
MRI（T2強調像）

症例1　65歳，男性．突然の頭痛，嘔吐，左片麻痺にて受診．高血圧の既往あり．右被核出血．

　単純CTでは，右被殻に地図状の高吸収が見られ，出血である．血腫周囲に見られる低吸収域は浮腫，虚血などを反映する．
　同日施行のMRIで，超急性期の血腫はT1強調像で灰白質とほぼ等信号，T2強調像で低信号を示す．血腫周囲の浮腫はT2強調像でよく描出される（FLAIR法もこれらの変化をよく反映する）．

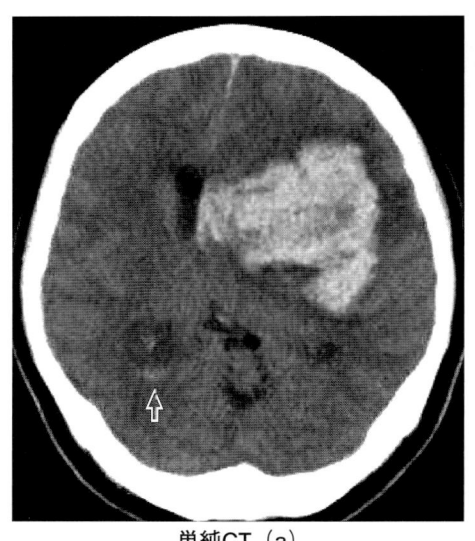
単純CT（a）

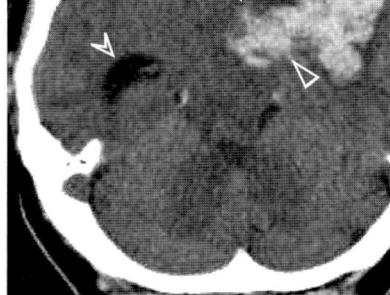
単純CT（b）

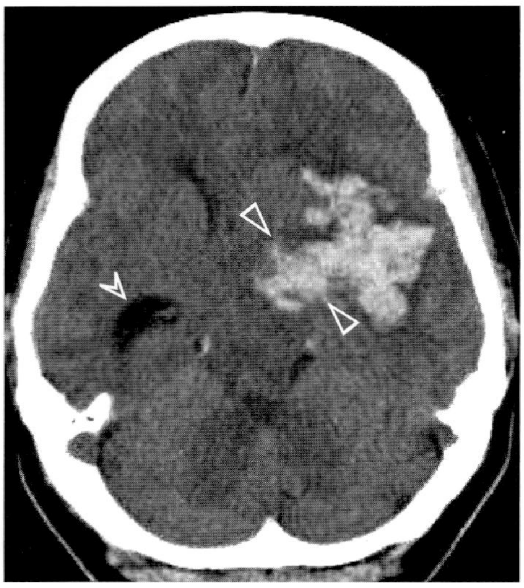

症例2　59歳，女性．突然の頭痛，嘔吐に続く右半身麻痺．救急隊到着時は深昏睡．左被核出血．

　単純CT（a）では左大脳深部に巨大な血腫が見られ，周囲の低吸収域も広範．実質の圧排も著しく，正中構造は右側へ偏倚し，左側脳室は観察できない．右側脳室後角に血腫による高吸収が見られ（⇨），血腫の脳室穿破である．（b）では血腫は視床〜大脳脚に達している（▷）．右側脳室下角の拡大が明らかで（≻），水頭症の合併である．
　脳室穿破と水頭症，脳ヘルニアを合併した重篤な被殻出血である．

■ 臨床的事項 ■

- 原因は高血圧が最多で，ほかに脳動静脈奇形などの血管奇形，もやもや病，血液疾患などがある．出血性梗塞やびまん性軸索損傷による血腫も広義の脳内出血である．
- 高血圧性脳出血は被殻（40%），視床（30%），小脳（10%），橋（10%）の順に多い．皮質下出血（10%）は血管奇形や腫瘍など出血源の検索が必要となることがある．
- 症状は局所症状と頭蓋内圧亢進症状に大別され，神経学的所見も血腫の部位，大きさと相関する．
- 高血圧の既往がある中高年者に多い．脳梗塞急性期とは逆に，再出血防止のため迅速な降圧が必要である．
- 高齢者の高血圧を欠く皮質下出血では，アミロイドアンギオパチーが重要である．

高血圧，そのほかさまざまな原因で生じる脳実質内の出血．

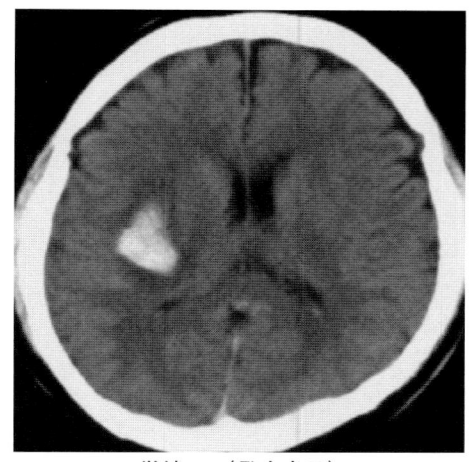
単純CT（発症当日）

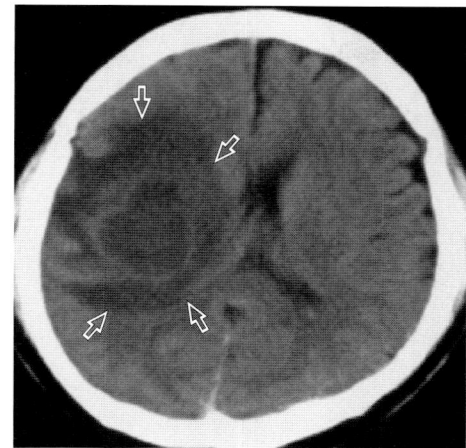
単純CT（2週間後）

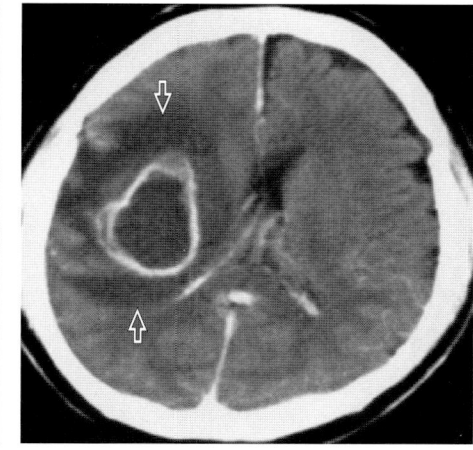
造影CT（2週間後）

症例3 36歳，男性．突然の左不全片麻痺にて受診．右被核出血の特殊例（chronic expanding hematoma）．

　発症当日の頭部単純CTで，右被殻に出血が見られる．

　2週後のCTでは，血腫の吸収値は低下したが，病巣は拡大し，周囲浮腫も増強し（⇨），右側脳室の変形や正中構造の偏倚が見られる．造影CTで見られる血腫周囲の強い造影効果は血腫に対し反応性に形成された被膜を示す．発症後神経学的症状が徐々に増悪し，血腫に増大傾向を認めたため，chronic expanding intracerebral hematomaと診断された．脳実質内出血では反応性変化として血腫周囲に被膜が形成されるが，被膜内に形成される新生血管が緩徐に出血を繰り返すと血腫が徐々に増大する．

　比較的まれな病態で，臨床的には脳腫瘍との鑑別が必要になることもある．

■ 画像検査のポイント ■

▷ 単純CT ◁

- 出血部位や臨床所見から高血圧性脳出血が否定的な場合は，造影CTを追加すると潜在する血管奇形やもやもや病が検出されることもある．
- 特に若年者における皮質下出血など，非典型例ではMRIやMRA，時に造影MRAが出血源の検索に有用である．
- 高齢者では出血をきたしやすい転移性脳腫瘍（腎癌，悪性黒色腫など），および原発性脳腫瘍の検索も必要だが，特に出血後早期は血腫に腫瘍が圧排され不明瞭となり，血腫消退後の再検索が必要となることが多い．
- アミロイドアンギオパチーの診断には，$T2^*$強調像が有用である．

I．脳神経

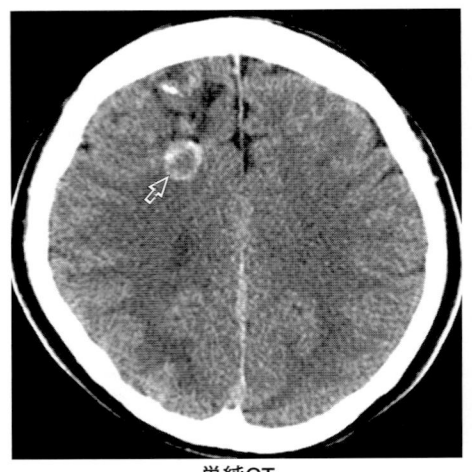
単純CT

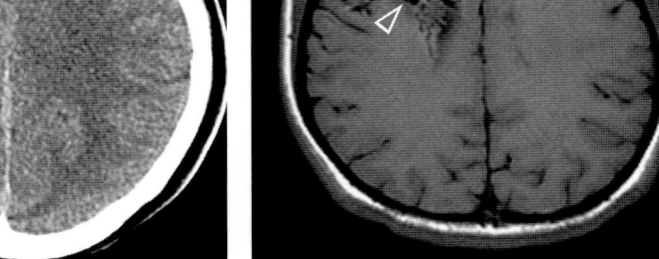
MRI（T1強調像） 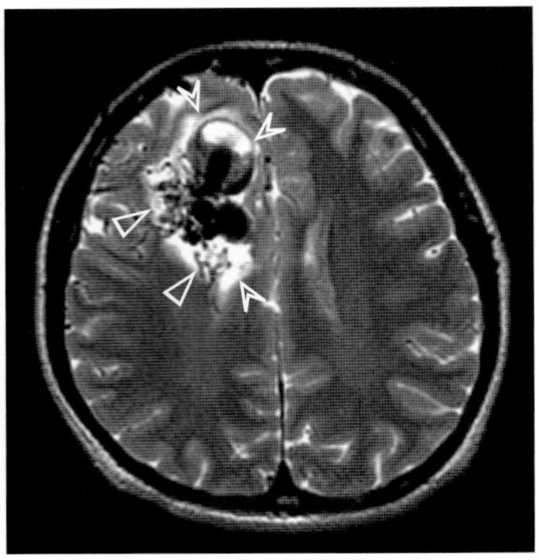　　　　MRI（T2強調像）

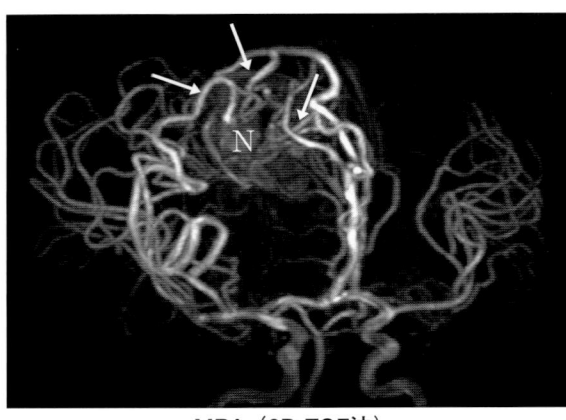
MRA（3D-TOF法）

症例4 24歳，女性．談笑中，突然の嘔吐，頭痛が続き受診．AVMからの出血．

単純CTでは，右前頭葉皮質下に血腫が見られ，一部環状の著明な高吸収を示す（⇨）．周囲に虚血に伴う低吸収と実質の萎縮が見られる．

T1，T2強調像では右前頭葉の血腫および周囲浮腫（▶）に接し，蔦状の多数のflow void（▷）が認められる．

MRAでは出血部に一致し多数の蔦状の血管構造が見られ，nidusである（N）．MRAではfeederも観察される（→）．通常の3D-TOF法によるMRAでは血腫が高信号となるため読影に注意が必要である．phase contrast（PC）法では血腫は無信号となるので，異常血管の観察が容易となる（ただしTOF法に比べ撮影に時間がかかり，特に状態の悪い患者の検査には不適なことも多い）．

■ 画像診断のポイント ■

- 血腫は早期よりCTで均一，時に不均一な高吸収域として描出され，診断は容易である．
- 出血部位と神経学的所見が手術適応の指標となる．
- 複数の領域にまたがる出血では出血源の見極めが重要である．
- 時に血腫が脳室内に穿破したり，視床の血腫が中脳へ，被殻の出血が視床へ進展することがある．
- T2*強調像で大脳基底核や脳幹，深部白質以外に多発低信号を認めたときは，アミロイドアンギオパチーを疑う．

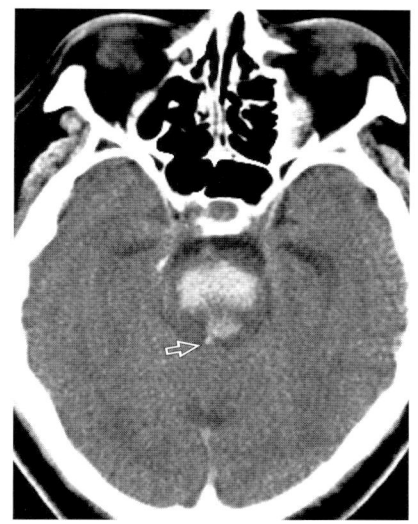

単純CT

症例5 44歳，男性．突然の頭痛，嘔吐，意識障害．橋出血．

単純CTでは，橋に不整形の高吸収が見られ，橋は腫大している．典型的な橋出血で，中脳水道に血腫が穿破している（⇨）．中脳水道は脳室系ではきわめて細く，ある程度の長さもあるので，この部分の血腫，周囲からの腫瘍などによる圧排で容易に閉塞をきたす．

本例でも受診時すでに閉塞性水頭症を合併していた．

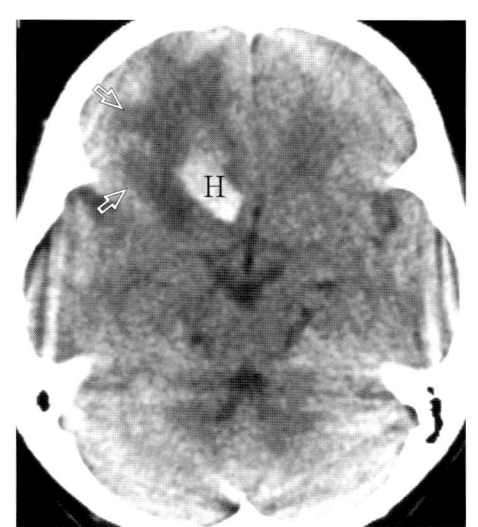

単純CT

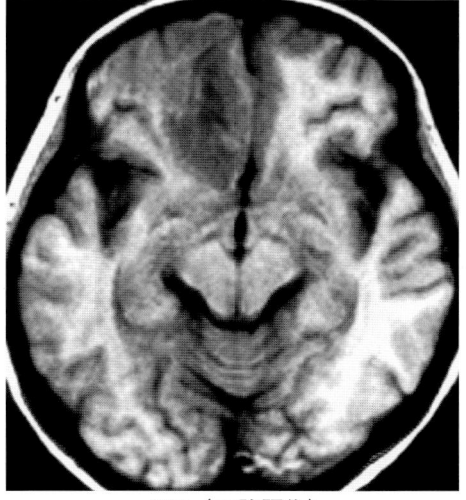

MRI（T1強調像）

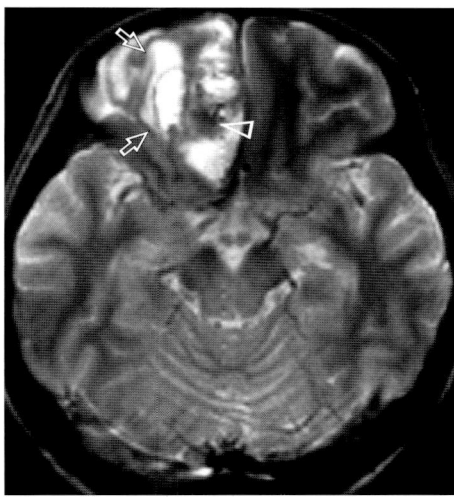

MRI（T2強調像）

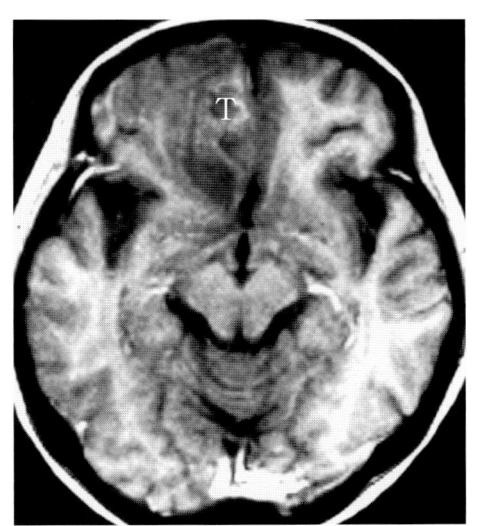

MRI（造影T1強調像）

症例6 63歳，男性．突然の頭痛．転移性脳腫瘍（腎癌）からの出血．

単純CTでは右前頭葉下面に血腫（H）が見られ，この周囲に浮腫，虚血による不整形の低吸収域が拡がっている（⇨）．

MRIのT2強調像では血腫の一部にヘモジデリンによる低信号が見られ（▷），CTで見られた血腫周囲の低吸収域は著明な高信号を示す（⇨）．造影T1強調像で血腫の右前部によく造影される結節が見られ（T），腫瘍からの出血と考えられた．

全身検索が行われ，多発肺転移を伴った右腎癌が見つかった．

脳神経-3 血管性病変

超急性期脳梗塞 hyperacute phase cerebral infarction

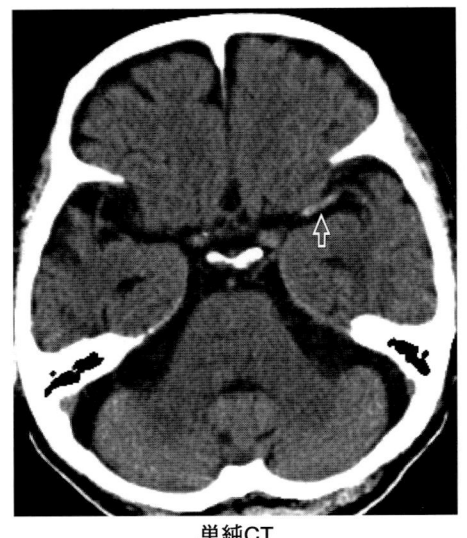
単純CT

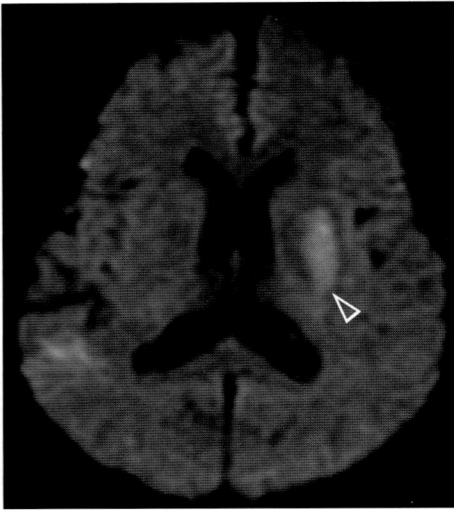
MRI（拡散強調像）

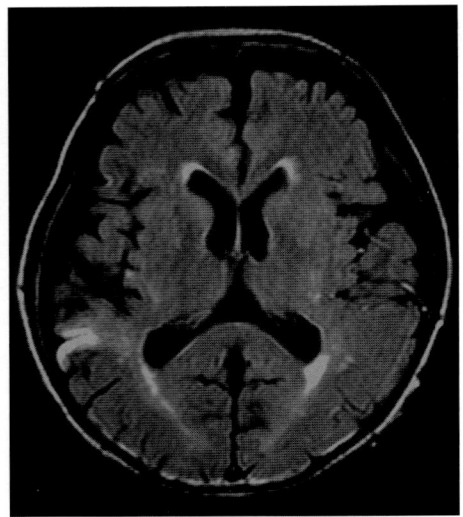
MRI（FLAIR法）

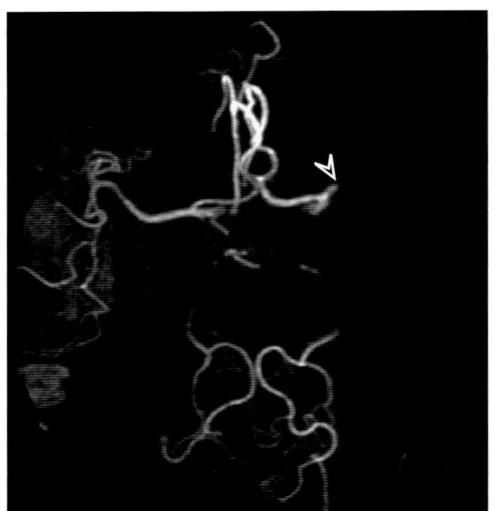
MRA（尾側から観察）

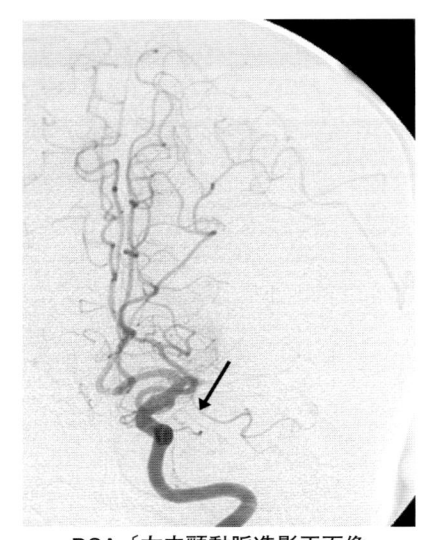
DSA〔左内頸動脈造影正面像（発症後約1.5時間）〕

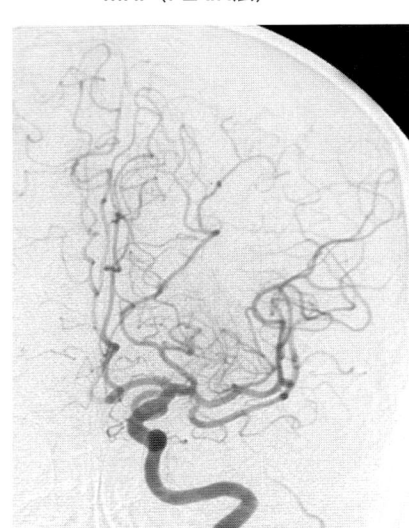
DSA（血栓溶解後，左内頸動脈造影）

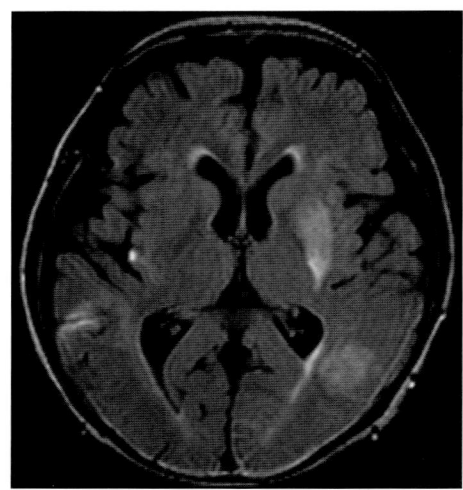
MRI〔FLAIR法（発症翌日）〕

症例1 67歳，女性．右片麻痺，失語．左中大脳動脈塞栓性梗塞（発症後約1時間）．

単純CTでは，脳実質は異常ない．左中大脳動脈に淡い高吸収が見られ（⇨），hyperdense MCA signである．超急性期の左中大脳動脈領域の広範梗塞が考えられる．

拡散強調像では，左レンズ核にわずかな高信号部分があるが（▷），患側大脳半球に目立った異常はない（右側頭葉の高信号は約1か月前に発症の梗塞である）．FLAIR法では患側にまだ異常信号はなく，血栓溶解療法の効果が期待できる．MRAは左中大脳動脈起始部閉塞を示す（≫）．

発症後約1.5時間のDSAでは，MRA同様，左中大脳動脈が起始部で血栓性閉塞をきたしている（→）．マイクロカテーテルを閉塞部に誘導し，ウロキナーゼ96万単位にて血栓溶解療法を行った．術中失語，右片麻痺の著明な改善が見られた．血栓溶解後の脳DSAでは，中大脳動脈の末梢枝まで大部分の血管が正常に描出されている．

翌日施行のMRIでは，左レンズ核に虚血が残ったが，左大脳半球のほとんどは梗塞を免れていた．

注）本例はt-PAが保険認可を受ける前の症例で，経動脈的血栓溶解を行っている．今に照らせばt-PAの適応を考慮すべき症例といえる．

発症24時間以内の脳梗塞．特に1時間以内のものは発症直後ともいう．

■ 臨床的事項 ■

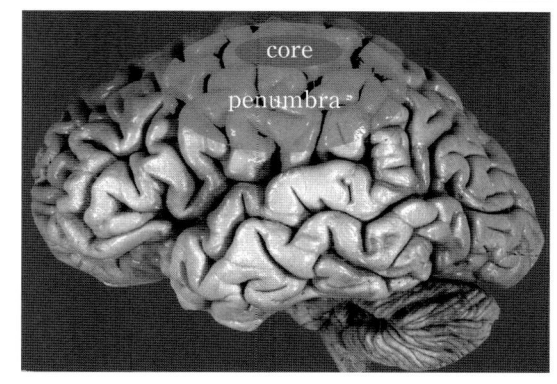

- 広範梗塞が発生すると，早期に真の梗塞巣（ischemic core），および周囲の可逆性虚血域（ischemic penumbra）が生じる．梗塞巣の中心部ほど，虚血は高度である．この時期はpenumbraに対する灌流を補うため，著明な血圧上昇が見られる．
- 急性期脳梗塞，高血圧性脳出血，いずれも急性発症の中枢神経脱落症状を示し，受診時に血圧上昇が見られる．高血圧は梗塞において結果，出血において原因である．脳梗塞超急性期の降圧は梗塞巣の拡大をきたすこともあり，原則的には行わない．出血と治療方針が正反対のため，早期にCTで出血を除外することが重要である．
- CTで出血が否定されれば，発症3時間以内ならt-PAの経静脈性投与を考慮する（ただしt-PAは致死的出血をきたすことがあり，適応の決定には慎重な判断が必要である）．
- 発症6時間以内でt-PAの適応がなければ，penumbraの有無を調べる．すでに梗塞が明らかで，penumbraがない場合は経動脈性血栓溶解療法の効果はあまり期待できず，出血を合併する可能性も高くなる．
- 正常な脳組織においては，細胞外ではNa^+濃度が，細胞内ではK^+の濃度が高い．このバランスは細胞膜のNa-KポンプがATPを分解する際に生じるエネルギーを使い，Na^+を能動輸送することで保たれている．
- 脳細胞への血流が遮断されると，Na-Kポンプが障害され，発症早期より細胞内のNa^+濃度が上昇し，細胞内の水分増加を招く（細胞性浮腫）．
- このとき，細胞内では嫌気性解糖によるATP産生が行われるが，一時しのぎにしかならない．さらに嫌気性解糖は乳酸など，細胞毒性の高い物質をも産生していく．
- ATPが枯渇すると細胞膜は脱分極を起こし，細胞内に多量のCa^{2+}が流入し細胞死をきたす．
- 血液脳関門の破綻が生じ，血管外に血漿たんぱくが漏出し，細胞外液腔の浸透圧も上昇し，浮腫はさらに増悪する（血管性浮腫）．
- 発症6〜24時間の間は細胞性浮腫と血管性浮腫が混在し，経時的に血管性浮腫が優位となる．

■ 画像検査のポイント ■

▶ 単純CT ◀

- 超急性期性脳梗塞が疑われたら，他の処置と平行し迅速に頭部単純CTを撮影する．CTの最大の目的は出血の否定である．
- CTで出血がない，またはearly CT sign（後述）が見られれば，必要に応じCT灌流画像，または拡散強調像を含む単純MRIおよびMR灌流画像を撮影し，penumbraの有無を検索する．
- penumbraが存在し，失語や片麻痺などQOLに重大な影響を及ぼす部位が含まれ，かつ臨床的に塞栓性梗塞が疑われる際は発症時期に応じてt-PAの投与，または経動脈的血栓溶解療法を考慮する．
- 上記のいずれにも該当しない場合には保存的療法が原則となる．
- 最も重要なことは迅速に梗塞を診断し，できるだけ早く治療を開始することである．スタッフのちょっとした判断の遅れや無駄な検査が，患者や患者家族をより苦しめることになる．
- t-PA投与や血栓溶解療法を行うと決めたなら，CTA，MRI，診断目的の血管造影の追加はまったくの無駄である．

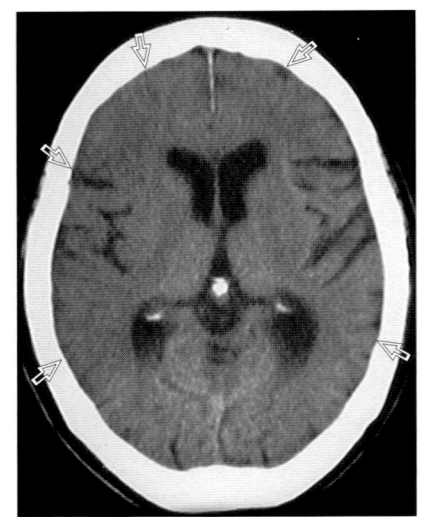
単純CT

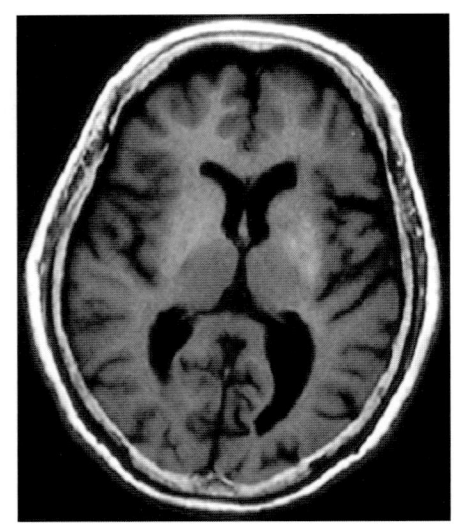
MRI（T1強調像）

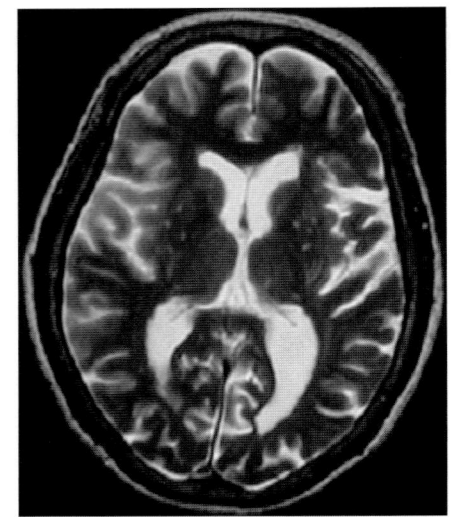
MRI（T2強調像）

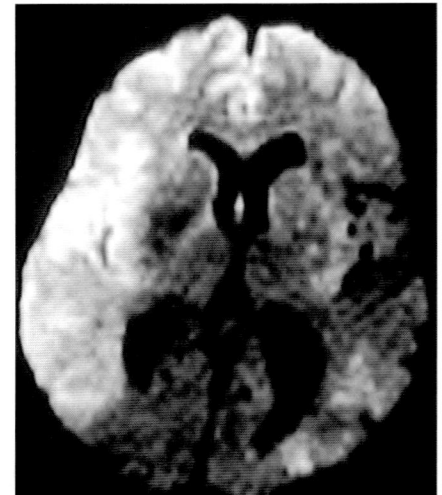
MRI（拡散強調像）

症例2 81歳，女性．深昏睡（GCS 3点）．両側の内頸動脈閉塞による広範梗塞（発症後約9時間）．

単純CTでは両側の前頭側頭葉，特に右前頭葉の皮髄コントラストが不明瞭である（⇨）．

MRIでは，T1，T2いずれも右島皮質の構造が対側に比べ不明瞭だが，異常を検出するのは難しい．

拡散強調像では，両側の前頭側頭葉を中心に，高度の異常高信号が見られる．

両内頸動脈灌流域の急性期広範梗塞で，すでに高度の血管性浮腫をきたしている．

■ 画像診断のポイント ■

- early CT signは，①閉塞した動脈内の血栓による高吸収，②患側大脳半球の基底核や島皮質の近縁の不明瞭化などであるが，①のみの場合は血栓溶解療法の効果をより期待できる．②の所見は実質障害を示唆するので，①に比べ機能改善は乏しく，出血合併のリスクも高くなる．
- CTで脳梗塞巣は発症24時間後にほぼ100%描出される．初診時すでに浮腫を伴う広範な淡い低吸収域が認められれば，再灌流による出血性梗塞の合併に注意が必要である．
- MRI拡散強調像の細胞性浮腫による高信号は超早期から生じるが，この際の信号変化は軽微なことが多い．
- MR灌流画像やCT灌流画像と拡散強調像の異常信号域の乖離が大きければ，penumbraが広範に存在することとなり，血栓溶解療法の良い適応となりうる（ただし閉塞の原因，発症時期，全身状態なども鑑み，慎重な判断が必要である）．

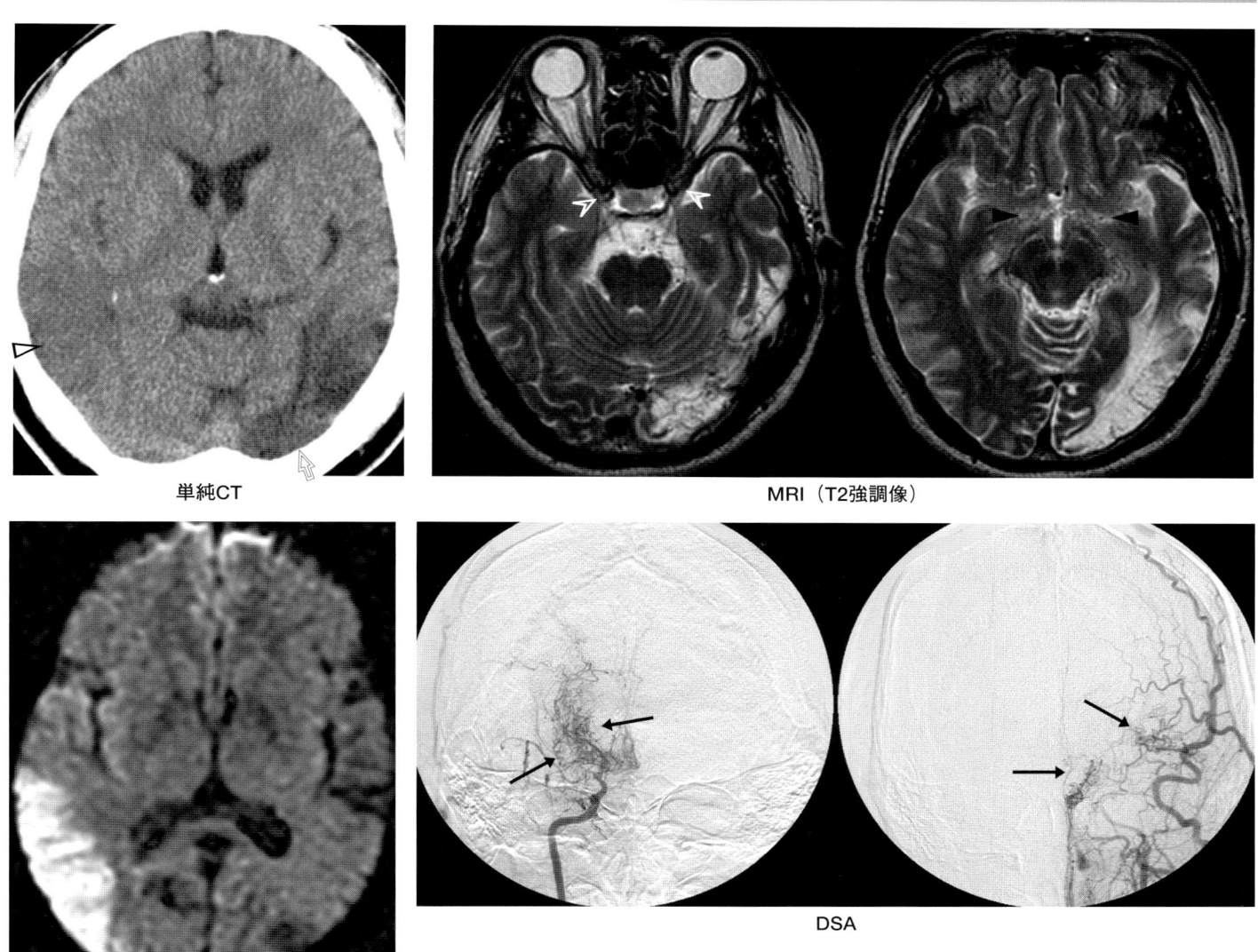

単純CT

MRI（T2強調像）

MRI（拡散強調像）

DSA

症例3 38歳，男性．急性発症の左片麻痺，意識障害．もやもや病による脳梗塞の再発．

単純CTでは左後頭葉に陳旧性梗塞が見られる（⇨）．右側頭葉にも淡い地図状の低吸収が見られる（▷）．

MRIではT2強調像で両側の内頸動脈のflow voidがはっきりしない（▷）．この1断層面頭側では，鞍上槽を中心に小さな点状の低信号が無数に見られ，もやもや血管である（▶）．

拡散強調像ではCTで見られた低吸収域に一致して急性期梗塞を示す高信号が見られる．

DSA（右内頸動脈および左総頸動脈造影正面像）で，両側の内頸動脈の著明な狭小化，閉塞，MRIに一致する無数のもやもや血管が描出される（→）．

脳神経-4 血管性病変
急性期，亜急性期，慢性期（陳旧性）脳梗塞

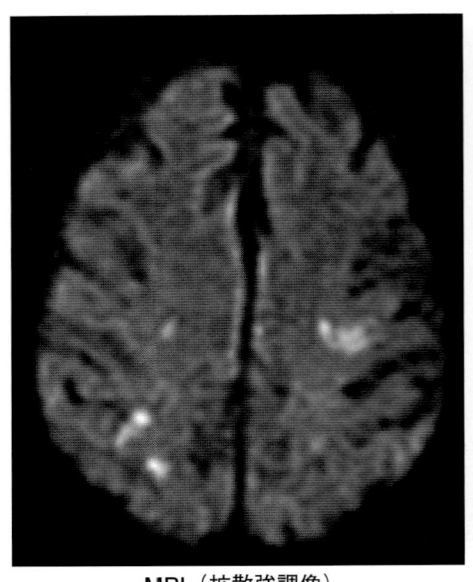
MRI（拡散強調像）

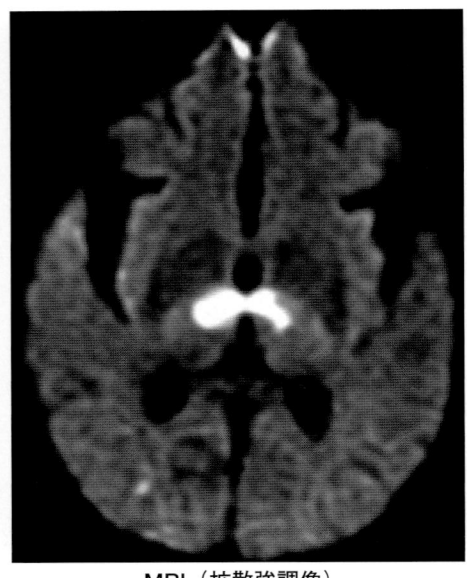
MRI（拡散強調像）

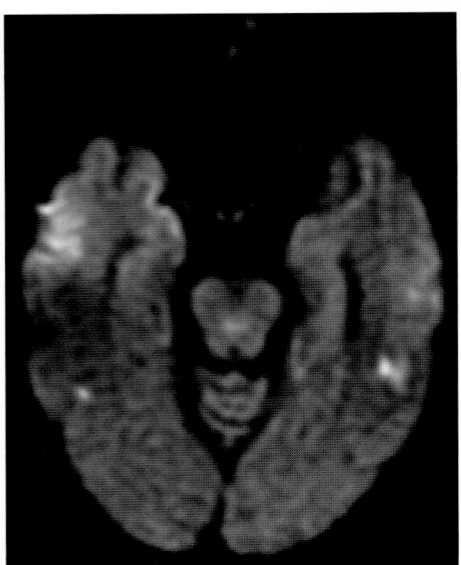
MRI（拡散強調像）

症例1 81歳，女性．左房内血栓による急性期脳梗塞の多発（心房細動あり，第3病日）．
　CTでは視床の病変がわずかな低吸収を示すのみだったが，拡散強調像では異常高信号の多発が一目瞭然で，心房細動との関連を容易に推察できる．

■ 臨床的事項 ■

- 急性期は発症後1～7日，亜急性期は1～3週，慢性期はそれ以降の梗塞である．
- 脳血栓症は動脈硬化症による動脈狭窄，閉塞により末梢環流域の梗塞をきたす．
- 脳塞栓症では特に心臓などで生じた血栓が脳動脈に迷入し塞栓子となる．
- 出血性梗塞；脳塞栓症では急性期に塞栓子が溶解し，血流が再開すると梗塞巣に広範な出血をきたすことがある．発症2～5日に多く，脳浮腫の著明な増悪を認めることがある．
- 亜急性期梗塞の本態は血管性浮腫をきたした脳組織で，病巣に一致した浮腫が見られる．広範梗塞で重篤な浮腫を伴うものは脳ヘルニアの合併に注意が必要である．
- 亜急性期，特に発症後約2週間で梗塞の辺縁や内部に小さな出血斑が生じることもあるが，この時期の出血が予後に及ぼす影響は少ない．
- 陳旧性梗塞は病因に応じた再発防止が重要である．

■ 画像検査のポイント ■

▷ 単純CT ◁

- いずれの病期においても病態が把握されていれば，CTによる経過観察でよい．
- 病因や病態の把握にはMRA，必要に応じMRIを追加する（超急性期における経動脈的血栓溶解療法以外での血管造影の必要性はきわめて乏しい）．
- 発症時期が不明な例では，MRIの拡散強調像とADCの対比が有用なことがある．
- CTで出血性梗塞の所見がはっきりしない例は，MRIのT2*強調像を撮影すると容易に鑑別できる．

acute, subacute and chronic (old) cerebral infarction　　発症1日以降の脳梗塞.

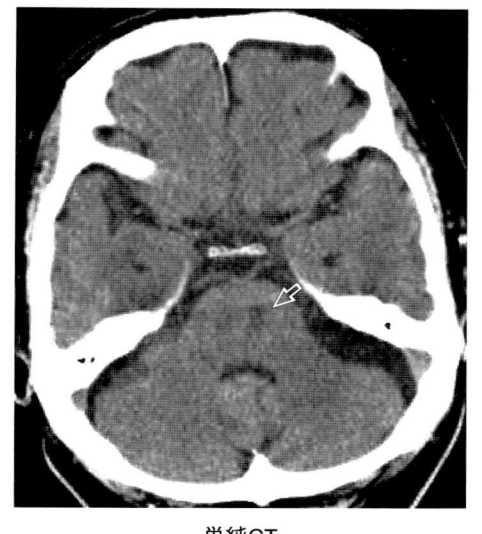　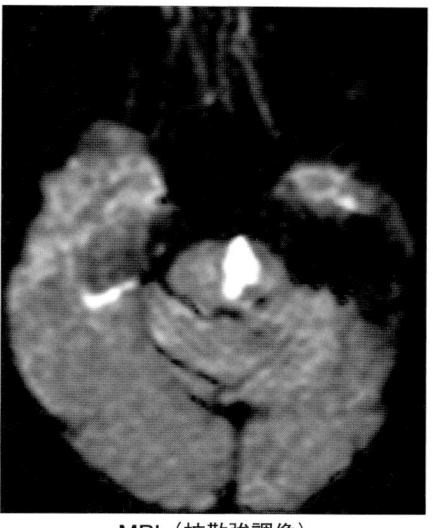　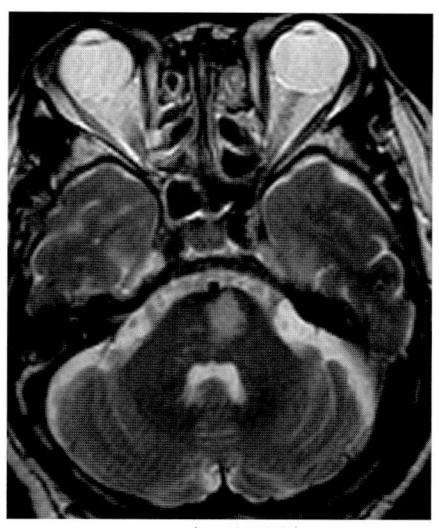

単純CT　　　　　　　　　　　MRI（拡散強調像）　　　　　　　　MRI（T2強調像）

症例2　75歳，男性．右片麻痺．橋梗塞（発症翌日）．
　単純CTでは橋左側に淡い低吸収が見られ（⇨），梗塞が示唆される．この画像のみでは病変の新旧については言及できない．
　橋病変は拡散強調像で著明な高信号を示す．T2強調像，拡散強調像で梗塞は高信号を示し，急性期～亜急性期病変が考えられる．

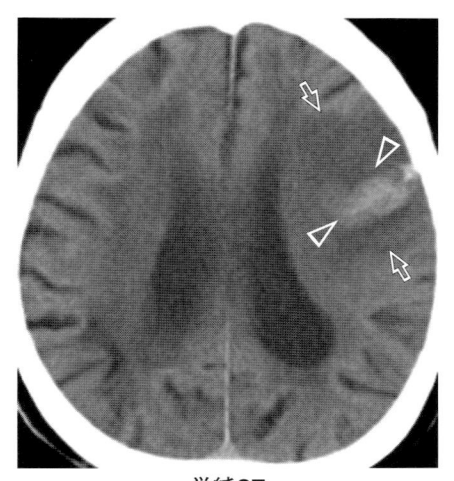　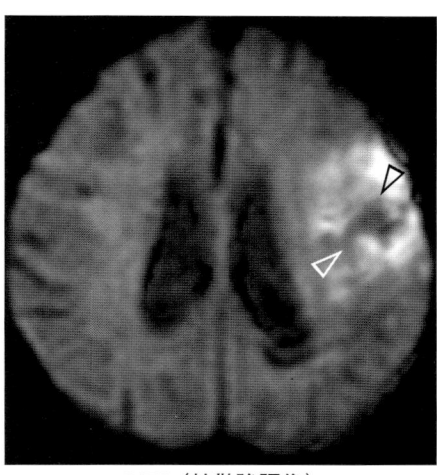　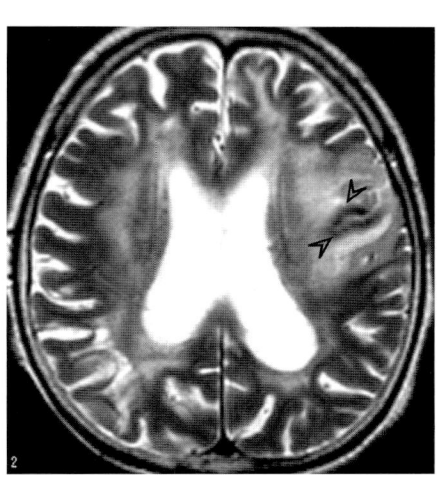

単純CT　　　　　　　　　　　MRI（拡散強調像）　　　　　　　　MRI（T2強調像）

症例3　86歳，女性．失語，右上下肢運動障害．左中大脳動脈領域の急性期梗塞（第5病日）．
　単純CTでは，左前頭葉に淡い低吸収が見られる（⇨）．この一部に帯状の高吸収が混在し（▷），出血性梗塞が疑われる．
　拡散強調像では，梗塞巣は淡い高信号を示し，CTで見られた高吸収域に一致する低信号（▷）が見られる．
　T2強調像では，CTで見られた高吸収域はT2強調像で一部ヘモジデリン沈着による低信号を伴う（▶）．出血性梗塞の所見である．
　なお出血巣がこれらの撮像法ではっきりしないときは，T2*強調像を追加するとよい．

■ 画像診断のポイント ■

- CTで梗塞巣は急性期に著明な浮腫，低吸収を示し，低吸収域は経時的に明瞭となる．特に発症約2週で血管性浮腫が消退し，周囲脳実質と等吸収となることがある（fogging effect）．
- 出血性梗塞では梗塞巣の内部や辺縁に血腫を示す高吸収が見られる．MRIのT2*強調像でこれらの血腫は著明な低信号となる．
- MRI，拡散強調像での梗塞巣の高信号は発症後2週以上続くが，ADC画像では通常10日以内にADC値が正常化する（pseudonormalizationの乖離．梗塞の発症時期の推定に役立つ）．

脳神経-5 血管性病変　動静脈奇形　arteriovenous malformation: AVM

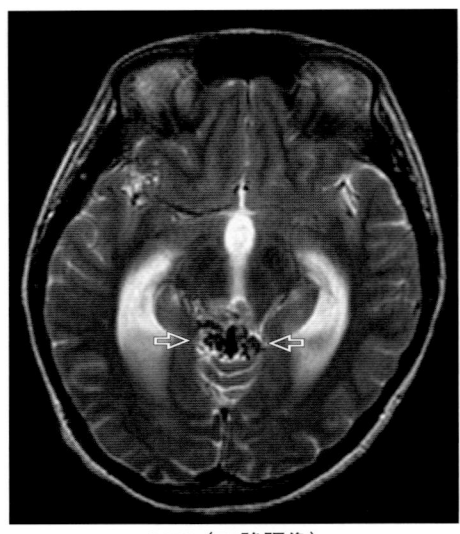

MRI（T2強調像）

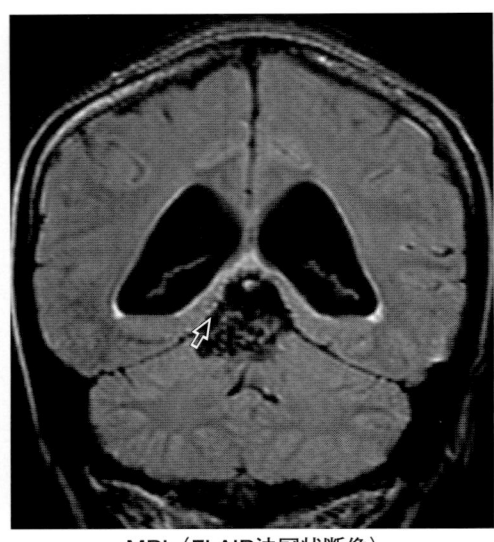

MRI（FLAIR法冠状断像）

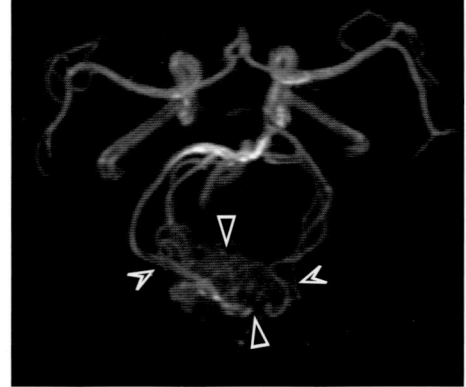

MRA（3D-TOF法，尾側より観察）

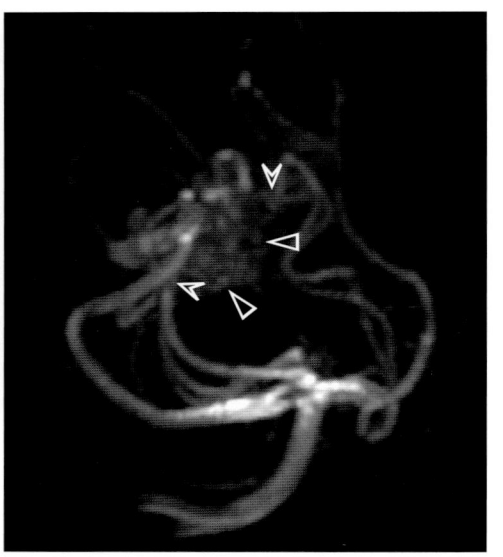

MRA（3D-TOF法，病変部を中心とした正面像）

症例1　32歳，女性．めまい．中脳背側部の動静脈奇形．

　T2強調像，FLAIR法とも，nidusによるflow voidが明瞭に観察される（⇨）．小さな脳動静脈奇形だが，診断は容易である．

　MRAではnidus（▷）のほか，feederとなっている後大脳動脈（≽）との関係も明瞭に観察される．動静脈奇形はdrainerも含め，内部に血栓化がなければ血流の速さを反映し，T2強調像で明瞭なflow voidとして観察される．

　不良な例では造影MRAを追加すると診断に役立つことが多い．

■ 臨床的事項 ■

- 40〜80％は出血で発症する．
- 未成年のくも膜下出血の原因の半数を占める．
- 多くは大脳半球に偏在する．20〜40％が痙攣発作で発症する．正中深部，テント下にもそれぞれ5〜10％見られる．
- てんかん発作は動静脈短絡による周囲脳実質の脳血流低下（盗血現象）やnidusによる正常組織の圧迫が主な原因である．
- 治療は手術による摘出，定位的放射線治療，経動脈的塞栓術．
- 手術適応にはSpetzlerらの重症度分類が広く用いられる．

脳動静脈間の腫瘤状の異常血管による短絡．

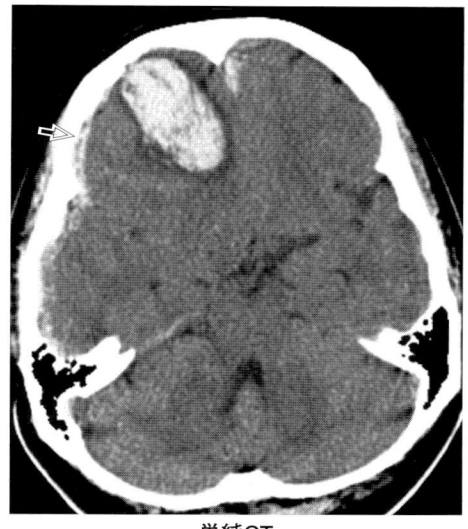
単純CT

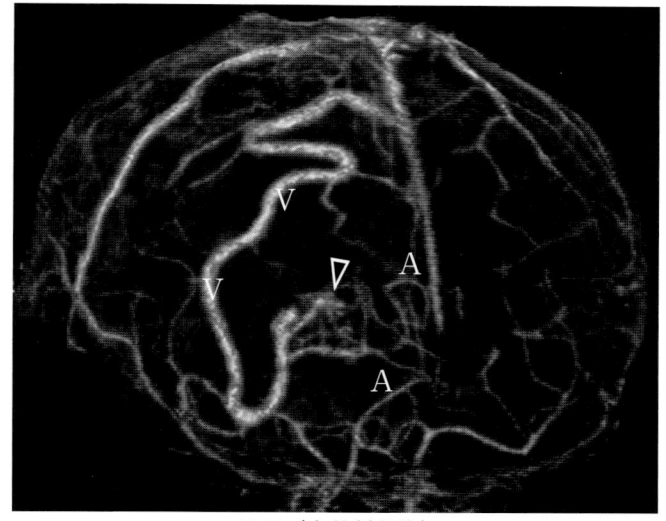
CTA（右前斜位像）

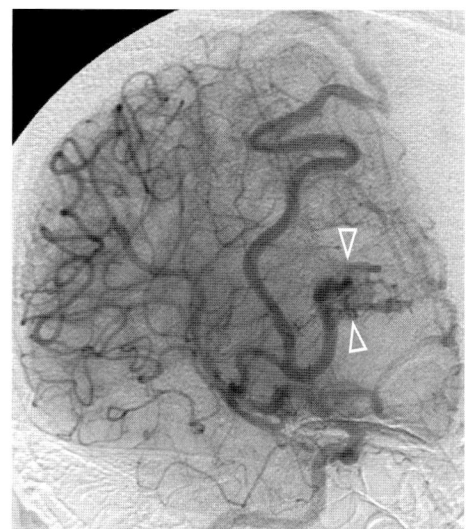
DSA（右内頚動脈造影）

症例2 23歳，女性．頭痛，嘔吐．右前頭部の動静脈奇形．

単純CTでは，右前頭葉皮質下に血腫による長円形の高吸収が見られる．血腫の一部は硬膜下腔へ穿破し，同側の硬膜下血腫を伴っている（⇨）．

CTAの右前斜位像では右前頭部にAVMによるnidus（▷）があり，多数の流入動脈（A），導出静脈（V）とも明瞭に観察される．

DSAでは流入動脈やnidus（▷）がより明瞭に観察されるが，全体像はCTAと非常によく一致している．

▌▌画像検査のポイント▌▌

▶単純CT，MRA＋MRI，またはCTA＋造影CT◀

- 単純CTは出血の有無，合併症の程度，石灰化の有無などが判定できる．
- MRA，CTAともAVMを描出できるが，通常のtime of flight（TOF）法では血腫が高信号となってしまう．CTAはMRAに比べAVMの概観の描出に優れる．
- MRIでは出血に伴う脳実質の二次変化も細かく評価できる．
- MRAで異常血管がはっきりしない際は，造影MRAが有用なこともある．

▌▌画像診断のポイント▌▌

- CTでnidusは脳実質に比べ等吸収，または軽度高吸収である．高吸収の原因はnidusの中の血液や壁石灰化によることが多い．
- 造影CTでnidusおよび流入動脈，導出静脈が造影され，診断は比較的容易である．
- MRI，T2強調像では内部血流を反映し通常はnidusが環状，もしくは類円形の無信号の集塊として見られる．出血があれば，周囲脳実質にも異常が見られる．

脳神経-6 血管性病変 — 静脈血栓症 cerebral venous thrombosis

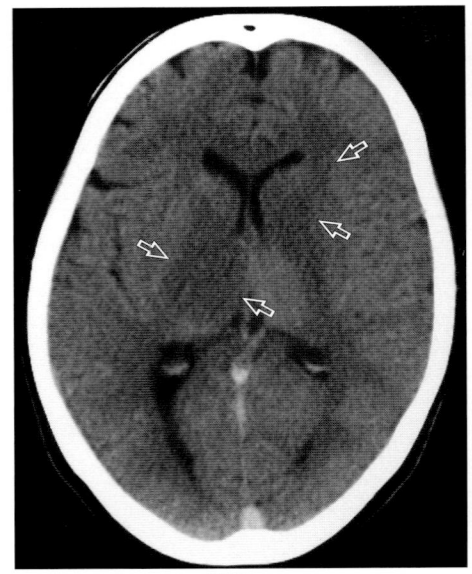
単純CT

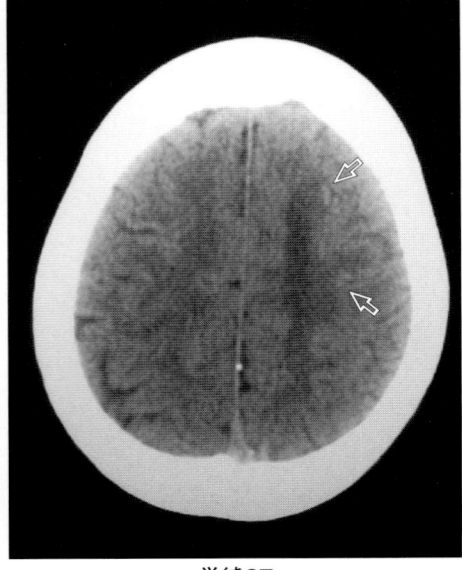
単純CT

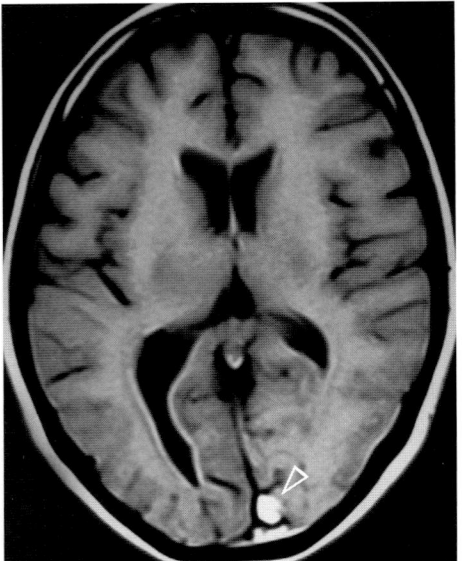
MRI（T1強調像）

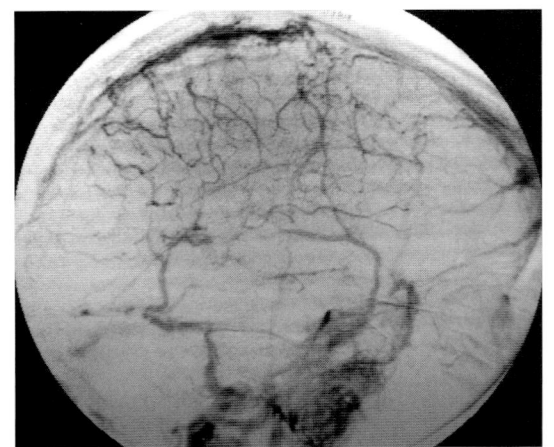
右内頸動脈造影静脈相（側面像）

症例1 51歳，女性．頭痛に始まり，徐々に進行する意識障害．硬膜静脈洞および脳深部静脈血栓による静脈性梗塞．

単純CTでは，右視床および左内包前脚〜尾状核頭部，左前頭頭頂部皮質下を中心に淡い低吸収域が多発している（⇨）．

T1強調像では，静脈洞内の血栓が高信号構造として描出される（▷）．

右内頸動脈造影静脈相では，上矢状洞および下矢状静脈洞，直静脈洞の描出がなく閉塞である．

■ 臨床的事項 ■

- 静脈洞の血栓性閉塞により脳静脈血の灌流障害が生じる．静脈圧の上昇に伴い，灌流域の実質に静脈性の浮腫，梗塞を生じ出血を伴うこともある．
- 上矢状静脈洞血栓症では両側性，対称性の神経症状を示すことが多い．
- 海綿静脈洞部の閉塞では，眼球突出や結膜の充血が見られる．
- 血液凝固能の亢進，脱水，頭部外傷，腫瘍，経口避妊薬の連用など原因はさまざまで，あらゆる年齢層に生じうる．

脳静脈に血栓が形成され，脳血流が障害された結果生じるさまざまな症候．

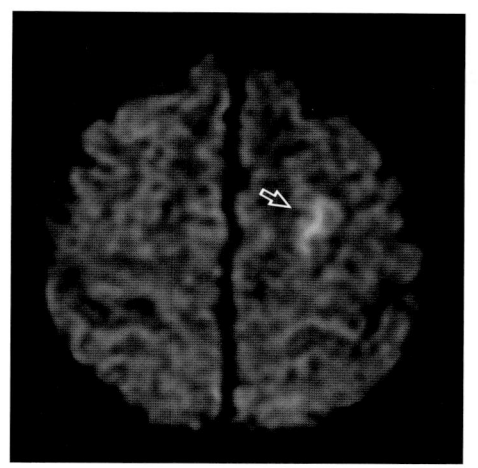
MRI（拡散強調像）

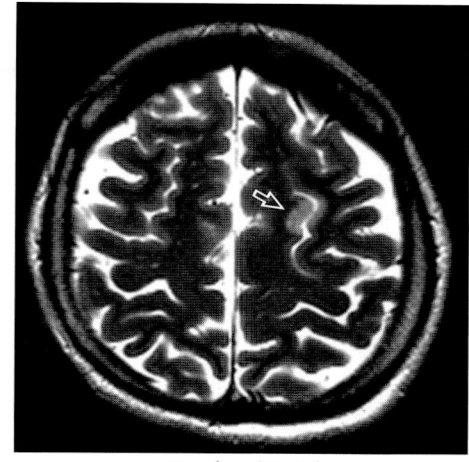
MRI（T2強調像）

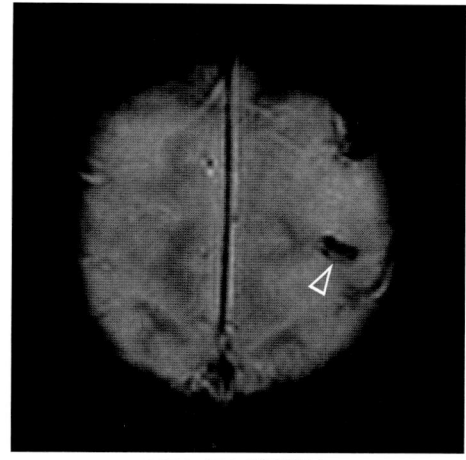
MRI（T2*強調像）

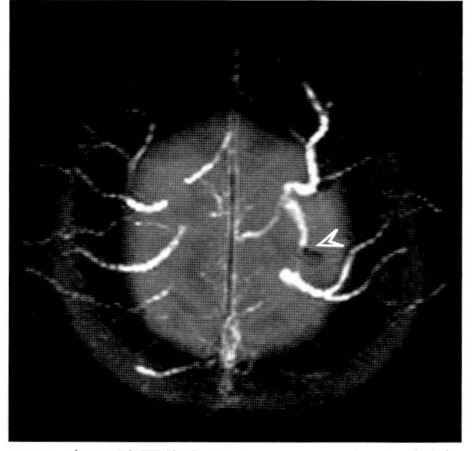
MRI（T2*強調像とMR-venographyの重合）

症例2 64歳，女性．突然の頭痛と軽度の意識障害．皮質静脈血栓症．
　拡散強調像では，左前頭葉皮質領域に淡い小さな高信号が見られる（⇨）．病巣はT2強調像でも高信号を示す．T2*強調像では，異常信号域の近傍に帯状の無信号域が見られる（▷）．T2*強調像とMR-venographyの重合では，T2*強調像での低信号は皮質静脈の描出欠損部位に一致し，静脈血栓が容易に診断できる（➢）．

■ 画像検査のポイント ■

▷ 単純，造影CT ◁

- 典型的な上矢状静脈洞血栓症では造影CTがきわめて有用である．
- 静脈系の全体像を評価する際には，3D-CT venography，MR venographyも有用である．
- MR venographyは血栓を無信号構造として同定するため，通常のMRAに使われるTOF法は避け，PC（phase contrast）法を用いる．
- マルチスライスCTを用いれば，短時間で脳静脈の全体像を容易かつ精細に撮影できる．
- 小さな皮質静脈の血栓の検出にはMR venographyとT2*強調像の対比，重合なども役立つ．
- 実質障害の評価はMRIのT2強調像やFLAIR法，拡散強調像などを併用する．

■ 画像診断のポイント ■

- CT venographyでは血栓は造影欠損域，MR venographyでは血栓は信号欠損域として同定される．
- 血栓症に伴い生じた虚血はしばしば可逆性である．一方，上矢状静脈洞など，大きな静脈洞の血栓症は致死的なこともある．CT，MRIとも，初回検査の所見は軽微なことが多いが，画像による早期診断，および早期治療がきわめて重要である．

脳神経-7 血管性病変 PRES posterior reversible encephalopathy syndrome

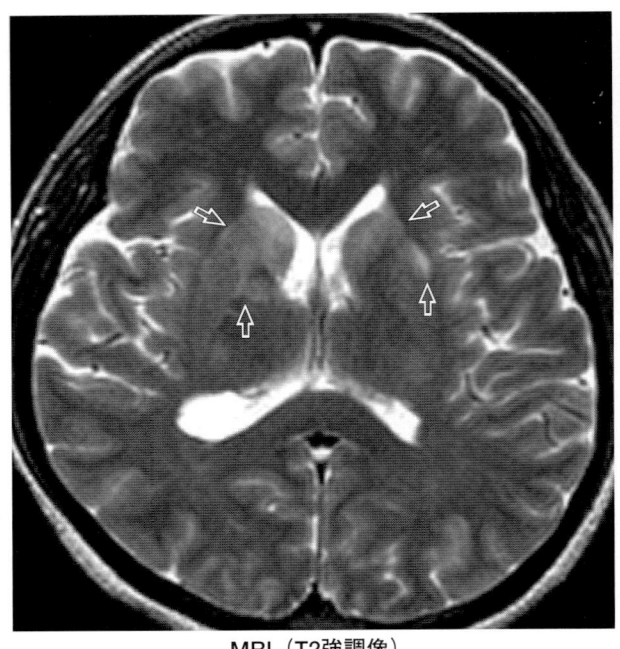

MRI（T2強調像）

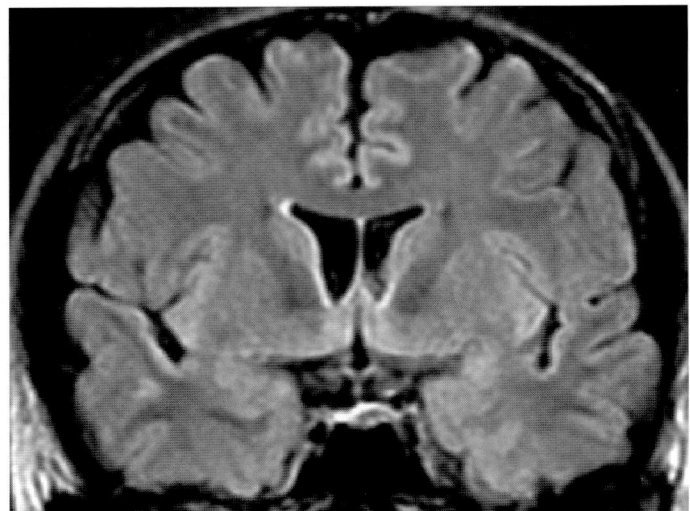

MRI（FLAIR法冠状断像）

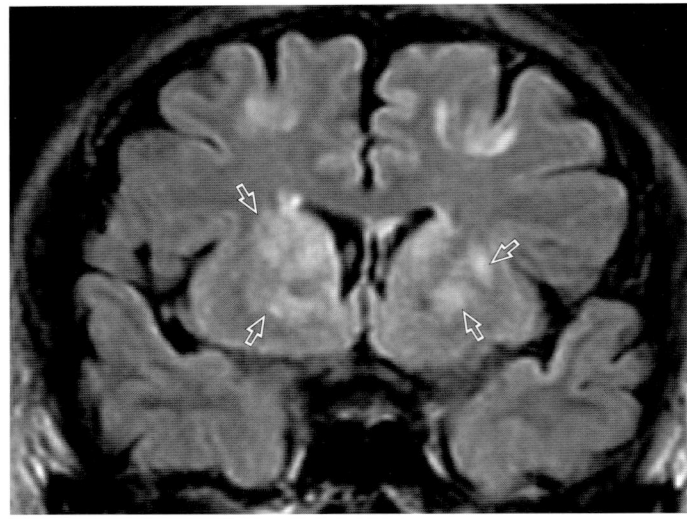

MRI（FLAIR法冠状断像）

改善後のMRI（FLAIR法冠状断像）

症例1 25歳，女性．突然の頭痛，意識障害にて救急受診．単純CTで基底核領域に淡い低吸収が見られ，MRIが撮影された．PRES．

T2強調像やFLAIR法では，両側の後頭頭頂部を中心に大脳皮質にほぼ対称性の分布を示す高信号が見られる．皮質の腫脹を伴い，ほかにも両側の基底核領域に高信号部分が散在している（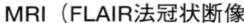）．病変の主体が後頭頭頂部の皮質，皮質下（椎骨脳底動脈灌流領域），および基底核にあり，ほぼ対称性の分布を示すことに注目．PRESが疑われ，その後意識障害は比較的急速に改善した．

改善後のFLAIR法では基底核部分にわずかな異常信号が残るものの，大脳皮質の高信号や腫脹は消退している．拡散強調像も特に異常信号なく，病巣の大部分は画像上も消退している．

急な血圧上昇による血管性浮腫に伴う可逆性脳症．
reversible posterior leukoencephalopathy syndrome：RPLSは同義語．

■ 臨床的事項 ■

- 血圧の上昇に伴う血管透過性の亢進，血管内皮細胞障害などにより生じる脳実質の血管性浮腫が原因とされる．
- 脳血管の血圧自己調節能を上回る急な高血圧により血管が過進展し，血液脳関門が破綻して血管性浮腫に至る．
- 可逆性脳症で，降圧などの保存的療法でほとんどは後遺症なく治癒する．
- 高血圧性脳症以外にも子癇，化学療法剤投与，免疫抑制剤投与，尿毒性脳症，自己免疫疾患，そのほかさまざまな原因があり，高血圧を示さないこともある．
- 椎骨脳底動脈環流域の障害が多い．血圧自己調節機能の高い内頸動脈環流域では穿通枝領域を除きまれ．

■ 画像検査のポイント ■

▷ 単純CT＋単純MRI ◁

- 単純CTによる診断は難しく，出血の除外がCTのとりあえずのゴールである．
- MRIではFLAIR法や拡散強調像の有用性が高い．T2強調像でも比較的特異な分布を示す異常信号が見られる．
- MRAや造影MRI，灌流画像などの有用性は低い．

■ 画像診断のポイント ■

- MRIでは特にFLAIR法や拡散強調像において後頭頭頂葉の皮質〜皮質下，基底核などにしばしば対称性，時に非対称性の淡い高信号が見られる．
- 椎骨脳底動脈環流域である脳幹や小脳にも信号異常が見られることがある．
- 前頭葉や頭頂葉にも生じうるが，その場合も病変分布は後頭葉優位．
- CTでは病巣が淡い低吸収域として認められることがある．

脳神経-8 腫瘍
星細胞腫 astrocytoma

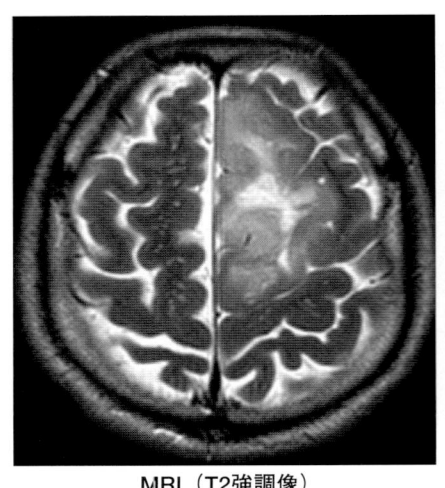
MRI（T2強調像）

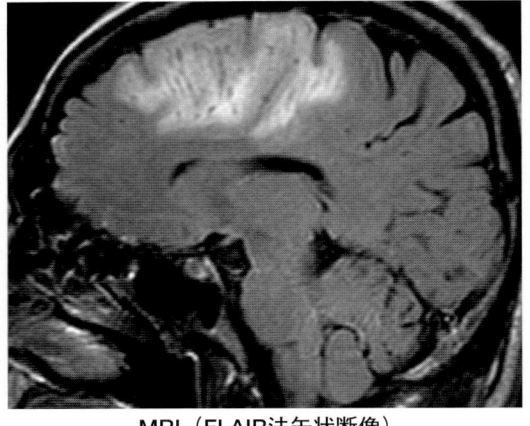
MRI（FLAIR法矢状断像）　MRI（造影T1強調像）

症例1　52歳，男性．てんかん発作．左前頭葉の星細胞腫（WHO：grade Ⅱ）．T2強調像では左前頭葉に実質の腫脹を伴う地図状の高信号が見られ，隣接する脳溝が不明瞭となっている．FLAIR法でも病巣は著明な高信号で，健常部との境界は比較的明瞭である．造影T1強調像ではこの腫瘍に異常増強効果はない．星細胞腫とすれば，比較的悪性度の低い病変が考えられる．

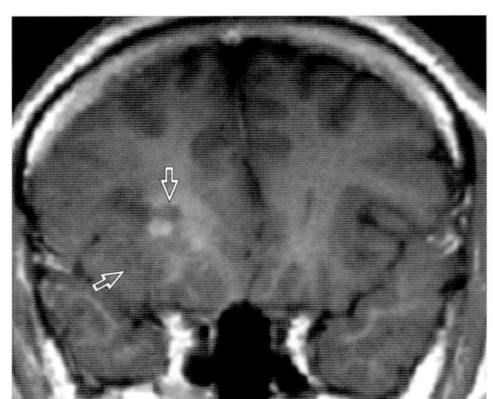
MRI（T1強調冠状断像）

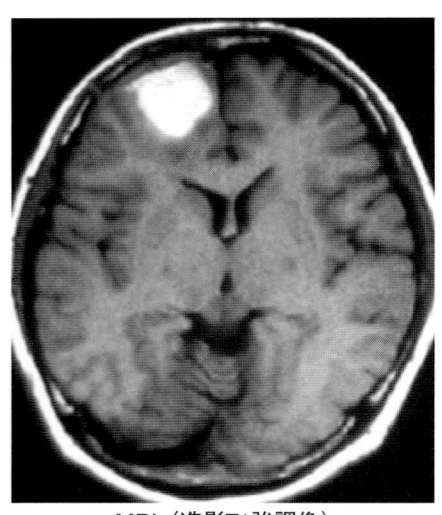
MRI（造影T1強調像）

症例2　43歳，男性．頭痛．退形成星細胞腫（WHO：grade Ⅲ）．

T1強調像では右前頭葉に不規則な淡い低信号域が見られる（⇨）．周囲の脳溝は軽度圧排され，正中構造もわずかに左側へ偏倚している．この病変は造影剤により均一に増強され，周囲との境界は比較的明瞭である．grade Ⅲ相当の星細胞腫に典型的ではあるが，gradeと画像所見が一致しないこともあり，特に多形性膠芽腫以外では画像から星細胞腫のgradeを推定することは難しい．

■ 臨床的事項 ■

- びまん性，退形成性星細胞腫，膠芽腫はそれぞれWHO分類のgrade Ⅱ，Ⅲ，Ⅳに相当し，膠芽腫の予後は最も悪い（わが国での5生率は＜9%である）．
- 毛様細胞性星細胞腫はWHO分類のgradeⅠに相当し，小児の小脳や第3脳室周囲に好発する．
- びまん性星細胞腫は30～40歳代に好発し，若年者にも生じうる．約1/3は前頭葉に発生し，次いで側頭葉，頭頂葉の順に多い．脳表部に好発し，初発症状は頭痛，てんかんが多い．
- 退形成性星細胞腫はびまん性星細胞腫と膠芽腫の中間型に相当し，星細胞腫の病理像に退形成性（＝悪性）変化を伴う腫瘍である．臨床的にも画像的にもgradeⅡ，Ⅳとオーバーラップが多く，最終的には膠芽腫へ転化する．
- 膠芽腫は中高年に好発し，男性にやや多い．前頭葉，側頭葉の白質内に好発し，grade Ⅲ以下の病変と異なり脳梁を介し対側大脳半球へ進展したり，髄腔内播腫をきたすこともある．初発症状は麻痺，痙攣だが，進行が早いので頭蓋内圧亢進症の急な増悪をきたすこともある．
- 毛様細胞性星細胞腫は小脳に好発するので，体幹運動失調が多い．ただし小児に好発し緩徐に増大するため発見が遅れることが多く，初診時にはすでに頭蓋内圧亢進症を伴っていることもまれでない．
- 星細胞系腫瘍ではきわめてまれではあるが，特殊形として大脳にびまん性に腫瘍が浸潤する大脳膠腫症（gliomatosis cerebri）がある．

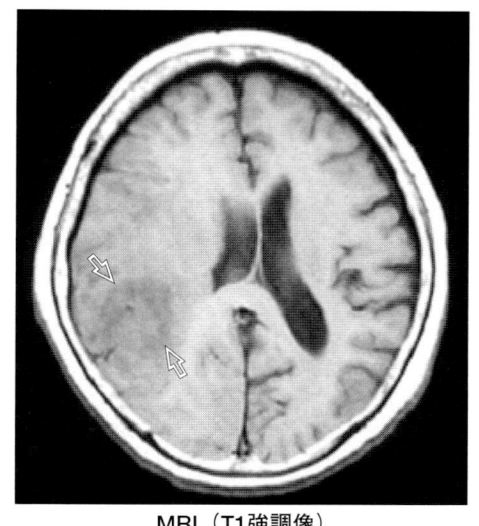

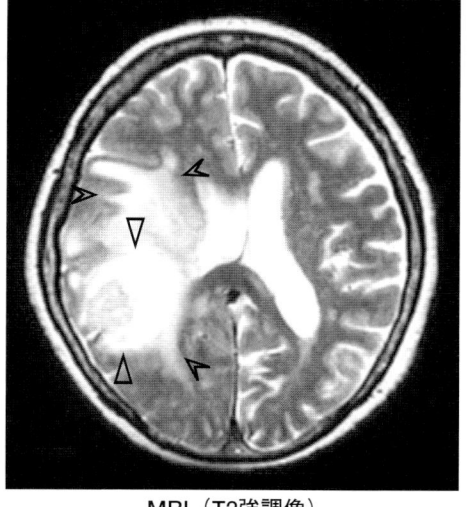

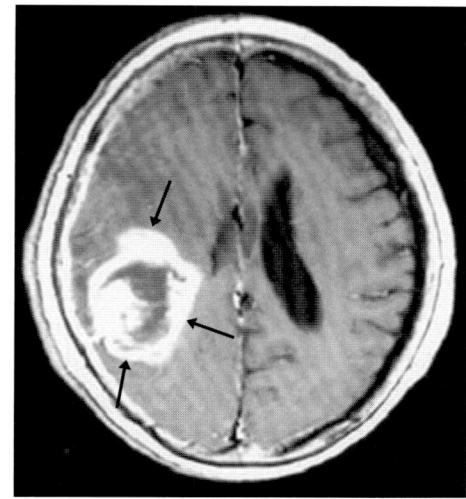

神経膠細胞の腫瘍化．最もよく見られる原発性脳実質性腫瘍．

MRI（T1強調像）　　　　　　　　　MRI（T2強調像）　　　　　　　　MRI（造影T1強調像）

症例3　68歳，男性．左片麻痺．多形性膠芽腫（WHO：grade Ⅳ）．

　T1強調像で右大脳半球に不規則な低信号域が見られる（⇨）．この周囲にも淡い低信号域が認められる．T2強調像では主病巣（▷），および周囲浮腫（≫）が見られ，造影T1強調像で病変の充実性部分が強く造影される（→）．性状は不均一で，内部に不整な低信号域がある．

　変性や壊死を示唆する所見で，周囲浮腫が強いことからも高悪性度の原発性脳腫瘍が疑われる．

■ 画像検査のポイント ■

▶ CTで本症の可能性があれば，迷わず造影MRI ◀

- CTから得られる診断情報は制限も多い．脳腫瘍の可能性があれば，禁忌例を除き造影MRIを施行する．
- T2強調像やFLAIR法は腫瘍周囲浮腫，造影T1強調像は腫瘍性部分の性状評価，出血壊死巣の有無などの評価に有用である（造影前T1強調像も必須）．
- 灌流画像やMR spectroscopyは，星細胞系腫瘍の拡がりやgradeの評価に役立つことがある．
- 拡散強調像はほかのMRI画像で星細胞系腫瘍類似の所見を示す病変の除外に役立つことがある．
- CTは乏突起膠腫など石灰化を伴う腫瘍の鑑別に有用である．
- 星細胞系腫瘍の診断目的に血管造影は通常不要である．

■ 画像診断のポイント ■

- 星細胞腫は成人の大脳，特に前頭葉の脳表近くに好発し，周囲の脳実質に比べT1強調像では軽度低信号，T2強調像では高信号である．腫瘍の辺縁は比較的明瞭で，隣接する実質の圧排もあまり目立たない．造影剤による濃染もない，もしくは乏しいものがほとんどである．
- 退形成性星細胞腫はびまん性星細胞腫に比べT1，T2強調像とも信号が不均一，辺縁が不明瞭なことが多く，造影剤によりしばしば増強される．時に顕著な増強効果を示すこともあるが，画像所見は多彩である．
- 多形性膠芽腫はT1，T2強調像とも不規則な信号を示すことがほとんどで，造影剤により充実性部分が強く造影される．充実性部分は不整な形態を示し，内部に壊死，出血などによる不整形，無定形の不染域を伴うことがほとんどである．周囲浮腫はほかの星細胞系腫瘍に比べきわめて広範で，脳梁を介した対側半球への進展，髄腔内播腫による主病巣から離れた部位での脳表の異常濃染像などが観察されることもある．脳梁を介し充実性部分が見られ，蝶形分布を示すこともある．
- 毛様性星細胞腫は小児の小脳虫部や小脳半球などの大きな嚢胞性腫瘤として見られる．周囲に浮腫を伴い，中脳水道の圧迫により水頭症を認めることも多い．造影T1強調像では辺縁にリング状の造影効果が見られ，その一部が結節様に染まることもある．

| 脳神経-9 腫瘍 | 髄膜腫 meningioma |

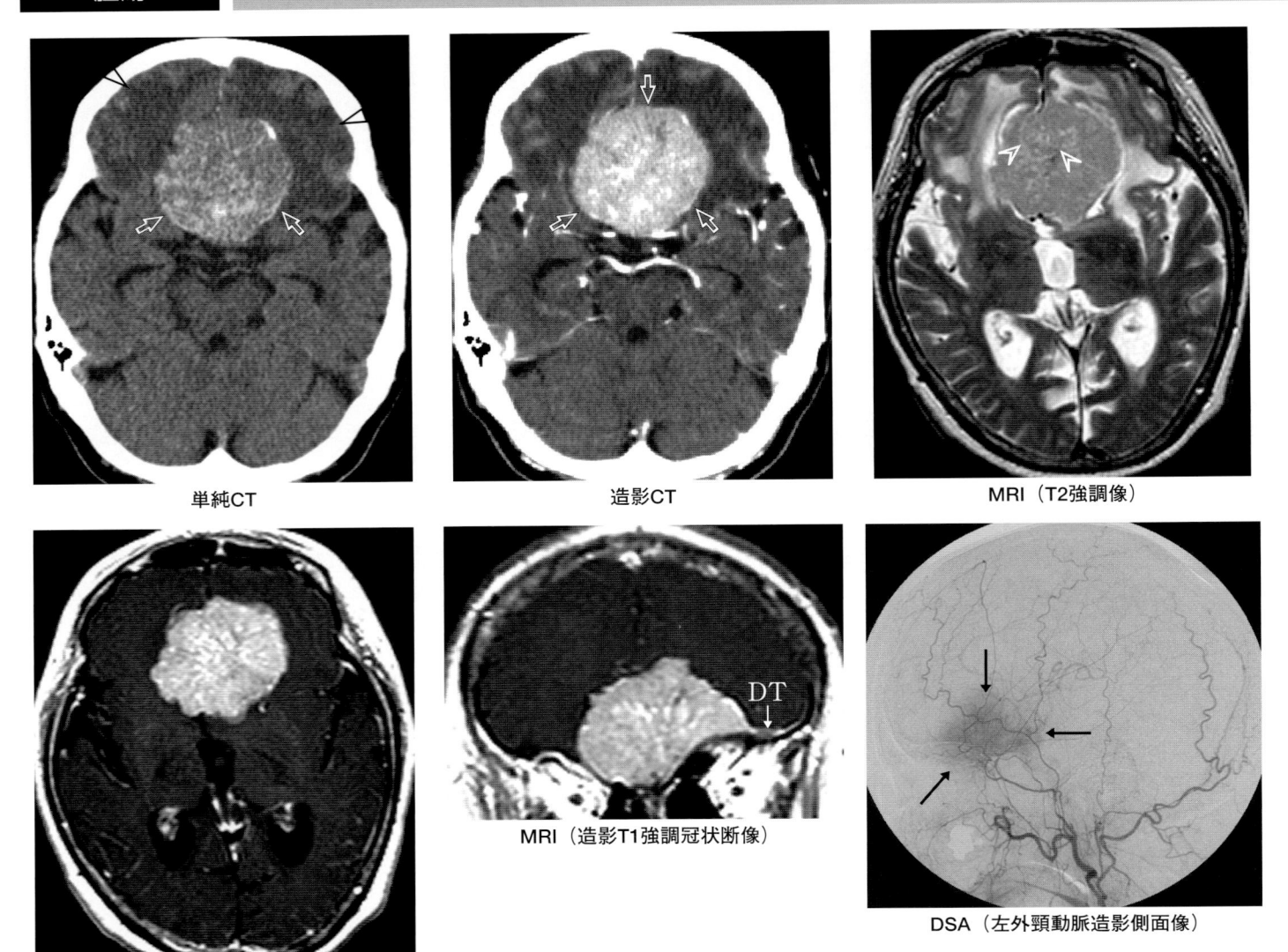

単純CT　　　　　　　　　造影CT　　　　　　　　MRI（T2強調像）

MRI（造影T1強調像）　　MRI（造影T1強調冠状断像）　　DSA（左外頸動脈造影側面像）

症例1　74歳，女性．頭痛，性格変化．嗅窩部髄膜腫．

　単純CTで前頭葉下面正中部に大きな球状の腫瘤が見られる（⇨）．不均一な高吸収を示し，周囲との境界は明瞭である．腫瘤周囲には浮腫による低吸収が見られる（▷）．石灰化を伴う腫瘍で性状はやや不均一だが，非常に強く造影される（⇨）．

　T2強調像で腫瘤の内部に線状の低信号が見られる（≻）．この画像だけではわかりにくいが，ほかの断層面を参照すると上下に連続性があり，栄養血管と考えられた．

　造影T1強調像で腫瘤は強く造影され，冠状断像では左前頭蓋底に尻尾徴候（dural tail sign）が見られる（DT）．

　DSAでは，腫瘤は外頸動脈から栄養され，強く濃染する（→）．

　典型的な嗅窩髄膜腫である．

■ 臨床的事項 ■

- 脳腫瘍の約1/5を占め，中高年の女性に多い．
- 若年者の多発例は神経線維腫症Ⅰ型を示唆する．
- 増大は緩徐で，かなり大きな腫瘍でも臨床症状が乏しいことも多い．
- 好発部位はさまざまで，脳室内，斜台，脊髄腔などに発生することもある．
- ほとんどは良性だが，まれに脳実質や頭蓋へ浸潤する異形成，または退形成性髄膜腫がある．
- 腫瘍細胞のMIB-1抗体の陽性率は髄膜腫の悪性度の指標となる．

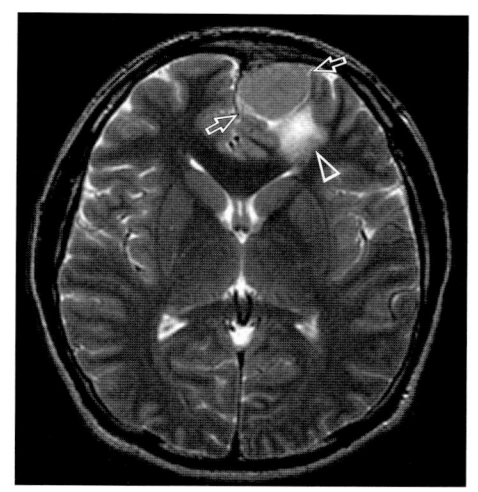

くも膜のarachnoid cap cell由来の脳実質外腫瘍．

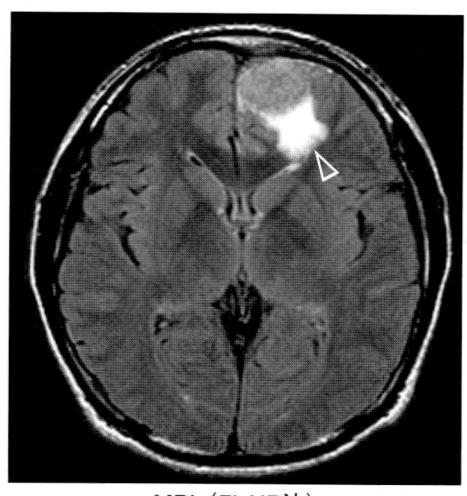

MRI（T2強調像）　　　MRI（FLAIR法）　　　MRI（造影T1強調像）

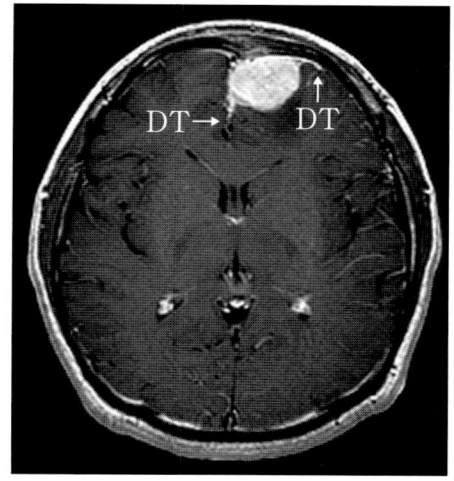

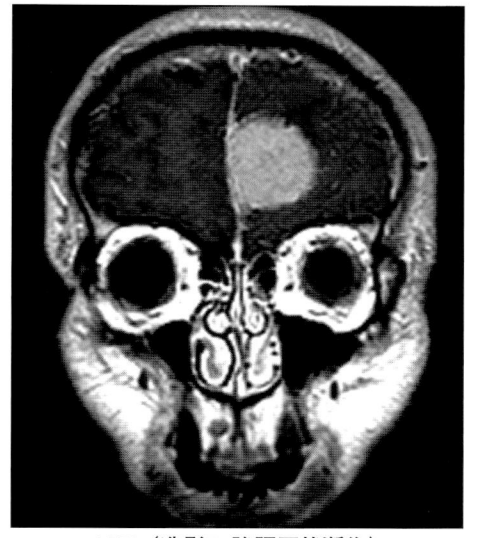

MRI（造影T1強調冠状断像）

症例2　68歳，女性．てんかん．大脳鎌髄膜腫．
　大脳鎌左側にT2強調像で大脳皮質とほぼ等信号の球状腫瘤（⇨）が見られる．FLAIR法では大脳皮質より軽度高信号で，周囲にわずかな浮腫を伴う（▷）．造影T1強調像では腫瘤がよく造影され，症例1と同様に，尻尾徴候（DT）が明らかである．MRIのT1，T2強調像では，髄膜腫は大脳皮質としばしば等信号となり，特に脳ドックなどスクリーニング的検査の際は見逃しやすいので注意が必要である．

▌画像検査のポイント▌

▶単純CT，骨条件処理，造影CT，造影MRI◀

- 単純CTは石灰化の検出に役立ち，骨条件画像で隣接する骨の侵食，破壊の程度が評価できる．
- 特に傍鞍部やトルコ鞍内の例では，造影CT，MRIなどが動脈瘤，下垂体腺腫など同部に好発する病変との鑑別に役立つ．
- T1，T2強調像では灰白質と等信号となることも多く，単純MRIでは小さな病変の検出が難しいこともある．
- 脳実質外腫瘍で主に外頸動脈から栄養される．
- 腫瘍と隣接する脳表の静脈との位置関係の評価，術中出血量軽減のための経動脈的塞栓術のため血管造影，IVRが行われることもある．

▌画像診断のポイント▌

- 石灰化の程度はさまざまだが，典型例は単純CTで淡い均一な高吸収を示し，造影剤によりよく造影される．
- T1，T2強調像で灰白質と等信号，FLAIR法でしばしば淡い高信号になることがある．
- 造影MRIでは造影CT同様，腫瘍の均一，かつ著明な造影効果が見られる．
- 腫瘍に隣接する硬膜が強く造影され，尻尾徴候（dural tail sign）を示すこともあるが，髄膜腫に特徴的な所見ではない．

脳神経-10 腫瘍
下垂体腺腫 pituitary adenoma

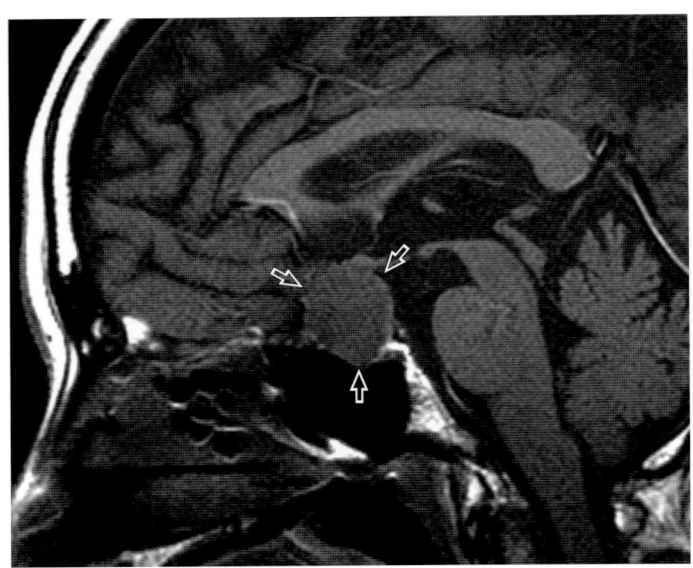

MRI（下垂体T1強調矢状断像）

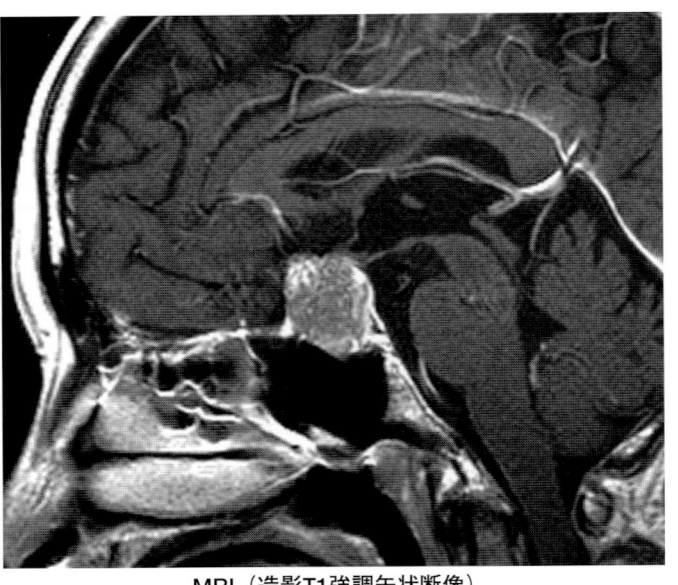

MRI（造影T1強調矢状断像）

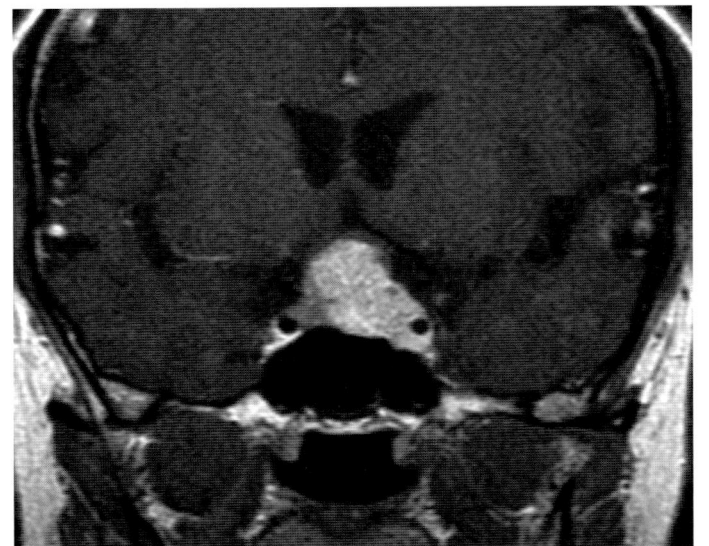

MRI（造影T1強調冠状断像）

症例1 32歳，女性．両上耳側半盲．macroadenoma．

下垂体窩にT1強調像で脳実質とほぼ等信号の腫瘤が見られる（⇨）．造影剤でよく染まり，正常下垂体は同定できない．冠状断像では視交叉の圧排や左内頚動脈を取り囲み進展している．

ホルモン非産生性の非機能性腺腫であった．

■ 臨床的事項 ■

- ホルモン産生性，非産生性腺腫に，また径10mm以下のものをmicroadenoma，それより大きなものをmacroadenomaと分類する．
- ホルモン非産生性（非機能性）腺腫は両耳側半盲など視神経の圧迫症状で発見されることが多い．
- ホルモン産生性（機能性）腺腫は分泌するホルモンに伴う全身症状で，microadenomaとしてしばしば発見される．
- 腺腫内に出血し，急激な容積増大により内分泌学的異常，視覚障害，眼球運動障害などをきたすことがある（下垂体卒中）．

脳下垂体を起源とする腺腫．径10mmを境にmicroadenoma，macroadenomaに分類される．

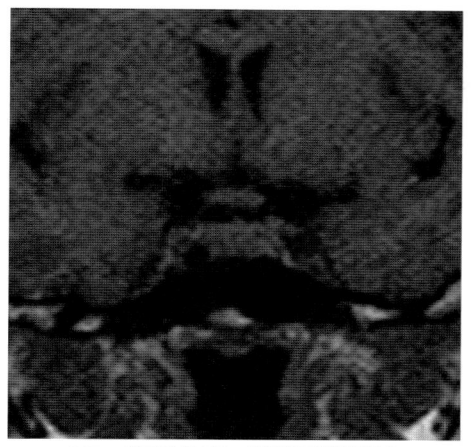

MRI（下垂体窩T1強調冠状断像） 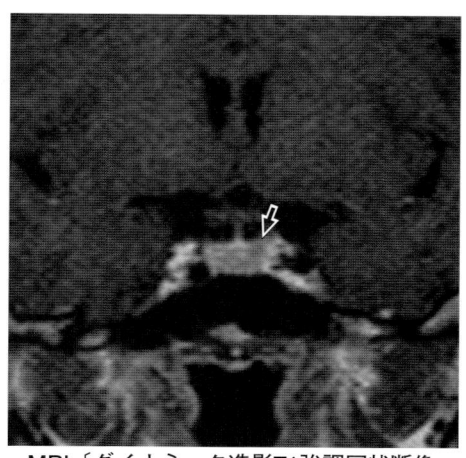　　MRI〔ダイナミック造影T1強調冠状断像（60秒後）〕 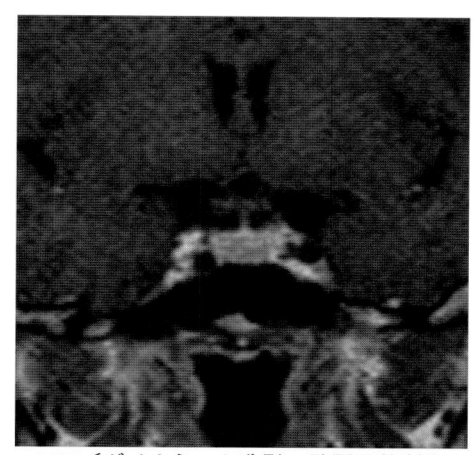　　MRI〔ダイナミック造影T1強調冠状断像（120秒後）〕

症例2　30歳，女性．乳汁分泌が続く．microadenoma．

下垂体の大きさは正常で，造影前は特に信号異常はない．造影剤投与後60秒で下垂体左側に正常下垂体に比べやや染まりの悪い部分が出現する（⇨）．120秒後には全体が等信号となり，病変は同定できない．
手術が施行され，プロラクチン産生腺腫であった．

■ 画像検査のポイント ■

▷ **macroadenomaは単純CTおよび造影MRI，microadenomaは下垂体冠状断ダイナミック造影MRI** ◁

- microadenomaは通常の造影法では腺腫と正常の下垂体が等濃度になり識別できない．ダイナミックMRIを行うと，動脈相早期，特に造影剤投与後1分程度で正常下垂体に比べ低信号の構造（less-enhanced lesion）として描出される．
- microadenoma，macroadenomaとも下垂体窩を中心とした造影MRIによる評価が必須である．撮像方向は冠状断，矢状断像が基本で，ダイナミックT1強調像は冠状断像で撮影する．

■ 画像診断のポイント ■

- CT，MRIともmacroadenomaは髄膜腫に比べ造影効果が乏しい．脳動脈瘤は隣接する動脈との連続性やT2強調像でのflow voidに注目すれば容易に鑑別できる．
- トルコ鞍内，傍鞍部に発生する腫瘍は髄膜腫，頭蓋咽頭腫，Rathke嚢胞，動脈瘤，骨腫瘍などがある．
- 頭蓋咽頭腫や髄膜腫はしばしば石灰化し，CTが鑑別に有用である．
- 動脈瘤は造影CTで著明な濃染を示す．
- 下垂体腺腫は髄膜腫や動脈瘤に比べ造影効果は乏しい．
- Rathke嚢胞は単純CTでさまざまな吸収値を示すが，造影剤により染まらない．
- 下垂体卒中はしばしば血腫がfluid-fluid levelを示し，CT，MRIとも診断は比較的容易である．

脳神経-11 腫瘍 — 転移性脳腫瘍 metastatic brain tumor

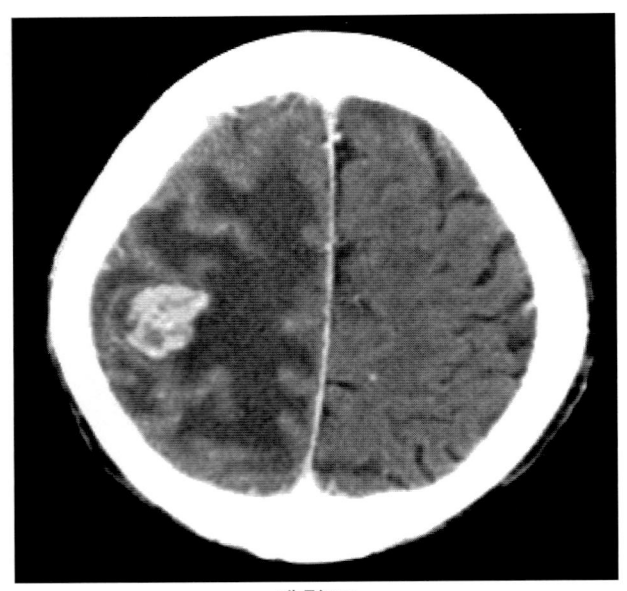

症例1　53歳，男性．肺腺癌，徐々に増悪する左片麻痺．転移性脳腫瘍．

造影CT，MRI（T2強調像や造影T1強調像）では周囲浮腫を伴うリング状，結節状の造影効果を示す腫瘤が見られ，原疾患を考えれば，転移性脳腫瘍に典型的である．拡散強調像ではこれらの病変は正常脳実質と比べると等〜低信号であった．

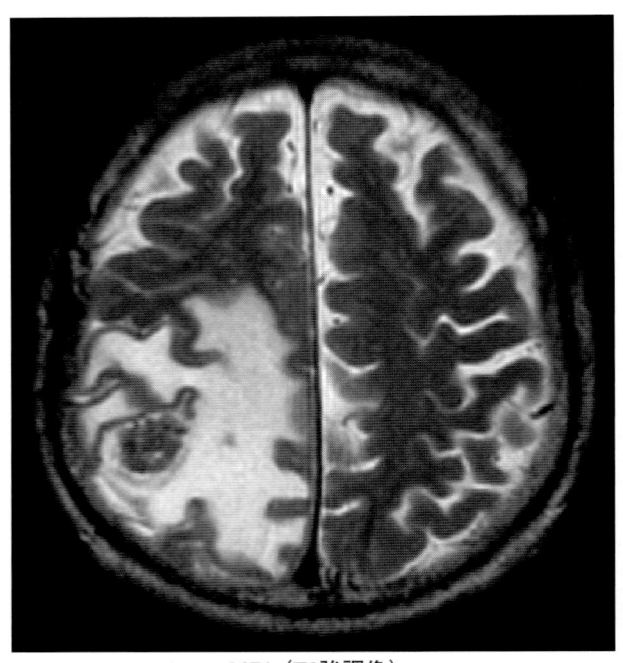

造影CT

MRI（T2強調像） 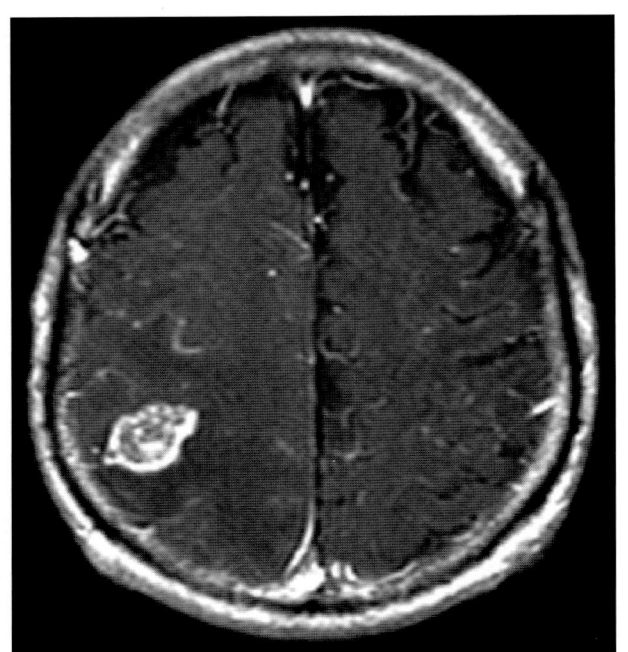　　　MRI（造影T1強調像）

■ 臨床的事項 ■

- 全脳腫瘍の約1/5，剖検例を含めばそれ以上の割合で見られる．
- 原発巣の約半数は肺癌，次いで乳癌，消化器癌，頭頸部癌が多い．
- 大脳皮質下に好発，ほかに小脳，脳幹，髄膜，下垂体などに見られる．
- ほとんどは血行性転移で，原発巣から遊離した腫瘍細胞が脈管系へ流入し転移巣を形成する．
- 症状は発生部位により多彩である．担癌患者，特に肺癌や乳癌患者に亜急性進行性の中枢神経症状が見られた際は，画像による転移の除外が必要である．

脳以外の臓器に生じた悪性腫瘍の転移による脳腫瘍.

MRI（T2強調像）　　　　MRI（造影T1強調像）　　　　MRI（拡散強調像）

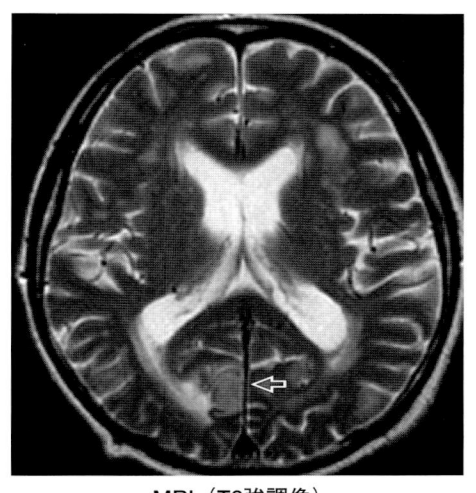

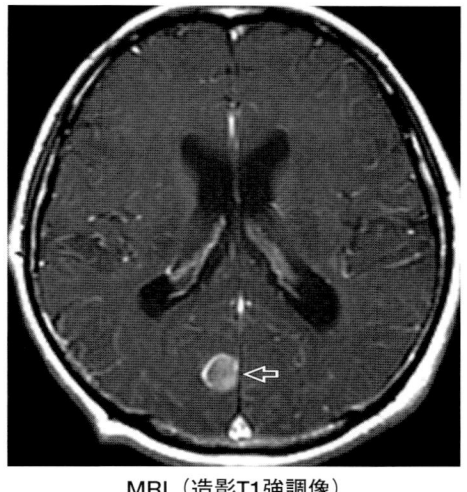

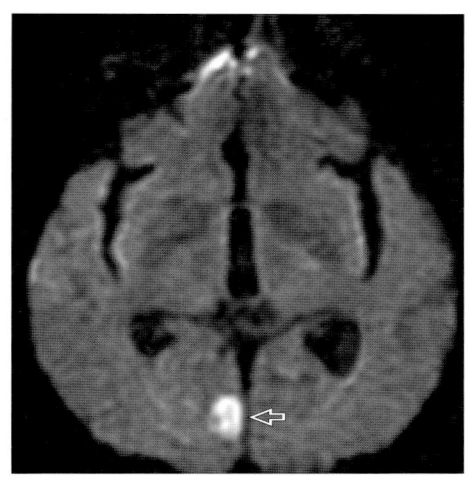

症例2　69歳，男性．肺小細胞癌．左側の視野障害．転移性脳腫瘍．
　右後頭葉内側面に周囲浮腫を伴う結節が見られる（⇨）．結節の造影効果は比較的強く，ほかにも左頭頂部に同様の病変が見られた．拡散強調像ではこの結節は著明な高信号を示し，小細胞癌の転移に典型的である（小細胞癌は細胞密度が高いため，ほかの転移性脳腫瘍に比べ拡散障害が強く高信号を示す）．

■ 画像検査のポイント ■

▶ 造影MRI ◀

- 単純CTを施行してもよいが，造影MRIに比べ病変の検出能，局在のいずれにおいても得られる情報は乏しい．担癌患者で脳転移を疑う症状があれば，造影MRIを優先すべきである．
- 免疫不全の合併例では膿瘍を除外しておいたほうがよい．拡散強調像が診断に役立つことがある．

■ 画像診断のポイント ■

- MRIでは典型例は大脳皮質下のリング状，または結節状の造影剤による濃染像を示す．
- 腫瘍周囲に地図状の浮腫が見られることが多く，T2強調像やFLAIR法で明瞭に観察される．
- 悪性リンパ腫や小細胞癌，悪性黒色腫など，細胞密度の高い腫瘍は拡散強調像で高信号を示す．
- 癌末期などの免疫不全状態では頭蓋内感染症を生じやすく，時に転移とよく似た所見を示すこともある．臨床像や，ほかの検査所見も踏まえた慎重な読影が必要である．
- 脳膿瘍は造影MRIで造影されない膿瘍腔が，拡散強調像で著明な高信号となることで鑑別できる．
- 近年転移性脳腫瘍に対しては部位，数，大きさなどから手術，定位放射線治療，全脳照射，化学療法などさまざまな治療が行われる．適応を間違えることないよう，脳幹や小脳，脳表部などにも転移性腫瘍がないか，特に造影T1強調像に注目して詳細に評価することが大切である．

| 脳神経-12 炎症 | **脳膿瘍** brain abscess |

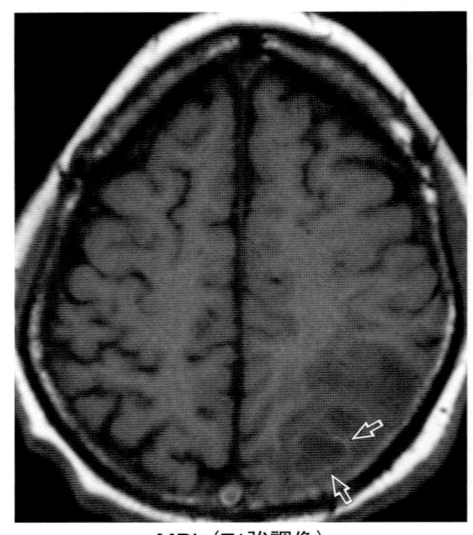

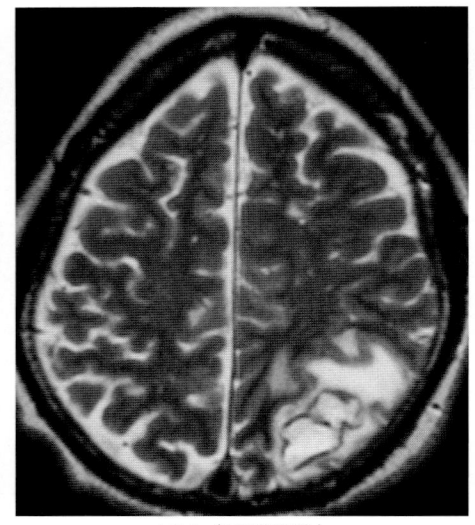

MRI（T1強調像）　　MRI（T2強調像）　　MRI（造影T1強調像）

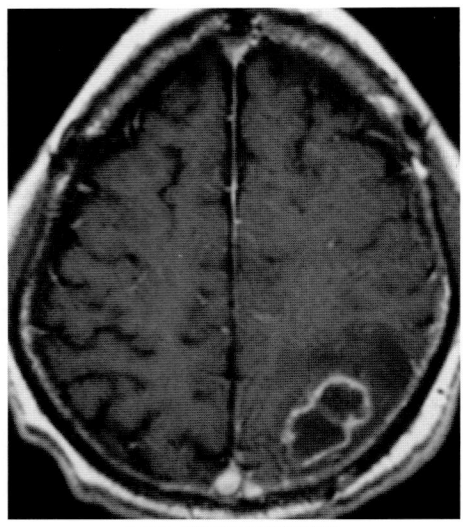

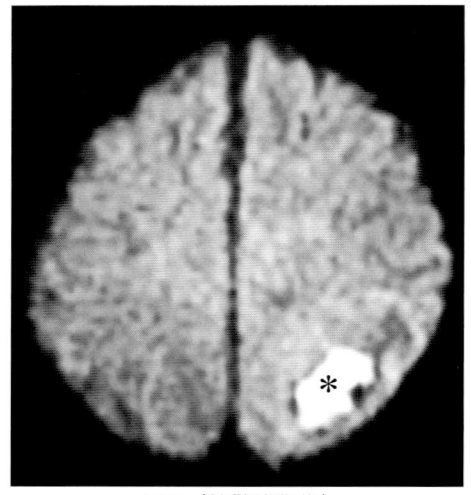

MRI（拡散強調像）

症例1　53歳，男性．発熱，嘔吐，右不全麻痺．脳膿瘍．

　T1強調像で左頭頂部皮質下を中心に不規則な低信号が見られる．T2強調像では病変は著明な高信号を示す．よく見るとT1強調像で強い低信号を示す部分の辺縁に淡い高信号が見られ（⇨），T2強調像ではこの部分に一致した低信号帯があり，造影剤により強く増強される．造影される部分の厚さは不規則で周囲浮腫も強く，転移性腫瘍をはじめとする腫瘍性病変も疑われる画像パターンである．

　拡散強調像では，病変の辺縁は低信号だが，内部は著しい高信号（＊）を示し，脳膿瘍に典型的である．

■ 臨床的事項 ■

- 通常，限局性脳炎に続発し，10日程度で周囲に被膜を持つ膿瘍腔となる．
- 脳室へ穿破すると脳室炎を合併し，しばしば致命的である．
- 感染経路は血行性（細菌性心膜炎，抜歯後，右左シャントを伴う先天性心疾患など），副鼻腔炎や中耳炎など，脳に隣接する領域の感染症の波及がほとんど．直達性（開頭術，開放性頭部外傷）のものもある．
- 起因菌として近年グラム陰性菌や嫌気性菌によるもの，患者背景として免疫不全に伴うものが増加している．

脳実質に膿が貯留した状態．

造影CT

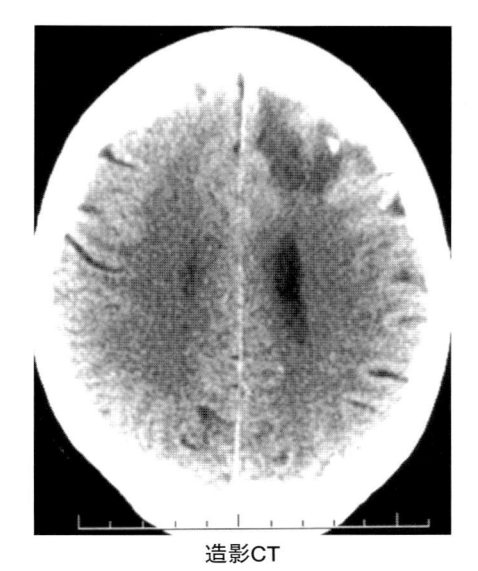

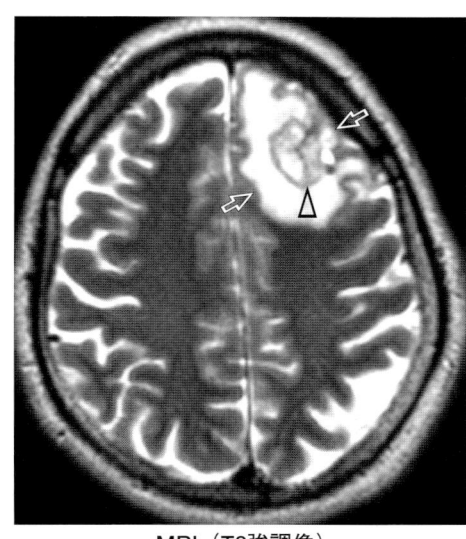

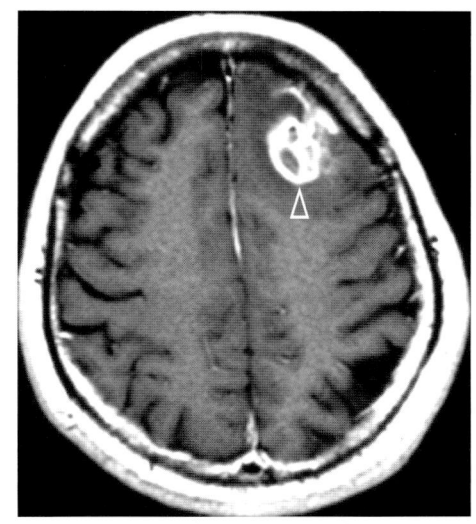

MRI（T2強調像）

MRI（造影T1強調像）

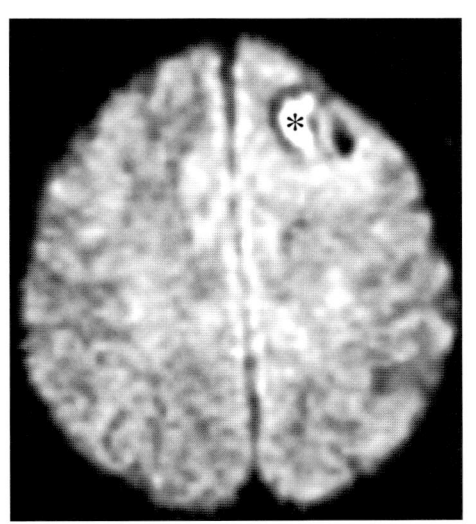

MRI（拡散強調像）

症例2　53歳，男性．他院に肺炎にて入院中，てんかん発作を起こし造影CTが撮影された．原発性脳腫瘍が疑われ受診．脳膿瘍．

造影CTでは，左前頭部に辺縁不整な低吸収域が見られ，内部に造影剤による増強効果が認められた．

T2強調像で左前頭葉の皮質〜皮質下に広範な高信号（⇨）が見られる．高信号域の中に類円形の低信号帯が見られ（▷），内部性状は不規則である．造影T1強調像でこの部分を中心に類円形の造影効果が認められ（▷），変性壊死を伴った原発性脳実質性腫瘍も考えられる．

拡散強調像でこの病変は辺縁低信号，内部高信号（*）で脳膿瘍に特徴的な所見である．

■ 画像検査のポイント ■

▷ 単純CT，造影MRI ◁

- 単純CTは存在診断に役立つが，MRIに比べ情報は乏しく質的診断はできない．
- 造影CTで被膜が増強されるが，病変の局在，副所見などを評価するためには造影MRIの有用性が高い．
- 拡散強調像は，ほかの撮像法で類似の画像所見を示すことが多い転移性腫瘍や膠芽腫との鑑別に役立つ．

■ 画像診断のポイント ■

- MRIのT2強調像で膿瘍の被膜が低信号を示すことがある（macrophageの影響と考えられている）．
- 造影T1強調像で被膜は著明に造影される．
- 拡散強調像で膿が高度の拡散障害を示し，著明な高信号を示すことが大きな特徴である．
- 拡散強調像は膿瘍の脳室穿破時の診断にもきわめて有用である．

脳神経-13 脱髄・変性　多発性硬化症，急性散在性脳脊髄炎

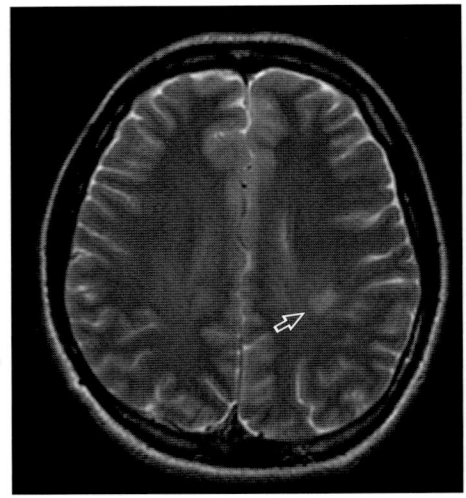

MRI（T2強調像） 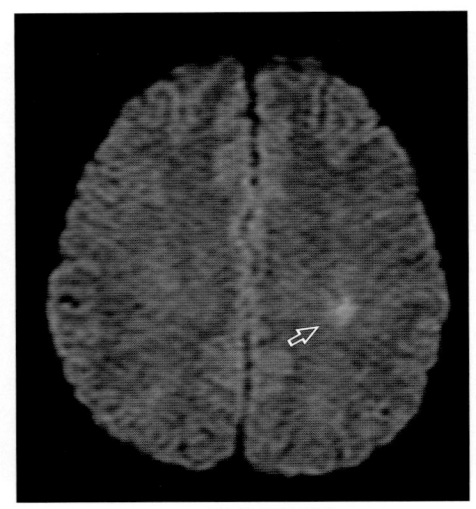　　MRI（拡散強調像） 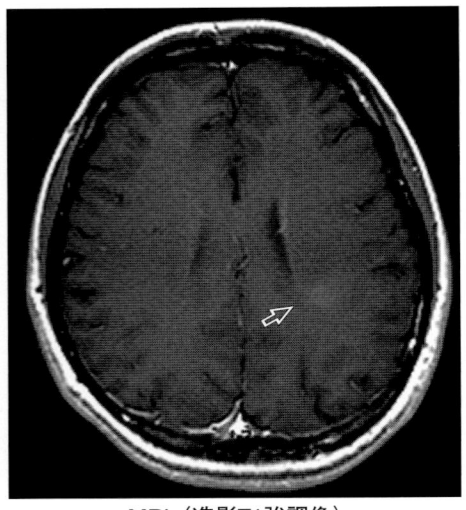　　MRI（造影T1強調像）

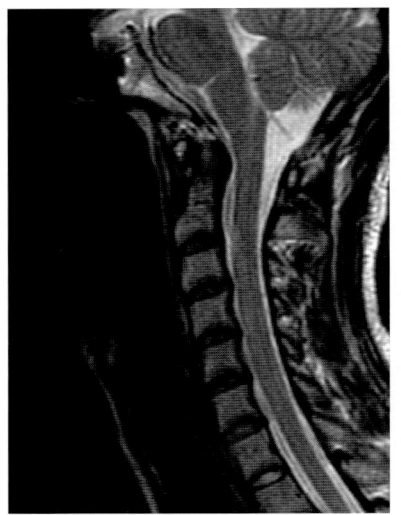

頸髄MRI（造影T1強調矢状断像，2年後） 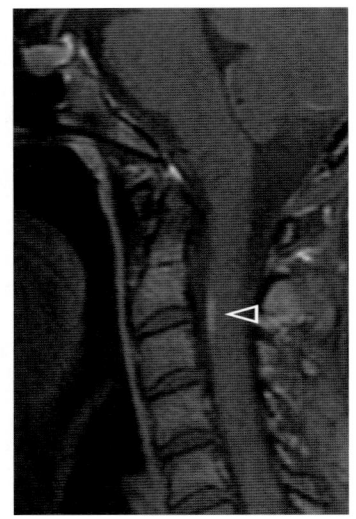　MRI（造影T1強調矢状断像）

症例1　25歳，女性．急性発症の右不全片麻痺．多発性硬化症．

T2強調像，拡散強調像において左半卵円中心に径1cm弱の淡い高信号が見られる（⇨）．造影T1強調像でも病変に一致した淡い増強効果が疑われる（⇨）．穿通枝の小梗塞も類似の所見を示すことがある．

2年後に突然振戦をきたして来院した際に撮影された頸髄造影T1強調像，頸髄造影T1強調矢状断像では，C2～3レベルで脊髄の腹側に造影剤による濃染域が見られる（▷）．

多発性硬化症の頸髄病変である．新たに生じた脱髄斑と考えられ，多発性硬化症の再発と診断された．

■ 臨床的事項 ■

- MSは空間的多発性，時間的多発性（再発と寛解を繰り返しながら病変が増加していく）が特徴．中枢神経系への炎症性自己免疫の関与が想定されている．病変は視神経，脊髄を含む中枢神経のあらゆる部位に生じるため，症状も多彩である．
- ADEMはウイルス感染やワクチン接種後，数日～数週，多くは1～2週間前後で急性発症する．自己免疫疾患と考えられ，髄液の髄鞘蛋白に対する免疫反応が陽性となることが多い．発熱，頭痛に引き続き，項部硬直，痙攣，運動障害などをきたす．進行は長くても数日と急性の経過をとる．再発はごくまれで，適切な治療により過半数が完全に回復する．
- MS，ADEMとも治療はステロイドパルス療法が基本．MSの臨床病型は大きく4つに分類され，ADEMに再発例もあることから，これらを一括りの概念ととらえた研究報告も散見され，両者の境界についてはいまだ議論も多い．

■ 画像検査のポイント ■

▷ 単純CT，造影MRI ◁

- MSの再発が疑われる例ではCTは省略してよい．MS，ADEMいずれもMRIの拡散強調像が，急性脱髄巣の検出に有用である．

multiple sclerosis: MS, acute disseminated encephalomyelitis: ADEM
中枢神経系の脱髄疾患の代表．軸索を囲む髄鞘の障害．

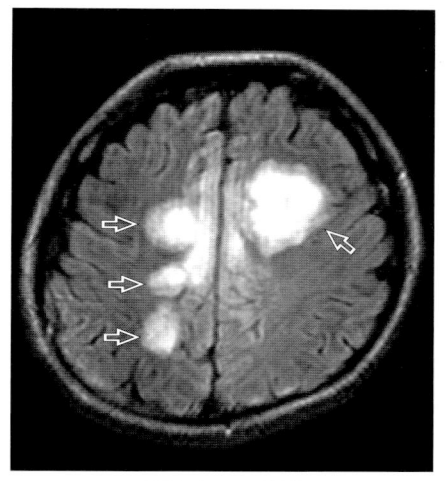

MRI（FLAIR法）　　　MRI（拡散強調像）

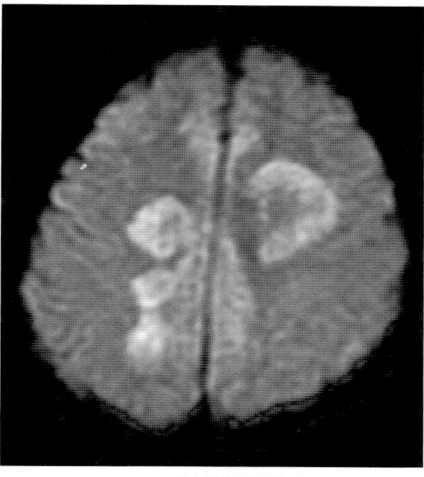

症例2　26歳，女性．左不全片麻痺，意識障害．多発性硬化症．

　両側の大脳半球には皮質下白質を中心に，FLAIR法で粗大な類円形の異常高信号が多発している（⇨）．拡散強調像でもこれらの病変は著明な高信号を示す．本例はMSの非典型例で，ステロイドパルス療法などに対する反応性も悪く，半年後には無動性無言に至った．
　わが国では一般に多発性硬化症の脱髄斑は症例1のように小さなものが多いが，このように粗大な脱髄斑を示す症例も存在する．

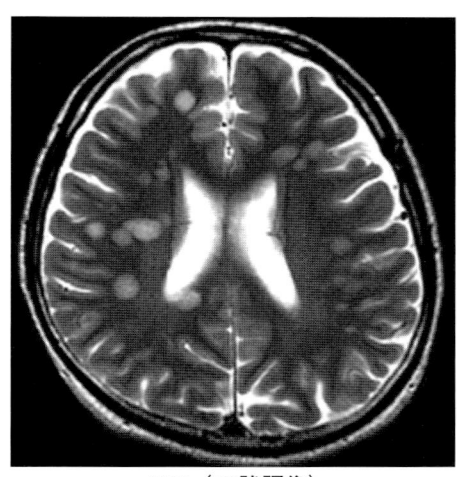

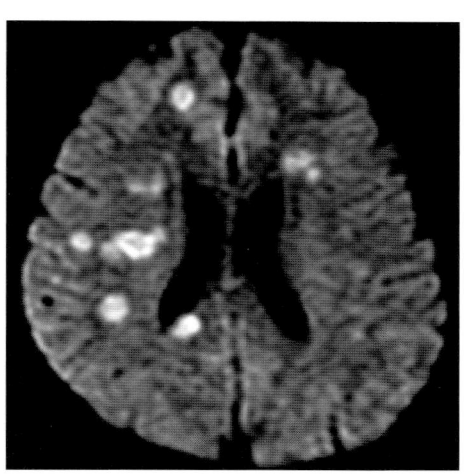

MRI（T2強調像）　　　MRI（拡散強調像）

症例3　42歳，男性．両不全麻痺，軽度の意識障害．2週間前に上気道感染．急性散在性脳脊髄炎．

　両大脳半球に多発する円形の高信号が認められる．この所見だけでは寛解増悪を繰り返す多発性硬化症や，転移性脳腫瘍，中枢神経系感染症などさまざまな疾患が鑑別となる．拡散強調像では，病変のほとんどが著明な高信号を示し，臨床症状，および既往などから急性散在性脳脊髄炎と診断された．

- 造影T1強調像で活動性病変は造影されることが多いが，その程度はさまざまである．
- 臨床的に急性発症の脱髄性疾患と考えられれば，造影を含めCTの有用性はきわめて低い．
- 脊髄病変のスクリーニングにはT2強調矢状断像が有用である．

■ 画像診断のポイント ■

- 急性期のMSは拡散強調像で原則2個以下の異常高信号が見られる（ただし厳密な評価にはADC画像が必要）．
- MSの脱髄斑は側脳室周囲白質，その他の大脳白質，脳梁，脳幹，脊髄に好発する．まれに大脳白質に神経膠腫様の大きな結節を形成することがあるが（tumefactive MS），わが国では比較的まれで，臨床経過から腫瘍との鑑別は通常容易である．
- MSの大きな脱髄斑は，造影T1強調像でリング状の造影効果を示すことがあるが，リングが一部途切れたように染まることが多い．
- MS，ADEMとも多彩な画像所見を示し，画像パターンのみに注目すると多くの鑑別疾患が対象となる．臨床経過や症状，ほかの検査所見と併せての検討がきわめて重要である．
- ADEMの典型例は大脳白質の脱髄斑を示し，拡散強調像で早期より高信号を示す．FLAIR法やT2強調像でこれらの脱髄斑は高信号を示す．

| 脳神経-14 その他 | # 浸透圧性脳症　osmotic myelinolysis: OM |

症例1　72歳，男性．急性発症の意識障害，頭部単純CTは正常，引き続き施行された脳MRI．浸透圧性脳症（橋）．

　T1強調像で特に異常はないが，FLAIR法では橋の辺縁を除く広い範囲に淡い高信号部分が見られる（⇨）．拡散強調像でもこの部分は淡い高信号を示し，急性期における本症の典型例である．

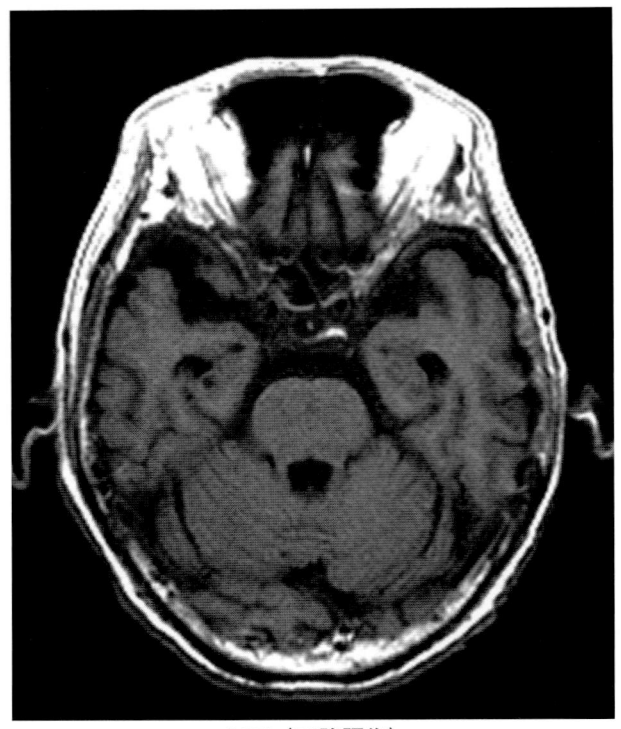

MRI（T1強調像）

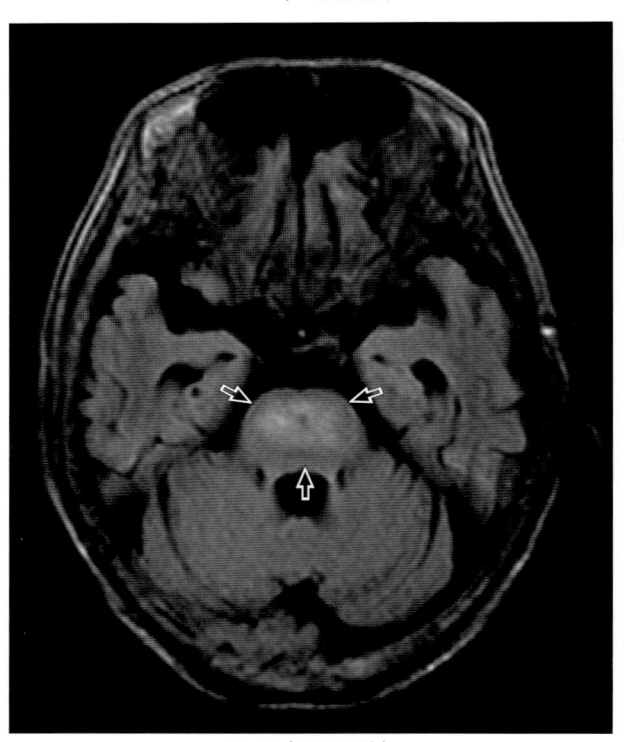

MRI（FLAIR法）

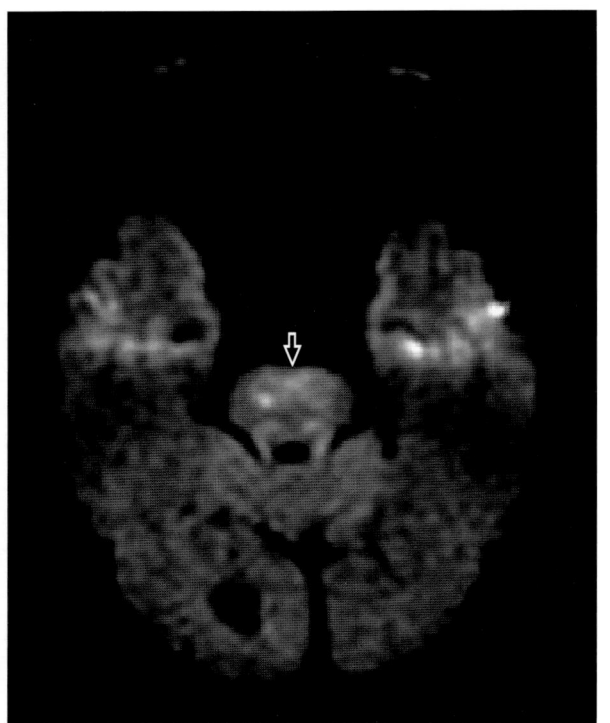

MRI（拡散強調像）

浸透圧の変化に起因する脳障害で橋に好発する．原因は低ナトリウム血症の急速是正だけではない．

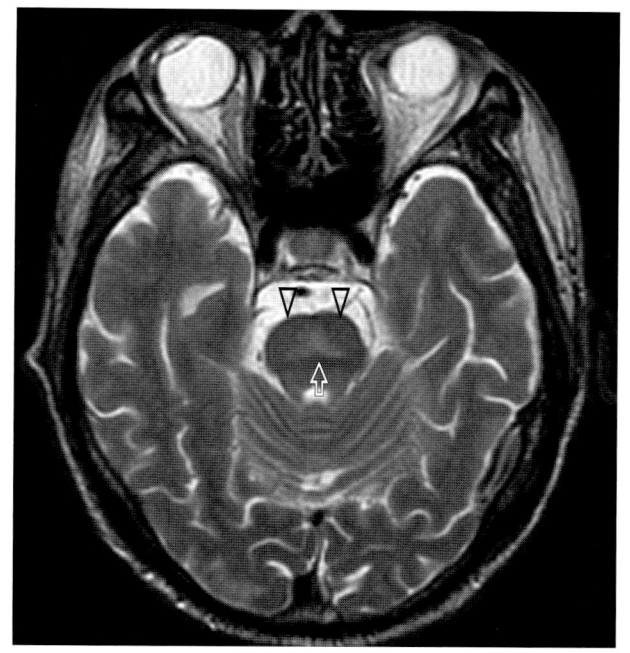

症例2　64歳，男性．急性アルコール中毒による低ナトリウム血症の急速是正後の意識障害．浸透性脳症．

橋正中部に凸状の高信号が見られる（⇨）．皮質脊髄路（▷）を避けるように分布するT2強調像での異常高信号は本症に典型的である．

MRI（T2強調像）

■ 臨床的事項 ■

- 臨床的には急性発症の中枢神経症状を示し，意識障害が見られる．
- さまざまな病態で生じることが知られ，慢性アルコール中毒，糖尿病，高ナトリウム血症などがよく知られる．
- かつては橋中心性髄鞘崩壊症（central pontine myelinolysis: CPM），および橋以外（脳梁，大脳白質など）での橋外髄鞘崩壊症（extra pontine myelinolysis: EPM）といった複数の概念が存在したが，現在は浸透圧性脳症（OM）として一括りの疾患とされる．

■ 画像検査のポイント ■

▷▶ 頭部単純CTでは検出困難なことが多く，単純MRIでの評価が必要となる ◀

- 造影検査の有用性は低い．

■ 画像診断のポイント ■

- 典型例ではT2強調像やFLAIR法で橋の辺縁を除く広い範囲で高信号が見られる．
- 病期によりMRI所見は異なるが，拡散強調像では早期から橋の正中に三角形の高信号を示す．
- 通常橋の辺縁部は保たれ，皮質脊髄路が侵されることもまれ．
- 両側視床にも時に異常信号が見られる．
- テント上病変が主体の際には脳梁，時に放線冠〜半卵円中心に対称性の異常高信号を示すことがある．

Let's Try! 1

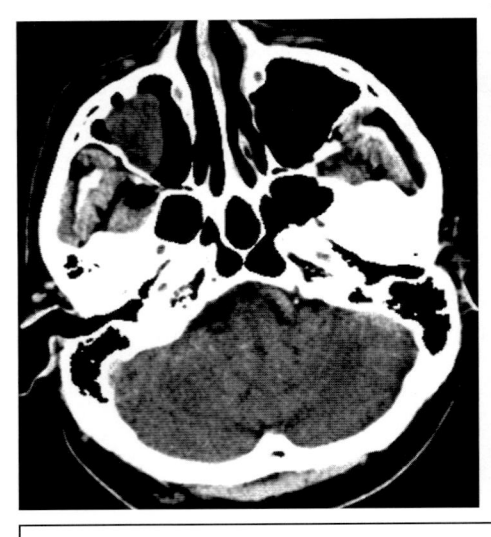

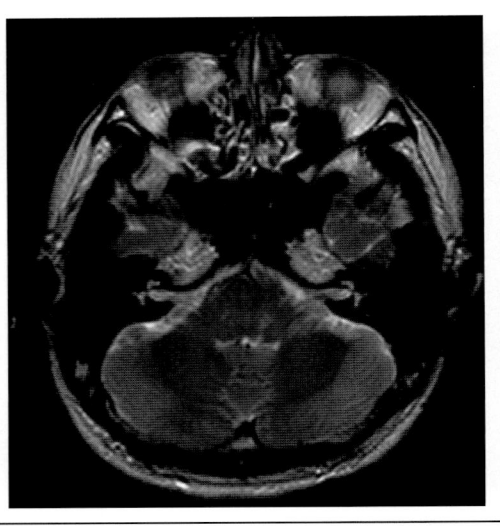

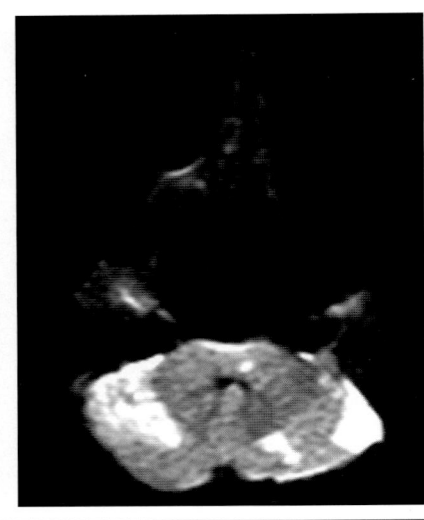

47歳, 男性. 職場で書類を整理していたが, 突然の後頭部痛およびめまいを訴え, 意識障害に至った. 血圧192/110・心拍62/分. 既往歴は特にない. GCSは6点 (E1V2M3). 精査のため施行された単純CT, およびMRI (T2強調像, 拡散強調像) を示す.

Question　画像所見のうち正しいのはどれか？（正解は1個とは限らない, 解答は次頁）

1. 両小脳半球, 脳幹の急性梗塞の多発が疑われる.
2. 静脈性梗塞の可能性が高い.
3. くも膜下出血が疑われる.
4. CTで椎骨脳底動脈系の血栓が示唆される.
5. 椎骨脳底動脈解離は否定的である.

画像所見

CTでは延髄左側に円弧状の淡い高吸収が見られる. 軽微な所見だが, 椎骨動脈内の血栓が強く示唆される. MRIのT2強調像ではこの部分に一致して椎骨動脈のflow voidが消失している. 拡散強調像では脳幹, および両小脳半球に多発する高信号病変が見られ, 急性期梗塞の合併が示唆される.

解説

動脈解離は内頸動脈, 椎骨脳底動脈系にも生じる. 椎骨脳底動脈解離は特に青壮年層の脳幹, 小脳梗塞の原因として重要である. 先行する後頭部, 後頸部痛が特徴的で, 動脈硬化のないものにもしばしば見られる. 原因は不明だが, 頸部の過度の運動や高血圧との関連が考えられている. 解離により血管壁内に血液が流入し, 本来の血管腔が閉塞したり, 解離腔が徐々に拡がることがあり, 急性発症, 進行性の脳梗塞となることもある. CTでは解離腔内の血栓がしばしば高吸収として描出される. MRIの拡散強調像は合併する梗塞巣の早期での検出に適している. 解離腔の診断にはT1強調像での高信号（血栓）の確認, および造影T1強調像による真腔と解離腔の描出が診断に役立つこともある.

一方, 3D-TOF法による通常の脳MRIは脳動脈, 血栓とも高信号となる. このため解離性動脈瘤の検索には, 通常のMRAは適していない点に注意が必要である.

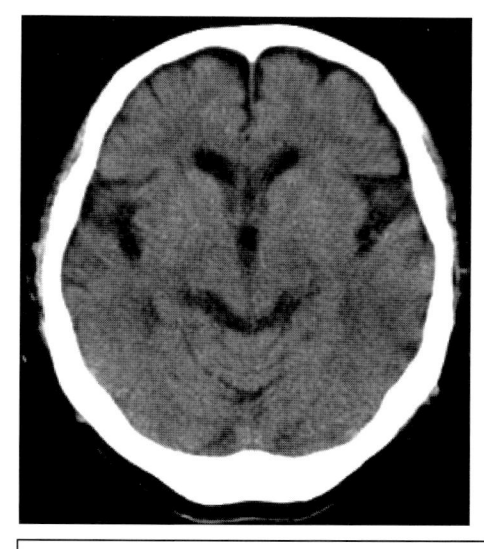

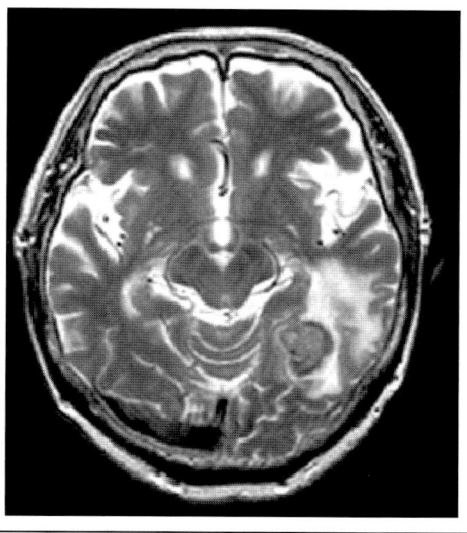

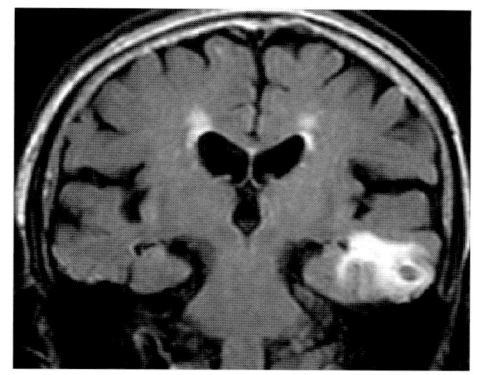

60歳，女性．亜急性進行性の認知症で他院より紹介．診察時は言語理解力が乏しく，意味不明の言動が目立つ．血液生化学所見は正常．発症前頻繁に頭痛を家人に訴えていた．幼少期より左中耳炎を繰り返している．単純CTおよびMRI（T2強調像，FLAIR法冠状断像）を示す．

Question　以下のうち正しいのはどれか？（正解は1個とは限らない，解答は次頁）

1. 病変の主体は側頭葉で，mass effectはない．
2. 髄液細胞診が診断的である．
3. 動脈性梗塞は否定的．
4. 中耳炎との関連も疑いうる．
5. 慢性的な静脈灌流障害は進行性の痴呆をきたすことがある．

画像所見

　CTでは左側頭葉に地図状の淡い低吸収域が見られる．MRIのT2強調像でこの病変は皮質下白質に主座を置き，動脈支配に一致しない高信号構造として見られる．FLAIR法ではT2強調像でわかりにくい皮質の信号異常も明瞭に観察され，隣接する脳溝が不鮮明となっていることから病変部が浮腫をきたしていることがわかる．内側にはT2強調像，FLAIR法とも円弧状の低信号を伴う領域があり，出血が疑われる．血管造影で左側頭後頭静脈（Labbé静脈），および同側の横静脈洞の一部に血栓が見られた．診断は静脈性梗塞．

解　　説

　静脈性梗塞の原因は多様で，あらゆる年齢層に生じる．臨床症状も血栓の生じる部位によりさまざまで，広範な血栓症はしばしば致死的である．動脈性梗塞に比べ実質障害の可塑性が高く，早期治療で著明な改善を示すことがある．特に高齢者では硬膜動静脈瘻による静脈圧の上昇により高血圧性静脈性脳症をきたすこともあり，造影MRAの原画像で異常血管が描出されることがある．ほかに中耳炎や副鼻腔炎，頭蓋に隣接する部位の感染症もしばしば原因となる．

前頁の解答　1，4

Let's Try! 3

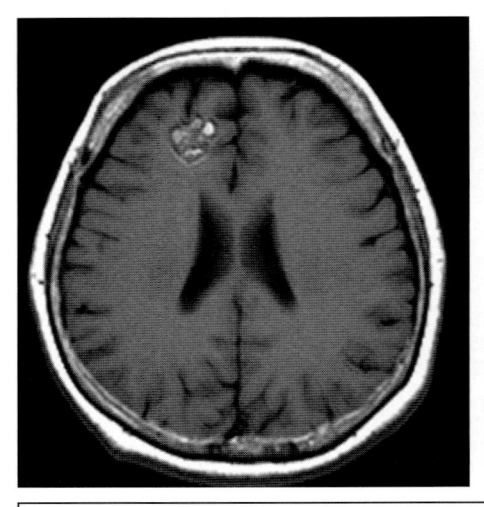

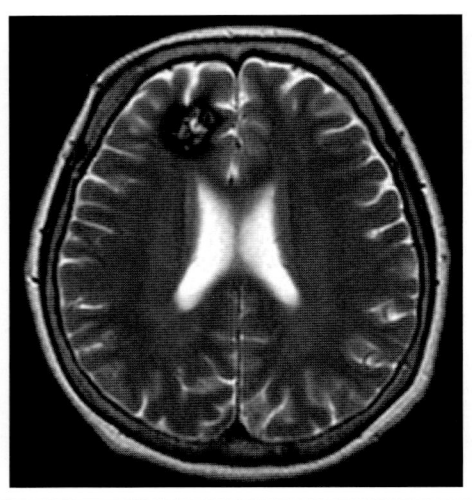

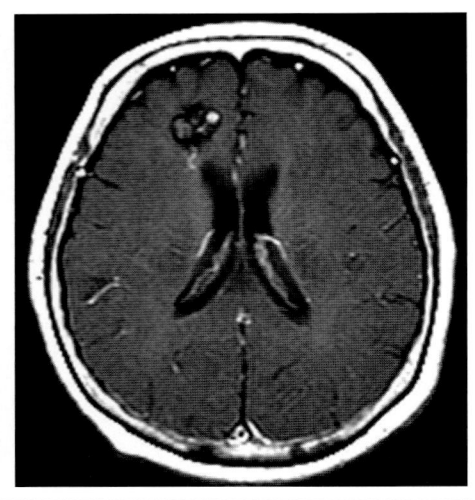

43歳，男性．2日前デスクワーク中に突然頭痛が生じた．市販の鎮痛剤を服用し様子を見ていたが改善がないため近医受診．CTにて右前頭葉に淡い高吸収を認め，当院へ紹介となった．神経学的所見，血液生化学像は正常．MRI（T1，T2，造影T1強調像）を示す．

Question MRI所見のうち正しいのはどれか？（正解は1個とは限らない，解答は次頁）

1. T1強調像で病変は均一な高信号を示す．
2. T2強調像で病変の中央部近くは一部強い高信号を示し，不規則な性状である．
3. T2強調像で病変の周囲に見られる不規則な低信号は，ヘモグロビンの可能性が高い．
4. 造影T1強調像で病巣の背側部に異常血管が造影されている．
5. 診断確定のため血管造影が必要である．

画像所見

右前頭葉皮質下にT1強調像で不規則な高信号病変が見られる．高信号の程度もさまざまで，俗に"ポップコーン様"と呼ばれる．T2強調像でもポップコーンはさまざまな信号変化を示し，時相の異なる出血巣の混在が疑われる．また辺縁に見られる低信号はヘモジデリンの沈着を示唆する．造影T1強調像では病変の異常増強効果ははっきりしないが，背側部に逆S字状に走行する異常血管が観察される．海綿状血管腫の静脈性血管腫合併例である．

解説

海綿状血管腫とAVMとの相違点は血管腔との間に正常脳組織が介在しないことで，初発症状は出血，痙攣が多い．出血をきたすとCTで淡い高吸収域として認められ，時に巨大な血腫を形成することもある．MRIは海綿状血管腫において特徴的な信号変化を示し，きわめて診断的である（診断に血管造影は不要である）．しばしば多発し，多部位に出血を繰り返すことがある．また本症はしばしば静脈性血管腫を合併する．MRIのT2*強調像では著明な低信号を示す．

前頁の解答　3，4，5

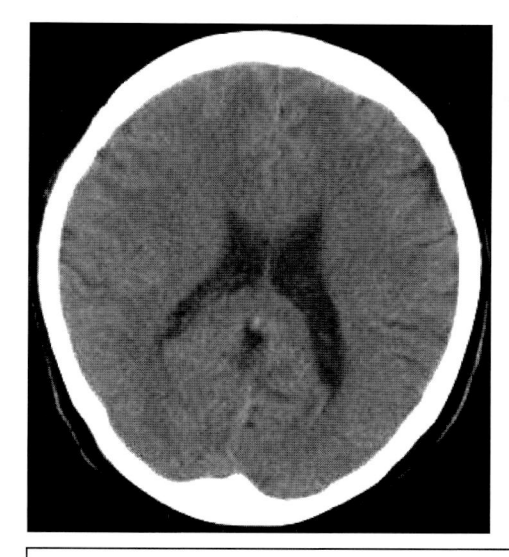

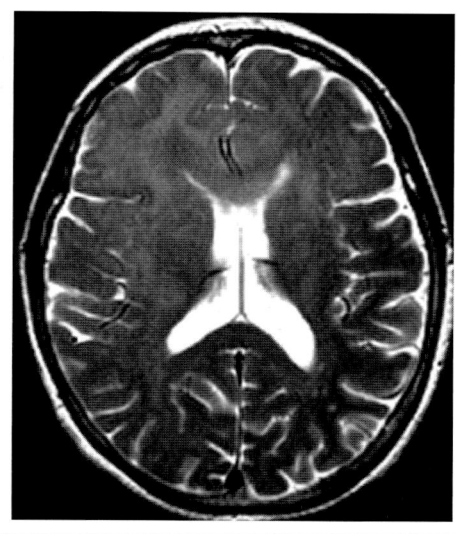

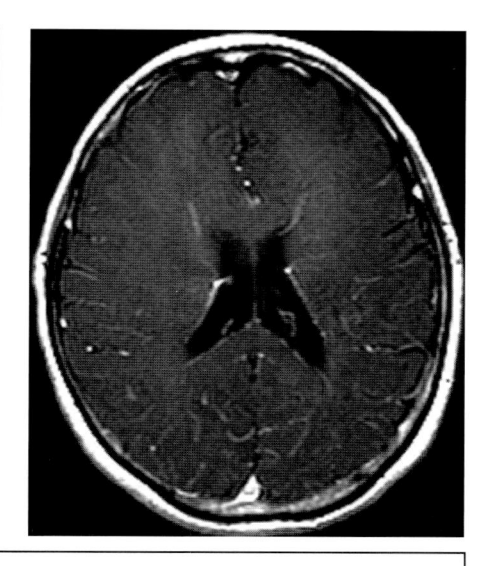

71歳，女性．約2か月で性格が変化し，怒りっぽくなり，夫に暴力を振るうようになった．近所とのトラブルを繰り返すようになり，夫に付き添われ精神科受診．入院時に施行されたCTにて異常を指摘され，引き続きMRIを撮影した．単純CTおよびMRI（T2強調，造影T1強調像）を示す．

Question　画像所見につき正しいのはどれか？（正解は1個とは限らない，解答は次頁）

1. 病巣は両側の前頭葉を中心にびまん性に見られる．
2. 大脳白質に主座が見られるが，実質の腫脹はない．
3. 分布から白質線維に沿った病変の進展が示唆される．
4. 病変部はびまん性に腫脹している．
5. 造影T1強調像で病巣に一致する著明な異常増強効果を認める．

画像所見

CTでは両側の前頭葉を中心に白質に淡い地図状の低吸収域が観察される．T2強調像では大脳白質に主座を置く広範な異常高信号が見られ，病変部に一致する脳溝の不鮮明化が見られ，実質の腫脹を伴った病変と考えられる．両側性分布を示し，複数の大脳葉および脳梁を含む広範な病変である．白質の変化は高度だが，造影T1強調像における異常増強効果はない．びまん性大脳膠腫症である．

解　説

びまん性大脳膠腫症は神経膠腫のまれな1型で，WHO分類ではgrade Ⅲ相当である．複数の大脳葉の白質線維に沿ってびまん性に腫瘍細胞が浸潤する．化学療法，放射線療法ともほぼ無効で，予後はきわめて悪い．MRIでは両大脳半球の実質の腫脹が白質を中心に広範に見られること，造影剤による増強効果がないことなどが診断のポイントとなる．

前頁の解答　2，4

Let's Try! 5

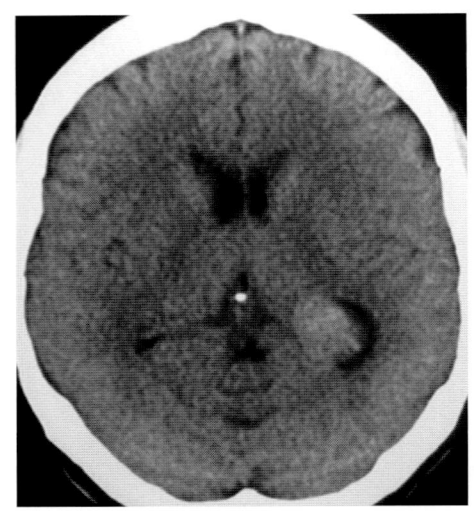

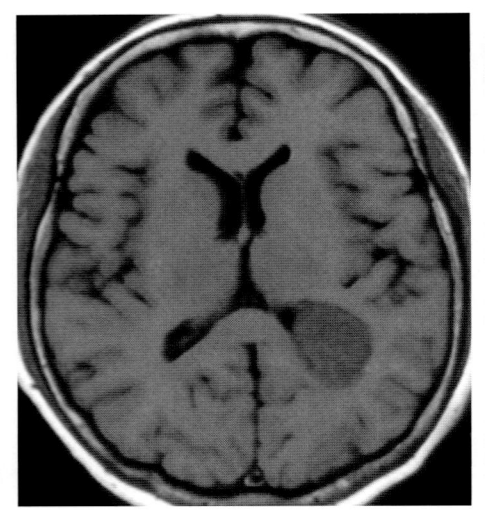

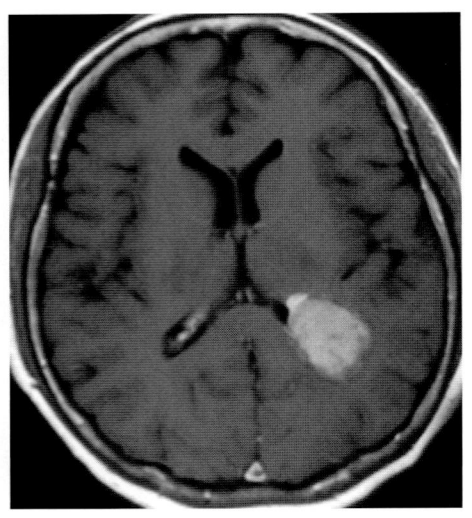

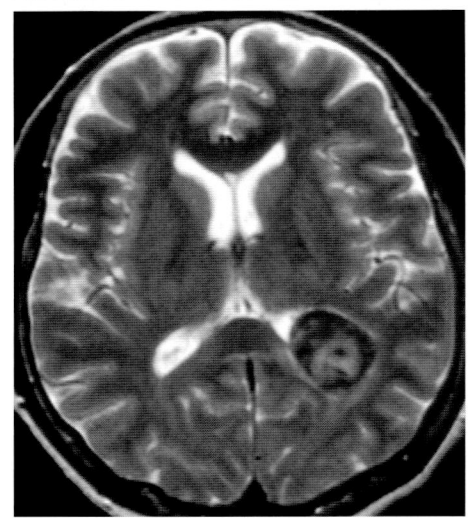

67歳，女性．常々頭痛を自覚していたが，最近になり症状が増悪したため来院．既往は特になく，神経学的にも異常はない．単純CT，およびMRI（T1強調像，T2強調像，造影T1強調像）を示す．

Question これらの画像所見につき，正しいのはどれか？（正解は1個とは限らない，解答は次頁）

1. 脳実質性病変が疑われる．
2. 脳室内病変が疑われる．
3. 病変に石灰化が疑われる．
4. 血管性病変が疑われる．
5. 腫瘍性病変が疑われる．

画像所見

　単純CTでは左側脳室三角～下角にかけて境界明瞭な淡い高吸収を示す類円形の病変が見られる．隣接する側脳室は軽度拡大し，髄液の灌流障害も示唆される．MRIのT1強調像では比較的大きな病変だが周囲との境界は明瞭で，脳実質の浮腫もない．CTでは隣接する側脳室が拡大し，造影T1強調像で病変はよく造影される．病変の前方に見られる強く造影される構造は圧排された脈絡叢である．

　以上より病変は脳室由来と考えられ，血腫や血管性病変は否定的．脳室拡大も左側脳室下角に限局している．脳室内髄膜腫である．

解説

　脳室内腫瘍として，上衣腫，脈絡叢乳頭腫，central neurocytoma，転移などがよく知られる．脳室内腫瘍の鑑別は部位ごとに異なり，側脳室三角部～下角では髄膜腫も重要な鑑別となる．時に腫瘍の局在が脳実質内か脳室内かわかりにくいときもあるが，この際は多方向での造影T1強調像を撮影すれば鑑別できる．血管奇形もこの部位に生じるが，柔らかい病変のため髄液の灌流障害は生じない．

前頁の解答　1, 3, 4

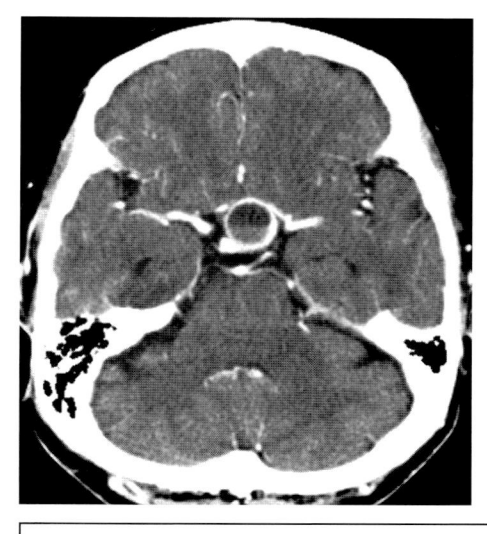

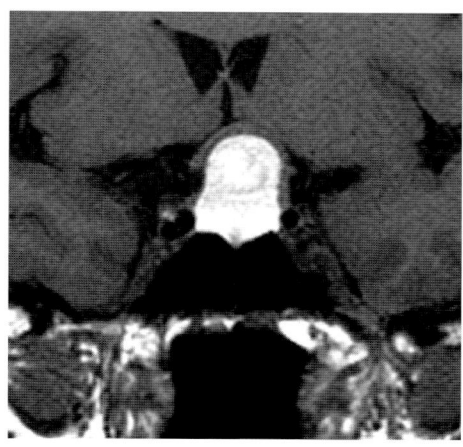

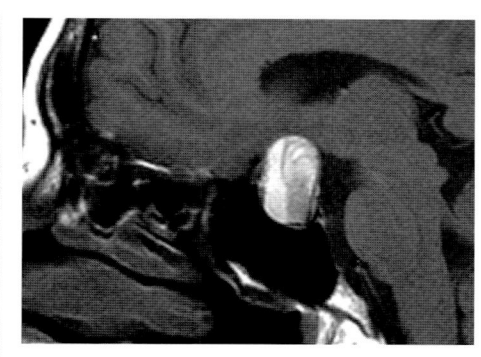

60歳代，男性．4日前に突然の頭痛が生じ，近医を受診した．偏頭痛が疑われ，鎮痛薬を処方されたが改善せず，視野障害も生じたため受診した．両上耳側1/4盲が見られたが，ほかに神経学的所見はなく，血液生化学所見も特記すべきものはない．造影CT，MRI，T1強調冠状断像，および矢状断像を示す．

Question 画像所見は以下のどれに合致するか？（正解は1個とは限らない，解答は次頁）

1. 頭蓋咽頭腫
2. Rathke囊胞
3. 下垂体卒中
4. 脳動脈瘤
5. 下垂体膿瘍

画像所見

造影CTでは鞍上部に境界明瞭な円形の腫瘤が見られ，辺縁が環状に造影されている．内容物は液面形成を示し，腹側は低吸収で背側は灰白質とほぼ等吸収である．MRIのT1強調像でトルコ鞍内〜鞍上槽に突出する腫瘤が見られる．液面−液面形成はCTに比べより明瞭で，血性内容を含むと考えられる．典型的な下垂体卒中である．

解説

下垂体卒中は脳下垂体の出血，または梗塞により急性発症の頭痛，視力障害，内分泌的異常などの症候を示す病態の総称である．下垂体腺腫に合併することが多く，急激な下垂体容積の増大に伴い鞍上部に突出する腫瘤が形成され，視交叉を圧迫する（右図参照）．画像による鑑別疾患は鞍内および傍鞍部腫瘤で，頭蓋咽頭腫，Rathke囊胞，血栓化動脈瘤および下垂体膿瘍が重要である．頭蓋咽頭腫は小児に多く，CTで円弧状の石灰化が高率に見られる．Rathke囊胞は正常下垂体が同定されれば鑑別可能である．血栓化動脈瘤は隣接する脳動脈との位置関係を観察すれば診断可能である．下垂体膿瘍は時に類似の所見を示すが，炎症反応の有無が鑑別のポイントとなる．

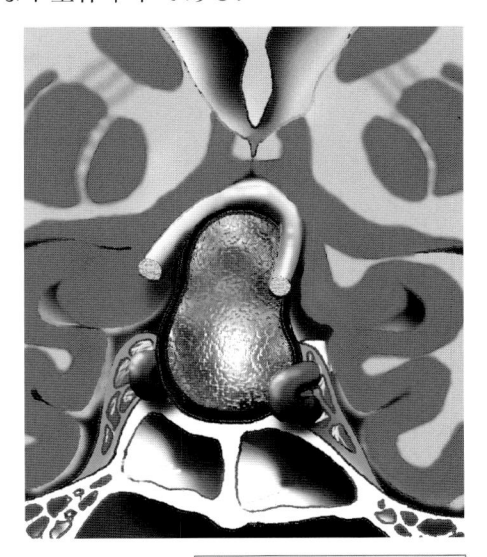

前頁の解答　2, 3, 5

Let's Try! 7

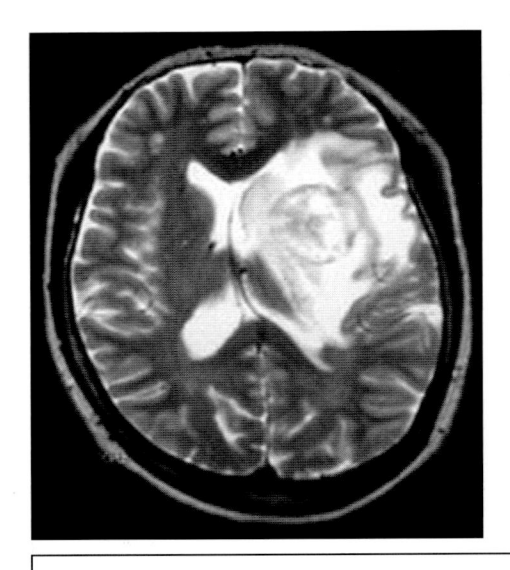

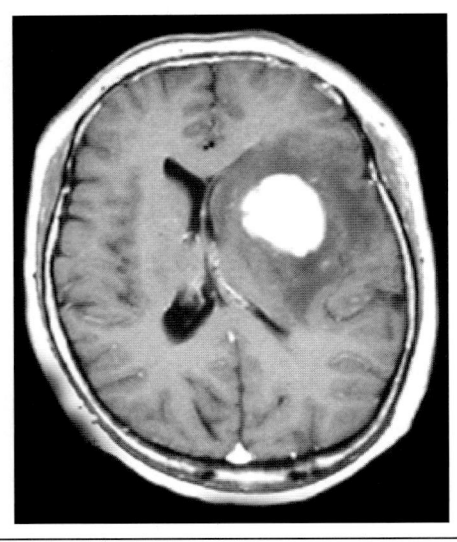

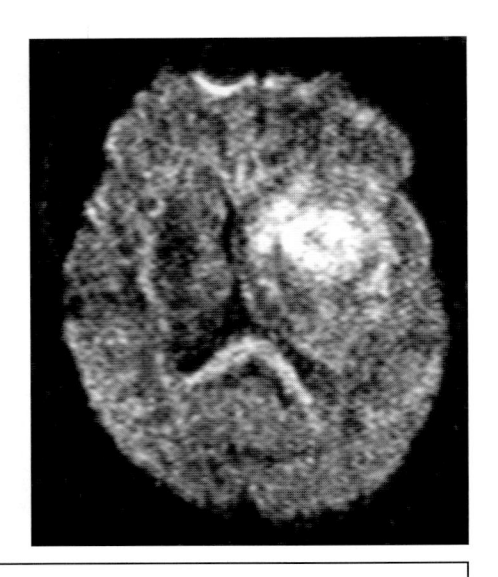

57歳，女性．半年前から頭痛を頻繁に訴え，その後右上下肢の運動障害，自発言語が急速に乏しくなり，てんかん発作をきたし受診した．MRI（T2強調像，造影T1強調像，拡散強調像）を示す．

Question　MRI所見から疑われるのは以下のうちどれか？（正解は1個とは限らない，解答は次頁）

1. 星細胞腫
2. 膠芽腫
3. 髄膜腫
4. 脳動脈瘤
5. 脳原発悪性リンパ腫

画像所見

左大脳半球にT2強調像で広範な高信号が見られる．高信号域の中心近くに円弧状のやや低信号を示す構造が見られ，腫瘍の潜在が示唆される．造影T1強調像では腫瘍が造影剤により均一，かつ著明に造影されている．拡散強調像でも腫瘍は著明な高信号を示す．開頭生検が施行され，B細胞性非ホジキンリンパ腫であった．

解説

悪性リンパ腫は近年わが国で増加傾向にあり，またAIDS患者の中枢神経系合併症としても重要である．ほとんどはB細胞性非ホジキンリンパ腫で，放射線療法，化学療法ともよく反応するが，早期の再発を示すことがほとんどで，予後はきわめて悪い．本例のように大脳深部に好発し，充実性部分と周囲浮腫が見られ，典型例では充実性部分が著明，かつ均一に造影される．時に結節が多発したり，まったく造影されないなど，非典型例を示す例で診断が混乱することもある．悪性リンパ腫はほかの脳腫瘍に比べ腫瘍細胞が小さく細胞密度も高い．このため腫瘍内で水分子の拡散障害が生じ，拡散強調像で高信号を示し，ADC値が正常脳実質に比べ低い．

前頁の解答　3

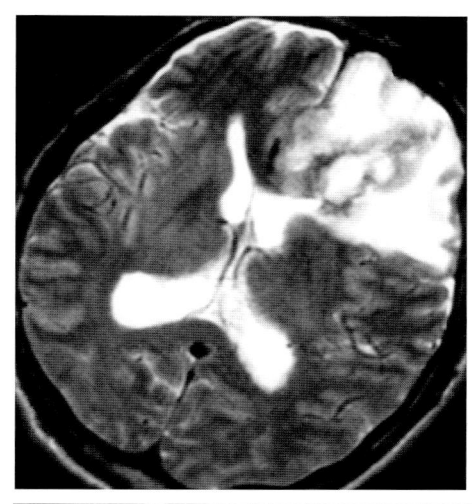

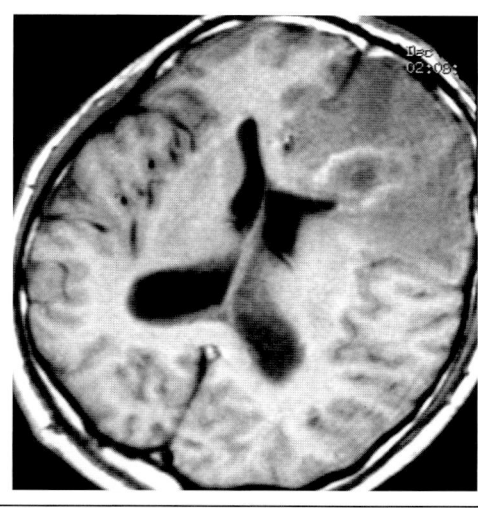

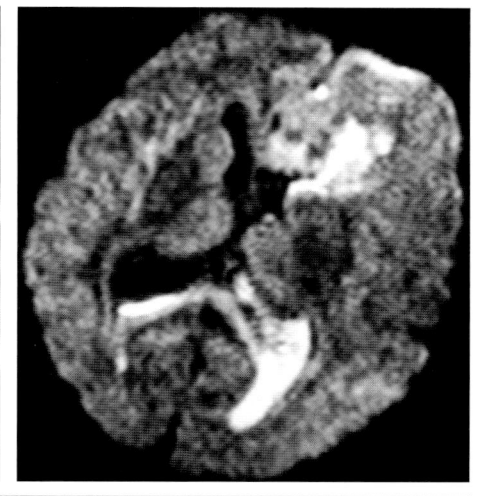

48歳，男性．発熱，嘔吐を繰り返し，頻回の痙攣，意識障害をきたした．MRI（T2強調像，T1強調像，拡散強調像）を示す．

Question 本例につき正しいのはどれか？（正解は1個とは限らない，解答は次頁）

1. 診断確定のため，腰椎穿刺を試みる．
2. 拡散強調像が病変分布をよく示す．
3. 本症はむしろ若年者での発症が多い．
4. 先天性心疾患の右－左シャントも本症の原因となりうる．
5. 左前頭葉に見られるT2強調像での低信号，T1強調像での高信号帯は本症に比較的特徴的である．

画像所見

左前頭葉深部にT1強調像で高信号，T2強調像で低信号のリング状の構造が見られる．拡散強調像では内部に著明な高信号が見られ，T2強調像でこの周囲に広範な浮腫を伴っていることがわかる．拡散強調像では左側脳室後角を中心に両側脳室に及ぶ著明な高信号が認められる．T1，T2強調像ではこの所見ははっきりしない．左前頭葉に生じた脳膿瘍の脳室穿破である．

解説

脳膿瘍は副鼻腔炎や中耳炎，先天性疾患に伴う右－左シャント（静脈血の肺のフィルタ機能の欠如），免疫不全者に生じ，わが国では特に若年層での発症が多い．脳膿瘍は拡散強調像で著明な高信号を示す．膿性物は拡散障害のため，拡散強調像では著明な高信号を示す．CT，また通常のMRIでは膿性物は水に近い信号を示すことが多いが，拡散強調像を利用すれば本例のように膿瘍の脳室穿破も容易に診断できる．脳室穿破は脳室炎を併発し予後不良である．多発脳膿瘍も難治性である．

Let's Try! 9

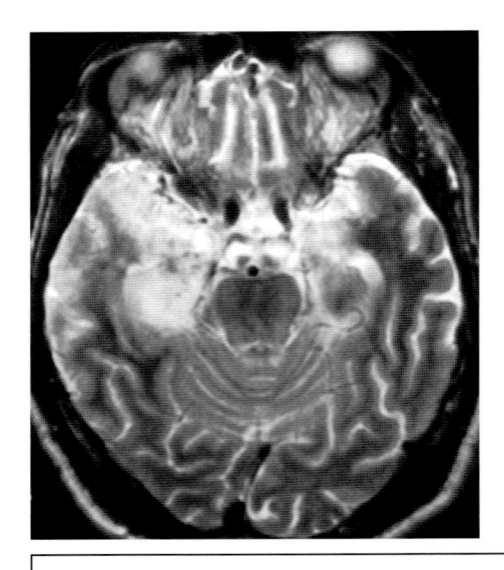

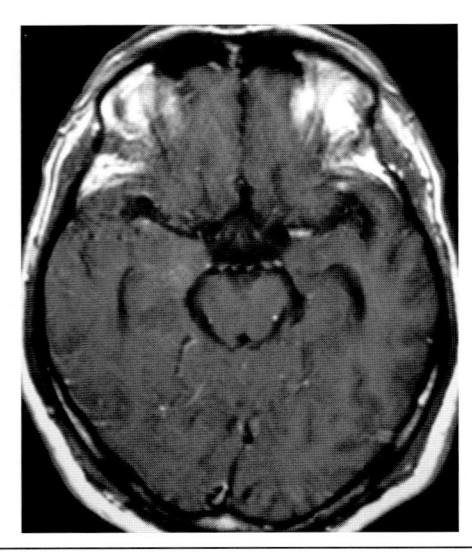

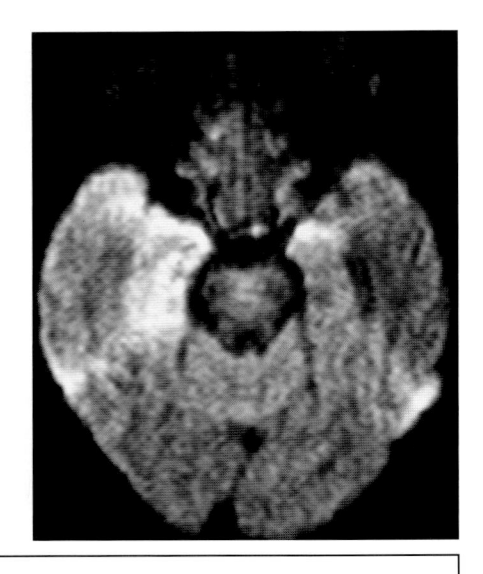

68歳，男性．生来健康であったが，7日前に頭痛，発熱を主訴に近医受診．感冒薬を処方され自宅にて様子を見ていたが，症状は改善せず意識障害をきたしたため救急車で来院．MRI（T2強調像，造影T1強調像，拡散強調像）を示す．

Question 本疾患につき正しいのはどれか？（正解は1個とは限らない，解答は次頁）

1. 病変分布は典型的である．
2. MRAが診断に有用である．
3. ステロイドパルス療法が治療の第一選択となる．
4. CTでは病巣にしばしば石灰化が見られる．
5. 免疫不全の合併症としても重要である．

画像所見

T2強調像では右側頭葉の内側面を中心に広範な異常高信号が見られる．よく見ると対側の側頭葉内側面にも高信号域が見られる．拡散強調像では右側頭葉内側部に造影剤による斑状，点状の異常増強効果が疑われる．拡散強調像では右優位，両側頭葉内側面を中心とした異常高信号が見られる．単純ヘルペス脳炎に典型的な所見である．

解説

ヘルペス脳炎は通常単純ヘルペスウイルスにより生じ，側頭葉内側面に好発する．病変は時に両側性で，島皮質が侵されることも多い．まれではあるが，視床や脳幹に病巣が進展することもある．病理組織学的には出血性壊死性脳炎で，抗ウイルス剤であるアシクロビルを早急に投与することで予後の改善が得られる（ただし抗ウイルス剤が普及した現在でも死亡率は依然として高い）．活動性病変は拡散強調像で著明な高信号を示し，診断にきわめて有用である．

前頁の解答　2，3，4，5

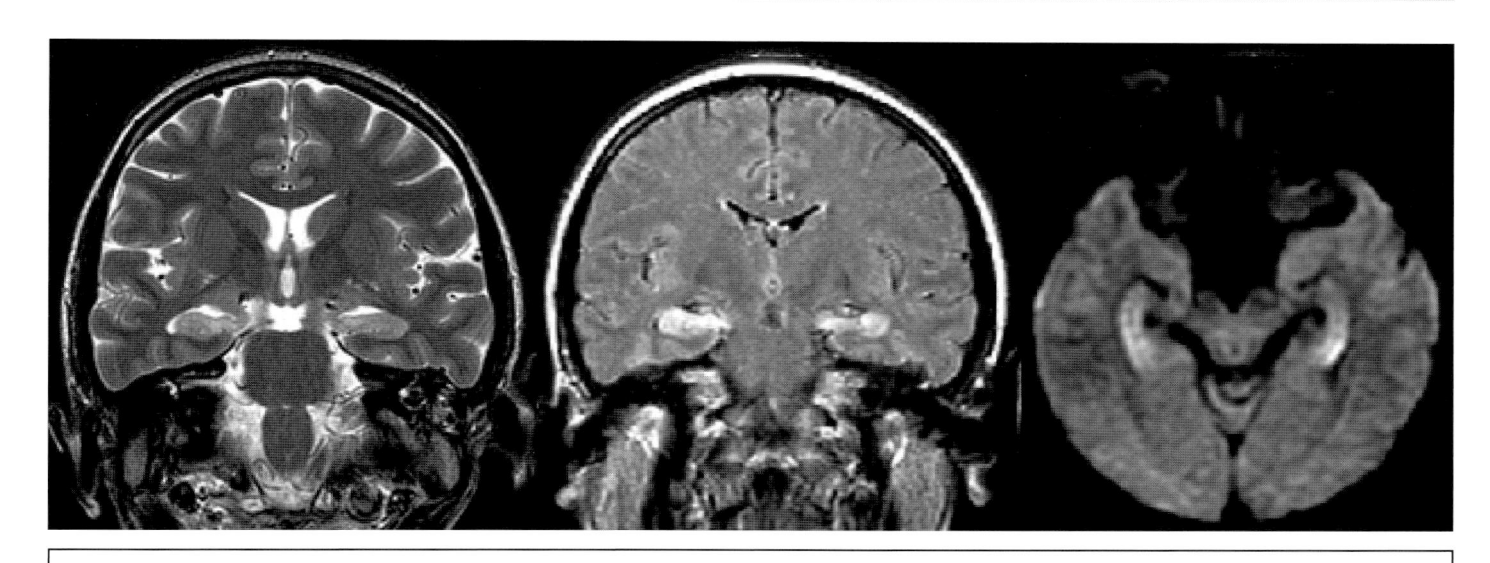

54歳，男性．最近物覚えが悪くなった，との訴えで近医を受診した．頭部CTが施行されたが異常はなかった．精査のため施行されたMRIのT2強調像，およびFLAIR法冠状断像，拡散強調像を示す．

Question　MRI所見につき正しいのはどれか？（正解は1個とは限らない，解答は次頁）

1. 脳萎縮が見られる．
2. 脳室内出血を疑う．
3. 海馬に対称性の異常高信号が見られる．
4. 悪性腫瘍の髄腔内播腫が疑われる．
5. アルツハイマー病を疑う．

画像所見

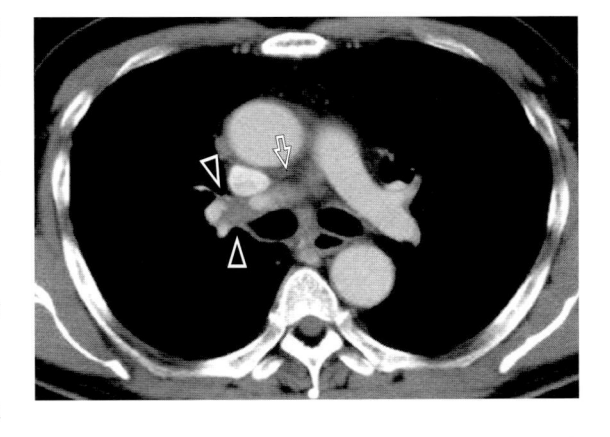

　各撮像法において両側頭葉内側面に異常高信号が疑われる．特にT2強調冠状断像（この方向での撮影は海馬の観察に適している）では病変は両側の海馬に限局した対称性変化で，脳室には特に異常ないことがよくわかる．MRI所見から辺縁系脳炎が疑われ，縦隔リンパ節転移（⇨）を伴った右肺門部肺癌（▷）が発見された（右図参照）．

解　説

　担癌患者は中枢神経系への転移がなくとも脳神経症状を示すことがあり，傍腫瘍性神経症候群（paraneoplastic neurological syndrome：PND）と呼ばれる．PNDは潜在する悪性疾患による症状が生じる数か月前，時に数年前に発症し，腫瘍の早期発見のきっかけともなりうる．このためPNDの診断は臨床的にきわめて重要である．辺縁系脳炎はPNDの中でも最も多く，主な症状は記憶障害，認知症，精神神経症状などである．原因の大部分は肺小細胞癌だが，ほかの腫瘍でも生じうる．CT所見は通常正常で，MRIが診断に適している．

前頁の解答　1，5

■■ 豆知識 ■■
―知らないと気になる脳MRIのアーチファクト3例―

1. 脳脊髄液の流れによるFLAIR法での側脳室内の高信号

両側脳室前角，第3脳室内に高信号（⇨）が見られる（図1）．脳脊髄液の流れを反映するアーチファクトで，特にFLAIR法で生じやすい．両側性，対称性が多いが，片側性のこともある．特に片側性では脳室内腫瘍と紛らわしいこともある．スライス間隔を狭くすると生じやすい．あれこれ悩まず，T1，T2強調像など，ほかの撮像法と比較してみよう．

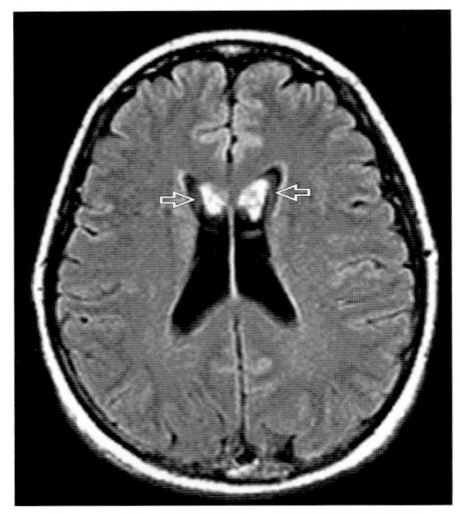

図1　MRI（FLAIR法，脳室内高信号）

2. 歯性充填物（義歯など）による磁化率アーチファクト

FLAIR法で両側の視床に高信号（⇨）が見られる（図2A）．口腔内の金属から生じたアーチファクトで，各断層面に連続して生じるので，病的意義がないことはすぐわかる．ただしこのアーチファクトで病変が隠れてしまうことが問題である．MRI撮影時に通常は前後方向の位相エンコードを横方向に変えると，アーチファクトは前頭葉に移り，レンズ核や視床を観察できる（図2B）．

3. 拡散強調像における磁化率アーチファクト

主に拡散強調像に頻用されるecho planer imaging（EPI）法は，副鼻腔や乳突蜂巣の含気腔近傍を中心に画像に歪みが生じる．このアーチファクトは高信号を伴い（⇨），偽病変をつくってしまうこともある（図3）．特に副鼻腔や乳突蜂巣の発達が良く，含気の良い患者に多い．通常のT1，T2強調像と対比すれば評価は容易である．拡散強調像では，このアーチファクトを防ぐため，EPI法の代わりにperiodically rotated overlapping parallel lines with enhanced reconstruction (PROPELLER)，line scan diffusion imaging (LSDI)，single-shot fast spin echo (SSFSE) 法などがあるが一般的でない．

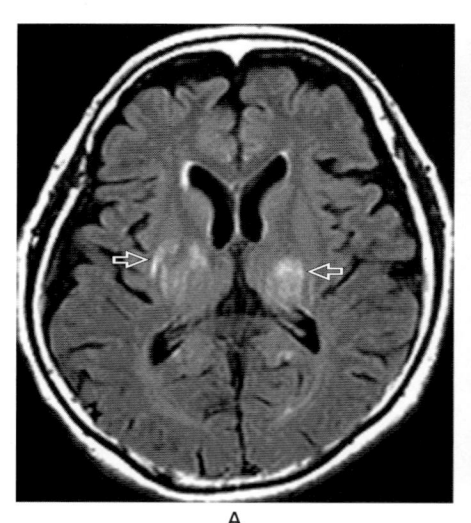

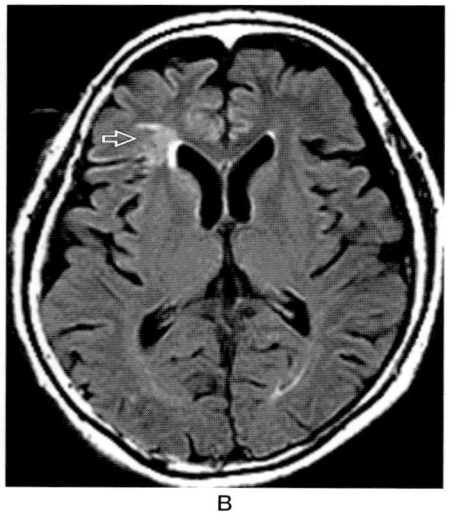

図2A，B　FLAIR法での位相エンコード方向の違いによるアーチファクトの変化
金属性義歯がある患者．
Aは一般的な前後方向のエンコードで撮影．両側の視床を中心に高信号アーチファクトが生じ，視床やレンズ核後半部は評価できない．
Bはエンコードを左右方向に変更し再撮影したもの．アーチファクトは右前頭葉深部に移動し，レンズ核や視床ははっきりと描出される．

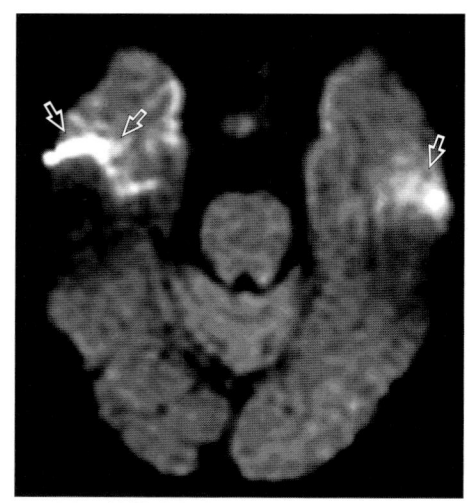

図3　拡散強調像，両側頭葉の高信号

II．頭頸部

1　舌癌
2　喉頭癌
3　上顎癌
4　頸部リンパ節転移

序論
各種画像検査の役割と使い分け

　この領域は主に耳鼻科の守備範囲ではあるが，全身疾患の一部として頭頸部に病変を認めることもあり，科を問わずある程度の解剖学的知識，適切な画像検査法，画像所見を理解しておく必要がある．

　主な画像検査としては単純X線写真，CT，MRIおよび超音波検査があげられる．単純X線写真の重要性はCTの普及に伴い，特に顔面骨骨折以外では以前に比べ低い．超音波検査は頭頸部の表在性疾患の評価に役立つうえ，無侵襲でコストも低く時に生検も可能な検査法ではあるが，検者の技量により結果が左右されること，また頭頸部深部の評価ができない点が大きな欠点である．

■CT

　CTは手軽に広い範囲を撮影でき，外傷，炎症を問わず，この領域の画像検査の基本である．外傷以外では造影CTが基本である．CTは骨破壊のみならず，腫瘍などによる骨皮質の微細な侵食像などの検出にも鋭敏であるが，義歯（歯性充填物）によるアーチファクトに注意が必要で，特に病変部にアーチファクトが重なる場合はガントリの角度を変えると良好な画像が得られることも多い．

■MRI

　MRIは軟部組織の詳細な評価に適している．骨の評価は一般に不適と思われがちだが，腫瘍や炎症の骨髄への進展は造影MRIで詳細に評価できる．頸部リンパ節腫大の評価は，造影CTがMRIに比べ鋭敏である．

■検査と読影の基本

　以下，頭頸部の炎症性，腫瘍性疾患のCT，MRIの検査および読影の基本について概説する（外傷は別稿を参照）．

＜炎症性疾患＞

　炎症性疾患では造影CTが第一選択で，単純CTでは炎症巣の拡がり，膿瘍の有無などは評価不良となる．造影ができない例ではむしろMRIの有用性が高いことも多い．CTは5mm厚，5mmスライスでの横断像が基本となる．魚骨，金属異物などによる膿瘍形成などが疑われれば，事前に単純CTも必ず撮影しておく．

　この領域の炎症は間隙と呼ばれる頭尾方向に広く分布する構造に沿って進展することが多く，時に頭蓋底〜縦隔内へ炎症が進展することもある．主病変からかなり離れた部位に病巣を形成することもあるので，撮影範囲が不足しないように注意が必要である．解剖学的構造が複雑な部位も多いが，撮影開始，終了部位の断層面をよくチェックし，病変全体が十分に含まれているか確認する．

　異物は通常高吸収を示す．魚骨や木片など，通常の条件では観察の難しいものもあるが，CTのウインドウ幅，ウインドウレベルを変えると描出されることがある．

　炎症巣は軟部組織内の異常濃染域，膿瘍は辺縁を造影される低吸収域を示す．膿瘍内に空気を示す濃度があれば，嫌気性菌などのガス産生菌感染を疑う．読影時により広範な炎症の進展を示唆する所見があれば，必要に応じCTの追加，MRIの撮影を考慮する．

＜腫瘍＞

　腫瘍の軟部組織への進展評価は，CTに比べ軟部組織コントラスト分解能の高いMRIが適している．CTは腫瘍による骨侵食や軟部組織内の異常石灰化の評価，頸部リンパ節腫大の判定に適している．CT，MRIとも可能なかぎり造影を行うべきである．甲状腺癌など，石灰化を伴う腫瘍では単純CTのほか，軟X線撮影が有用である．頸部リンパ節腫大，頸部腫瘤を主訴に患者が受診することも多いが，原発巣がかなり離れた部位に存在することもある．特に上咽頭扁平上皮癌では，患者の過半数が頸部腫瘤を主訴に受診し，頸部のみの撮影では原発巣が同定できなくなる．もし腫瘍の可能性があれば，頭蓋底〜鎖骨上窩を含む範囲を十分に撮影しなければならない．また甲状腺癌は中部〜下極に発生すると頸部リンパ節を経由することなく縦隔内リンパ節へ転移する．この領域のリンパ流が縦隔内へ直接注ぐことが原因で，縦隔を含む範囲を十分に撮影する必要がある．一般に局所の評価にはMRIが，頸部リンパ節の評価には造影CTが有効である．CTは5mm厚，5mm間隔，MRIは局所の評価を優先し，3〜4mmの薄いスライスがよい．撮影の基本はT1，T2強調像，造影T1強調像および脂肪抑制造影T1強調像である．造影剤が使用できない例では，脂肪抑制T2強調像の追加も有効である．

　頭頸部腫瘍は由来により鑑別が限られ，発生部位を同定することが画像診断に重要である．腫瘍が示す濃度や信号強度，造影効果などから特定の腫瘍に診断を絞れることもある．リンパ節腫大の評価については後述する．

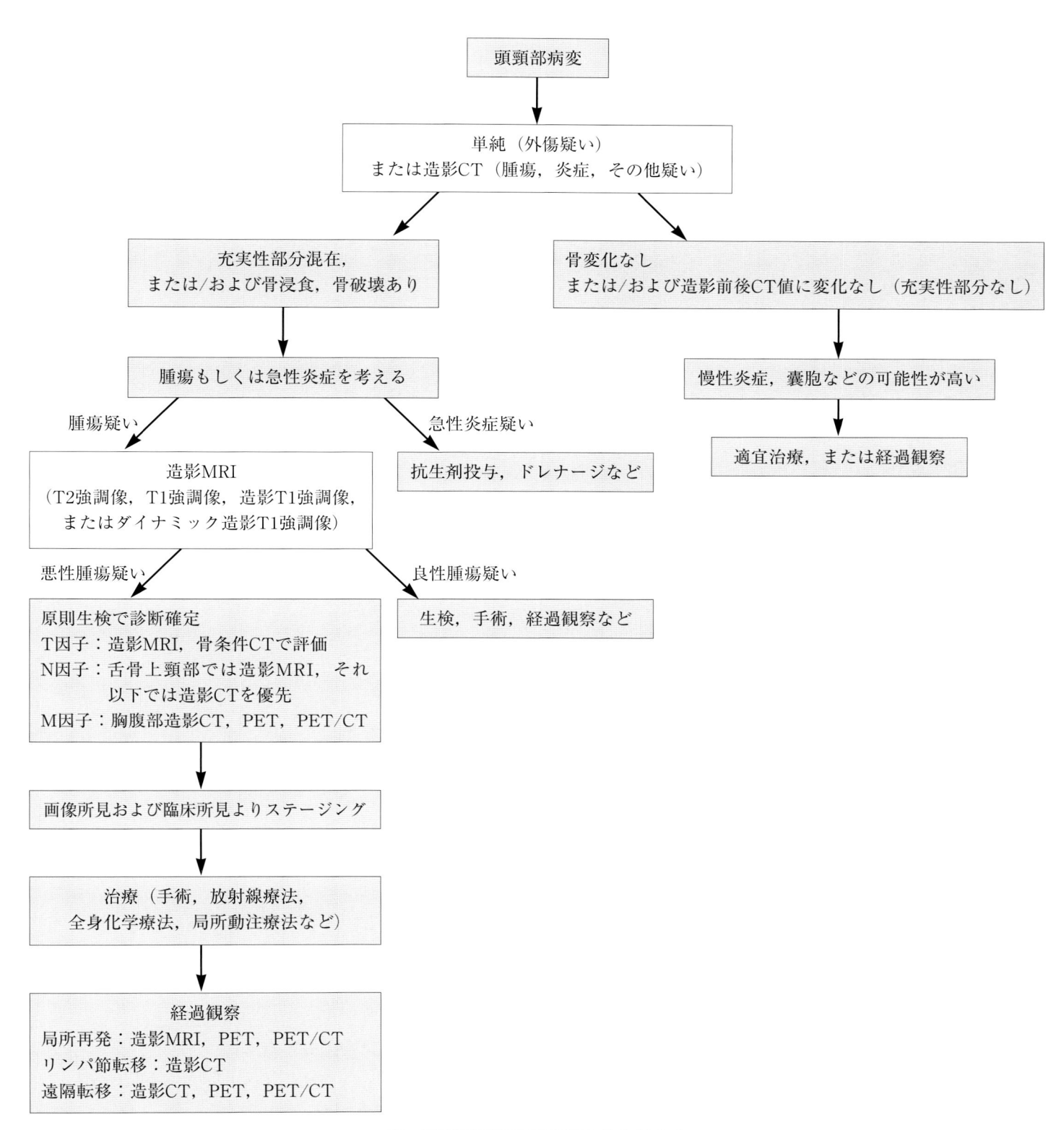

```
                    ┌─────────────┐
                    │  頭頸部病変  │
                    └──────┬──────┘
                           ↓
          ┌────────────────────────────────────┐
          │  単純（外傷疑い）                   │
          │  または造影CT（腫瘍，炎症，その他疑い）│
          └────────┬───────────────────┬───────┘
                   ↓                   ↓
    ┌──────────────────────┐  ┌────────────────────────────┐
    │ 充実性部分混在，       │  │ 骨変化なし                   │
    │ または/および骨浸食，   │  │ または/および造影前後CT値に    │
    │ 骨破壊あり            │  │ 変化なし（充実性部分なし）     │
    └──────────┬───────────┘  └──────────┬─────────────────┘
               ↓                          ↓
    ┌──────────────────────┐  ┌────────────────────────────┐
    │ 腫瘍もしくは急性炎症を考える│  │ 慢性炎症，囊胞などの可能性が高い│
    └──┬────────────────┬──┘  └──────────┬─────────────────┘
  腫瘍疑い↓        急性炎症疑い↓           ↓
                                    ┌────────────────────┐
                                    │ 適宜治療，または経過観察│
                                    └────────────────────┘
```

表 頭頸部画像診断の基本的な考え方
甲状腺疾患や頸部リンパ節腫大，および血管性病変では超音波検査の有用性も高い（浮洲龍太郎，櫛橋民生．マルチモダリティによるHead&Neck Imaging 2007臨床編 副鼻腔1．画像検査の組み方と診断の進め方．INNERVISION．2007; 22(5): 22-28．より改変）．

造影MRI
（T2強調像，T1強調像，造影T1強調像，またはダイナミック造影T1強調像）

悪性腫瘍疑い／良性腫瘍疑い

原則生検で診断確定
T因子：造影MRI，骨条件CTで評価
N因子：舌骨上頸部では造影MRI，それ以下では造影CTを優先
M因子：胸腹部造影CT，PET，PET/CT

生検，手術，経過観察など

抗生剤投与，ドレナージなど

画像所見および臨床所見よりステージング

治療（手術，放射線療法，全身化学療法，局所動注療法など）

経過観察
局所再発：造影MRI，PET，PET/CT
リンパ節転移：造影CT
遠隔転移：造影CT，PET，PET/CT

頭頸部-1 腫瘍
舌癌 lingual cancer

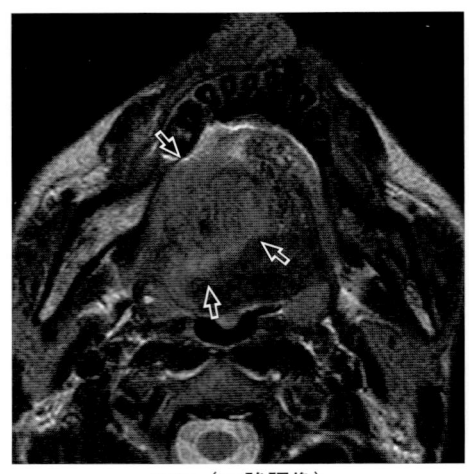

MRI（T2強調像） 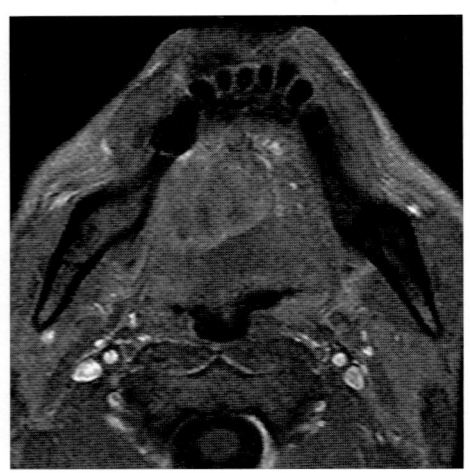　　　MRI〔SPGR法によるダイナミック造影T1強調像（早期相）〕 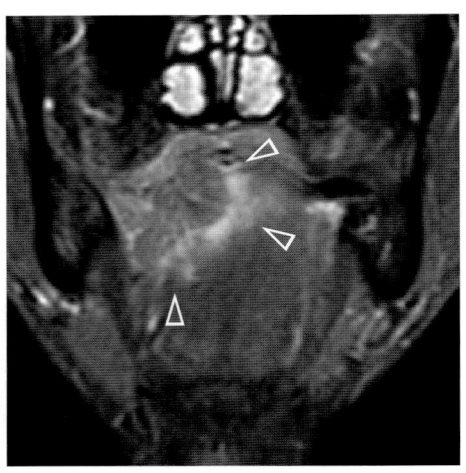　　　MRI（脂肪抑制造影T1強調冠状断像）

症例1 39歳，男性．舌右側の無痛性腫瘤．舌癌．

　T2強調像で，舌右側に正常の舌に比べやや高信号の腫瘤が見られる（⇨）．ダイナミック造影T1強調像（早期相）では，腫瘍の辺縁に濃染が見られる．脂肪抑制造影T1強調冠状断像では，腫瘍の辺縁部に強い濃染が見られる．ダイナミック造影T1強調像の動脈相に比べ病変は一回り大きく描画される（▷）．

　舌癌の治療，特に術式決定には後方，および正中を越える進展の有無の評価が必須である．MRIは舌癌の描出に優れ，ダイナミック造影T1強調像の早期相が腫瘍の拡がりを最もよく示す．

▌▌ 臨床的事項 ▐▐

- 全悪性腫瘍の1%強，頭頸部癌では最多で，90%以上が扁平上皮癌である．
- 舌縁腹側に好発し，40歳代以降の男性に多い．
- 舌神経血管束への浸潤，腫瘍の対側進展，口腔底や下顎骨への進展の評価が治療方針決定のための重要なポイントとなる．

▌▌ 画像検査のポイント ▐▐

▶ **局所評価にダイナミック造影MRI，リンパ節転移の評価には造影CTを優先する** ◀

- 腫瘍の進展範囲の評価にはダイナミックMRIが最も適している．
- 早期より頸部リンパ節転移をきたすことがあるが，MRIではアーチファクトなどのためしばしば評価不良となる．再現性の点からも造影CTの有用性が高い．

▌▌ 画像診断のポイント ▐▐

- 造影CTで腫瘍は不均一に増強され，辺縁は不整である．
- MRI T1強調像で腫瘍は筋とほぼ等信号，ないし軽度低信号，T2強調像で高信号を示す．ダイナミックMRIの早期相は腫瘍の進展範囲とよく相関する．
- 病期診断にあたり，腫瘍の最大径および筋，骨などへの浸潤の有無の評価が重要である．

舌由来の悪性腫瘍，口腔癌の一型．

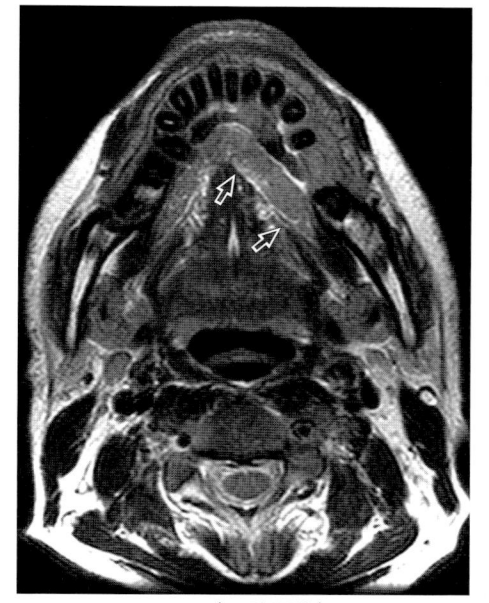

MRI（T2強調像）

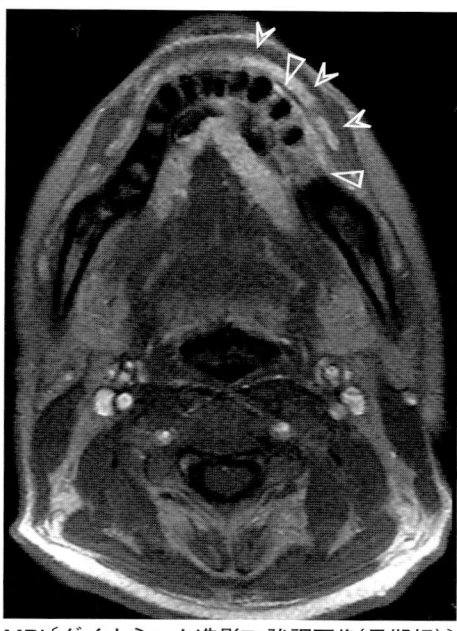

MRI〔ダイナミック造影T1強調画像（早期相）〕

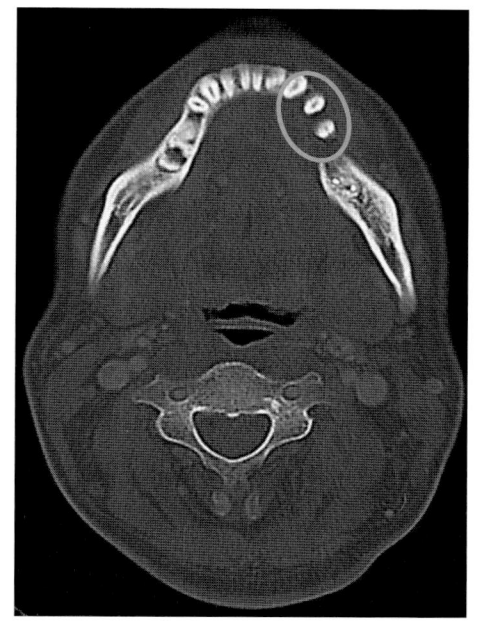

造影CT（骨条件）

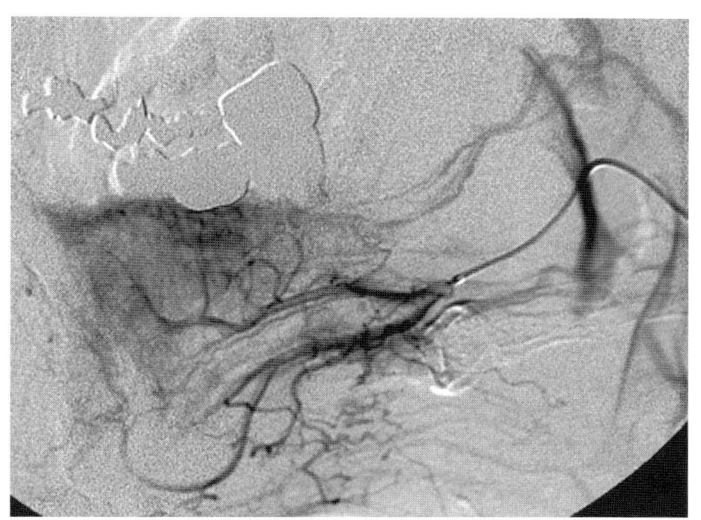

DSA（左下顎動脈造影）

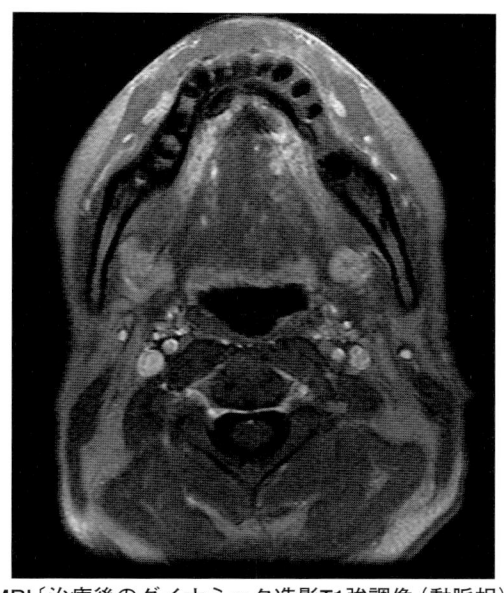

MRI〔治療後のダイナミック造影T1強調像（動脈相）〕

症例2 43歳，男性．口腔底左側から口唇の腫脹．口腔底癌．

T2強調像では，口腔底左側から一部正中を越え，筋と脂肪の中間程度の信号強度を示す不整形腫瘤（⇨）が見られる．ダイナミック造影T1強調像では，腫瘍は隣接する下顎骨へ進展し（▷），下顎骨外側の軟部組織に浸潤する（▷）．

造影CTでは，腫瘍浸潤による下顎骨の溶骨性変化が明瞭に観察される（○）．

舌癌，口腔底癌とも，いわゆる口腔癌に相当する．口腔底癌は舌癌に比べ頻度は低いが，発生部位によっては本例のように早期より下顎骨へ浸潤し，初診時に進行癌のことも多い．

DSAでは，頭頸部扁平上皮癌の治療の主体は外科的切除だが，近年抗癌剤の超選択的動注化学療法に放射線療法を併用することでT3〜4，stage Ⅳの進行癌でも腫瘍が消失し，長期生存を得られる例がある．

本例も3回にわたりネダプラチン（100mg/㎡）と70グレイの放射線照射後，外来にてTS-1の内服治療を行った．

治療後のダイナミック造影T1強調像では，腫瘍性部分は消失している．

頭頸部-2 腫瘍 — 喉頭癌 laryngeal cancer

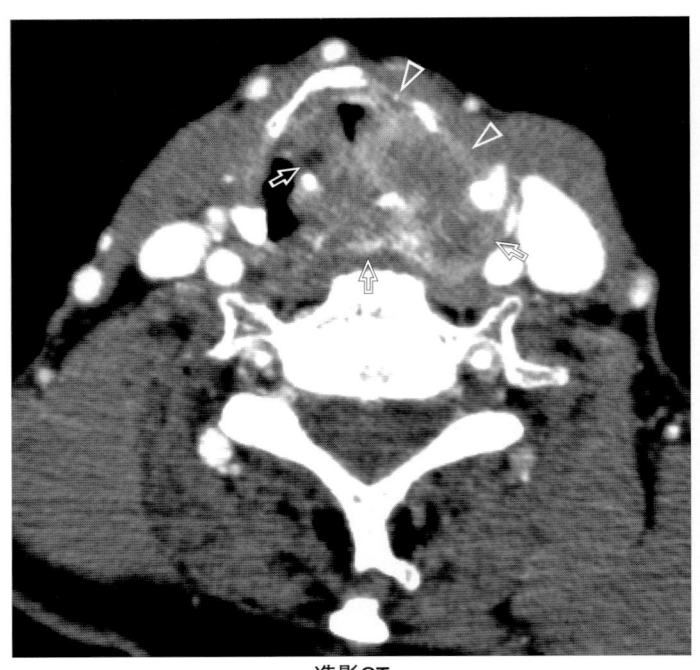

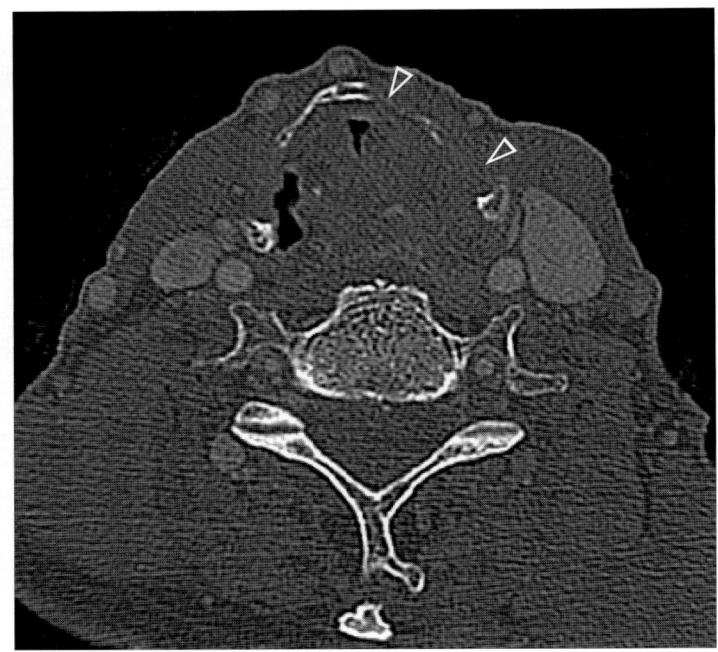

造影CT　　　　　　　　　　　　　　　　　造影CT（骨条件）

症例1　60歳，男性．嗄声，血痰．喉頭癌．
　造影CTでは，左声門部を中心に大きな腫瘤が見られる（⇨）．周囲浸潤を伴い腫瘍の外側進展に伴い，甲状軟骨へ浸潤している（▷）．

■ 臨床的事項 ■

- 喉頭は声門上部，声門部，声門下部の3領域からなり，声門上部癌は初期は無症状で，進行例での発見が多い．声門癌は早期より嗄声などの症状を示すことから進行例は少ない．声門下部の癌はまれである．
- すべての喉頭癌において喉頭機能温存手術の適応の可否は重大な問題である．
- 機能温存術の適応外として，輪状軟骨に接する声門下進展，披裂間部への進展，前交連を介した対側声帯前1/3を越えて進展するもの，喉頭蓋進展などがある．
- 前交連部では粘膜が直接甲状軟骨内面を覆うので，同部に進展する癌は軟骨浸潤の頻度が高い．

■ 画像検査のポイント ■

▶ 造影CT，造影MRI ◀

- CTは舌根部〜鎖骨上窩までを撮影する．
- 腫瘍の縦方向の進展評価には冠状断での再構成画像が有効である．
- 声帯の外転により前交連の評価が容易となるので，原則として呼吸停止は不要である．
- 撮影対象は呼吸や嚥下により大きく動く．検査時に大きな呼吸をしない，唾を飲まないよう説明する．
- 横断像は声帯が細かく観察できるよう，喉頭室，または声帯に平行な横断像が基本となる．

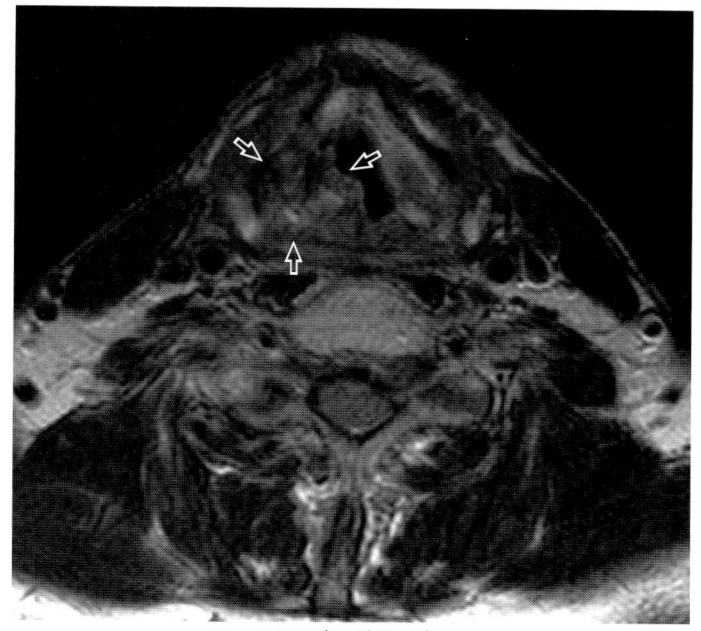

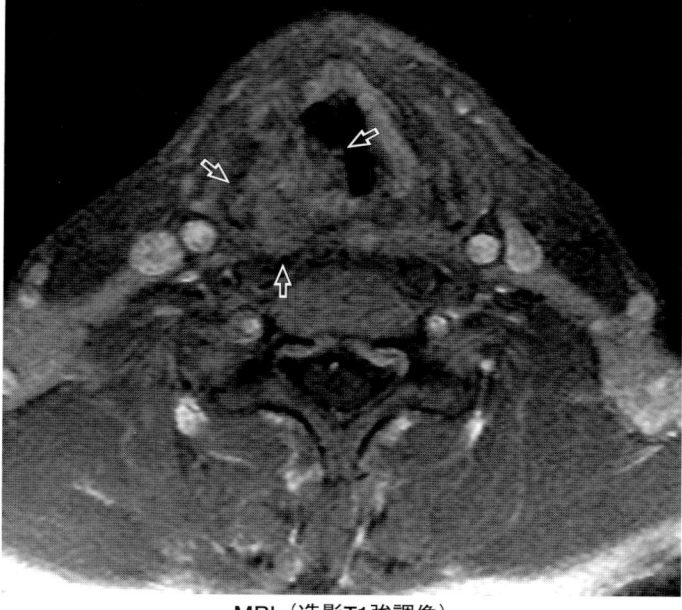

喉頭に発生する悪性腫瘍，ほとんどが扁平上皮癌である．

MRI（T2強調像）

MRI（造影T1強調像）

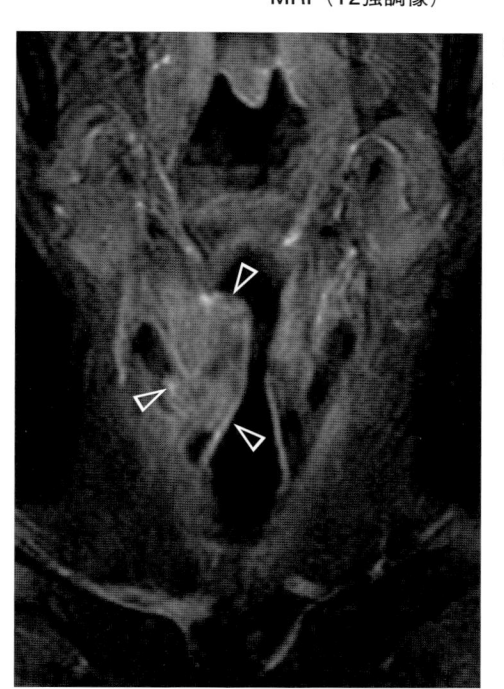

MRI（脂肪抑制造影T1強調像冠状断像）

症例2　82歳，男性．嗄声．喉頭癌．
　T2強調像では，腫瘍は筋と脂肪の中間程度の不規則な信号を示す（⇨）．周囲との境界は不明瞭で，浸潤性発育が示唆される．造影T1強調像では腫瘍に不規則な濃染が見られ，脂肪抑制造影T1強調冠状断像にて隣接する甲状軟骨右側にも同様の染まりがあることから浸潤が疑われる（▷）．

▌画像診断のポイント▌

- 造影CTでは造影後後期に病変と周囲組織のコントラスト差が明瞭化する（通常，ダイナミック造影検査は不要である）．
- 声帯周囲や喉頭蓋周囲の脂肪織の消失は，周囲への腫瘍進展を示唆する．この脂肪織の消失はリンパ節転移を危惧させる所見でもある．
- 喉頭軟骨への腫瘍浸潤は，CTで腫瘍に隣接した喉頭軟骨のびらん，骨破壊，喉頭軟骨内〜喉頭蓋軟部組織への腫瘍進展，軟骨の皮質骨，または硬化部の欠損として描出される．炎症，線維化などの反応性変化も類似の所見を示すが，MRIとの対比が診断に役立つことがある．

頭頸部-3 腫瘍 上顎癌 maxillary cancer

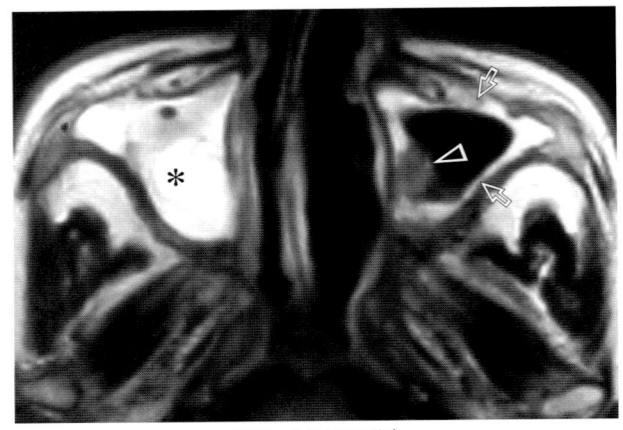

症例1 53歳，男性．慢性副鼻腔炎で経過観察中に鼻出血あり．左上顎癌．

MRI，T2強調像で左上顎洞内側壁の洞粘膜は肥厚している（⇨）．内側壁に接して筋より軽度高信号，粘膜に比べ低信号の腫瘤（▷）が見られる．右上顎洞に高度の炎症性変化が見られる（＊）．

慢性副鼻腔炎の経過観察中に偶然発見され，手術により治癒したが，このような例はまれである．

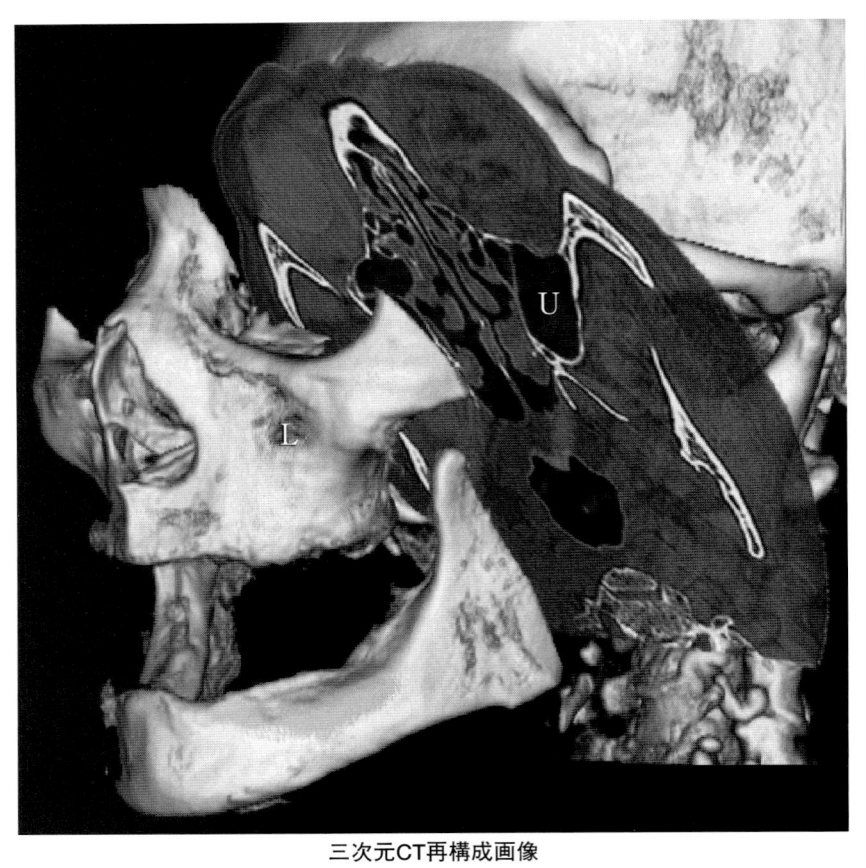

MRI（T2強調像）

参考症例 三次元CT再構成画像によるOhngren線の概念

Ohngren線は眼窩内側縁と下顎角を結ぶ仮想平面で，上顎洞を上部構造（U），および下部構造（L）に分かつ．

上部構造に発生する癌は予後が悪い．

三次元CT再構成画像

■ 臨床的事項 ■

- 頭頸部癌の中では喉頭癌，舌癌に次いで多い．
- 初期は鼻閉，血性，膿性鼻漏など，慢性副鼻腔炎と類似症状を示す．
- 初診時に70〜80％は骨破壊，周囲組織への進展を伴う．
- 生命予後はT因子とよく相関し，上顎洞背側，上方に存在するものは予後が悪い．
- 死因のほとんどは再発腫瘍による局所制御の失敗である．

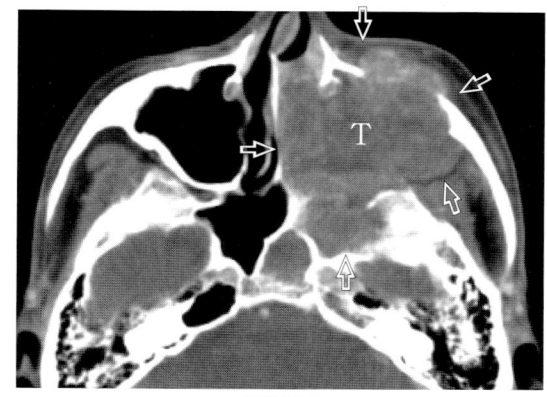

副鼻腔のうち上顎洞に生じるもの，わが国では大部分が扁平上皮癌．

造影CT

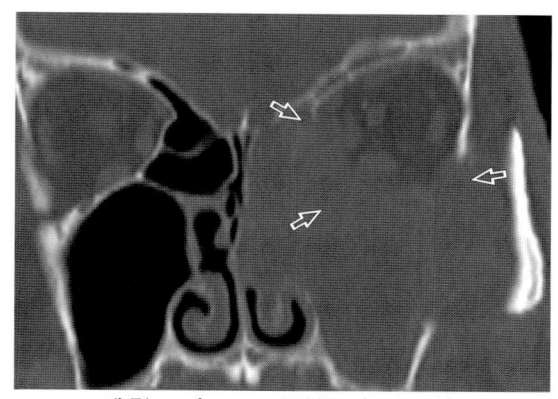

造影CT〔MPR冠状断像（骨条件）〕

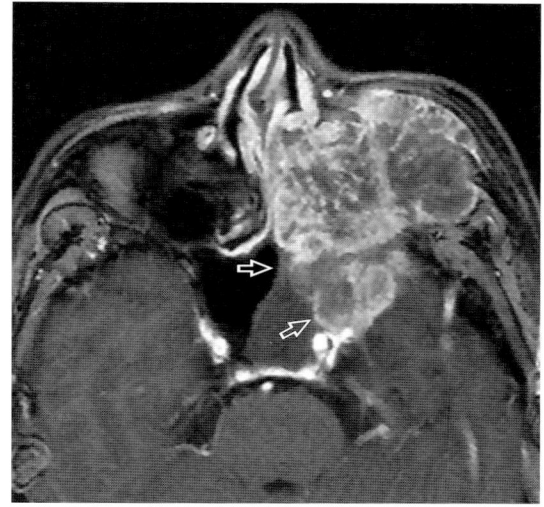

MRI（造影T1強調像）（a）

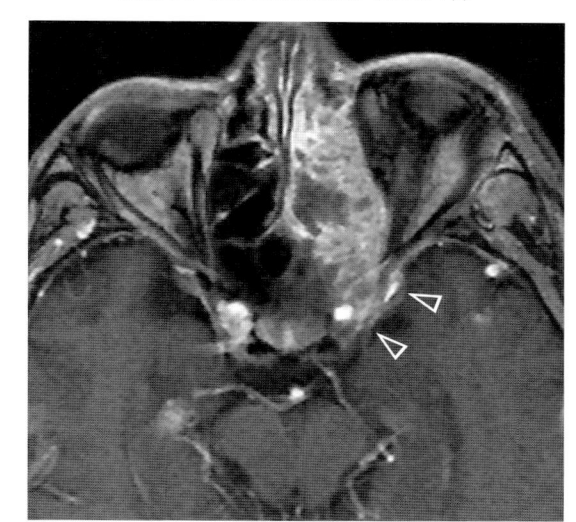

MRI（造影T1強調像）（b）

症例2　46歳，男性．左上顎部痛，鼻閉，鼻出血，複視．左上顎癌．
　造影CTでは，左上顎洞内に不規則に造影される軟部組織腫瘤が見られる（T）．辺縁を中心に不規則な造影効果が見られ，上顎洞を全周性に破壊し，周囲軟部組織に進展している（⇨）．MPR法による冠状断像では，腫瘍は眼窩底および眼窩内側壁を広く破壊し（⇨），腫瘍と骨の隣接部には骨侵食像が観察される．
　造影T1強調像では，腫瘍は後方で上咽頭腔に進展している（⇨）．7mm頭側では腫瘍の眼窩尖部，海綿上顎洞への進展が見られる（▷）．

▌▌ 画像検査のポイント ▌▌

▷▶ 造影CTを行い骨条件処理を追加．軟部組織進展の評価には造影MRIが不可欠 ◀◁

- 骨破壊や骨侵食の有無には骨条件処理が，頸部リンパ節転移の評価には造影CTが不可欠である．
- 腫瘍の軟部組織進展の評価には造影MRI所見を優先する．

▌▌ 画像診断のポイント ▌▌

- CT，MRIともT因子の見極めが重要である．
- 造影MRIは腫瘍の深部進展，特に予後を大きく左右する眼窩尖部，頭蓋内進展の評価に適している．
- T2強調像では上顎洞内の腫瘍と著明な高信号を示す炎症性粘膜肥厚が容易に区別される．
- 造影CTはMRIに比べ頸部リンパ節腫大の再現性にばらつきがない．
- 術後の経過観察，特に再発腫瘍の検出には造影MRIのほか，^{18}F FDG-PET（fluorine-18-fluorodeoxyglucose-PET）の有用性も高い．

頭頸部-4 リンパ関連病変
頸部リンパ節転移　cervical lymphnode metastasis

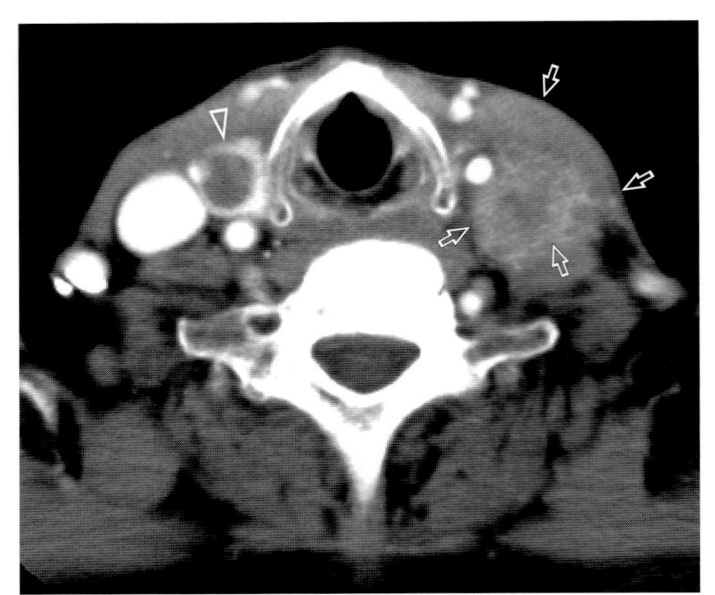

症例1　75歳，男性．喉頭癌の左深頸リンパ節転移．
　左総頸動脈の外側に径3cmの辺縁不整，内部の増強効果が不規則な充実性腫瘤が見られる（⇨）．左内頸静脈はこの腫瘤に圧排され閉塞している．左総頸動脈は内前方へ偏倚し，甲状腺も内側に圧排されている．▷は甲状腺右葉の嚢胞を示し，原疾患との関連はない．

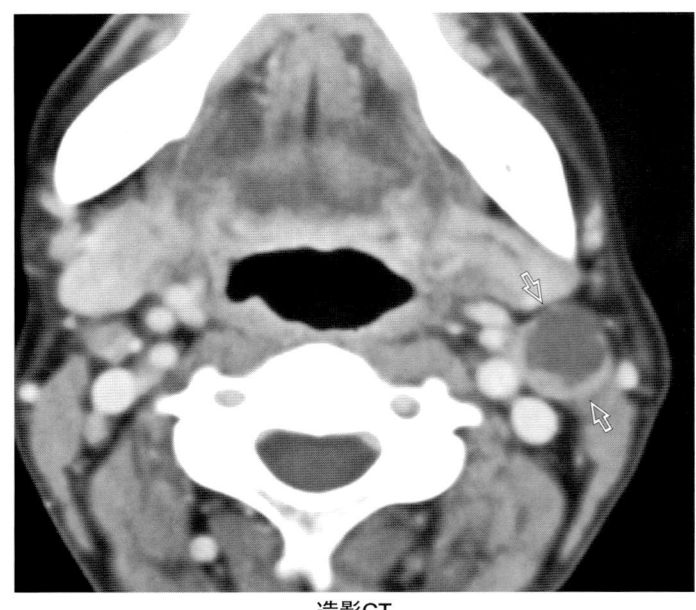

造影CT

症例2　45歳，男性．左上顎癌の深頸リンパ節転移．
　左側頸部に嚢胞性リンパ節転移が見られる（⇨）．
　扁平上皮癌のリンパ節転移ではしばしばこのような嚢胞様の転移が見られる．

造影CT

■ 臨床的事項 ■

- 理学的に径1.5cm以上のリンパ節は転移，3cm以上のリンパ節，リンパ節固定はリンパ節外への浸潤を疑う．
- 頭頸部でも咽頭扁桃のリンパ組織は加齢に伴い縮小する．口蓋扁桃や舌根扁桃も小児は成人に比べ大きい（小児期にしばしば見られるアデノイド肥大はその好例である）．
- 上咽頭癌や甲状腺癌では転移リンパ節が初発症状となり，頸部腫瘤を主訴に初診となることがある．特に上咽頭癌の70％は頸部リンパ節転移による頸部腫瘤が初発症状である．

頸部リンパ節転移の原因は多様，画像所見も多彩である．

症例3　65歳，男性．左上顎癌の頸部多発リンパ節転移．

左頸部リンパ節が長径5cmに腫大している（⇨）．内部に変性壊死を思わせる低信号が見られる．このリンパ節の頭側にも大きなリンパ節があるが，アーチファクトのためほとんどわからなかった．

MRIでは頸動脈や嚥下などのアーチファクトでこのように画像が不鮮明となることもある．また脂肪抑制が不均一となり，造影CTに比べリンパ節転移の評価は不良となりやすい．

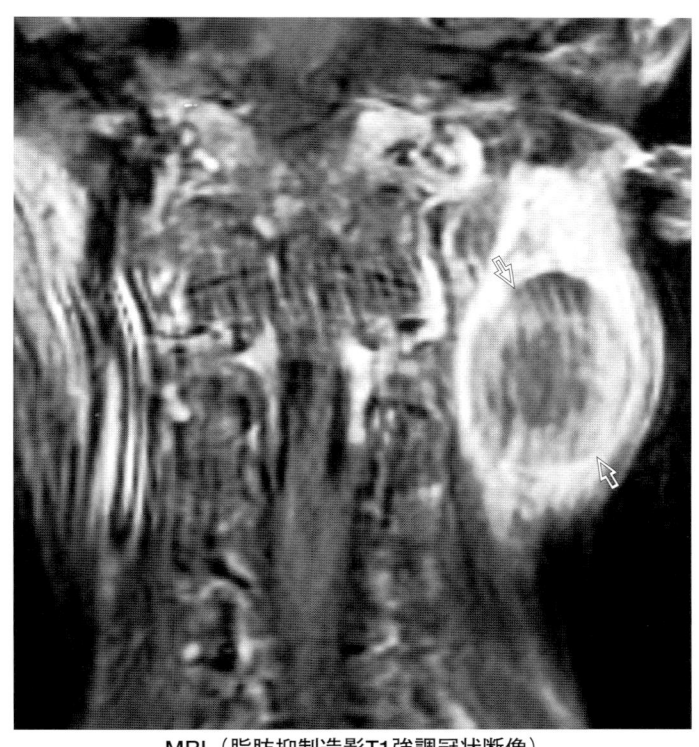

MRI（脂肪抑制造影T1強調冠状断像）

■ 画像検査のポイント ■

▷ 造影CTが基本，ただし舌骨上頸部の評価はMRIを優先 ◁

- 頸部リンパ節転移の評価はMRIに比べ造影CTの再現性が良い．
- 舌骨上レベルでは顔面深部でも多数のリンパ節が存在する．これらのリンパ節腫大の検出は造影CTに比べMRIが適している．

■ 画像診断のポイント ■

- 単純CTでは腫大リンパ節と筋，血管などの識別が難しく，しばしば評価不良となる．造影剤を投与できない際は，頸部超音波所見を優先するとよい．
- 頸部リンパ節腫大は舌骨上レベルにおける深頸リンパ節（内頸静脈周囲のリンパ節），および顎下部リンパ節で径15mm，それ以外のリンパ節は10mm以上で転移を疑う（この際の正診率は80%である）．
- 炎症などによる反応性リンパ節腫大は扁平，または楕円形のことが多く，転移リンパ節は正円形を示す傾向がある．
- リンパ節内の類円形の低吸収は壊死や腫瘍細胞の浸潤を示し，CTにおいてリンパ節転移の特異性が最も高い所見である．ただし猫引っかき病や結核性リンパ節炎も類似の所見を示すことがある．
- 甲状腺乳頭状腺癌や髄様癌の頸部リンパ節転移はしばしば囊胞様となる．
- 節外進展（腫大リンパ節の辺縁の不整化，周囲軟部組織への浸潤傾向）はリンパ節外への腫瘍の進展を示唆する．複数の腫大リンパ節の癒合所見も転移を疑う．
- 一般に頭頸部癌のN因子はリンパ節転移の部位，数，大きさで規定される．頭尾方向に長い転移リンパ節も多いので，横断像ではN因子を過小評価することがある．造影CTでは必要に応じMPR法による冠状断像での観察も必要である．
- リンパ節の大きさだけにとらわれず，常に腫瘍の発生部位とリンパの流れを意識して読影することも重要である．

Let's Try! 1

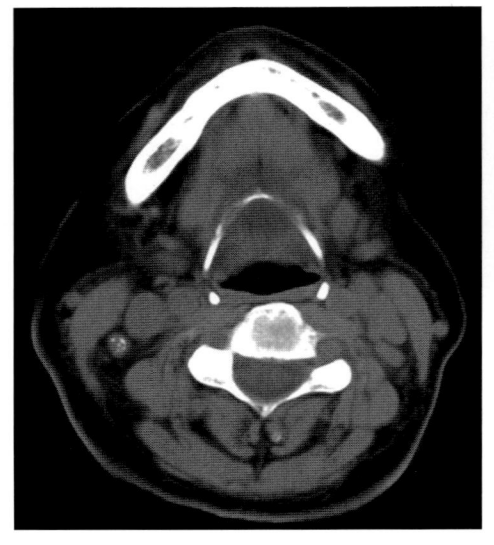

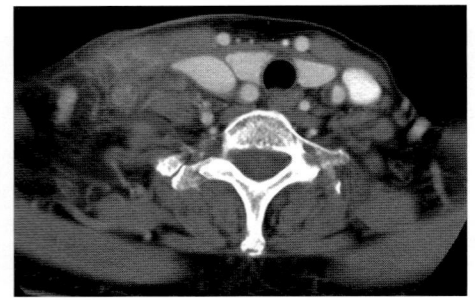

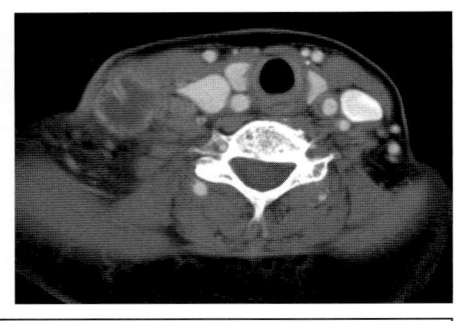

74歳,女性.右側頸部,鎖骨上窩の無痛性腫瘤を主訴に受診.約1年前より徐々に増大した弾性硬の腫瘤.右頸部〜鎖上部に多数の腫大リンパ節を触知する.いずれも無痛性で可動性もない.局所の熱感もなく,臨床的にも炎症反応はない.胸部単純X線写真は正常である.造影CTを示す.

Question CTで見られるリンパ節のうち正しいものはどれか？（正解は1個とは限らない，解答は本頁下）

1. 中心壊死が疑われる.
2. 被膜外進展が疑われる.
3. 腫大リンパ節の一部に癒合傾向が見られる.
4. 内部性状は均一である.
5. 一部に石灰化も見られる.

画像所見（右図参照）

右内頸静脈の背側に複数の微細石灰化を伴ったリンパ節が見られる.周囲との境界は明瞭である.右胸鎖乳突筋を前方に圧排する中心壊死を伴ったリンパ節腫大が見られる.この内側にも辺縁不整な腫瘤状の軟部組織が見られ,腫大リンパ節である.リンパ節の辺縁は一部不整で,被膜外浸潤や癒合傾向が見られる.リンパ節生検が施行され,結核性頸部リンパ節炎と診断された.

解説

結核性頸部リンパ節炎は肺外結核の約15％を占める.あらゆる年齢層に見られ,通常両側性だが片側性のこともある.臨床的,画像的に呼吸器に何ら異常を示さず,頸部リンパ節に病変が限局することもまれではない.造影CTにおける結核性頸部リンパ節炎の鑑別診断は頭頸部扁平上皮癌など,転移性リンパ節が最も重要である.猫引っかき病,悪性リンパ腫,甲状腺乳頭状腺癌なども鑑別となる.

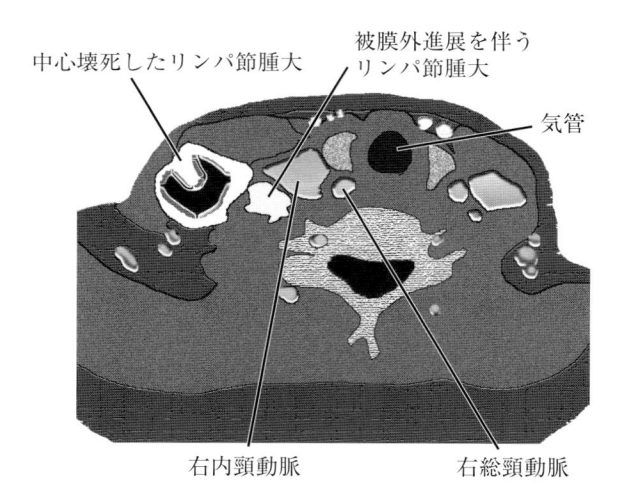

本頁の解答　1, 2, 3, 5

Ⅲ. 胸　部

1 細菌性肺炎
2 マイコプラズマ肺炎
3 肺結核
4 肺気腫
5 サルコイドーシス
6 癌性リンパ管症
7 珪肺症
8 通常型間質性肺炎
9 過敏性肺炎
10 肺腺癌
11 肺扁平上皮癌
12 肺小細胞癌
13 肺水腫
14 大動脈解離
15 肺血栓塞栓症
16 胸腺腫
17 奇形腫
18 縦隔気腫
19 アスベスト関連病変

序論

各種画像検査の役割と使い分け

■単純X線写真

胸部疾患において，まず最初に行われる画像検査は単純X線写真であり，CTやMRIが発達した現在でも単純X線写真は重要な検査である．単純X線写真は1枚の写真で胸部の全体像が把握できる利点を持つ．単純X線写真の役割は，①病変の有無の確認，②病変範囲の評価，③病変性状の評価，④治療効果判定，⑤経過観察などである．

肺疾患は肺癌などの腫瘍性疾患，肺炎や肺結核などの感染性疾患，間質性肺炎などの非感染性疾患，外傷性疾患などに分けられる．同一画像所見を呈する疾患においても急性経過例と慢性経過例では疾患が異なるように，正しい画像診断を行うには臨床所見の把握は欠かせない．肺炎など臨床症状と単純X線写真で診断可能な場合では，通常はCTを行う必要はない．ひとつの所見を見つけた場合に，その所見のみにとらわれて，ほかの所見を見落とすようなことはしないよう常日頃から注意しなければならない．単純X線写真では，肺野以外にもリンパ節腫大や心拡大など縦隔影の変化も確認できる．胸水，胸膜肥厚，肋骨，鎖骨，肩甲骨などの異常もチェックする．

単純X線写真で正しい読影法があるわけではなく，写っているすべての臓器について読影すればよい．効率的な読影かどうかわからないが，筆者の読影方法は以下のようにしている．まず，全体像を見る．次に肺野，縦隔，胸膜・胸壁，そのほかの順である．肺野は，右上肺野→左上肺野→右中肺野→左中肺野→右下肺野→左下肺野の順に同一レベルの両側肺野を左右対称に読んでいく．こうすると微細な肺病変の見落としが少ないようである．縦隔は，心大血管や気管などの形態と拡大の有無，右傍気管線，前縦隔線，奇静脈食道陥凹線などの見え方をチェックする．胸膜・胸壁では胸膜面の胸膜肥厚の有無，胸水の有無，胸壁の形態などのチェックを行う．最後に鎖骨，椎体，肋骨などの骨構造，胃泡の形態と位置，女性ならば乳房影などのチェックを行う．

■CT

CTは，単純X線写真で確定診断に至らなかった病変の評価目的に行われることが多い．

腫瘍性疾患でCTを行う場合は，造影CTがよい．造影剤を投与しない単純CTでも縦隔リンパ節の評価は可能であるが，肺門部リンパ節については肺動静脈との分離ができないことがあるので，造影CTが望ましい．また血管浸潤を評価したい場合も造影CTを行うべきである．

肺炎など肺野疾患の評価目的では造影剤投与を行う必要はない．肺野病変の性状，病変分布の詳細評価には高分解能CT（HRCT）が適しており，ぜひ行うべき撮影である．マルチスライスCTでは，MinIP，MPR，VRなどの再構成画像が比較的容易に構築できるので，疾患や病変部位によっては非常に役立つ．

縦隔疾患では，一回は単純CTと造影CTの両者を撮影するほうがよい．微細な石灰化や出血などは単純CTで描出されても，造影CTでは不明瞭になることがあるからである．

胸膜胸壁病変では病変の三次元的な拡がりを把握するためにMPR再構成像が役立つことがある．

胸部CTの読影は，肺野では正常構造と異なる領域を

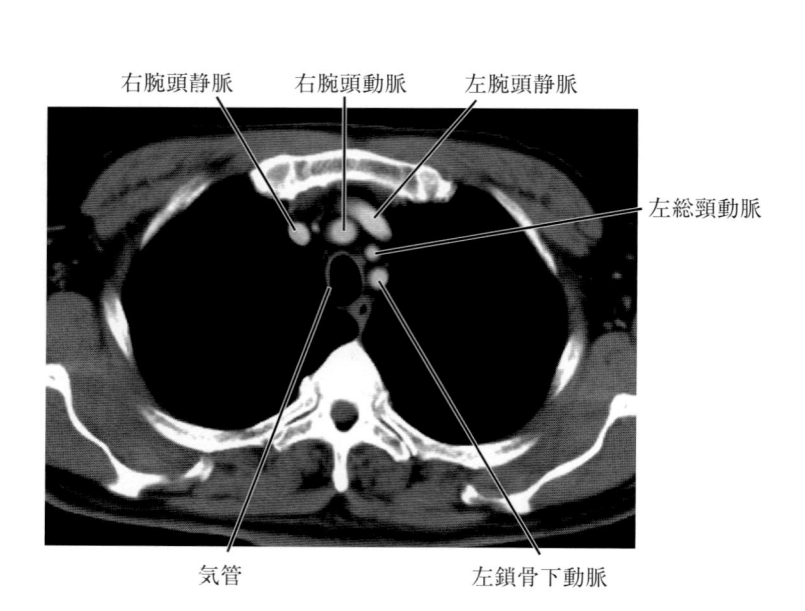

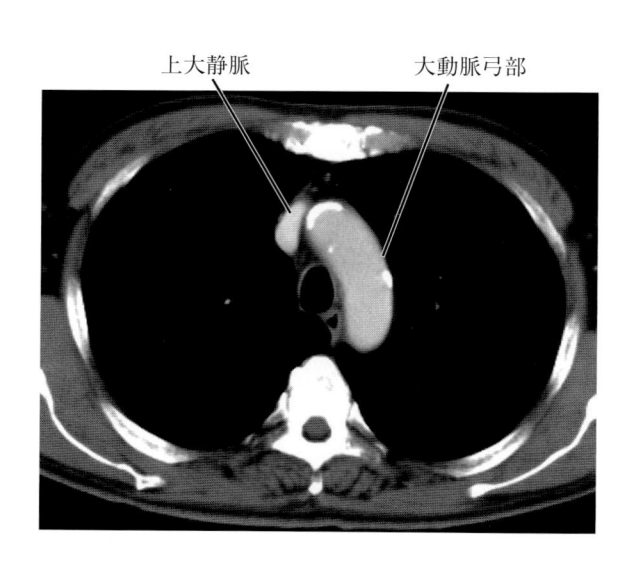

正確に見つけて，病変の解析をいかに行うかにかかっている．胸部では肺野条件と縦隔条件を合わせて100枚近い画像があるので，スライス順に画像を見て，かつ，そのときに見ているスライス画像のすべてを一度にチェックするほうがよい．1つの構造のみに着目してスライス画像を追っていく読影方法もあるが，読影時間が長くかかってしまい，最初にチェックした事項をレポートし忘れることもある．

■MRI

MRIは，感染性肺炎や間質性肺炎などの非腫瘍性肺野疾患には通常行われない．肺はそのほとんどが空気であり，心拍動や呼吸のアーチファクトも生じるので，MRIには適していない領域である．肺腫瘍性疾患でも特殊な例を除いて質的診断目的にMRIが施行されることはほとんどない．一方，MRIは優れた軟部コントラスト分解能を持つので，縦隔疾患や胸壁胸膜疾患，および肺癌の胸壁浸潤の有無など進行期分類のために行われることが多い．

造影MRIは縦隔腫瘍の血流多寡や胸膜腫瘍の拡がりを評価するのに有用である．

胸部造影CTの正常解剖を示す．

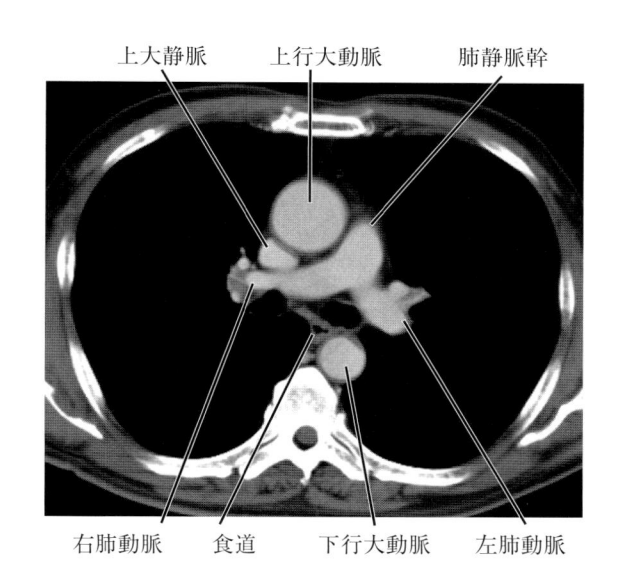

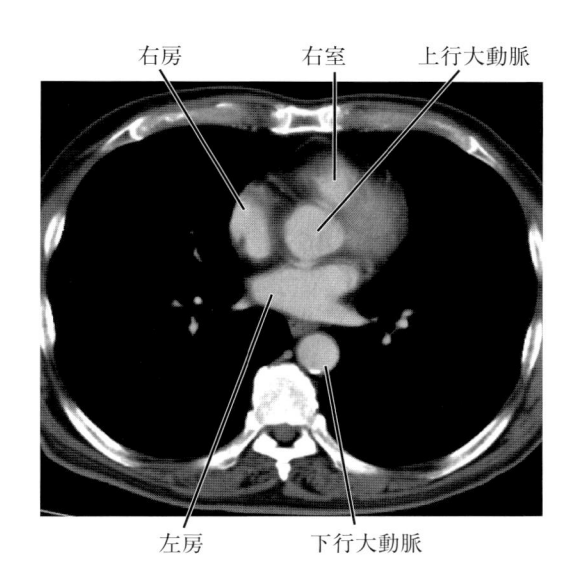

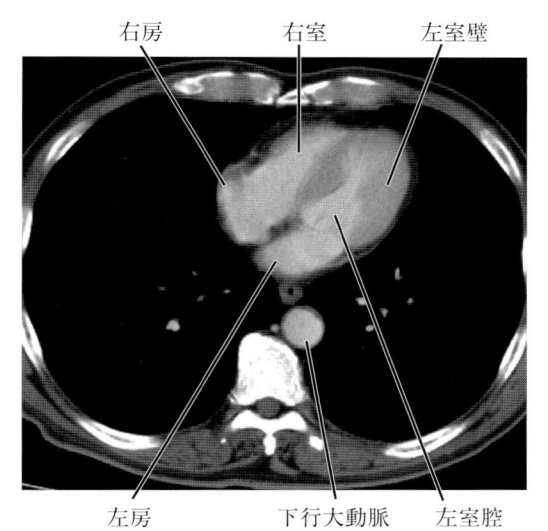

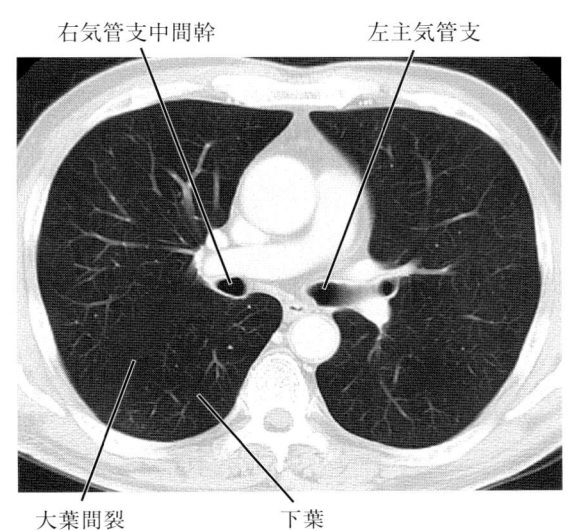

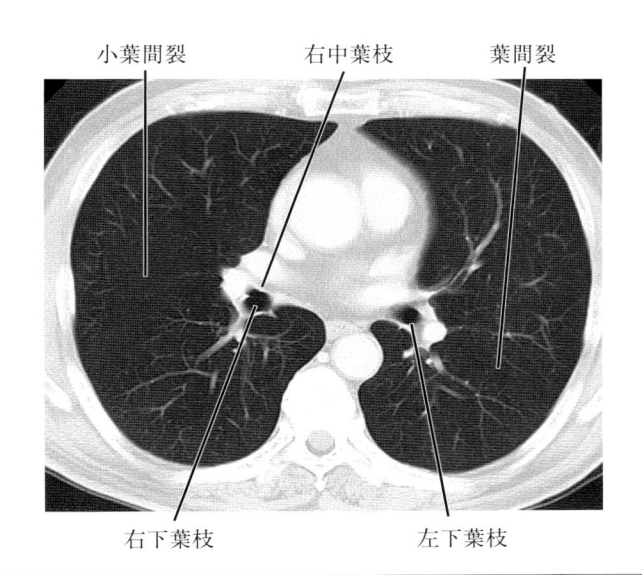

胸部-1 感染症

細菌性肺炎 bacterial pneumonia

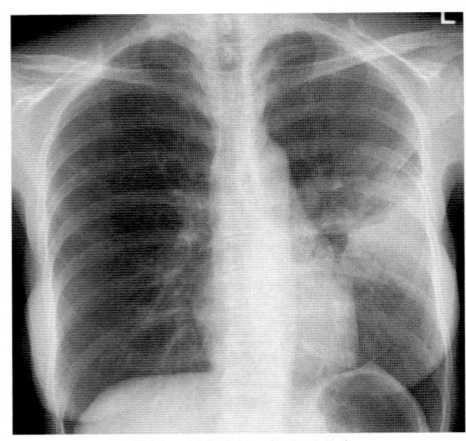

単純X線写真（正面像）

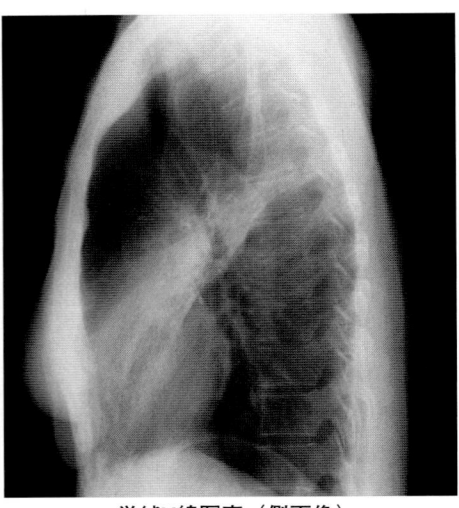

単純X線写真（側面像）

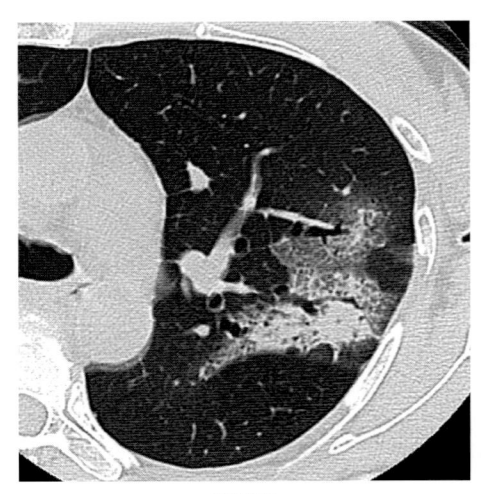

HRCT

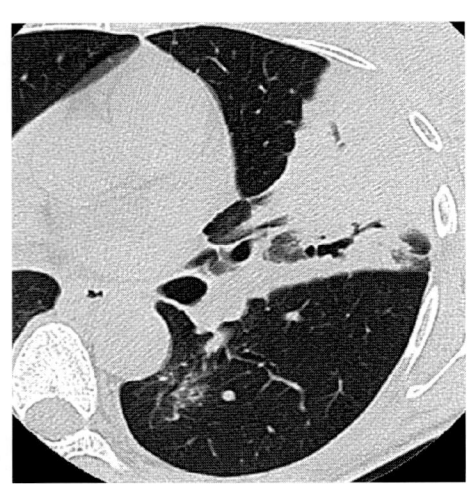

HRCT

症例1　50歳，女性．発熱と左胸部痛にて来院．

単純X線写真正面像で左中肺野にコンソリデーションが見られる．側面像にてコンソリデーションは上葉舌区に位置することがわかる．

HRCTで左上葉S3と舌区にコンソリデーションとすりガラス病変が気道周囲に拡がっている．S6にもコンソリデーションが見られる．病変は小葉単位に認められ，健常小葉との境界は明瞭である．舌区の病変は胸膜面に及び，胸部痛の原因と思われた．

■ 臨床的事項 ■

- 病院外で感染する市中肺炎の起因菌は，肺炎球菌とインフルエンザ菌が多い．
- 症状は悪寒，発熱，膿性痰を伴った咳など．胸膜に炎症が波及すると胸痛を伴う．レジオネラ肺炎では頭痛や腹部症状が目立つことがある．
- 高齢者や免疫不全状態では，発熱や白血球増多が見られないことがある．
- 病変は，気管支・細気管支から始まり周囲肺胞腔へ拡がる．
- 大葉性肺炎は肺炎球菌とレジオネラ菌が多い．

■ 画像検査のポイント ■

単純X線写真

- 肺炎の診断，経過観察，治療効果判定などに必須．病変の拡がりを把握するために側面撮影も追加する．

CT

- 単純X線写真と臨床所見で診断がつけば不要．
- 起因菌の推測にCTが役立つことがある．
- 肺膿瘍や膿胸合併例，抗生剤治療に反応不良な肺炎ではCTは有用．
- 肺野病変の評価には，造影剤は通常不要．

さまざまな細菌によって起こる肺感染症．

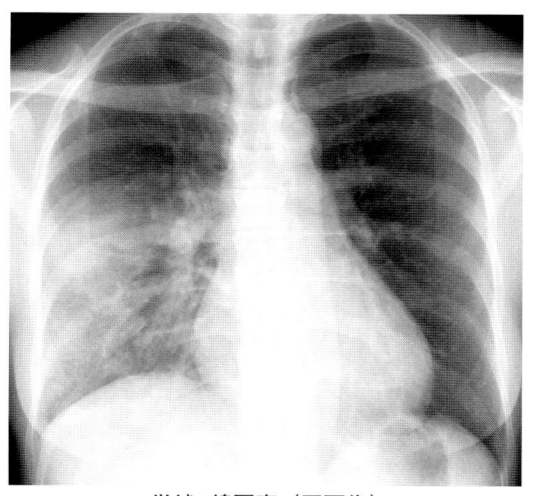

単純X線写真（正面像） 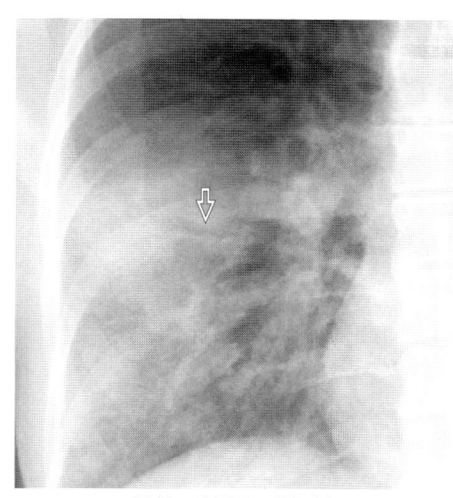　　　単純X線写真（拡大） 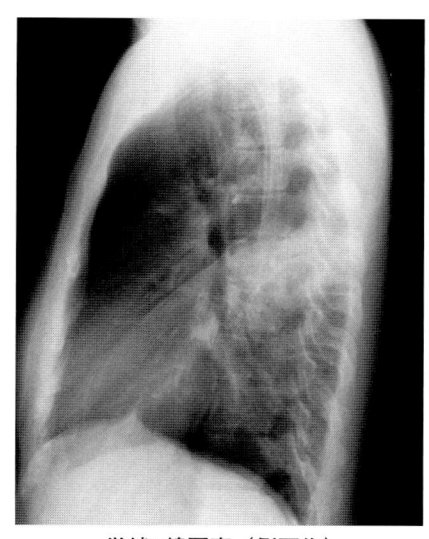　　　単純X線写真（側面像）

症例2　43歳，女性．発熱にて受診．
　単純X線写真正面像にて右中肺野に濃厚なコンソリデーションが認められ，エアーブロンコグラムがある（⇨）．側面像でコンソリデーションは下葉に位置することがわかる．

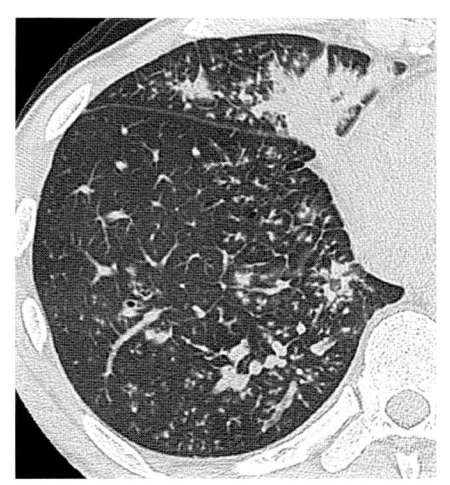

HRCT 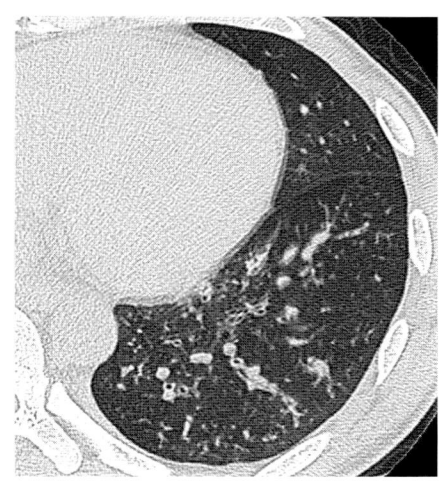　　　HRCT

症例3　57歳，男性．発熱，咳嗽にて受診．
　HRCTでコンソリデーション，小葉中心性結節，気管支壁肥厚などが明瞭に認められる．

■ 画像診断のポイント ■

- 単純X線写真では，境界不鮮明な結節影の癒合，斑状影，コンソリデーションなど．
- CTでは，気道周囲に分布する淡い小結節，すりガラス病変，コンソリデーション，エアーブロンコグラム．
- 気道区域に沿った病変分布．
- 造影CTでコンソリデーション内部に肺血管が描出されることがある（CT angiogram sign）．
- 病変分布の詳細評価にHRCTは有用．

胸部-2 感染症　マイコプラズマ肺炎　*mycoplasma pneumoniae* pneuomonia

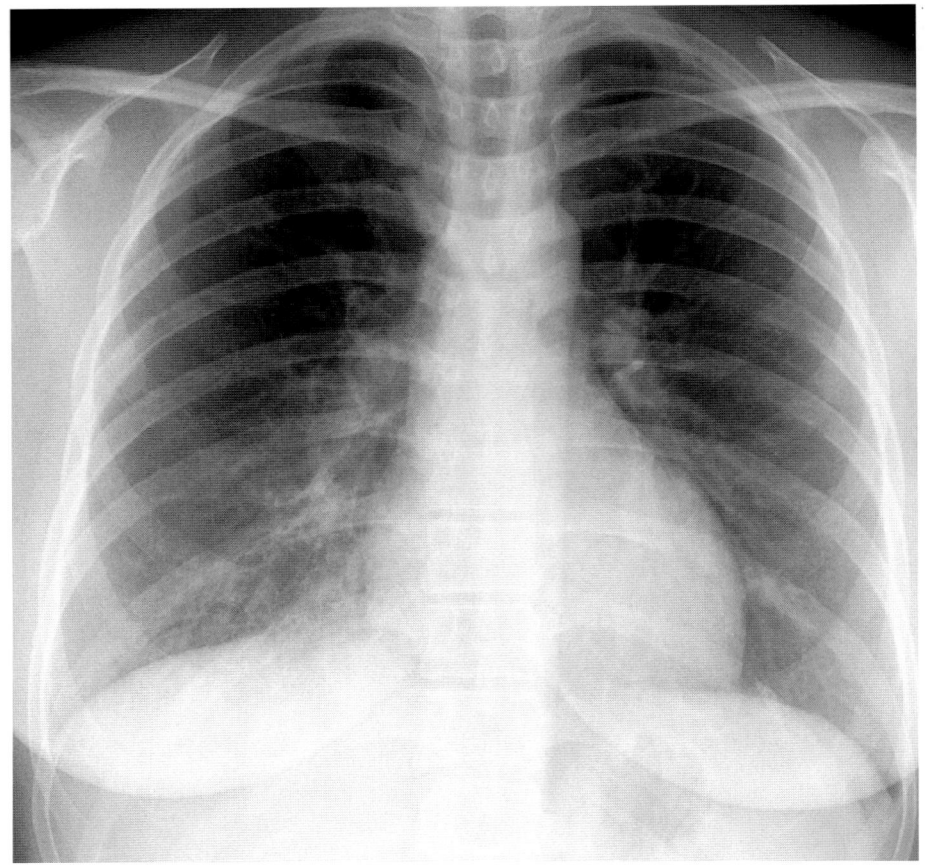

単純X線写真（正面像）

HRCT

HRCT

症例1　29歳，女性．1か月続く咳にて受診．

単純X線写真で右下肺野に気管支壁肥厚と粒状影が見られる．

HRCTにて小葉中心の結節，小葉内の斑状影（⇨），コンソリデーション，小葉間隔壁肥厚（▷）などが見られる．

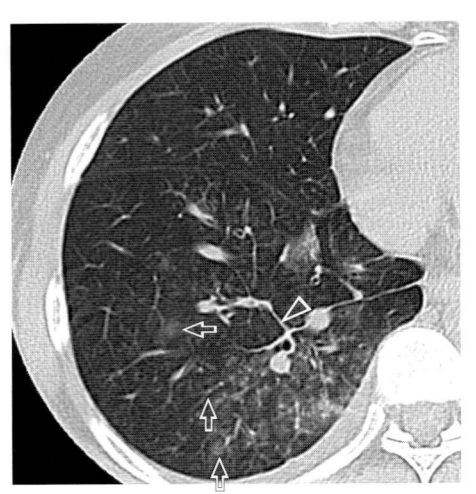

■ 臨床的事項 ■

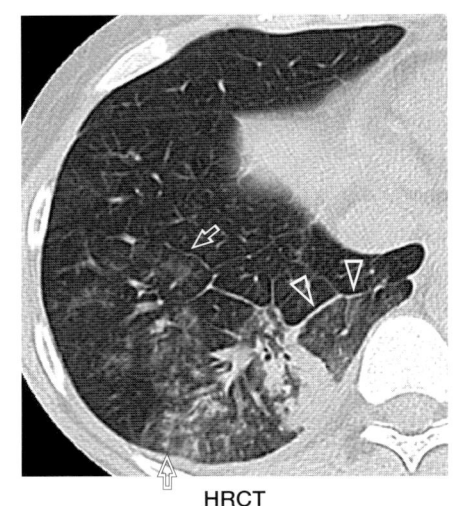

- 若年成人（10～30歳）が約70%を占める．
- 若年者の非定型肺炎の約50%．
- 頑固な乾性咳嗽が特徴．
- 白血球数は正常範囲のことが多く，CRPの上昇は軽度であることが多い．
- 気道上皮の線毛細胞が冒される．
- 気管支や細気管支に炎症細胞浸潤が及び，細気管支周囲間質から肺胞内にかけて炎症が波及する．
- 小児では髄膜脳炎を合併することがある．

mycoplasma pneumoniae による気道感染.

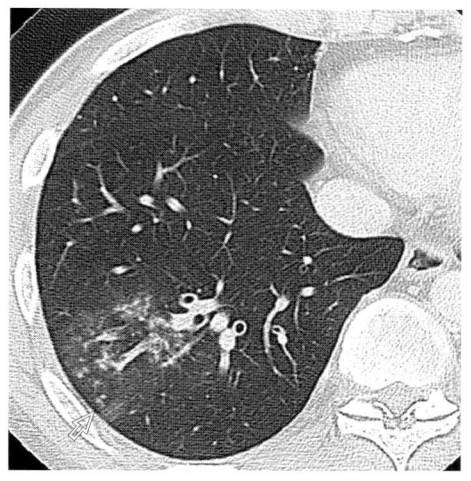

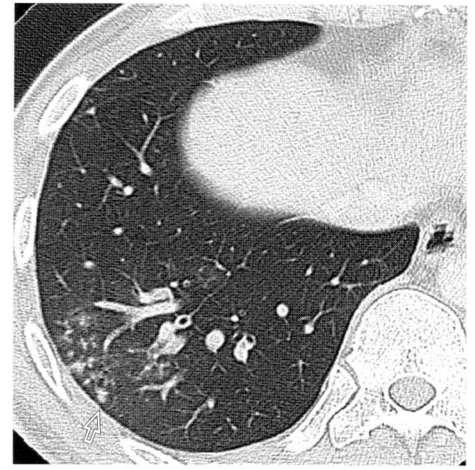

HRCT　HRCT

症例2　46歳, 男性.
　HRCTにて小葉中心性粒状影（⇨），分枝状影，気管支壁肥厚などが見られ，病変部は全体的に淡くすりガラス状に認められる．

HRCT　HRCT

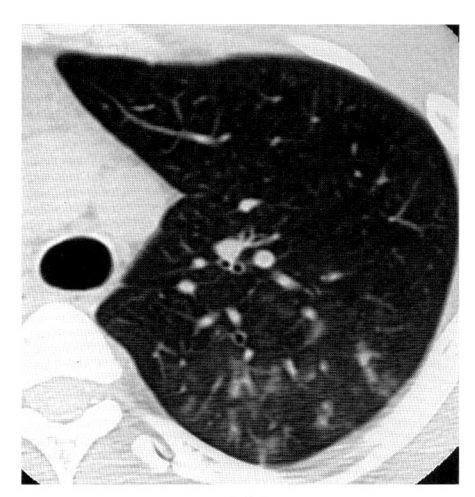

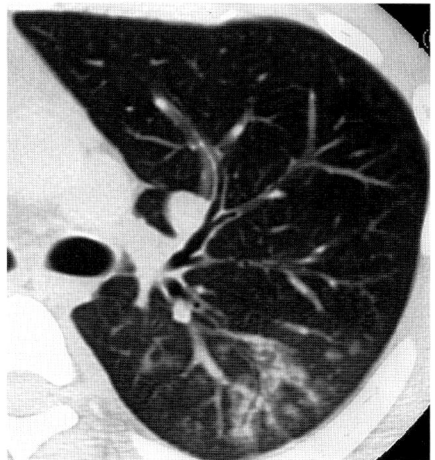

症例3　21歳, 男性.
　HRCTで小葉中心粒状影，小葉内の淡い斑状影，気管支壁肥厚などが見られる．

▌画像検査のポイント ▌

単純X線写真
- マイコプラズマ肺炎の診断，経過観察，治療効果判定などに必須．病変の拡がりを把握するために側面撮影も有用．軽症例では無所見なことがある．

CT
- 単純X線写真で異常所見が見られなくても，CTでは有所見なことがほとんどである．病変と小葉との位置関係を把握するためにHRCTの追加が望ましい．
- 造影は不要．

▌画像診断のポイント ▌

- 単純X線写真では，線状影，網状影，粒状影，斑状影，エアーブロンコグラムを伴うコンソリデーションなど．
- CTでは，気管支壁肥厚，小葉間隔壁肥厚，小葉中心性粒状影，分岐状影，小葉内の小斑状影など．進行すると，小葉単位の斑状影，区域性コンソリデーションなど．
- 胸水やリンパ節腫大が見られることがある．

胸部-3 感染症　肺結核　pulmonary tuberculosis

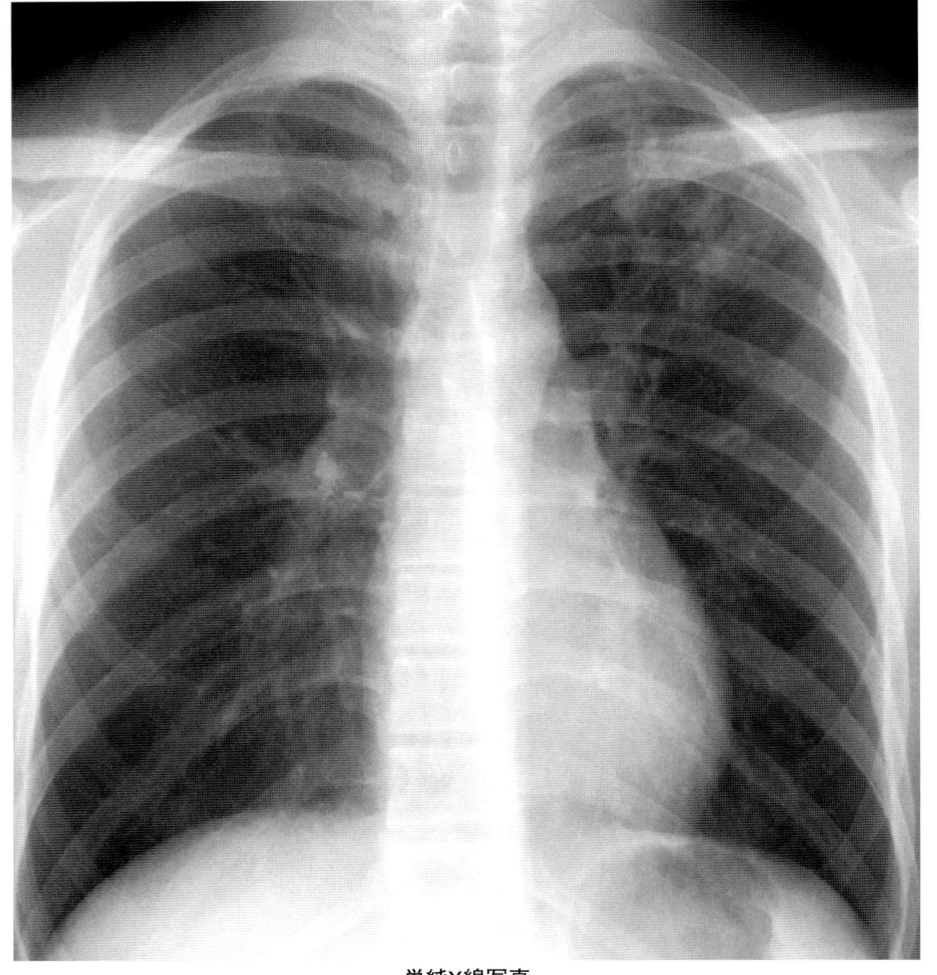

単純X線写真

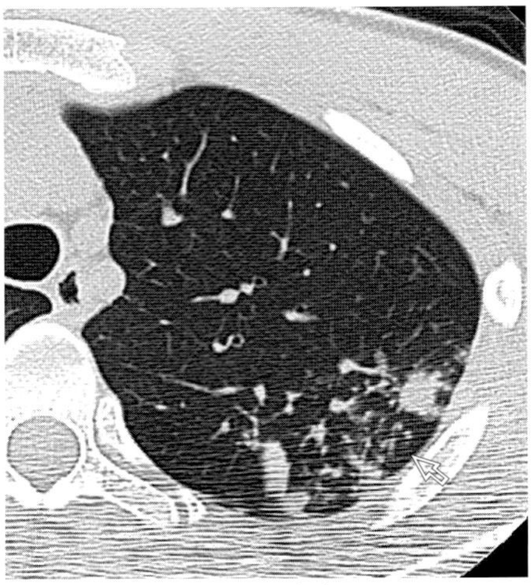

HRCT（a）

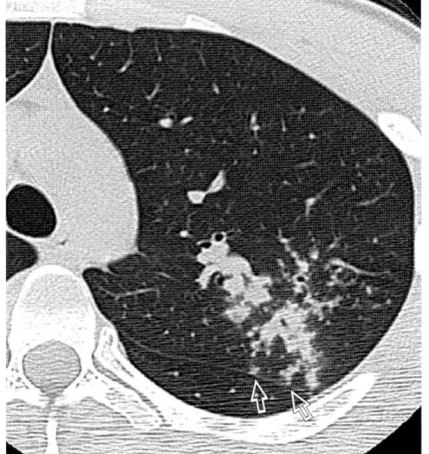

HRCT（b）

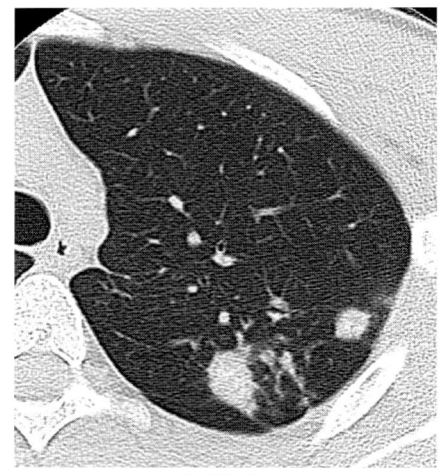

HRCT（c）

症例1　19歳，男性．肺結核検診発見例．

　単純X線写真では，左上肺野に粒状影や癒合影が認められる．陰影は気管支周囲に認められる．HRCT（a, b）では，左上葉S1＋2に小葉中心粒状影（⇨），小結節，気管支壁肥厚が認められる．気道散布を反映した所見である．

　治療10か月後のHRCT（c）では，陰影は消退・癒合し，結核腫が形成されている．

∥ 臨床的事項 ∥

- 初感染時に発症する初期結核（一次結核）と，初感染時に潜伏した結核菌の再燃や再感染による二次結核があるが，わが国の成人では二次結核がほとんどである．
- 易疲労感，微熱，体重減少，咳嗽，喀血，血痰など．検診などで偶然発見されることもまれでない．
- 喀痰や胃液からのPCR法は迅速かつ診断率の高い検査方法である．
- 近年，肺結核罹患率は上昇している．

結核菌（mycobacterium tuberculosis）による感染症．

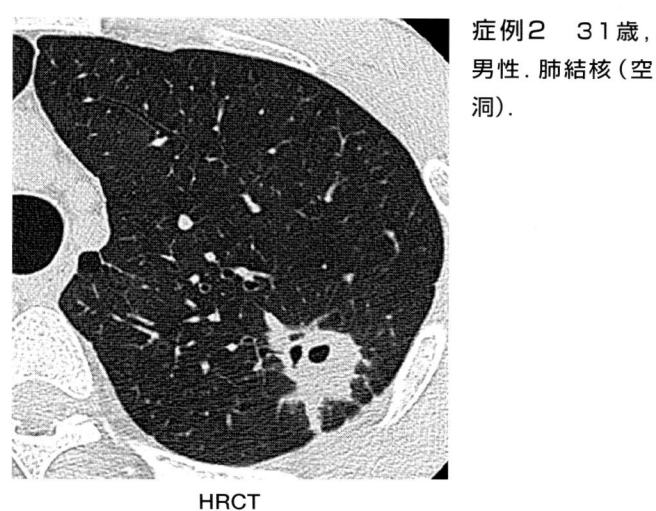

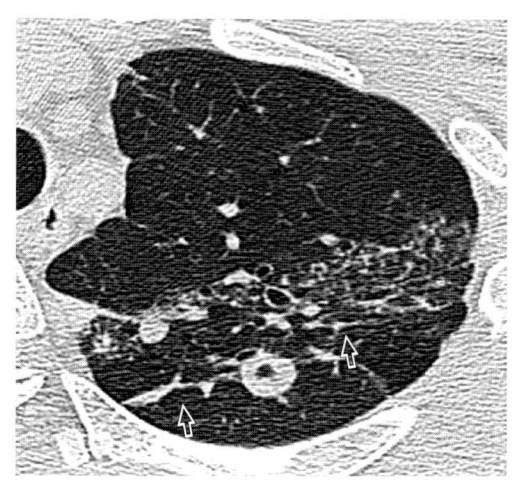

症例2　31歳，男性．肺結核（空洞）．

症例3　36歳，男性．肺結核（空洞，小葉中心粒状影）．
空洞と小葉中心粒状影が見られる．周囲には線状影も認められ（⇨），線維化を反映している．

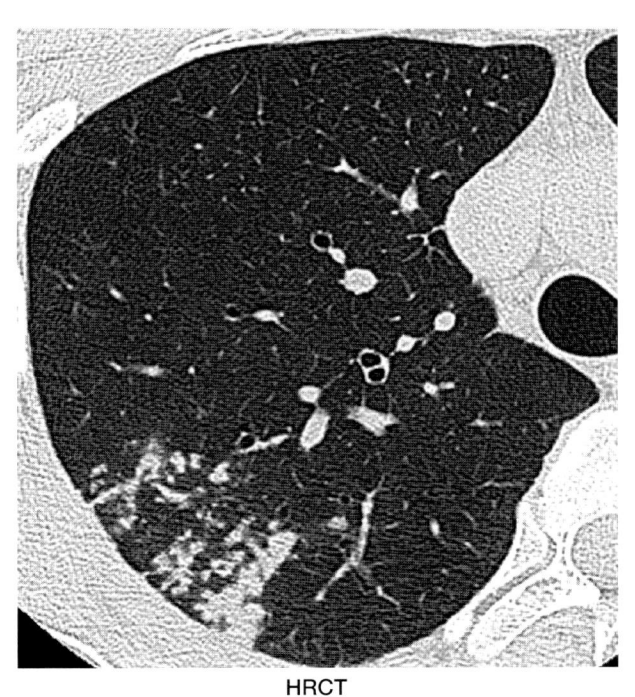

症例4　26歳，男性．肺結核（木の芽様徴候：tree-in-bud appearance）．
右上葉S2に気管支壁肥厚が見られ，その周囲に小粒状影が多数見られる（tree-in-bud appearance）．結核菌の経気道感染を反映する所見である．

■ 画像検査のポイント ■

単純X線写真
・肺結核の発見，治療効果判定などに欠かせない検査．

CT
・肺結核とほかの感染疾患や肺腫瘍などとの鑑別が可能．病変の詳細評価にHRCTが有用である．

■ 画像診断のポイント ■

単純X線写真
・初期結核：リンパ節腫大，胸水，斑状影・癒合影，好発部位はない．空洞はまれ．
・二次結核：斑状影，結節影，癒合影，空洞．S1，S2，S1＋2，S6が好発部位．リンパ節腫大はまれ．

CT
・小葉中心性粒状影，木の芽様陰影（tree-in-bud appearance），5mm程度の結節，結節癒合影，結核腫，空洞，気管支壁肥厚など．内部不均一濃度の腫大リンパ節．

胸部-4 びまん性肺疾患
肺気腫 pulmonary emphysema

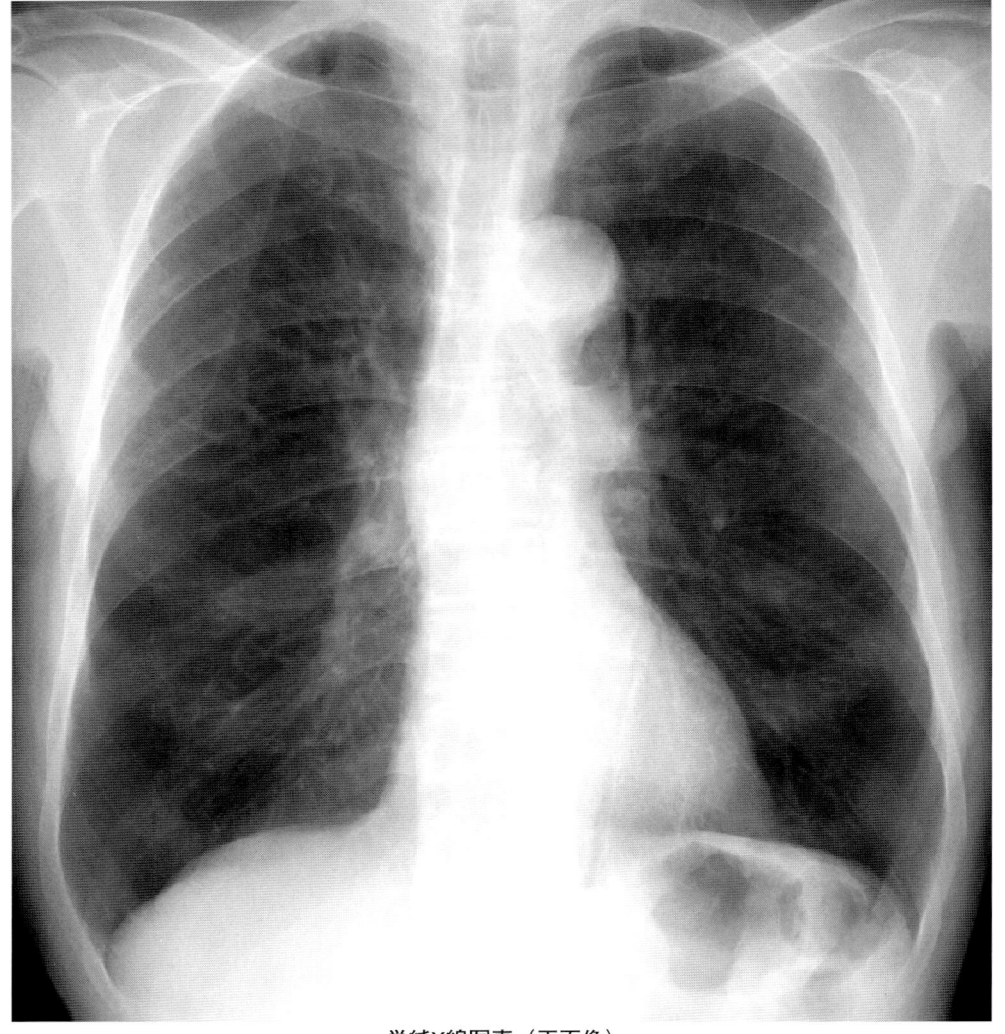

症例1 70歳，男性．汎小葉性肺気腫．

単純X線写真では，肺過膨張，横隔膜低位，肺野透過性亢進，肺末梢血管の細小化などが見られる．

CTでは二次小葉全体に拡がる低吸収域がびまん性に認められる．

単純X線写真（正面像）

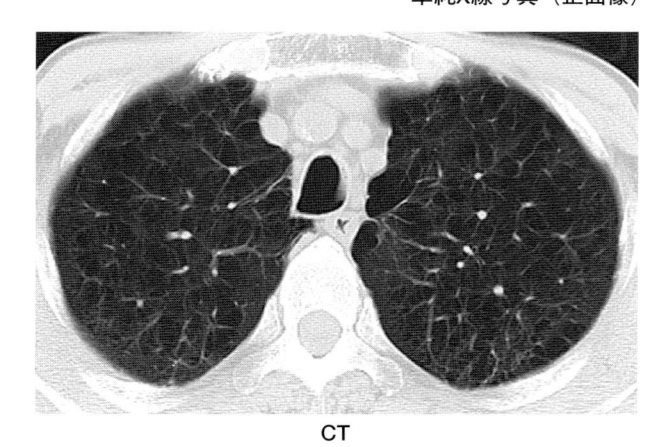

CT

■ 臨床的事項 ■

- 終末細気管支より末梢の気腔における非可逆的拡張であり，肺胞壁の破壊を伴い，線維化のないもの．
- 小葉中心性，汎小葉性，傍隔壁性に分類される．
- 小葉中心性：喫煙者に多い．塵肺に合併．上肺野に優位．
- 汎小葉性：喫煙やα-1-antitrypsin欠損症に合併．下肺野に優位．
- 主な症状は咳嗽，喀痰，呼吸困難．
- 肺癌を合併することがあるので，経過観察が必要．

終末細気管支より末梢領域の肺胞断裂による気胞の非可逆的拡張.

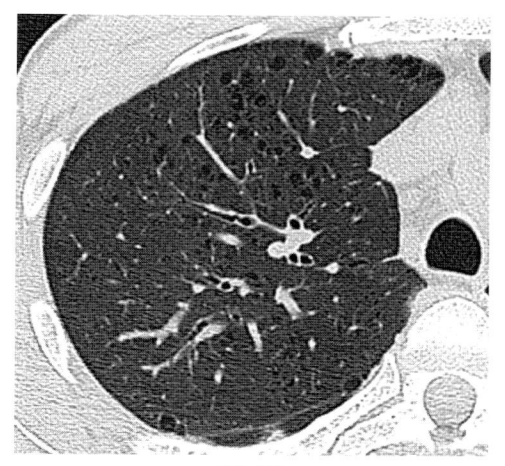

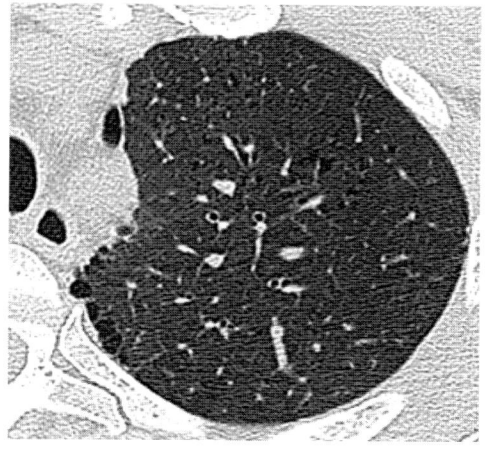

HRCT　　　　　　　　　HRCT

症例2 65歳, 男性. 小葉中心性肺気腫.
二次小葉内に数mm大から1cm程度の低吸収域が多発している. 低吸収域内に点状の高吸収があり小葉内血管である.

CT

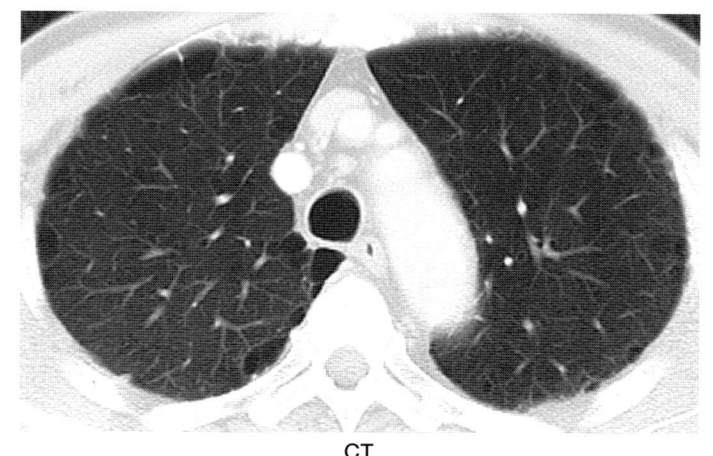

症例3 62歳, 男性. 傍隔壁性肺気腫.
胸膜下に囊胞構造（気腫）が見られる.

▍画像検査のポイント ▍

単純X線写真
・単純X線写真で診断できるのは進行例.

CT
・小さな気腫でも検出可能. 肺癌合併時の早期診断にも役立つ.
・造影は不要.

▍画像診断のポイント ▍

単純X線写真
・肺の過膨脹, 横隔膜の低位化, 平坦化, 肺野の透過性亢進, 肺血管陰影の先細り.

単純CT
・小葉中心性肺気腫：二次小葉内の数mmから1cmほどの円形小低吸収域, 上肺野優位分布. 進行すると汎小葉性に類似.
・汎小葉性肺気腫：二次小葉全体の低吸収域. 下肺野優位分布.
・傍隔壁性肺気腫：胸膜下の囊胞構造.

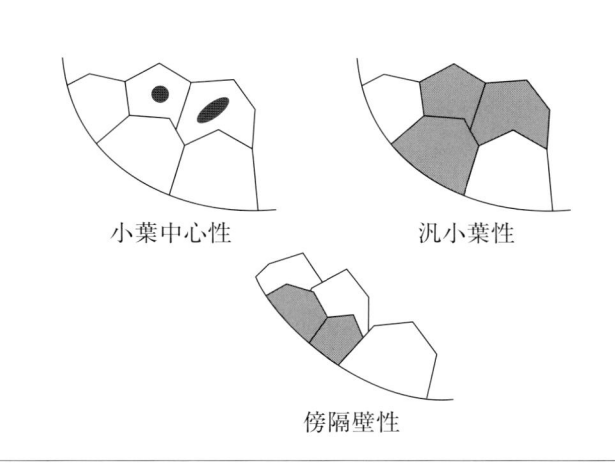

小葉中心性　　汎小葉性

傍隔壁性

胸部-5 びまん性肺疾患
サルコイドーシス sarcoidosis

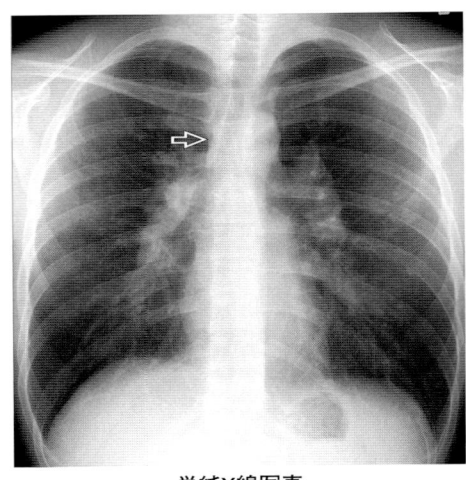

単純X線写真 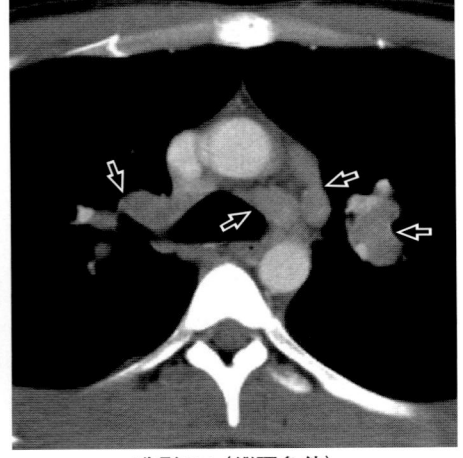　　　　造影CT（縦隔条件）

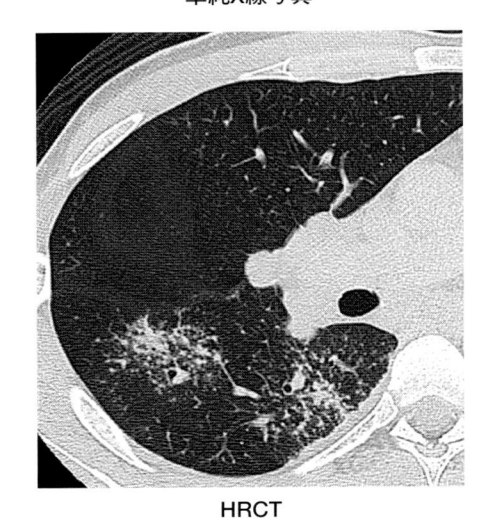

HRCT 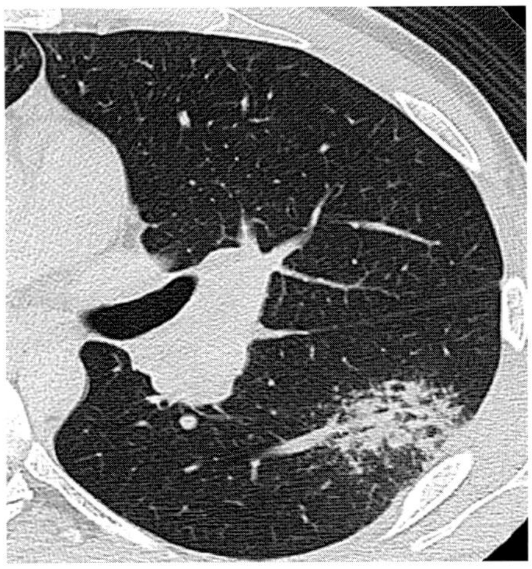　　　　HRCT 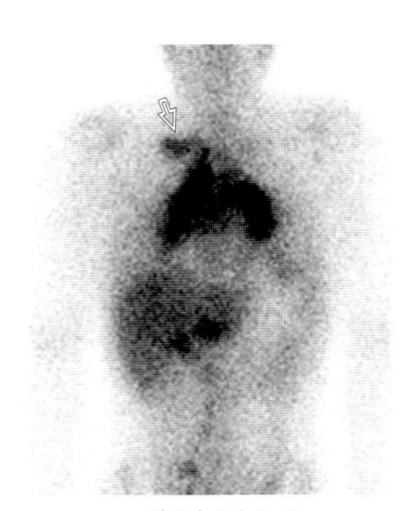　　　　ガリウムシンチ

症例1　27歳，男性．ぶどう膜炎にて精査．

単純X線写真では，両側肺門部腫大（BHL），右傍気管部の腫大（⇨），両側中肺野の粒状影が見られる．

造影CT（縦隔条件）では，内部均一濃度の多数の縦隔リンパ節腫大と肺門部リンパ節腫大（⇨）が見られる．リンパ節の癒合は乏しい．

HRCTでは，小葉間隔壁や気管支血管束周囲の不整な肥厚と小粒状影が見られる．小粒状影の集簇によるコンソリデーションが見られ，収縮している．

ガリウムシンチでは，両側肺門，縦隔のほかに右鎖骨上にも異常集積を認め（⇨），腫大リンパ節への集積であった．

■ 臨床的事項 ■

- 全身に生じうるが，眼，肺，皮膚が好発部位．心，腎，神経に病変があると予後不良．
- 20歳代と40〜50歳代に好発．
- 縦隔肺門のリンパ節腫大の頻度は，両側肺門リンパ節（90%），右傍気管（70%），大動脈肺動脈窓（50%），気管分岐下（20%）．
- 肺野では間質に肉芽腫を形成する．
- 検診発見が多く，ぶどう膜炎を契機に診断されることもまれでない．
- 血清ACE高値，リゾチーム高値，気管支肺胞洗浄液中の細胞数増加，リンパ球増加，CD4/8比増加．ツ反陰性．

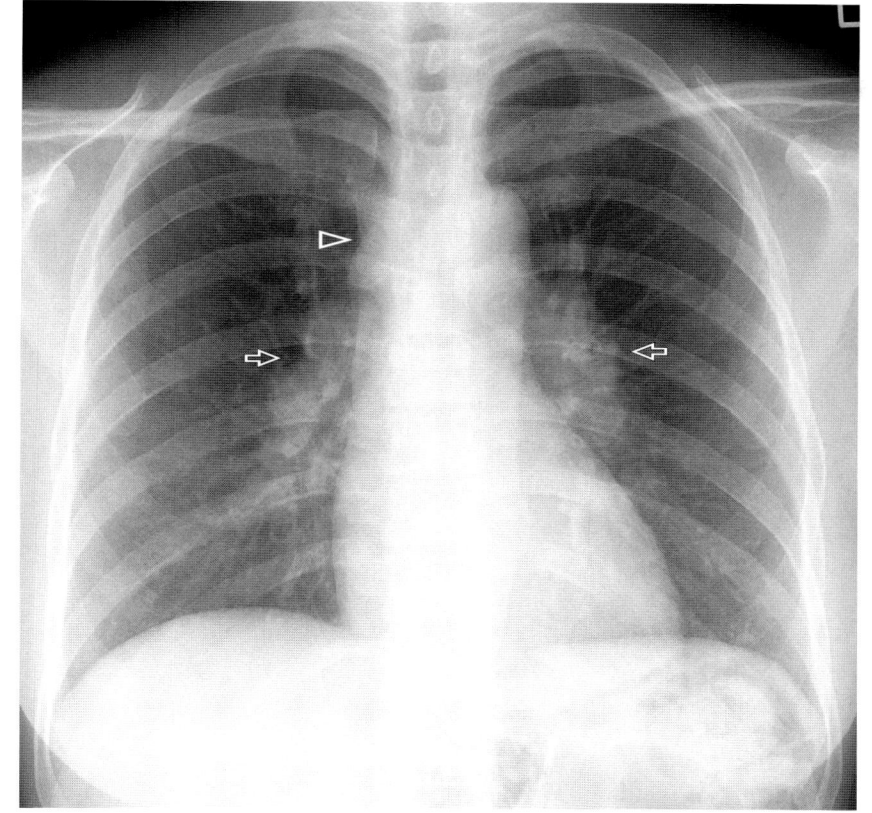

原因不明の全身性非乾酪類上皮細胞肉芽腫性疾患.

単純X線写真

造影CT

造影CT

症例2 47歳,女性.検診発見例.
　単純X線写真では,両側肺門部腫大(BHL, ⇨),右傍気管部の腫大(▷)を認める.肺野異常影は見られない.造影CTでは,多数の縦隔リンパ節,両側肺門リンパ節が腫大している(＊).リンパ節の内部は均一である.

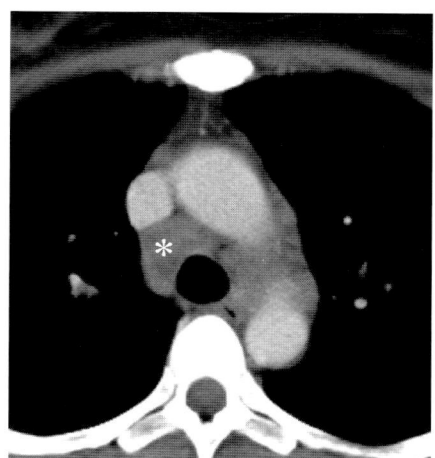

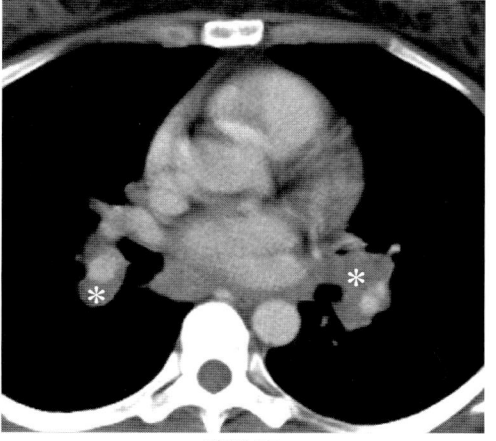

▌▌ 画像検査のポイント ▌▌

単純X線写真
・検診の単純X線写真でしばしば見つかる.ぶどう膜炎が見られた場合にも第一選択の検査である.リンパ節腫大の診断,肺病変の有無や経過観察に簡便で有用である.

CT
・腫大リンパ節の詳細な評価,肺病変分布の把握に役立つ.他疾患との鑑別に行うべき検査.リンパ節と血管を区別するために,造影CTが望ましい.肺病変の詳細な評価にはHRCTを追加する.

ガリウムシンチ
・サルコイドーシスの病変に強く集積し,全身検索を一度の検査で行える.

▌▌ 画像診断のポイント ▌▌

単純X線写真
・両側肺門リンパ節腫大(bilateral hilar lymphadenopathy: BHL),右傍気管部リンパ節腫大による右傍気管線の消失と上縦隔影の拡大.肺野の粒状影,網状影,コンソリデーションなど.上肺野優位の分布.

CT
・内部濃度均一で癒合傾向に乏しい境界明瞭な腫大リンパ節.胸膜下,小葉間隔壁,気管支血管束に沿う多発小粒状影.小粒状影が集簇すると癒合影やコンソリデーションとなり,収縮傾向を示す.

胸部-6 びまん性肺疾患

癌性リンパ管症　lymphangitic carcinomatosis

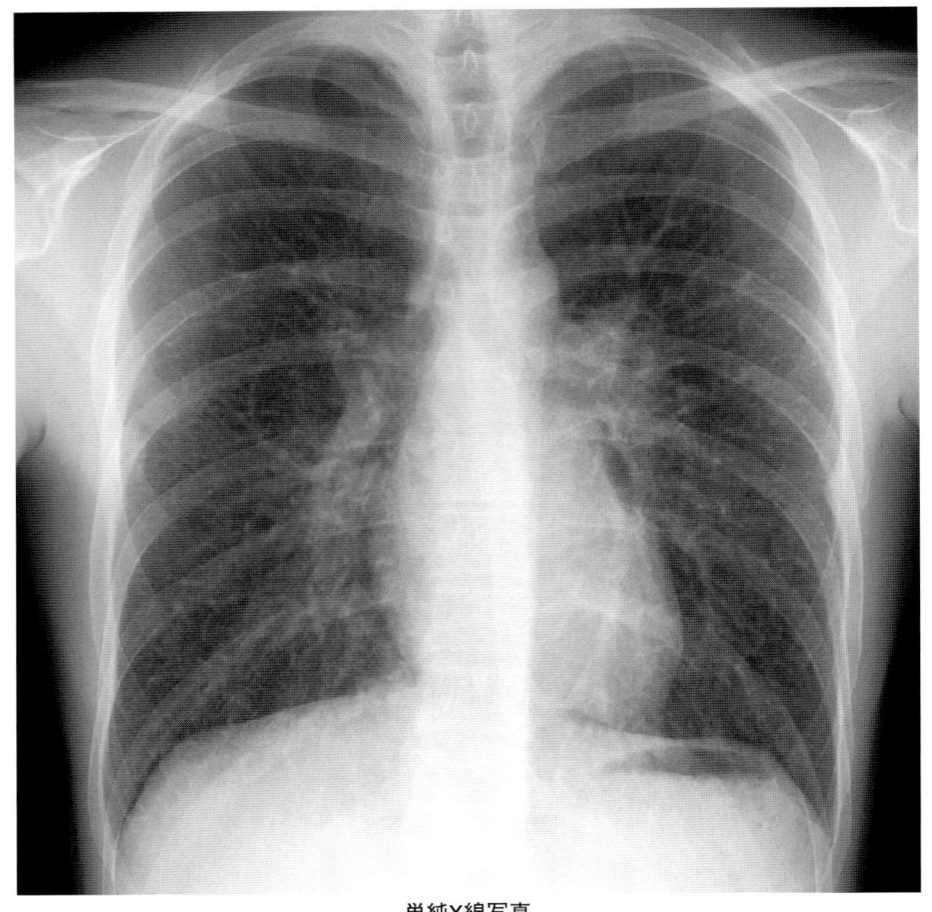

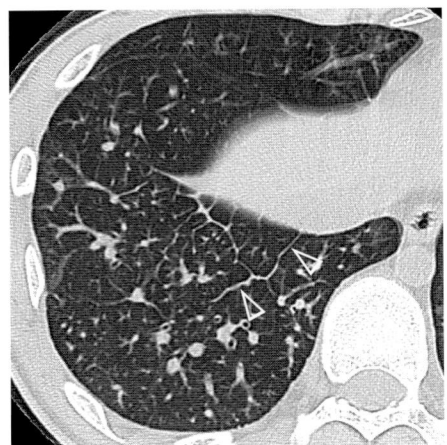

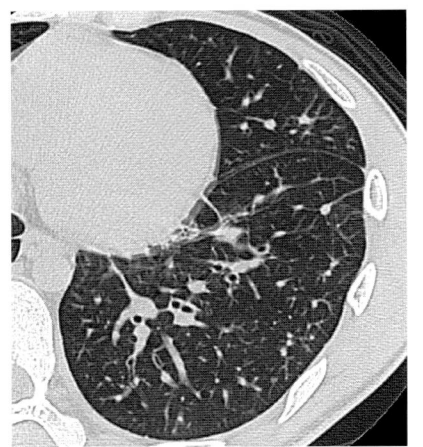

単純X線写真

HRCT

HRCT

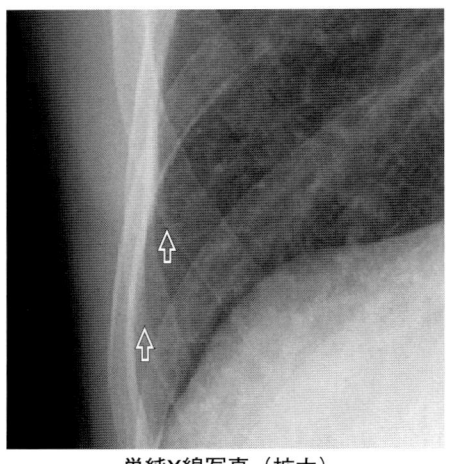

単純X線写真（拡大）

症例1　22歳，男性．胃癌．

単純X線写真では，両側肺野に微細粒状影がびまん性に拡がっている．カーリーB線が見られる（⇨）．

HRCTでは，小葉間隔壁の肥厚が目立つ（▷）．小葉中心性小結節も見られる．

▋▋ 臨床的事項 ▋▋

- 胃癌，乳癌，肺癌，膵癌，大腸癌に多い．
- 経路は肺野の血行性転移腫瘍からのリンパ管浸潤が主で，リンパ節転移からのリンパ組織への直接浸潤もまれに見られる．
- 症状は呼吸困難，乾性咳嗽など．
- 予後不良であるが，化学療法の進歩で慢性経過例も増えている．

肺リンパ管への腫瘍浸潤.

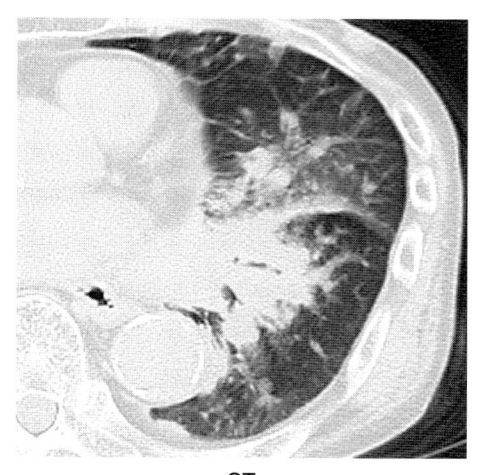

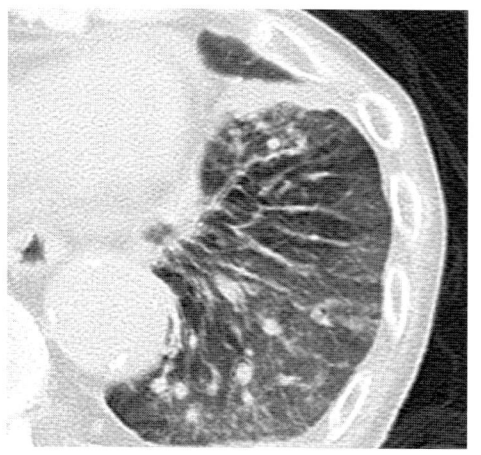

症例2　88歳，男性．肺癌．
　左下葉に原発巣がある．気管支血管束の不整な肥厚，小葉間隔壁の肥厚，胸膜下結節を認める．

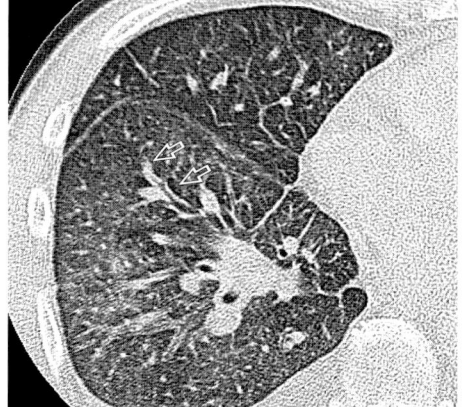

症例3　56歳，男性．胃癌．
　小葉間隔壁肥厚，高度の気管支血管束の肥厚（⇨），小葉内粒状影などが見られる．

■ 画像検査のポイント ■

単純X線写真
・呼吸器症状を有する患者では最初に行うべき画像検査である．

CT
・癌性リンパ管症の診断と鑑別診断に必要な検査．肺病変とリンパ節の詳細評価に有用で，肺病変の詳細評価にHRCTを追加すべき．

■ 画像診断のポイント ■

単純X線写真
・網状影，線状影，気管支血管束肥厚などがびまん性に見られる．小葉間隔壁肥厚によるカーリーB線，胸水，リンパ節腫大による縦隔影拡大．

CT
・リンパ管が存在する小葉間隔壁，気管支血管束などの肥厚．小葉中心粒状影．

鑑別診断
・間質性肺水腫，サルコイドーシス，塵肺症，急性好酸球性肺炎．

胸部-7 びまん性肺疾患　珪肺症 silicosis

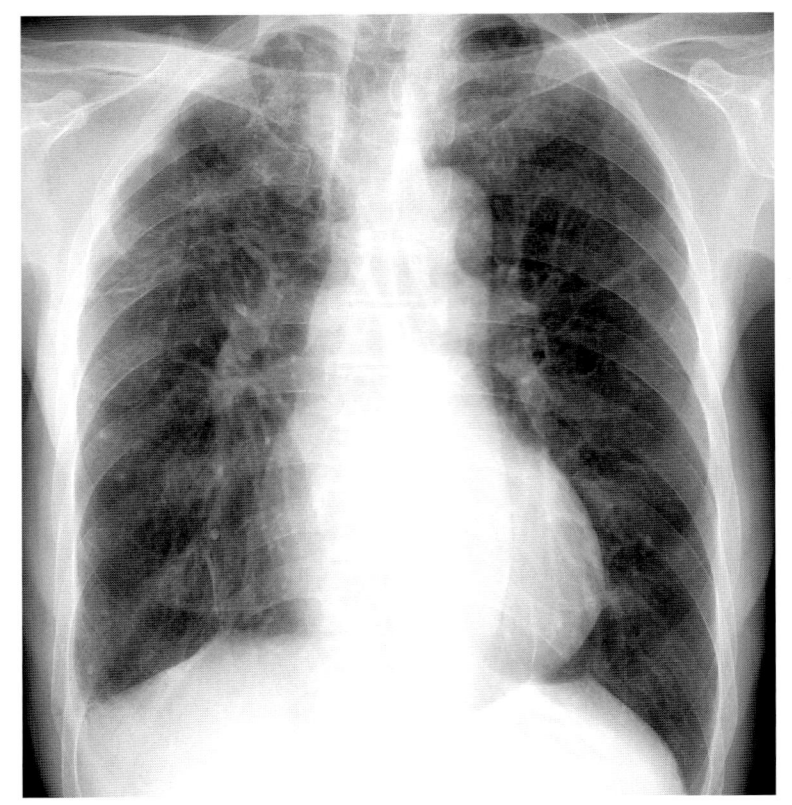

単純X線写真

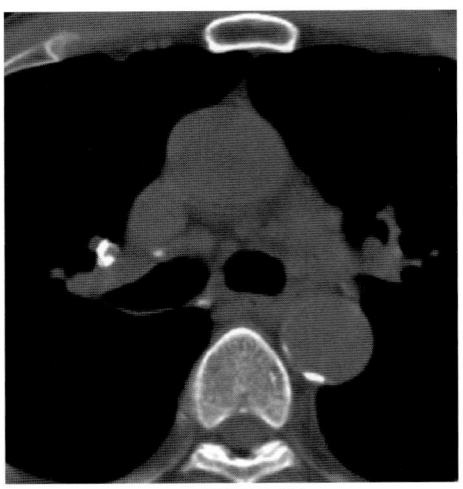

CT（縦隔条件）

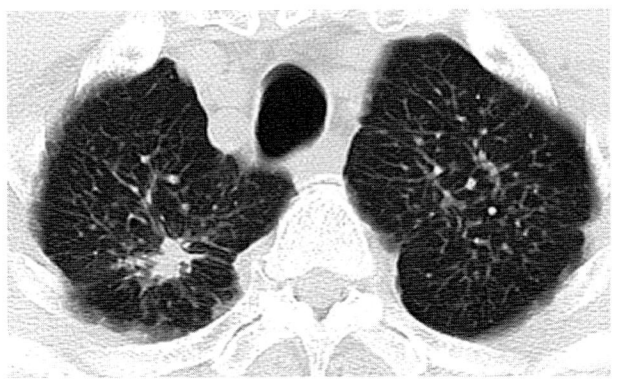

CT（肺野条件）

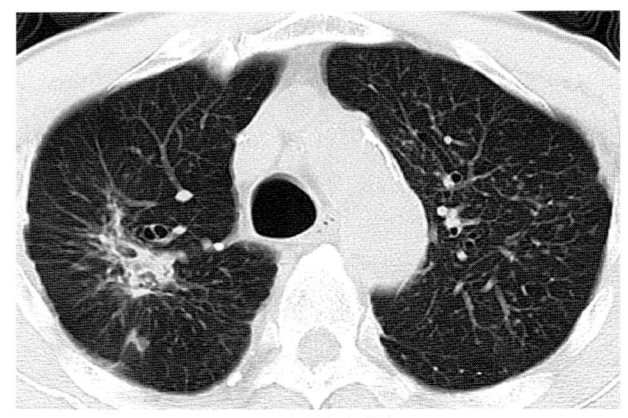

CT（肺野条件）

症例1　66歳，男性．長年の咳嗽．40年以上掘削作業に従事していた．

単純X線写真では，両側上中肺野に微小粒状影が多発している．右上肺野には不整型の結節影が見られる．右肺門部が挙上しており，上葉容積の減少が示唆される．

CT（縦隔条件）では，縦隔，肺門リンパ節の軽度腫大が認められる．右肺門リンパ節には卵殻状石灰化が見られる．

CT（肺野条件）では，両側肺野の小葉中心に境界明瞭な微小粒状影が多発している．粒状影は肺内層から中間層にかけて主に分布している．線状影も見られ線維化を反映している．右上葉には不整型の塊状影が見られる．

■ 臨床的事項 ■

- ・塵肺症（粉塵吸入により肺に生じる線維増殖性変化を主体とする病態）のうち最も多い．
- ・遊離珪酸の長期持続吸入による．
- ・金属鉱山掘削，トンネル掘削，石材加工，研磨，化学原材料の取扱い者など．
- ・肺の線維増殖は慢性に経過する．
- ・臨床症状は，呼吸困難，乾性咳嗽など．
- ・珪肺結節は呼吸細気管支周囲や胸膜直下に形成される．
- ・珪肺結節が癒合すると，大陰影（progressive massive fibrosis: PMF）となる．
- ・肺気腫，気胸，肺結核，肺癌などを合併する．

遊離性珪酸の長期持続吸入により生じる肺の線維性増殖性変化．

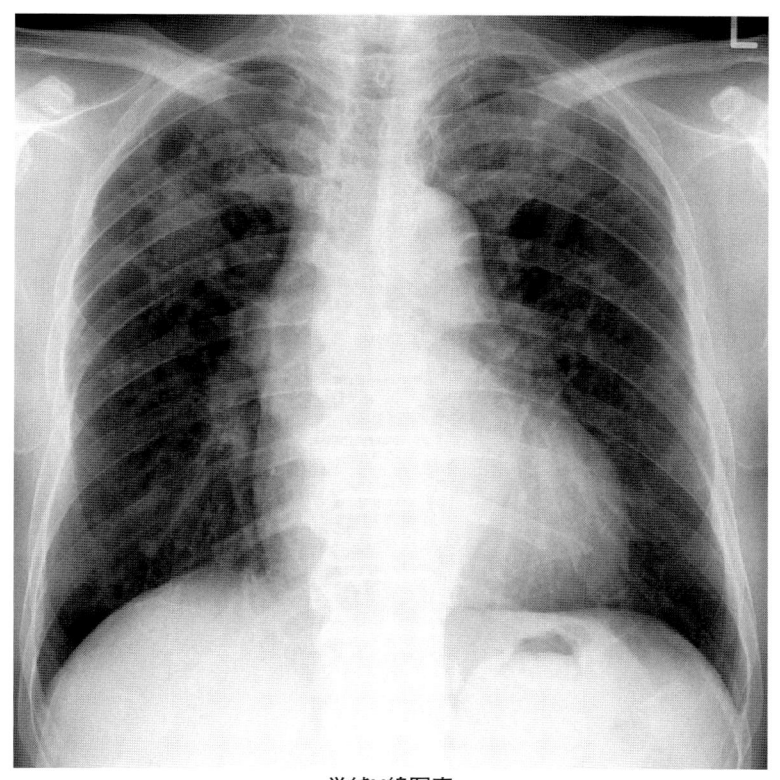

単純X線写真

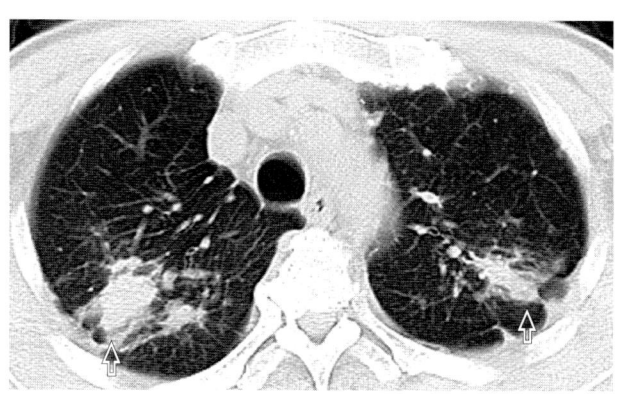

CT（肺野条件）

症例2　78歳，男性．
両側上葉に不整型の塊状影が認められる（⇨）．塊状影の周囲に線状影があり，線維化が示唆される．

■ 画像検査のポイント ■

単純X線写真
・肺病変のスクリーニングと経過観察に有用．わが国では法律上，塵肺認定に必須の検査．

CT
・肺病変の詳細評価やリンパ節石灰化などの診断に有用．微小結節の分布にはHRCTが役立つ．肺癌などの合併症の早期診断にも有用である．

■ 画像診断のポイント ■

・単純X線写真では，上肺野優位のびまん性粒状影，粒状影の癒合した結節影，腫瘤影．線維化による肺容積減少．
・リンパ節の腫張と卵殻状石灰化．
・CTでは，小葉中心結節，胸膜下結節，塊状影（PMF）．結節は上肺内側優位に分布．局所的肺気腫．線状影．

胸部-8 びまん性肺疾患
通常型間質性肺炎　usual interstitial pneumonia: UIP

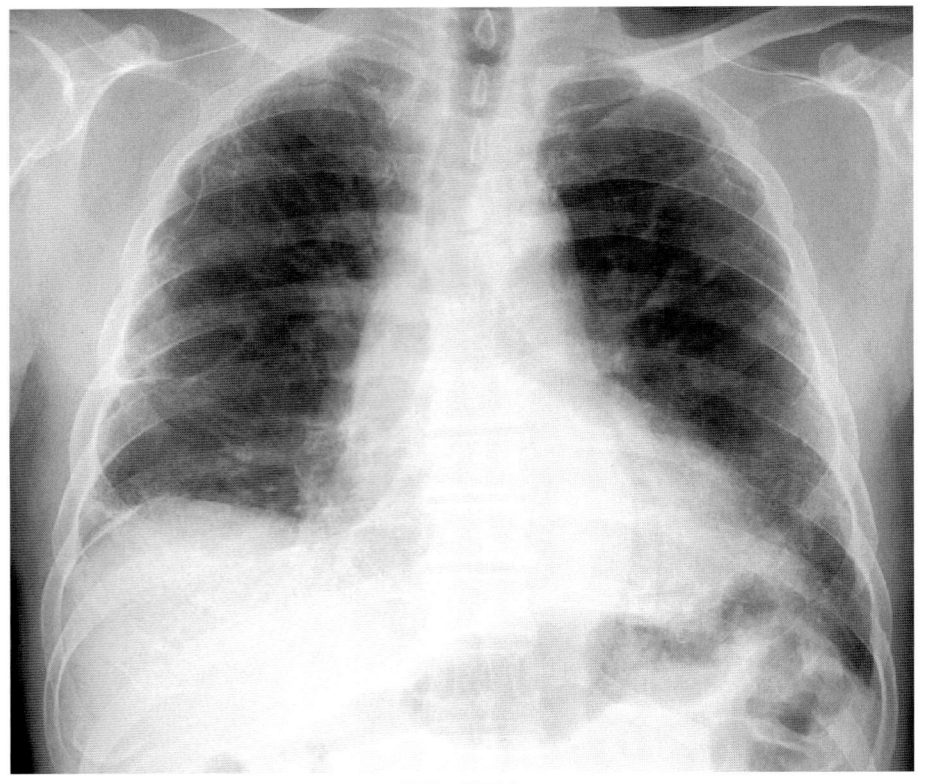

単純X線写真

症例1　66歳．男性．労作時呼吸困難．

　単純X線写真では，両側肺野の末梢で中下肺野優位に網状影や線状影が見られる．両側肺容積は減少している．

　HRCTでは，両側肺の胸膜下に囊胞状影，線状網状影などの間質変化が見られる．中肺野よりも下肺野に多く分布している．牽引性気管支拡張（⇨），蜂窩肺（○）が見られる．蜂窩肺周囲などにすりガラス病変がある．

■ 臨床的事項 ■

- 乾性咳嗽，呼吸困難．ばち状指，聴診による捻髪音（fine crackle）．
- 長期喫煙歴の高齢男性に多い．
- 非可逆性で緩徐に進行．
- 血清マーカー：KL-6，Sp-A，Sp-D
- 下肺野末梢優位の分布．時相の異なる間質変化が混在．
- 線維化による肺の容積減少．
- 腫瘍合併や急性増悪をきたすことがある．
- 急性増悪時にはステロイド治療を行う．

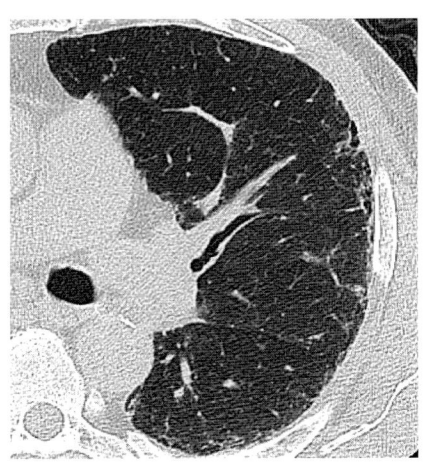

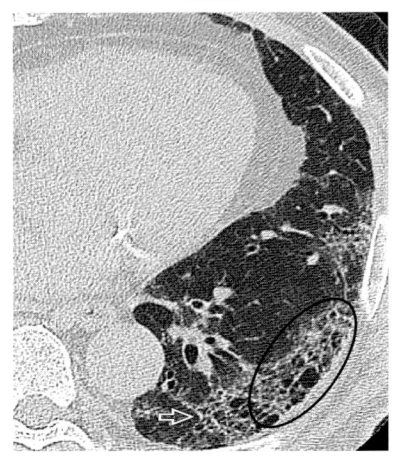

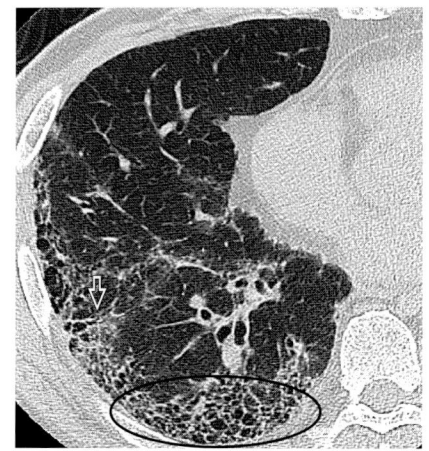

■ 画像検査のポイント ■

単純X線写真

- 網状影，線状影などの間質変化．肺容積減少など．病勢の経過観察や腫瘍合併有無をおおまかに把握するのに有用．

CT

- 肺野の詳細評価に必要な画像検査．HRCTの追加が望ましい．造影は不要．
- 腫瘍合併が疑われたときには必ず行うべき検査．

慢性進行性の原因不明の間質肺炎．空間的，時間的な不均一所見が特徴．

単純X線写真　　　　　　　　　　　　　　　　　単純X線写真（治療後）

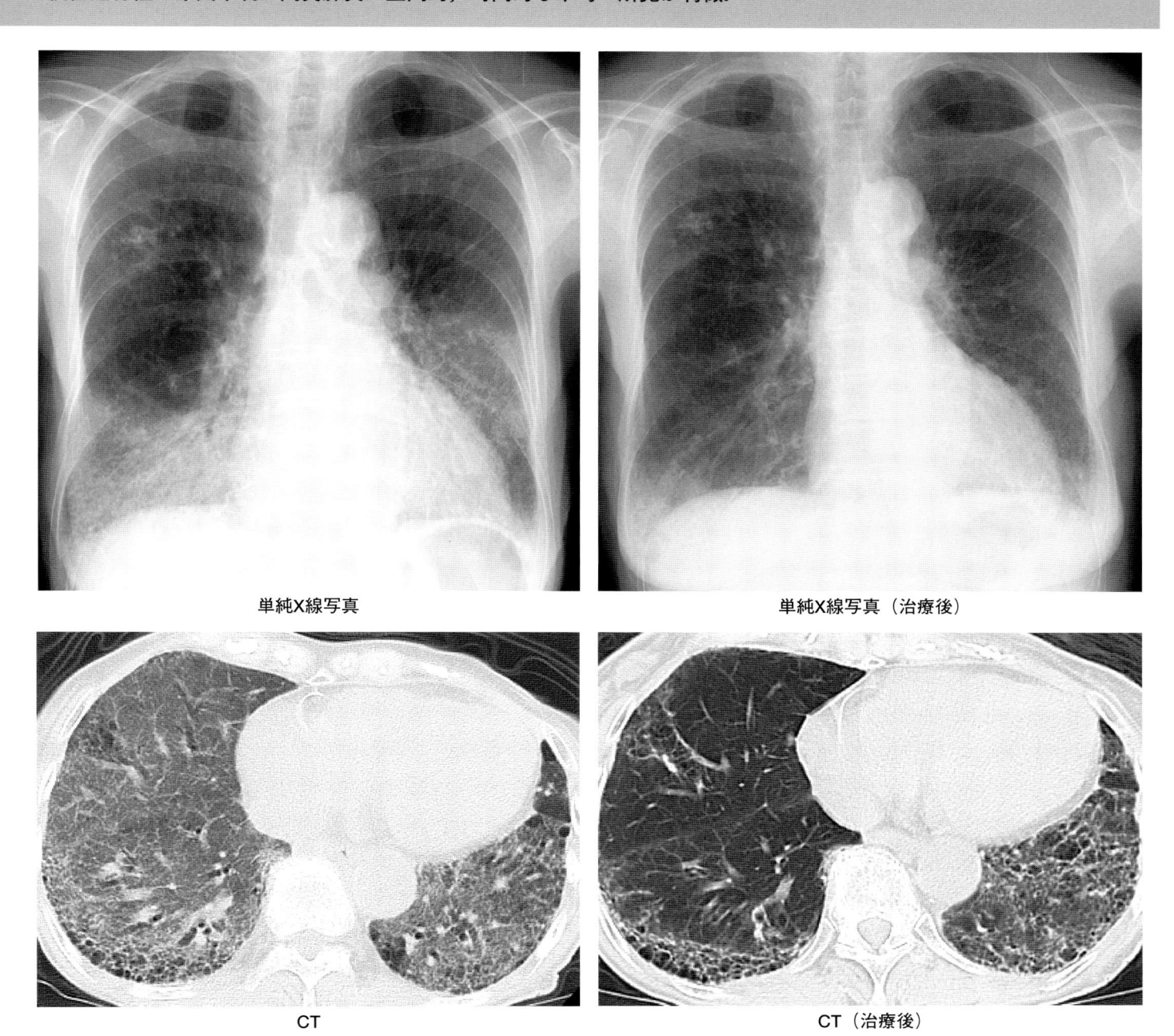

CT　　　　　　　　　　　　　　　　　　　　　CT（治療後）

症例2　76歳，男性．UIP急性増悪．
　発症時の単純X線写真では，左中下肺野，右下肺野に浸潤影が認められる．下肺野のCTでは両側肺に淡いすりガラス濃度がびまん性に拡がっている．胸膜下には蜂窩肺が見られる．
　ステロイド治療後の単純X線写真では，浸潤影の改善が明瞭である．CTでもびまん性すりガラス濃度の軽快が認められるが，蜂窩肺には変化がない．

■ 画像診断のポイント ■

単純X線写真
- 中下肺野外側（末梢）優位の網状影，線状影などの間質変化．肺容積減少．

CT
- 非区域性分布．すりガラス状影，線状影，網状影，輪状影，囊胞状影などの間質変化が混在．線維化が進行すると蜂窩肺（honeycomb lung）となる．肺線維化による牽引性気管支拡張（traction bronchiectasis）．

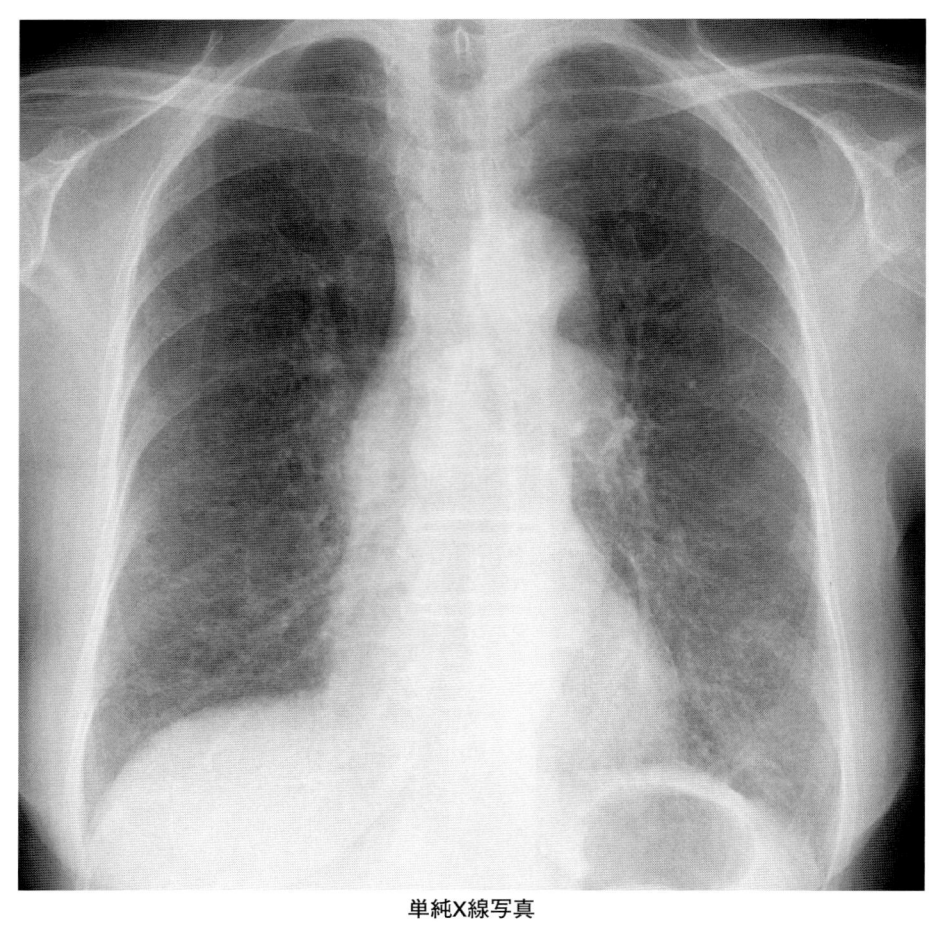

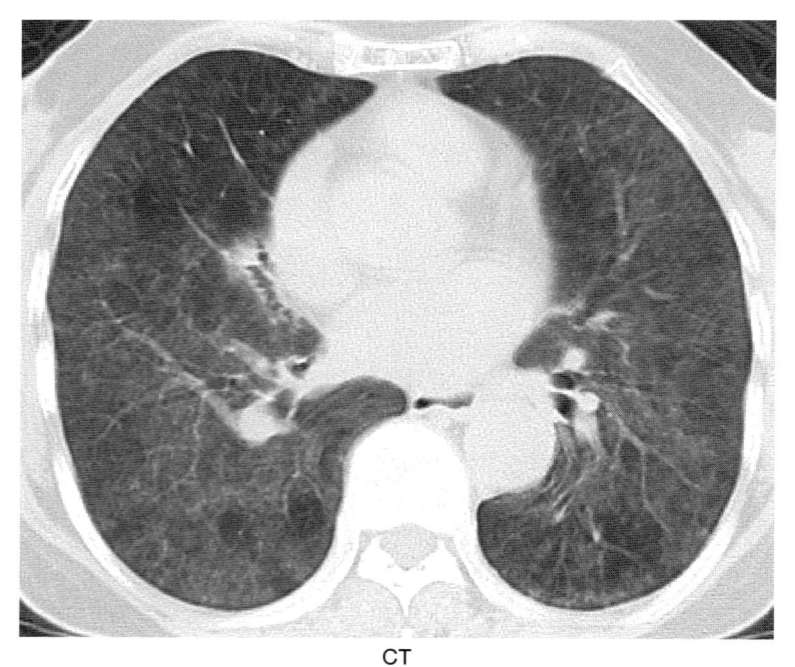

胸部-9 びまん性肺疾患　過敏性肺炎　hypersensitivity pneumonitis

症例1 79歳，女性．夏型過敏性肺炎（亜急性型）呼吸困難にて受診．

単純X線写真では，両側肺野の中下肺野優位に淡い粒状影が多発し，透過性がわずかに低下している．

CTでは，小葉単位に種々の程度のすりガラス病変が拡がっている．小葉中心性の淡い小結節（⇨）が多発している．モザイク状の低吸収域（▷）も認められる．

通常CTよりもHRCTのほうが結節の分布を評価しやすい．

単純X線写真

CT

抗原吸入が原因のびまん性肉芽腫性間質性肺炎．

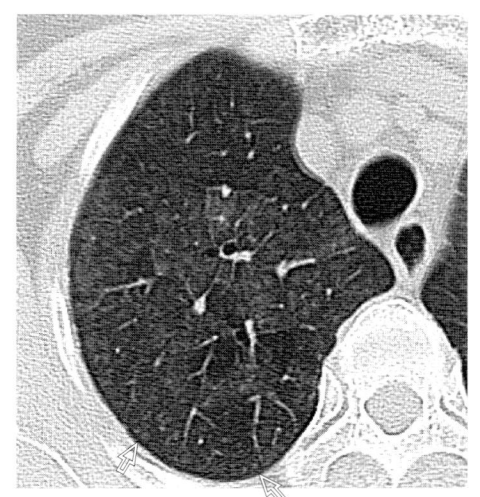

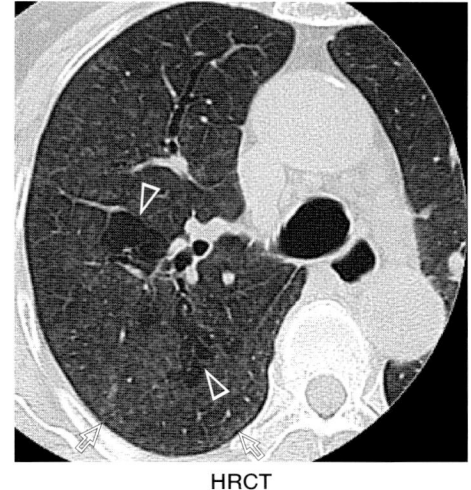

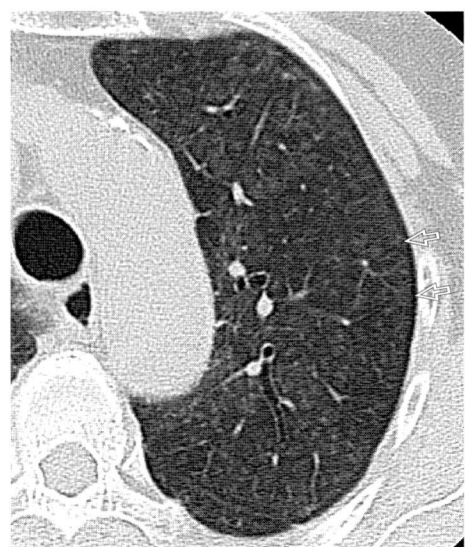

HRCT

HRCT

HRCT

■ 臨床的事項 ■

- 抗原の反復吸入によって惹起されるⅢ型またはⅣ型アレルギー反応．
- わが国では木造母屋の粉塵中にいる真菌trichosporon cutaneumを抗原とする夏型過敏性肺炎が多い．
- 発熱，乾性咳嗽，呼吸困難．
- 急性型は大量の抗原曝露1日以内に発症．慢性型は少ない．
- 亜急性型が最も多く見られ，少量抗原に断続的に曝露されて緩徐に発症する．
- 細気管支周囲の炎症細胞浸潤と細気管支領域の肉芽腫形成．慢性型ではUIPとの鑑別が必要．

■ 画像検査のポイント ■

単純X線写真

- 経過観察に有用．軽症例では所見が軽微で診断が難しい．

CT

- 肺野の詳細評価に必要な画像検査．HRCTの追加が望ましい．

■ 画像診断のポイント ■

単純X線写真

- 中下肺野優位の淡いコンソリデーション，網状影，淡い小結節影など．

CT

- 小葉中心性の淡い小結節，すりガラス病変，細気道狭窄によるモザイク状の低吸収域．慢性期には肺線維症の合併．
- 淡い小結節やすりガラス病変は，細気管支領域の肉芽腫や胞隔炎を反映している．
- モザイク状低吸収域は，気道狭窄のためであり，呼気撮影でより明瞭となる．

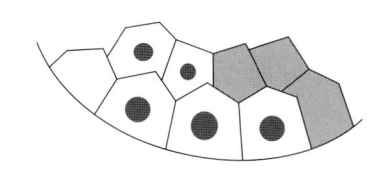

小葉中心の淡い結節とすりガラス病変

胸部-10 腫瘍
肺腺癌 pulmonary adenocarcinoma

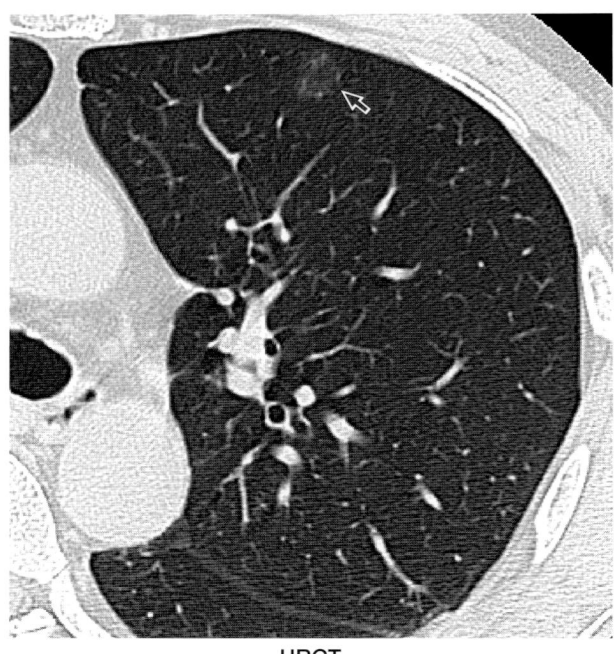

HRCT

症例1 52歳，男性．高分化肺腺癌（野口A型）．
　左上葉S3胸膜下に1cm大の円形すりガラス病変が認められる（⇨）．

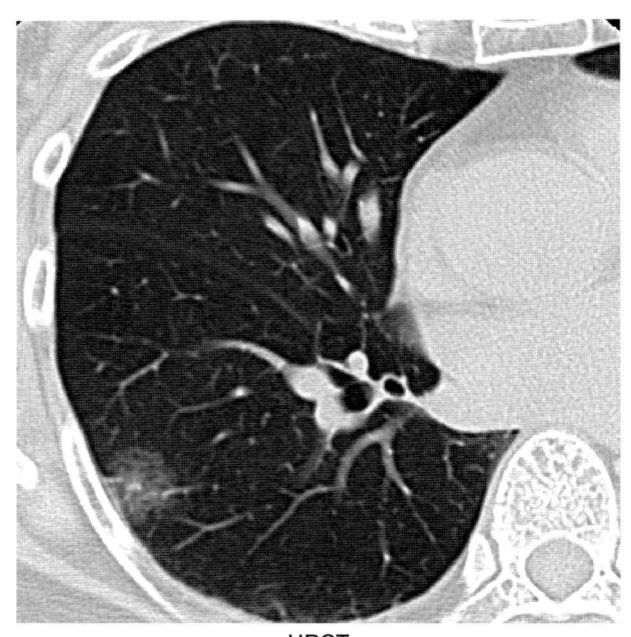

HRCT

症例2 60歳，男性．高分化肺腺癌（野口B型）．
　右下葉胸膜下に約2cmほどの円形すりガラス病変が認められ，内部に点状の高吸収が見られる．

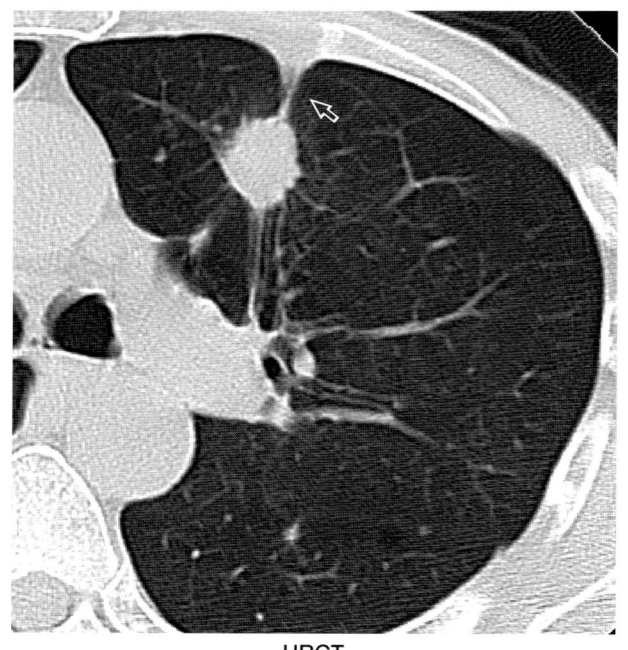

HRCT

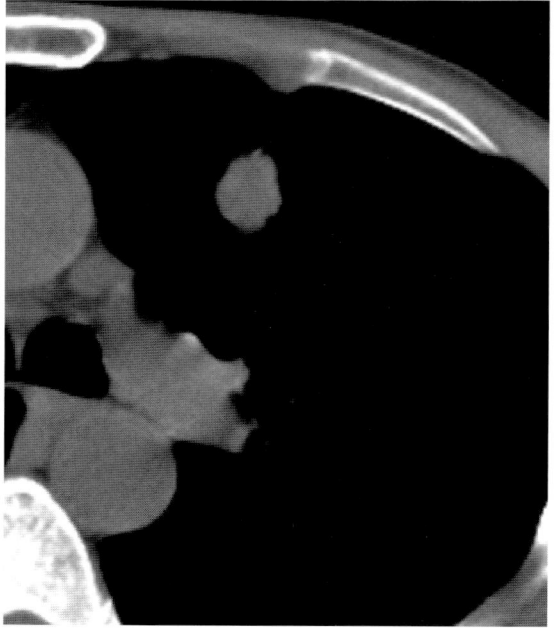

CT

症例3 50歳，男性．中分化肺腺癌．
　境界明瞭な腫瘍．スピキュラと胸膜陥入（⇨）が見られる．腫瘍内部に石灰化はない．

▌▌ 臨床的事項 ▌▌

- 原発性肺腫瘍のうち最多（約50％）であり，増加傾向．
- 性差はなく，非喫煙者にも発生する．
- 肺野末梢に生じることが多く，喀痰細胞診で検出されることは少ない．
- 高分化小型腺癌（野口A型，B型）の予後は良い（5年生存率100％）．

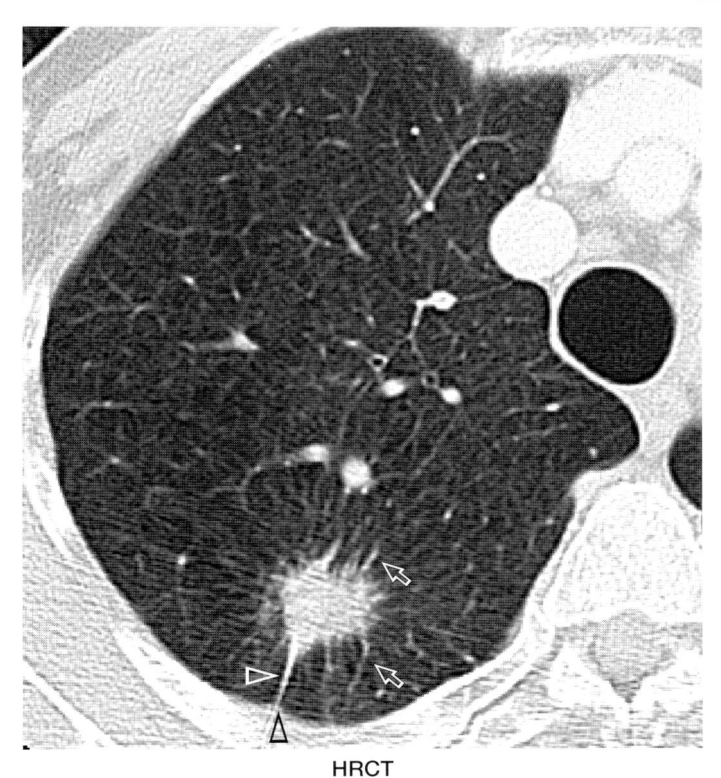

腺管への分化や粘液産生が見られる肺悪性上皮性腫瘍．

症例4 65歳，男性．肺気腫に生じた低分化肺腺癌．
腫瘍周囲のスピキュラ形成（➡）は症例3に比べ高度．胸膜陥入も見られる（▷）．

HRCT

▌▌ 画像検査のポイント ▌▌

単純X線写真
・肺癌の診断，経過観察，治療効果判定，合併症診断などの第一選択検査．詳細評価には劣る．

CT
・肺癌の診断と他疾患との鑑別，肺癌の病期診断，治療効果判定，合併症診断などの詳細評価に用いる．小型肺癌ではHRCTの追加撮影が有用．リンパ節転移の評価には造影CTが役立つ．

MRI
・肺癌の診断よりも胸壁浸潤などの病期判定に用いることが多い．造影ダイナミック検査は結核腫との鑑別に有用なことがある．

▌▌ 画像診断のポイント ▌▌

単純X線写真
・肺結節（肺腫瘤）の検出，リンパ節腫大の有無，胸水の有無，骨転移の有無など．

CT
・腫瘍の質的診断のほかに，腫瘍の大きさや胸壁縦隔浸潤の有無（T期診断），リンパ節転移の有無と程度（N期診断），骨転移や肝や副腎など撮影範囲内の遠隔臓器転移の有無（M期診断）をチェックする．
・高分化腺癌：限局性すりガラス状陰影．
・中分化・低分化腺癌：境界明瞭で辺縁にスピキュラを有する腫瘍．周辺肺血管の巻き込み像や胸膜陥入像．

胸部-11 腫瘍 肺扁平上皮癌 pulmonary squamous cell carcinoma

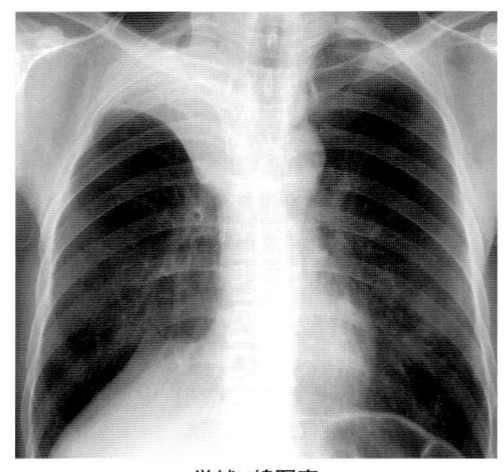

症例1 70歳,男性.末梢無気肺を伴う中枢側発生肺扁平上皮癌.

単純X線写真では,右上葉無気肺を認める.無気肺部の中枢では葉間胸膜面が下に凸で,末梢では上に凸である(Golden Sサイン).

造影CTでは,右肺門部肺癌と縦隔転移リンパ節が一塊となっている.無気肺部と腫瘍部は造影効果が異なり,区別できる.

単純X線写真

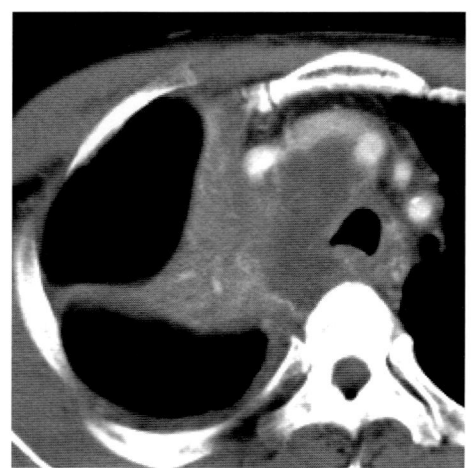

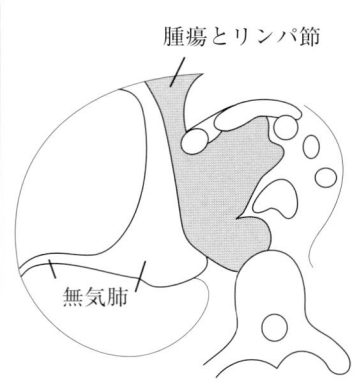

造影CT　　　腫瘍とリンパ節／無気肺　　　造影CT

■ 臨床的事項 ■

- 原発性肺腫瘍の約30%を占める.
- 喫煙との相関が強い.
- 肺野中枢側に生じることが多い.
- Pancoast腫瘍の原因として最多.
- 圧排性増殖を示し,腫瘍内部に空洞や壊死を生じやすい.

■ 画像検査のポイント ■

単純X線写真
- 肺癌の診断,経過観察,治療効果判定,合併症診断などの第一選択検査.

CT
- 肺癌の診断と他疾患との鑑別,肺癌の病期診断,治療効果判定,合併症診断などの詳細評価に用いる.リンパ節転移の評価には造影CTが有用.Pancoast腫瘍では腫瘍進展範囲の評価にMPR像が有用.造影CTが望ましい.

MRI
- 胸壁や縦隔などへの浸潤判定に用いることが多い.造影ダイナミック検査は結核腫との鑑別に有用なことがある.

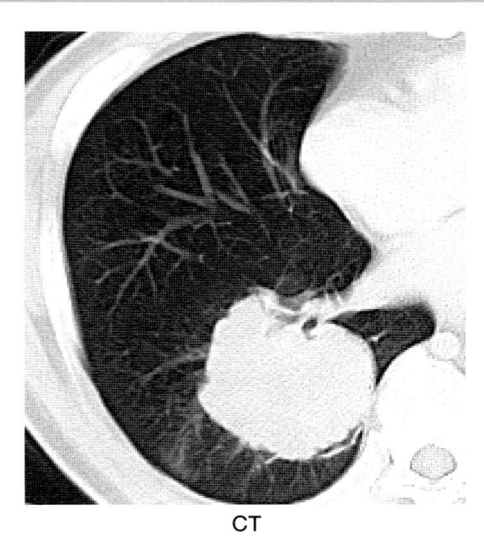

角化真珠と細胞間核を持つ肺悪性上皮性腫瘍.

症例2 59歳, 男性. 肺扁平上皮癌.
　境界明瞭な分葉状の腫瘍が周辺肺を圧排して発育している.

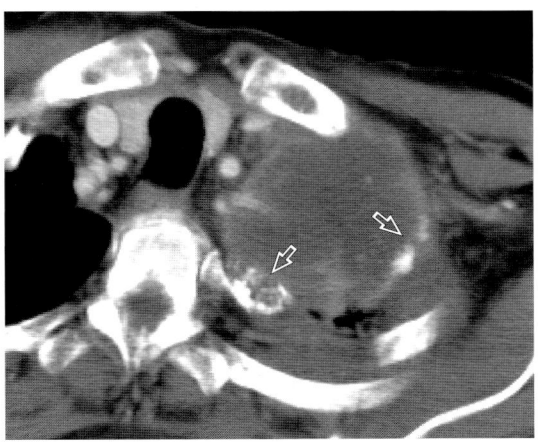

CT

症例3 72歳, 男性. 肺扁平上皮癌 (Pancoast腫瘍).
　造影CT (横断像) では, 左肺尖部の腫瘍は肋骨へ浸潤している (⇨).
　MPR (冠状断像, 矢状断像) では, 腫瘍の肺尖部方向への胸壁進展が明瞭にわかる (▷).

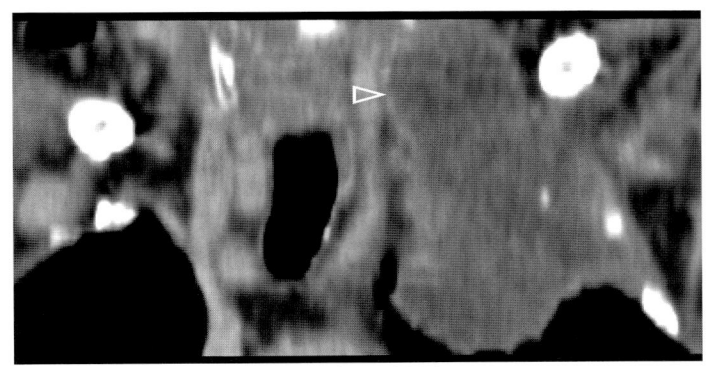

造影CT (横断像)

MPR (冠状断像) 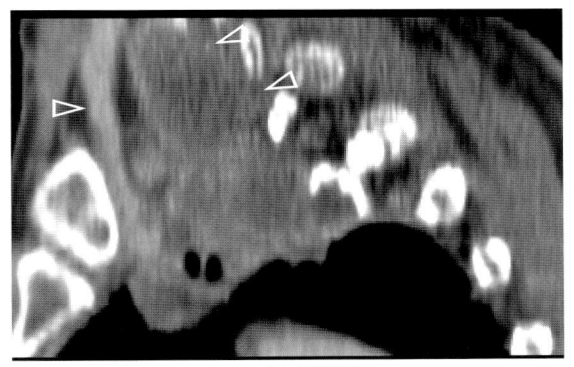　　　　MPR (矢状断像)

▌画像診断のポイント ▌

単純X線写真
・肺結節 (肺腫瘤) の検出, リンパ節腫大の有無, 胸水の有無, 骨転移の有無など. 中枢側発生では無気肺.

CT
・境界明瞭な分葉状充実性腫瘍. 腺癌に比べスピキュラや胸膜陥入像の程度は少ない. 厚く不整な壁の空洞. 肺気腫を伴っていることが多い.

胸部-12 腫瘍
肺小細胞癌 pulmonary small cell carcinoma

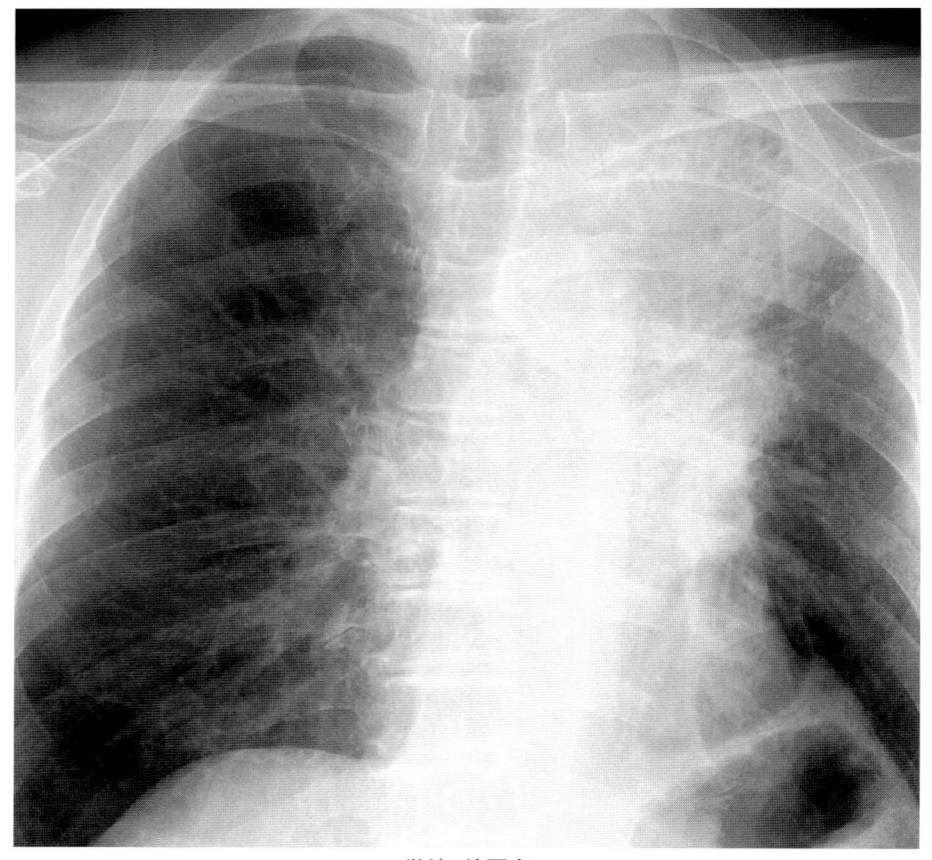

単純X線写真

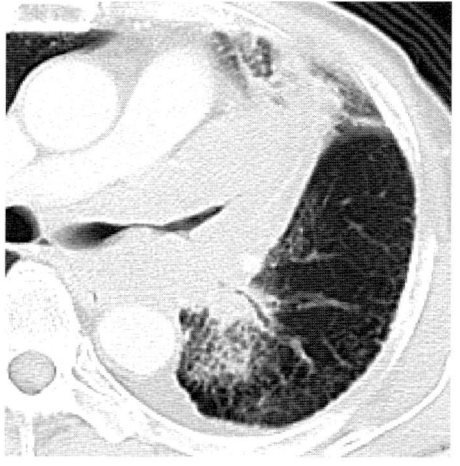

造影CT

症例1　64歳，男性．

単純X線写真では，左肺門から拡がる腫瘍影と左上葉無気肺を認める．左胸水も見られる．

造影CTでは，腫瘍はリンパ節と一塊で，左気管支を取り囲むように見られる．腫瘍内に造影される肺血管が認められる（⇨）．腫瘍周囲にはコンソリデーションが見られ，閉塞性肺炎である．左胸水も認められる．

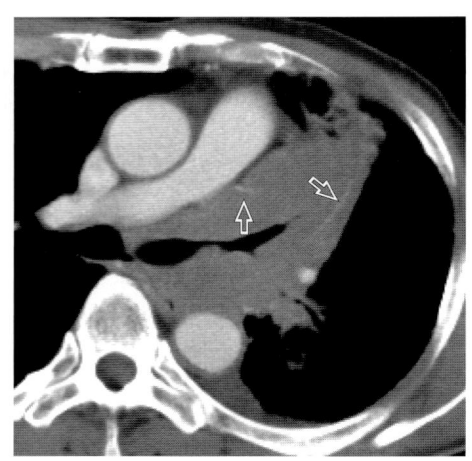

■ 臨床的事項 ■

- 肺野中枢側に生じることが多いが，末梢にも発生する．
- 気道粘膜下を這うように進展するため，症状発現が遅れる．
- 悪性度が高く，早期にリンパ節転移や遠隔転移を生じる．
- 化学療法や放射線療法によく反応するので，ほかの組織型の肺癌と治療方針が異なる．
- NSE，ProGRP高値．

■ 画像検査のポイント ■

単純X線写真
- 肺癌の診断，経過観察，治療効果判定，合併症診断などの第一選択検査．

CT
- 肺癌の診断と他疾患との鑑別，肺癌の病期診断，治療効果判定，合併症診断などの詳細評価に用いる．
- リンパ節転移の評価には造影CTが望ましい．

気道の神経分泌細胞由来の小型細胞からなる悪性上皮性腫瘍.

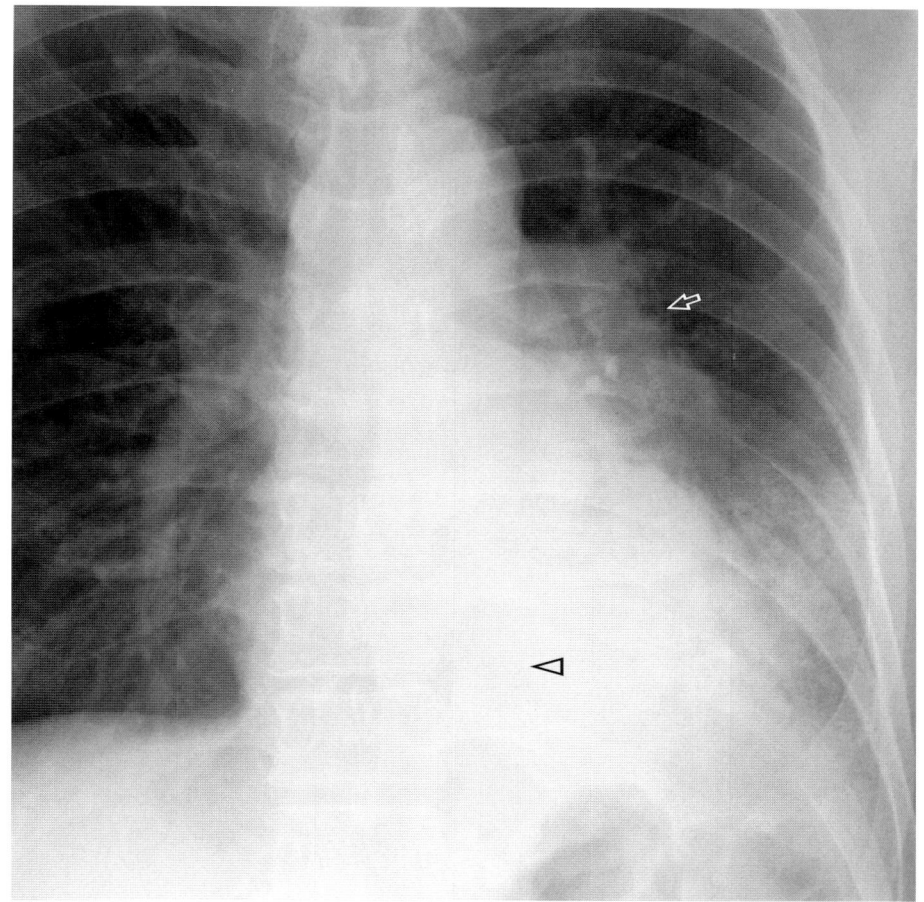

単純X線写真

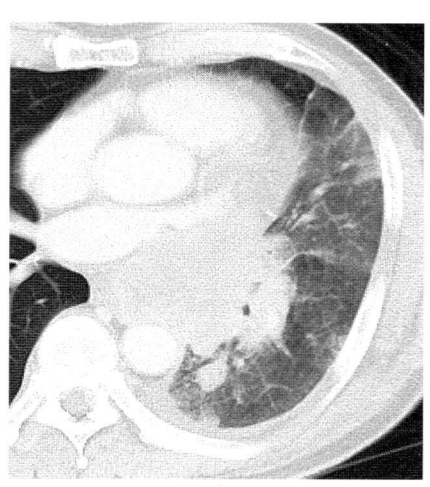

造影CT

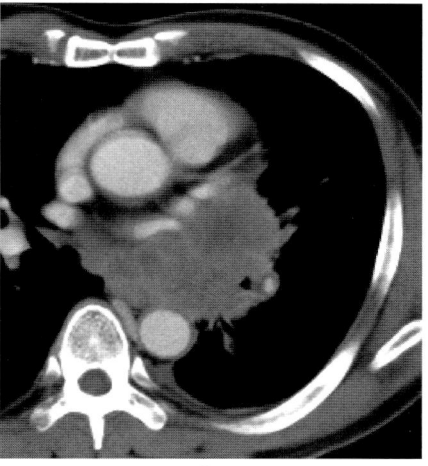

CT

症例2　51歳，男性．

　左肺門部にリンパ節と一塊となった腫瘍を認める．末梢肺野にすりガラス影が見られており，腫瘍による閉塞性肺炎もしくはうっ血と思われる．少量の左胸水がある．

　単純X線写真で左下肺に浸潤影が見られる．左肺門腫大を認め（⇨），下行大動脈影が不鮮明である（▷）．

■ 画像診断のポイント ■

単純X線写真
・肺門側の腫瘤影と肺門・縦隔のリンパ節腫大．

CT
・肺門・縦隔リンパ節と一塊となった充実性腫瘍．
・腫瘍は気管支を取り囲むように認められる．
・内部性状は均一なことが多い．
・肺野条件では腫瘍による閉塞肺炎などの二次変化も評価する．

胸部-13 心血管 肺水腫 pulmonary edema

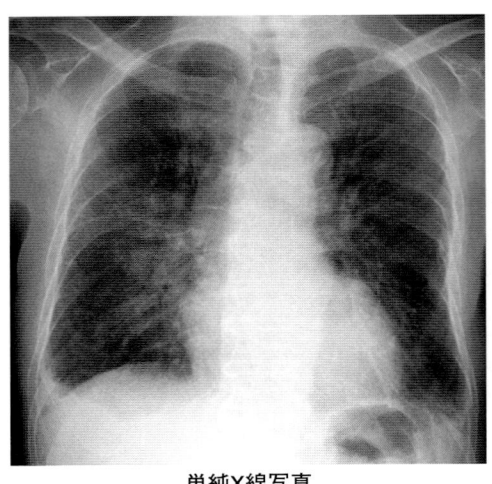

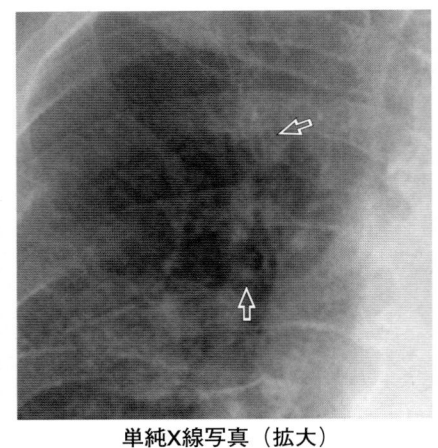

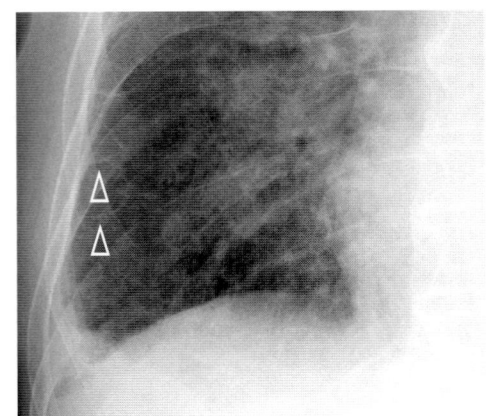

単純X線写真

単純X線写真（拡大）

単純X線写真（拡大）

症例1 65歳，男性．肺水腫（間質性＋肺胞性）．
　肺門部から末梢に拡がる蝶形陰影（butterfly shadow），気管支壁肥厚（⇨），カーリーB線（▷），上肺野の血管影拡張，胸水などを認める．

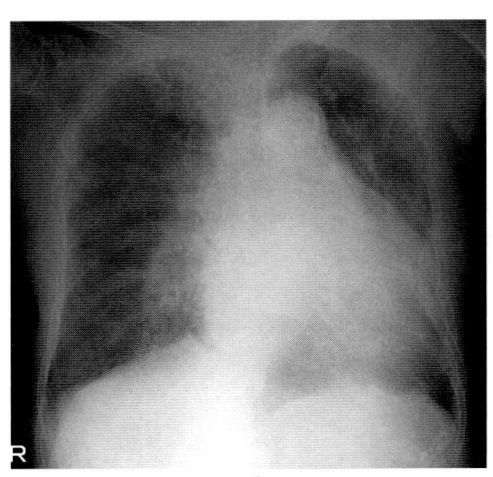

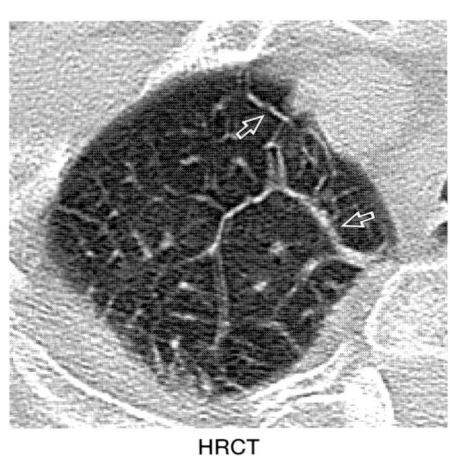

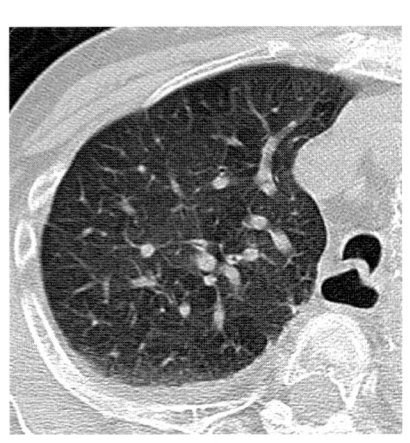

ポータブル写真

HRCT

HRCT

症例2 78歳，男性．肺水腫（間質性）．
　ポータブル写真では，心拡大，肺血管影拡張，斑状影などが見られる．
　HRCTでは，小葉間隔壁のスムースな肥厚（⇨），小葉単位の淡いすりガラス影，肺血管拡張，胸水などを認める．

■ 臨床的事項 ■

- 肺静脈圧（正常12mmHg以下）が上昇し，18～25mmHgになると上肺野肺静脈の拡張と間質性肺水腫所見が認められ，25mmHg以上になると肺胞性肺水腫所見が現れる．
- 呼吸困難，泡沫状痰，血痰など．
- 肺コンプライアンス低下．
- 診断は，臨床症状と単純X線写真またはポータブル写真で十分である．

心不全や心血管容量過負荷に伴う肺循環圧亢進による肺間質や肺胞などの過剰血管外液貯留.

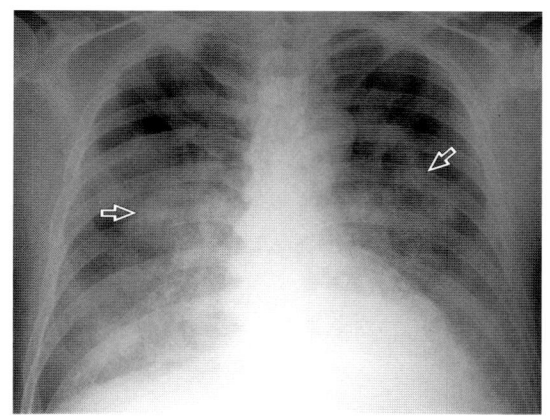

症例3 35歳，男性．拡張型心筋症による肺胞性肺水腫．

ポータブル写真では，蝶形陰影（butterfly shadow）を認める（⇨）．

CTでは，両肺に非区域性のair bronchogramを伴うコンソリデーションを認める．コンソリデーションは肺門から中間層に優位に分布しており，胸膜下は比較的保たれている．

ポータブル写真

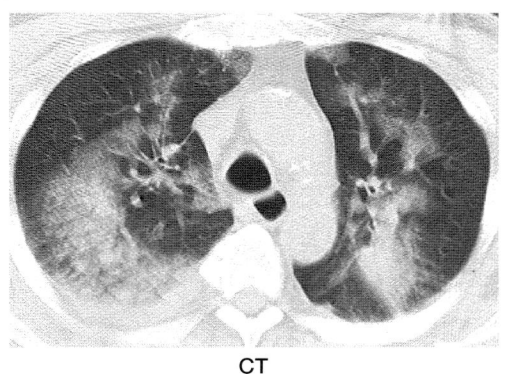

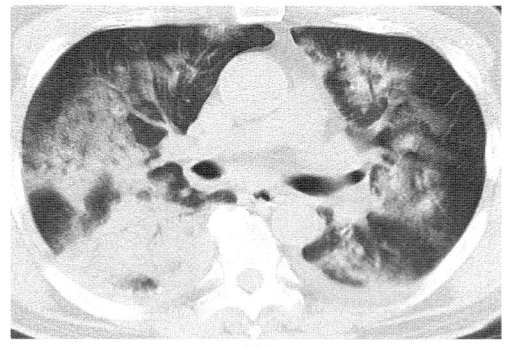

CT　　　　　　　　　　CT

■ 画像検査のポイント ■

単純X線写真（またはポータブル写真）
・肺水腫の画像検査には必要．臨床症状が強く立位像が撮影できない場合には臥位撮影やポータブル写真が撮影される．

CT
・臨床症状と単純X線写真またはポータブル写真で肺水腫と確定できないときに行われる．CT所見を知ることは肺水腫の理解に役立つ．

■ 画像診断のポイント ■

単純X線写真
・肺水腫の一般的特徴
　①心陰影拡大，②上肺野肺血管影の拡張，③奇静脈拡張，④胸水，など．
・間質性肺水腫：カーリー線，気管支壁肥厚（peribronchial cuffing），肺門血管影のぼけなど．カーリー線は肺小葉間隔壁の浮腫による肥厚像が投影されたものである．下肺の胸膜面に達する水平線がカーリーB線と呼ばれ，最もよく見られる．A線は上肺野に見られる長い線状影で，C線は網目状である．
・肺胞性肺水腫：辺縁不鮮明で癒合傾向のある淡い浸潤影，蝶形陰影（butterfly shadow），air bronchogramなど．

CT
・斑状すりガラス影，小葉間隔壁や気管支血管束のスムースな肥厚，びまん性すりガラス影，浸潤影（コンソリデーション），小葉中心斑状影など．肺門周囲や重力依存方向によく見られる．

胸部-14 心血管　大動脈解離　aortic dissection

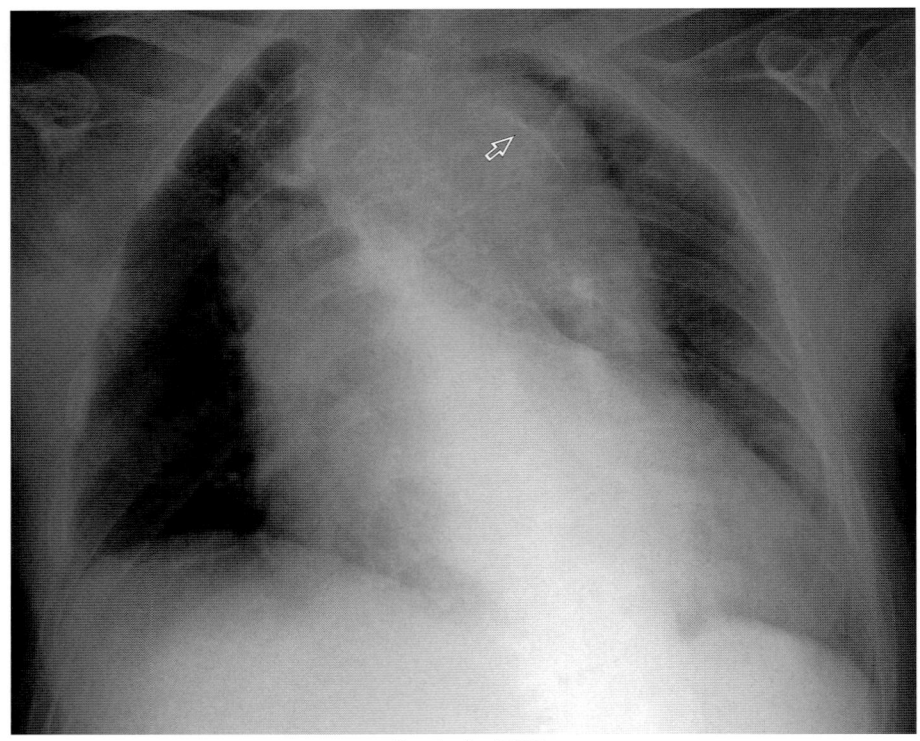

造影CT

造影CT

症例1　85歳，男性．急激な背部痛にて受診．血栓閉鎖型大動脈解離（Stanford type B）．

　ポータブル写真では，大動脈弓部から下行大動脈が拡大している．弓部辺縁より内側に石灰化が見られる（⇨）．

　造影CTでは，偽腔の造影効果はなく（▷），血栓で閉塞している．大動脈内膜の石灰化が真腔と偽腔の間にある．

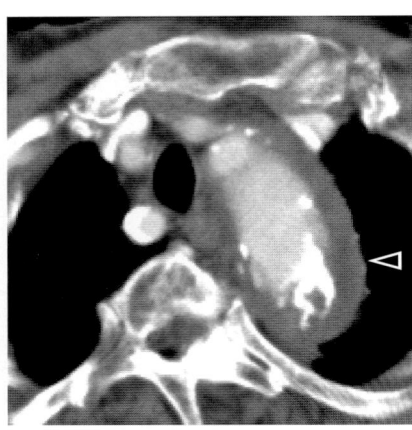

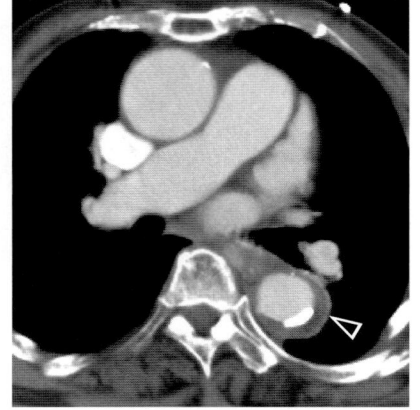

■ 臨床的事項 ■

- 高度の背部痛やショックで発症．
- 血栓閉鎖型は内膜の破綻を伴わず，偽腔は血栓で閉塞．
- Stanford分類（解離腔の範囲で分類）とDeBakey分類（entryの位置と解離腔の範囲）．
- Marfan症候群，Ehlers-Danlos症候群などの結合織異常疾患，高血圧症，大動脈疾患，外傷などで生じやすい．
- 再解離を起こすことがあり，治療後も経過観察が必要．

Stanford分類
A　　B

DeBakey分類
I　　II　　IIIa　　IIIb

大動脈中膜の破綻や壊死による大動脈壁内の解離．

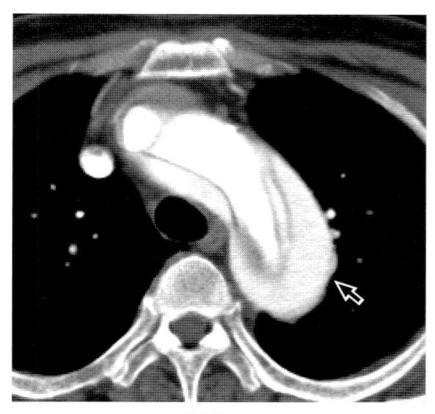

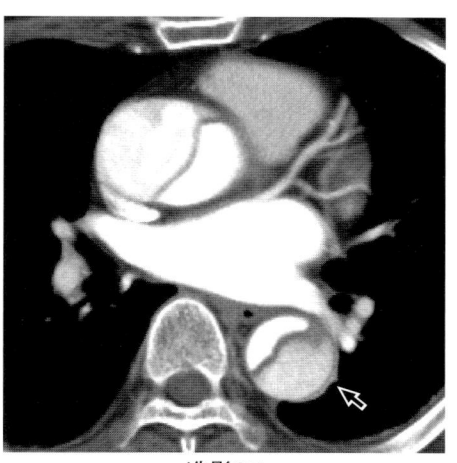

症例2 65歳，男性．大動脈解離（Stanford type A）．
　偽腔（⇨）は上行大動脈から下行大動脈まで認められる．偽腔の血流は真腔よりやや遅く，造影効果が弱い．偽腔の拡大により真腔が圧迫されている．

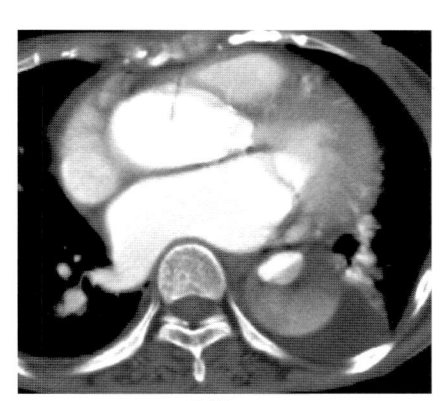

造影CT

造影CT

症例3 64歳，男性．大動脈解離（Stanford type A）．
　上行大動脈起始部から腹部下行大動脈に解離が及んでいる．MPR像では解離腔（＊）の把握が容易で，解離の性状を評価しやすい．

造影CT

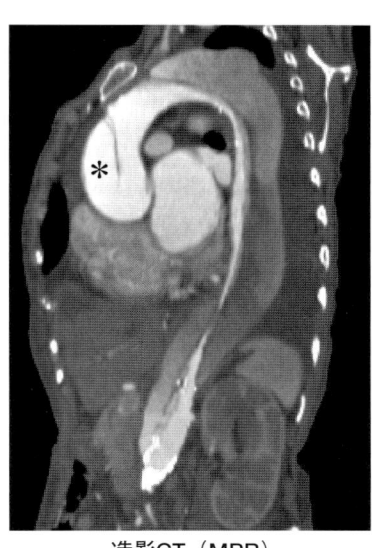

造影CT（MPR）

▌画像検査のポイント▐

単純X線写真（またはポータブル写真）
・胸痛，背部痛のスクリーニング検査として行う．他疾患との鑑別に役立つが，動脈瘤の詳細な評価はできない．

CT
・偽腔造影効果の程度や石灰化などの判定に，単純CTと造影CTを撮影することが望ましい．
・造影CTは，偽腔の血流を評価するためにも造影早期相と後期相の二相撮影が望ましい．

▌画像診断のポイント▐

単純X線写真
・大動脈辺縁より内側に見られる石灰化．大動脈陰影の拡大．心囊液合併例では心拡大も．

CT
・大動脈壁（内膜）石灰化の内側偏位，真腔と異なる血管腔（偽腔）の証明．entryが内膜欠損として見られることがある．MPR像，MIP像，SSD像，VR像などの追加で病変把握が容易となる．
・CTによる大動脈解離分類は治療方法や術式選択に重要．
・腹部大動脈に病変が及ぶ場合は，腹腔動脈，上腸間膜動脈，腎動脈の分岐に解離が及んでいるかの評価を行う．

胸部-15 心血管 肺血栓塞栓症 pulmonary thromboembolism

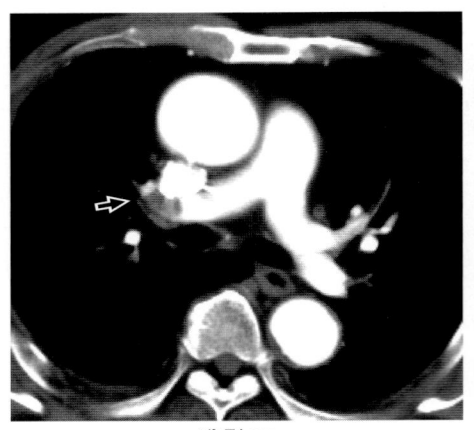

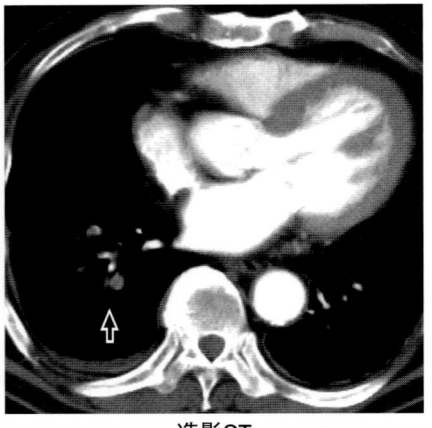

症例1 65歳，男性．
右肺動脈主幹や区域枝，亜区域に造影欠損を認める（⇨）．右下肢静脈に血栓が見られる（▷）．肺野条件CTで肺野末梢に胸膜面を底面とする扇形のコンソリデーション（▷）が認められ，肺梗塞である．

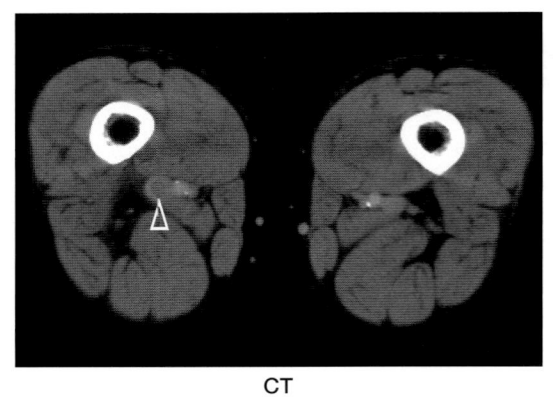

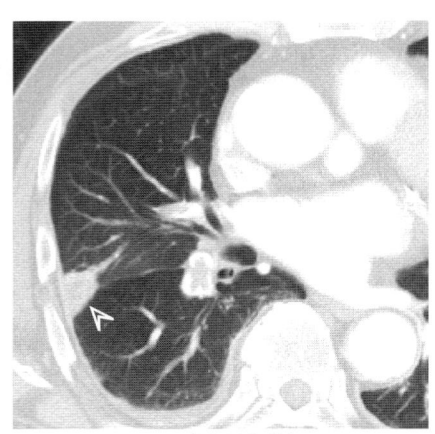

造影CT　　造影CT

CT　　CT（肺野条件）

■ 臨床的事項 ■

- 静脈血栓（ほとんどが下肢静脈）が遊離して肺動脈に流入し，肺動脈が閉塞する．
- エコノミークラス症候群として一般にも認知されるようになった．
- 急性型は，急激な胸痛や呼吸困難で発症．慢性型は，呼吸困難感が緩徐に増悪する．
- 複数の肺動脈に多発することが多い．
- 約20%に肺梗塞を合併．
- D-ダイマー高値（正常であれば肺血栓塞栓症は否定できる）．

■ 画像検査のポイント ■

単純X線写真（またはポータブル写真）
- 胸痛，背部痛のスクリーニング検査．他疾患との鑑別や経過観察などに用いる．

CT
- 造影CTが必要．本症の診断の第一選択となる検査である．肺動脈の増強効果が良い造影早期相での撮影が有用．下肢静脈血栓の評価は超遅延相（造影開始約180秒後）で行う．MPR法による冠状断像も全体像の把握に役立つ．

肺血流シンチ
- 造影CTで描出できない末梢肺動脈血栓塞栓の有無や肺全体の血流状態の評価に有用．肺血流シンチで所見がないときは，本症を否定できる．

血栓による肺動脈閉塞.

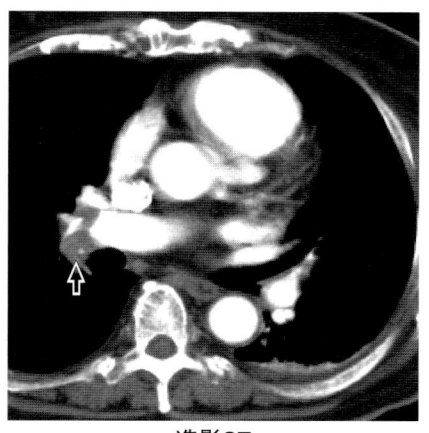

造影CT 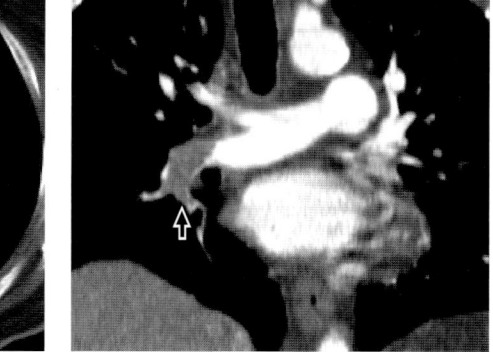　　　　　CT（MPR）

症例2　72歳，男性.
　造影CTで，右肺動脈の中間幹を閉塞する血栓を認める（⇨）.
　MPR像は血栓の拡がりを把握しやすい（⇨）.

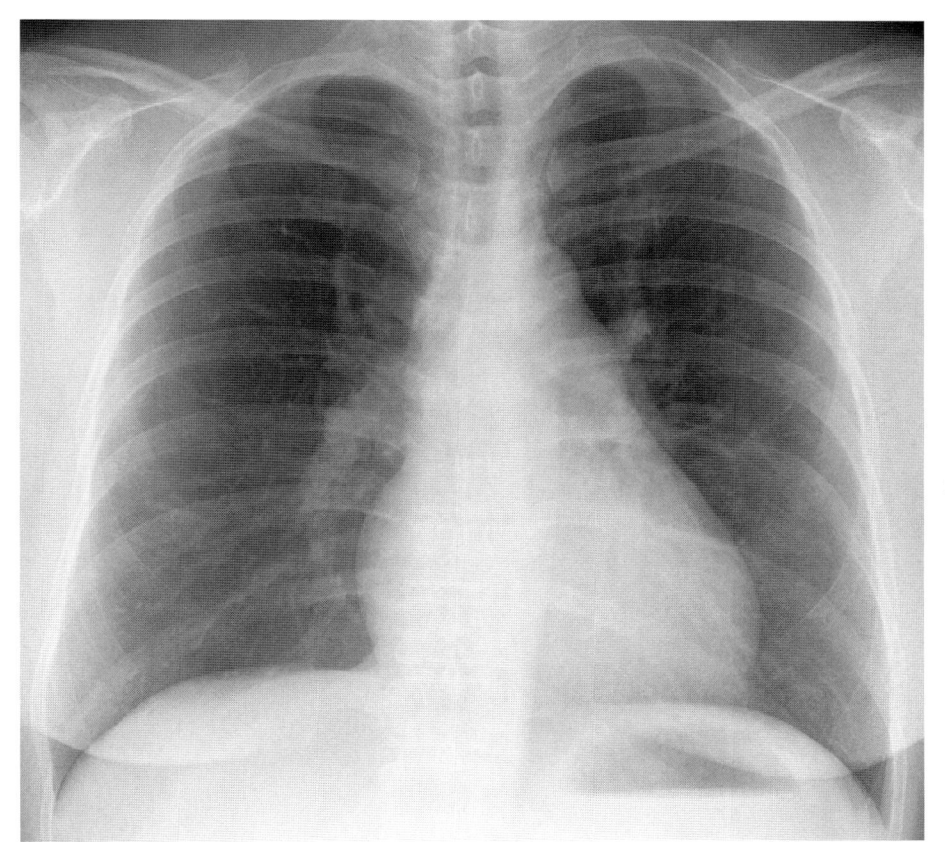

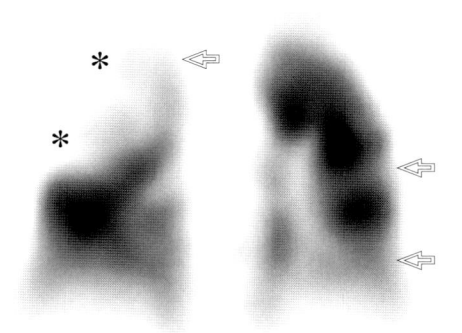

肺血流シンチ

症例3　50歳，女性.慢性型肺動脈血栓塞栓症.
　単純X線写真では，肺動脈中枢がやや拡張しているが，軽微な所見である.
　肺血流シンチでは，両肺野に集積欠損域が多発している（⇨）．右上肺外側の血流は完全に欠損している（＊）.

単純X線写真

■ 画像診断のポイント ■

単純X線写真
・肺動脈中枢の拡張，肺動脈末梢の狭小化．末梢コンソリデーション（肺梗塞部位）など．

造影CT
・肺動脈内の造影欠損．肺野末梢の扇状コンソリデーション（肺梗塞部位）．

肺血流シンチ
・楔状のRI集積欠損域（多発することが多い）．肺換気シンチとのミスマッチ．

| 胸部-16 腫瘍 | # 胸腺腫 thymoma |

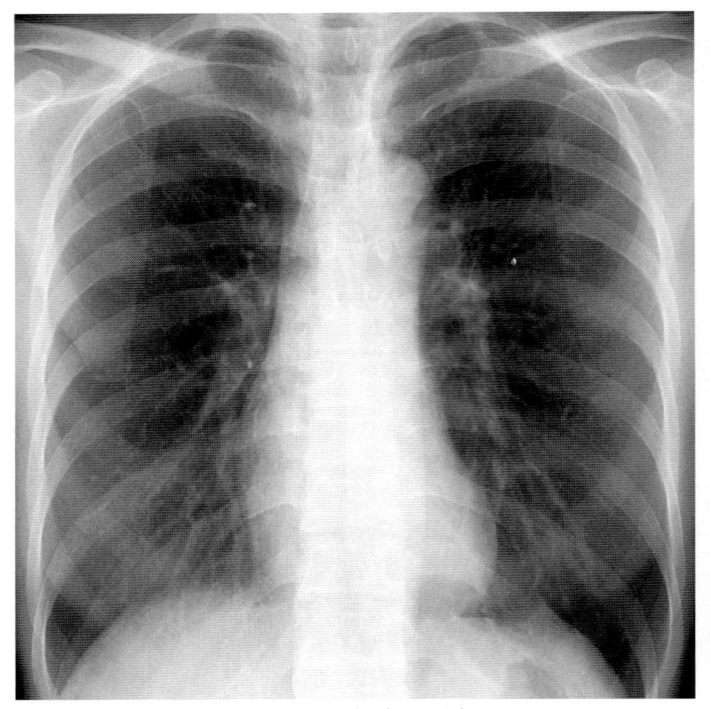

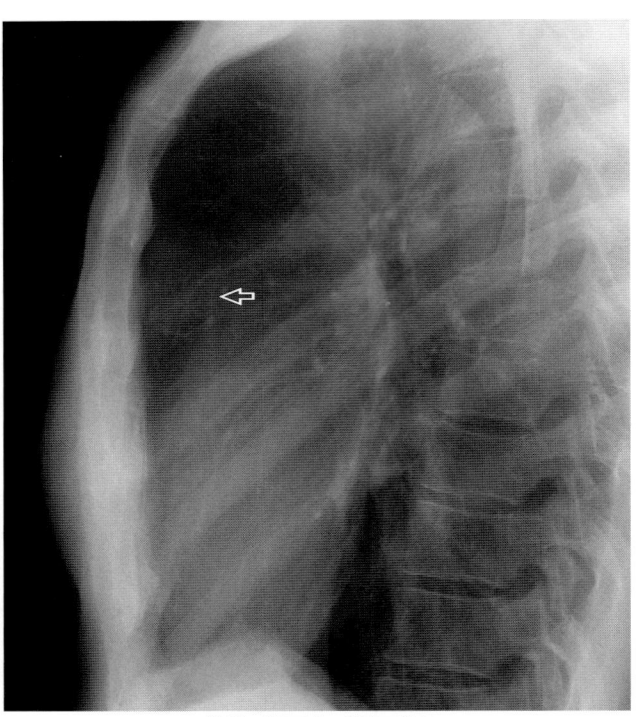

単純X線写真（正面像）

単純X線写真（側面像）

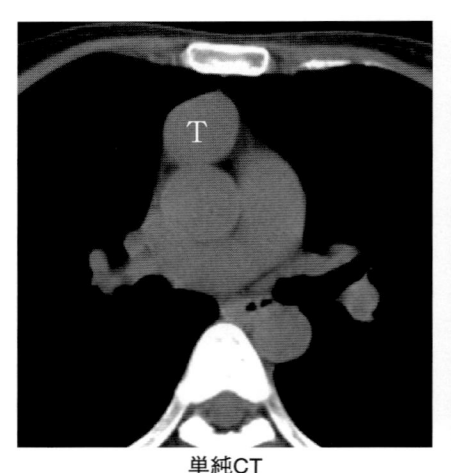

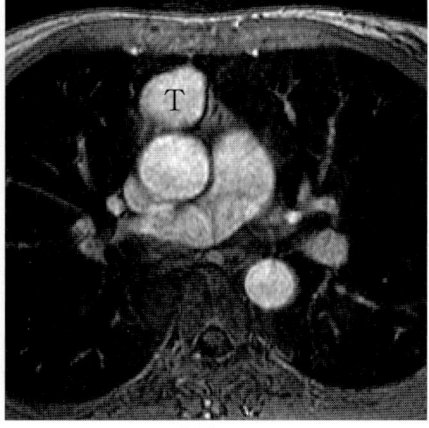

単純CT

造影MRI

症例1　50歳，女性．重症筋無力症にて発症．

単純X線写真では，正面像で異常をとらえることは難しい．側面像で胸骨後腔に軟部影が認められる（⇨）．

単純CTでは，境界明瞭で内部濃度均一な円形腫瘍（T）．

造影MRIでは，腫瘍辺縁は明瞭．内部均一な造影効果．

臨床的事項

- 前縦隔腫瘍のうち，最も多い．
- 30～50歳が好発．小児にはきわめて少ない．
- 重症筋無力症（約30％），赤芽球癆（約30％），低γグロブリン血症（約10％）などの自己免疫疾患を合併する．
- 被膜に被包されているものを非浸潤性，縦隔脂肪や心大血管など周囲に浸潤しているものを浸潤性と呼ぶ．
- 浸潤性では胸膜播種やまれに遠隔転移を起こす．
- WHO分類では，胸腺腫瘍は腫瘍上皮細胞の形態によりTypeA，AB，B1，B2，B3，Cに分類される．TypeAからB3になるに従い浸潤性が強くなり，予後は低下．Type Cは胸腺癌．

胸腺上皮細胞とリンパ球細胞からなる腫瘍.

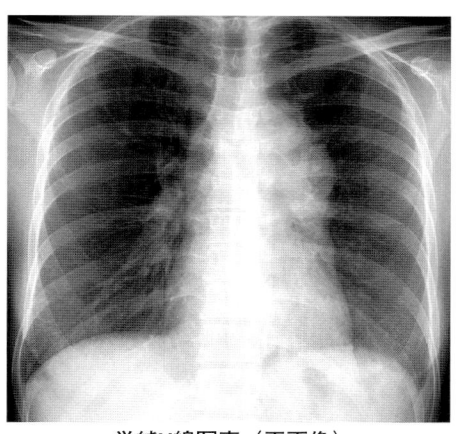

単純X線写真（正面像）

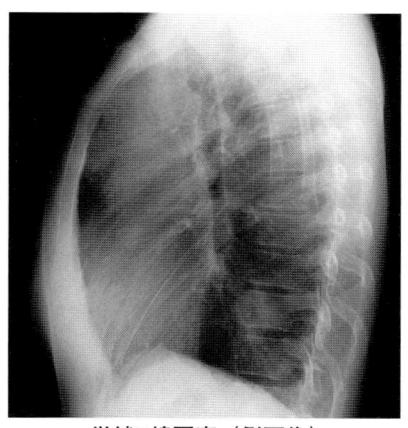

単純X線写真（側面像）

症例2　37歳，女性.

単純X線写真では，前縦隔に腫瘤影が認められる．

造影CTでは，腫瘍（T）は分葉状で，辺縁はやや不整．内部に点状石灰化とわずかな変性がある．左肺底部には胸膜播種結節が多発している（⇨）．

MRIでは，T2強調像で高信号の腫瘍内に線維性隔壁による低信号が認められる（▷）．

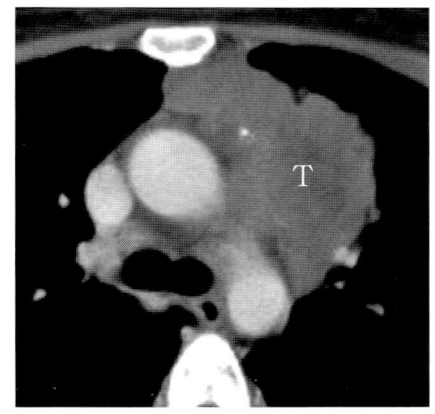

造影CT 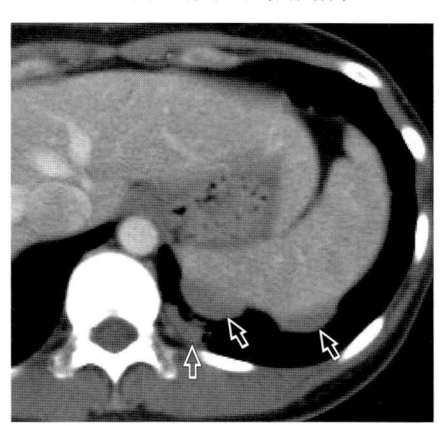　　造影CT 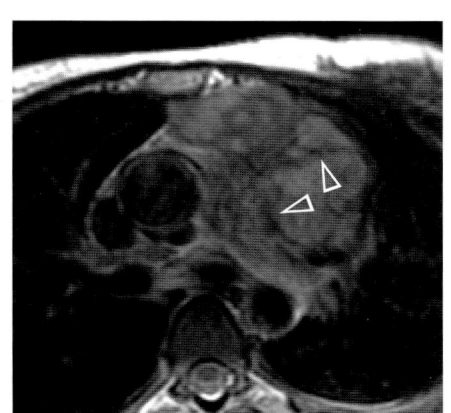　　MRI

▌▌画像検査のポイント ▌▌

単純X線写真
・縦隔腫瘍のスクリーニングに用いられるが，小さい病変では所見をとらえられないことがある．
CT
・縦隔腫瘍の発生部位，性状，周囲臓器浸潤の有無などの評価に有用．腫瘍性状評価には造影CTが望ましい．
MRI
・腫瘍の質的診断や周辺臓器との関係評価に有用．

▌▌画像診断のポイント ▌▌

単純X線写真
・前縦隔の腫瘤影．側面像で胸骨後腔の透過性低下．
CT
・円形，分葉状．中等度の造影効果を示す．
・非浸潤性は境界明瞭，内部均一濃度．
・浸潤性は境界不整で内部変性をきたすことあり．まれに石灰化．
MRI
・T2強調像で高信号を示す．腫瘍内部の網目状の低信号は線維性隔壁を反映し，特徴的ではあるが認められないこともある．

Ⅲ．胸部

| 胸部-17 腫瘍 | ## 奇形腫　teratoma |

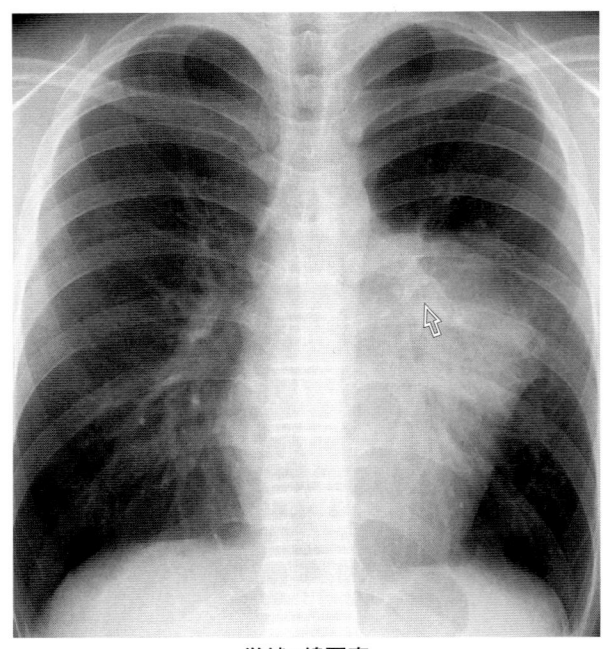

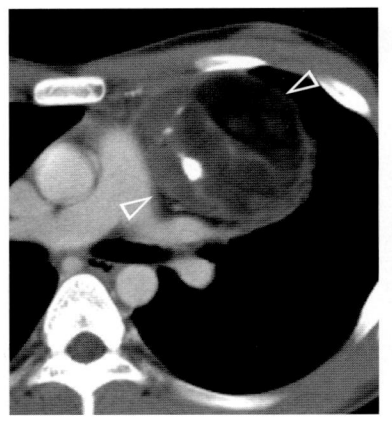

造影CT

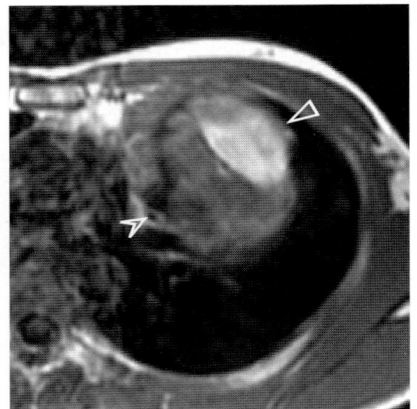

MRI（T1強調像）

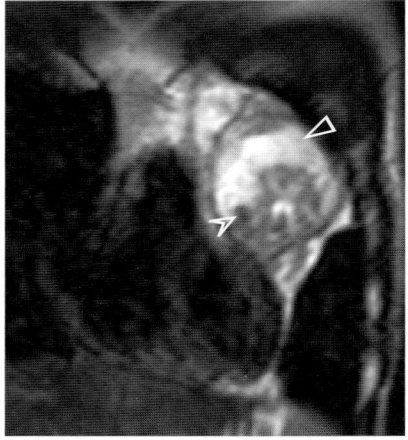

単純X線写真

MRI（T2強調冠状断像）

症例1　16歳，男性．胸部不快感にて受診．成熟良性奇形腫．
　単純X線写真では，縦隔左方に腫瘍が認められる．内部に石灰化がある（⇨）．
　造影CTでは，辺縁整の腫瘍．内部に石灰化，脂肪（▷），充実成分が混在している．
　MRI（T1強調横断像，T2強調冠状断像）では，T1，T2強調像とも高信号部位は脂肪（▷）．石灰化は低信号（▷）．T2強調像で低信号の腫瘍被膜が認められる．

■ 臨床的事項 ■

- 90％以上は前縦隔に発生する（まれに後縦隔に発生）．
- 成熟型と未熟型に分類される．良性縦隔奇形腫は成熟奇形腫がほとんどである．
- 10歳から40歳の若年に好発．
- 大きな腫瘍では周囲臓器の圧迫症状が生じる．
- 気管支，肺，心嚢，胸腔など周囲臓器へ穿孔をきたすこともまれでない（腫瘍内膵組織に由来するアミラーゼによる自己融解が原因）．
- 肺気管支へ穿孔すると肺炎症状を示し，腫瘍内容物を喀出することがある．

■ 画像検査のポイント ■

単純X線写真
- スクリーニングや経過観察に用いられる．

CT
- 縦隔腫瘍の発生部位，性状，周囲臓器浸潤の有無などの評価に有用．
- 腫瘍性状の評価には造影CTが望ましい．

MRI
- 腫瘍の質的診断や周辺臓器との関係評価に有用．

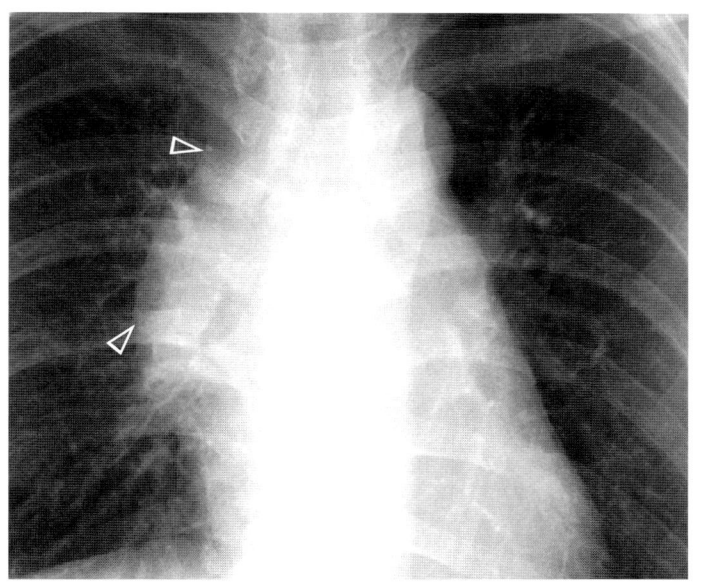

内胚葉，中肺葉，外肺葉の成分を含む腫瘍．

症例2 16歳，男性．成熟奇形腫心嚢胸腔穿破．

単純X線写真では，縦隔の拡大（▷）．

単純CTでは，辺縁不明瞭な前縦隔腫瘍．内部に石灰化（⇨）と液貯留（▷）が見られる．心嚢液（▶）と両側胸水を認める．

MRI（T2強調像）では，腫瘍内部に石灰化による低信号（⇨），液面形成（▷）が認められる．腫瘍周囲に胸水と等信号のfluidが貯留している（→）．

単純X線写真

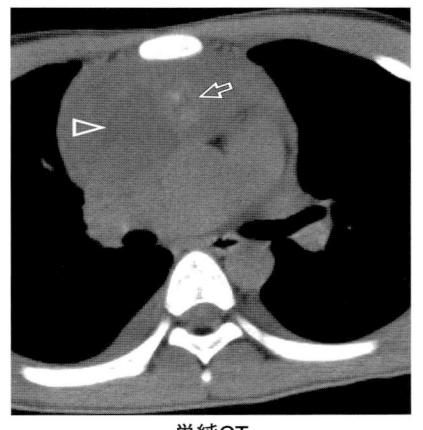

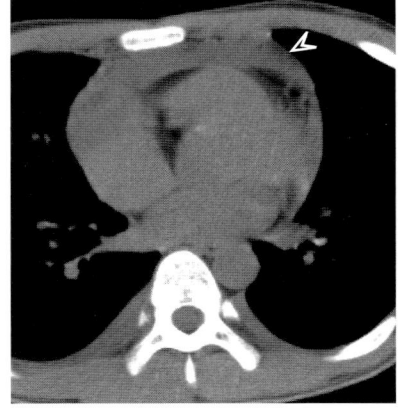

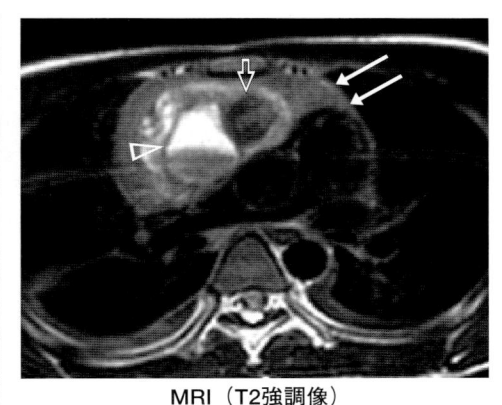

単純CT　　単純CT　　MRI（T2強調像）

▌画像診断のポイント▐

単純X線写真
・腫瘍内の歯牙，石灰化の検出．
・穿孔例では肺炎や胸水など．

CT
・辺縁整で厚い壁の多房性嚢胞．
・石灰化，歯牙，脂肪などが見られる．脂肪は約半数に認められる．
・充実性奇形腫では充実成部分が多い．
・穿孔例では辺縁不整となる．

MRI
・脂肪成分，角化上皮，毛髪，石灰化などの腫瘍構成成分の詳細がわかる．
・穿孔例では腫瘍被膜の断裂が見られる．

胸部-18 腫瘍
縦隔気腫 pneumomediastinum

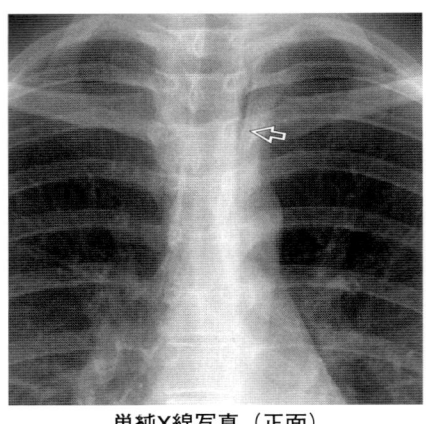

単純X線写真（正面）

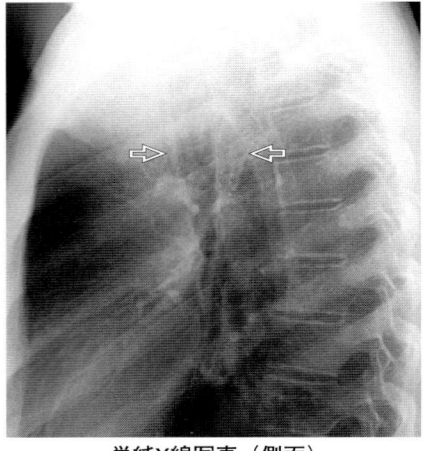

単純X線写真（側面）

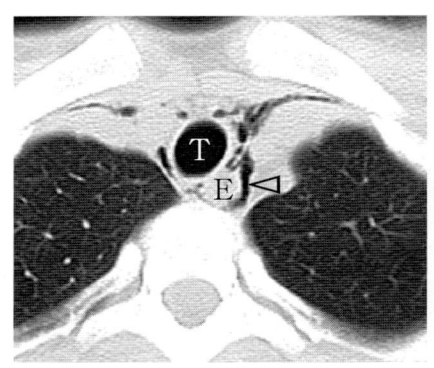

CT（肺野条件）

CT（肺野条件）

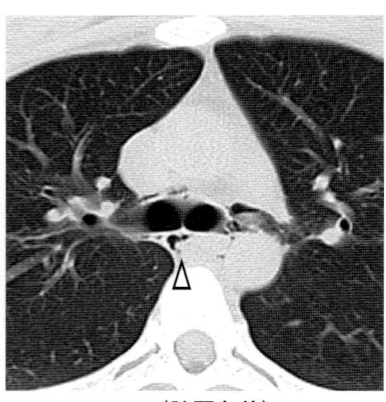

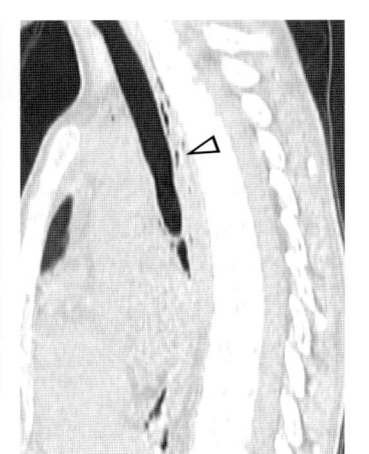

MPR

症例1 22歳，男性．縦隔気腫．強い咳の後に発症．

単純X線写真では，縦隔内に点状の空気像が頭尾方向に連続して見られる（⇨）．

CTにて気管（T）周囲，食道（E）周囲などに気腫を認める．

MPR像で気腫の拡がり診断は容易である（▷）．

■ 臨床的事項 ■

- 縦隔内への空気の漏出．
- 気腔内圧の異常亢進（陽圧呼吸器，COPD，強い咳），肺や気道の外傷などが原因となる．
- ステロイドは危険因子．
- 気胸，心嚢気腫，後腹膜気腫，皮下気腫なども合併することがある．
- 若年者では喘息患者や強い咳の後に生じることがほとんどである．
- 縦隔気腫，皮下気腫，後腹膜気腫は経過観察でよい．
- 気胸があれば呼吸状態の観察が必要．

■ 画像検査のポイント ■

単純X線写真
- 縦隔気腫の診断だけでなく，気胸，皮下気腫，後腹膜気腫，心嚢気腫などの合併も診断できる．
- 経過観察にも有用な検査である．

CT
- 気腫の拡がりの把握や原因疾患の鑑別に役立つ．
- 撮影は胸部のみならず，頸部や腹部など気腫が拡がっている部位まで含める．
- 造影は不要．

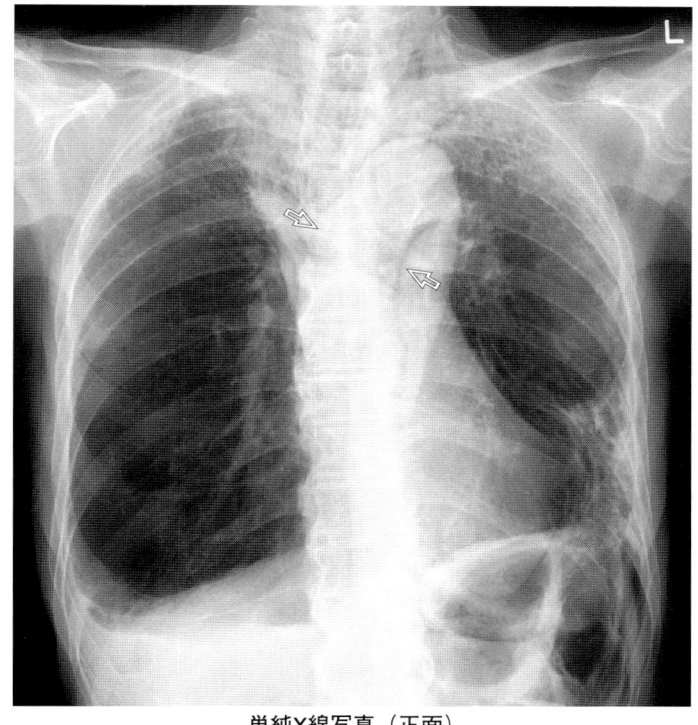

種々の要因による縦隔内へのair leak.

単純X線写真（正面）

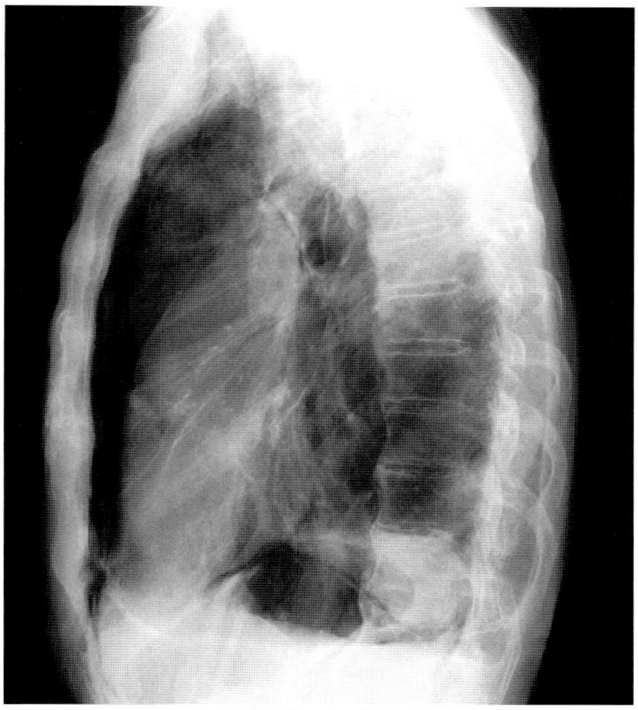

単純X線写真（側面）

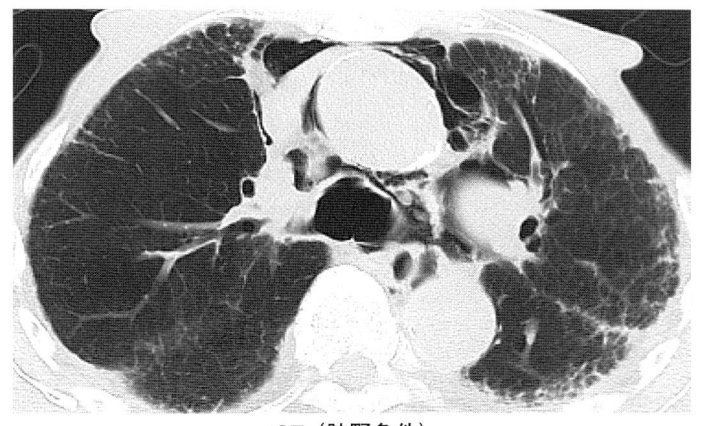

CT（肺野条件）

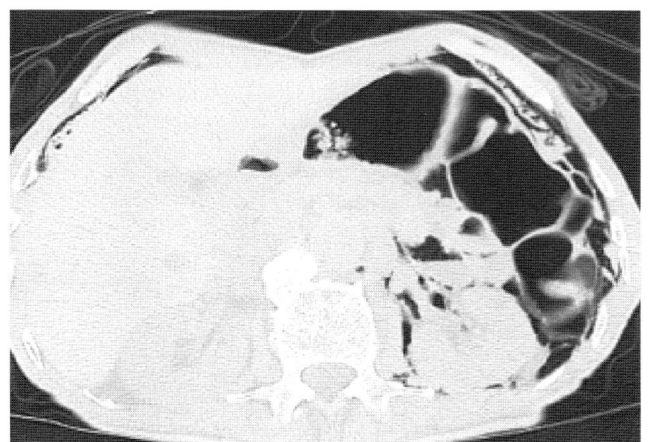

CT（肺野条件）

症例2 74歳，男性．縦隔気腫（肺気腫患者）．皮下気腫，後腹膜気腫合併．
　単純X線写真にて大動脈周囲に気腫が認められるため，大動脈辺縁陰影が明瞭である（⇨）．皮下気腫も認められる．肺気腫が見られ，左下葉に浸潤影がある．
　CTでは縦隔気腫，皮下気腫，後腹膜気腫を認める．既存肺には肺気腫と間質性肺炎が見られる．

■ 画像診断のポイント ■

単純X線写真
・縦隔内の異常な空気像．

CT
・肺野条件表示で異常空気像（気腫）の部位，拡がりを診断する．MPR像も有用．
・原因となる疾患を見逃さない．

胸部-19 腫瘍　アスベスト関連病変　asbestos related diseases

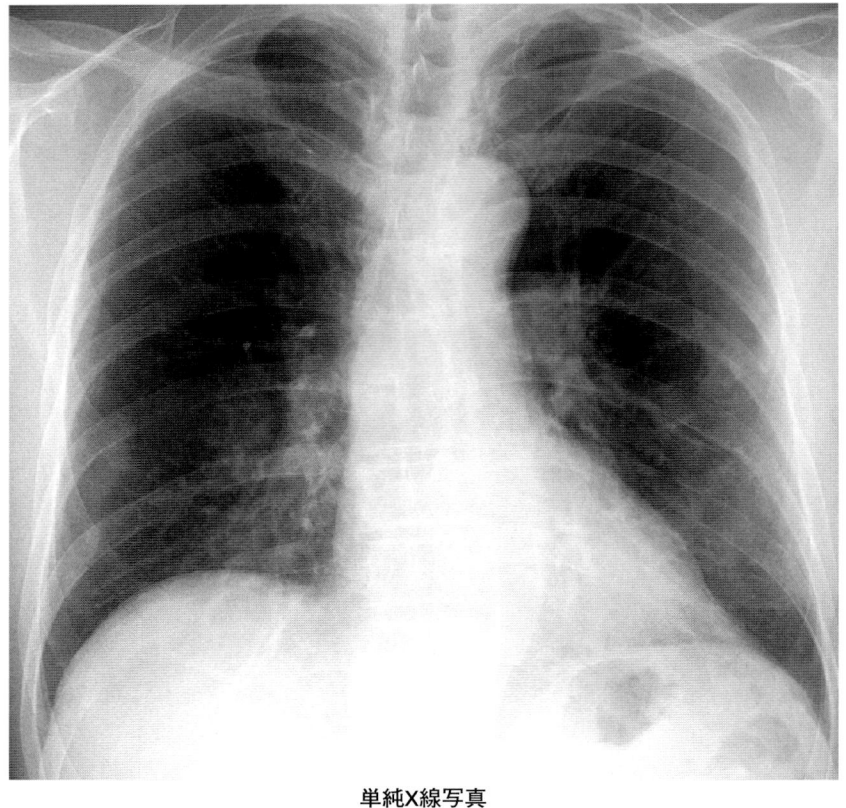

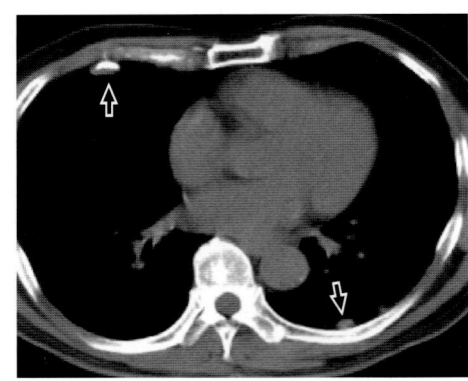

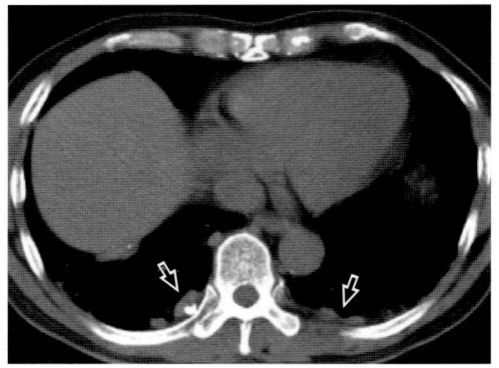

単純X線写真

単純CT

単純CT

症例1　69歳，男性．25年間，石綿工場に勤務していた．胸膜プラーク．
単純X線写真では，中下肺野に胸膜の肥厚と石灰化が散在している（⇨）．
単純CTでは，両側胸膜の肥厚と石灰化が認められる．中下肺野に多く分布している．

■ 臨床的事項 ■

- 石綿（アスベスト）曝露が原因．曝露数年後から数十年後に発症．
- 石綿取扱い業従事者のほかにも，その家族や石綿工場周辺住民など環境歴の聴取は重要．
- わが国では石綿対策が遅れたため，今後発症患者数が増えると予想されている．
- 吸引された石綿は胸膜に達し，胸膜病変を惹起する．
- 良性病変は，胸膜プラーク，良性胸水，円形無気肺，肺線維症．
- 悪性病変は，びまん性悪性胸膜中皮腫と肺癌．

■ 画像検査のポイント ■

単純X線写真
- 石綿曝露患者のスクリーニング検査である．ただし詳細な評価は難しいので，現在はCTでスクリーニングを行う場合もある．

CT
- 胸膜病変の有無が容易に診断できる．
- 円形無気肺と肺腫瘍の鑑別，悪性病変合併の有無などの診断に有用．

MRI
- CTで判断がつかないときに行われることが多い．
- びまん性胸膜中皮腫や円形無気肺の診断に用いられることがある．

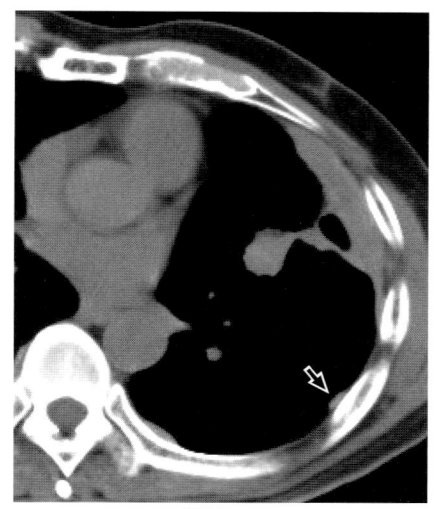

石綿（アスベスト）曝露に伴う肺・胸膜病変．

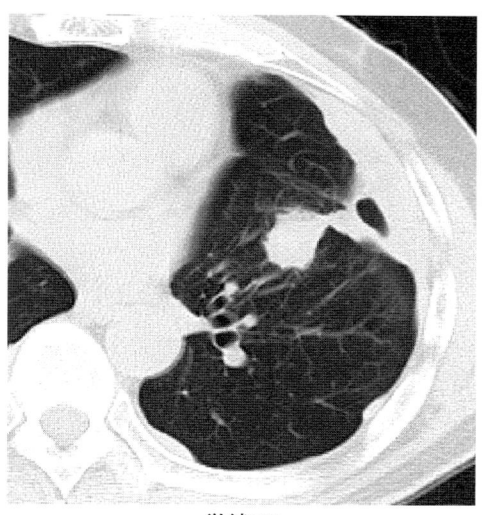

症例2 70歳，男性．円形無気肺．
　肥厚した胸膜に接する肺結節．結節周囲の肺実質の収縮と胸膜下結節周囲の円弧状変化が見られる．胸膜プラークも認められる（⇨）．

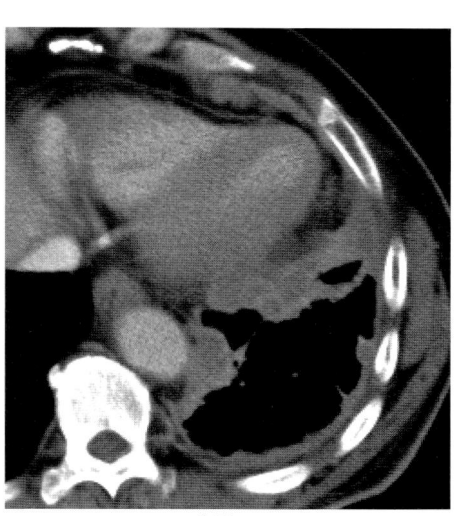

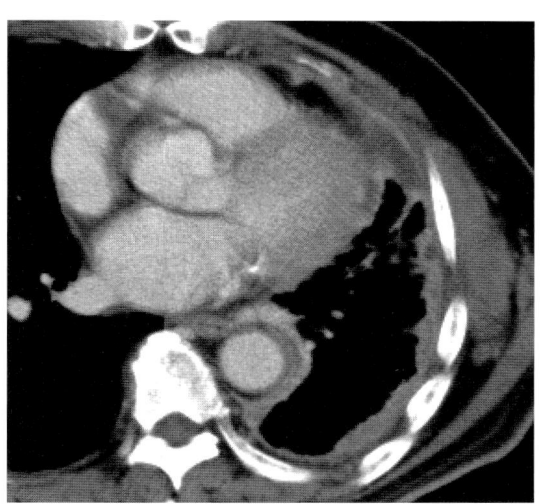

単純CT　　　　　単純CT

症例3 72歳，男性．びまん性悪性胸膜中皮腫．
　左胸膜の全周性の不均一な肥厚があり，軽度の造影効果が見られる．

造影CT　　　　　造影CT

■ 画像診断のポイント ■

単純X線写真

- 胸膜プラーク：胸膜の斑状肥厚，石灰化．中下肺野や横隔膜面に優位に分布．
- 円形無気肺：肥厚した胸膜に接する腫瘍影（結節影）．
- びまん性悪性胸膜中皮腫：びまん性の厚く不整な胸膜肥厚．胸水（時に多量）．

CT

- 胸膜プラーク：局所的な胸膜肥厚の多発と肥厚胸膜の石灰化．
- 円形無気肺：肥厚した胸膜に接する，肺容積減少と気管支血管束の円弧状巻き込み（コメットテイルサイン）を伴う腫瘤（結節）病変．
- びまん性悪性胸膜中皮腫：全周性の不規則な胸膜肥厚，造影増強効果あり，胸膜腫瘍の胸壁浸潤，多量胸水．

MRI

- 円形無気肺：無気肺内にたたみ込まれた胸膜がT2強調像で低信号として見られる．
- びまん性悪性胸膜中皮腫：T1強調像で中等度信号，T2強調像で高信号，造影効果は高いことが多い．

Let's Try! 1

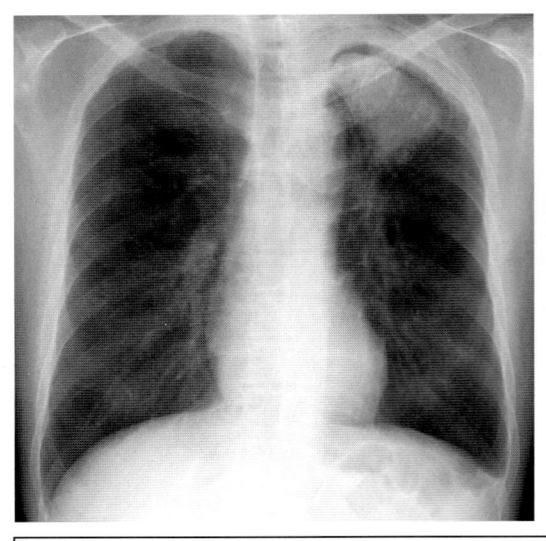

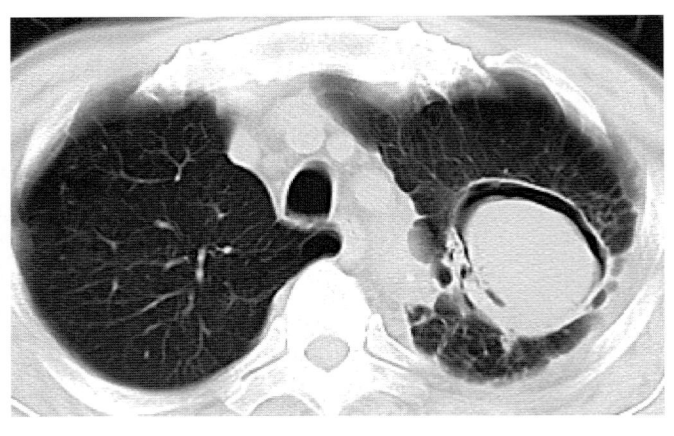

60歳，男性．血痰を主訴に来院．数年前からときどき血痰が見られていた．

Question　以下のうち正しいのはどれか？（正解は1個とは限らない，解答は次頁）

1. 気胸を認める．
2. 左上葉に腫瘤があり，腫瘤と壁の間に空気が見られる．
3. 肺結核である．
4. 肺アスペルギルス症である．
5. この患者の免疫能は低下している．

画像所見
　左上葉に腫瘤があり，腫瘤の周囲を取り囲むように壁との間に一層の空気帯が見られる．この空気帯は三日月状に見られ，air crescent signまたはmeniscus signと呼ばれる状態である．単純X線写真立位像では，この空気帯は腫瘤の上部に三日月状に見られるが，臥位で撮影しているCTでは空気帯は腫瘤の腹側に見られる．この腫瘤が空洞の中に存在し，重力方向に移動していることがわかる．肺アスペルギルス症（非浸潤性）で，腫瘤はアスペルギローマと呼ばれる．

解説
　肺アスペルギルス症は，①非浸潤性，②亜浸潤性，③浸潤性，④アレルギー性気管支肺アスペルギルス症の4型に大きく分類される．本例のような非浸潤性アスペルギルス症は，免疫能正常患者に起こり空洞内部に球状の菌球を形成する．亜浸潤性や浸潤性アスペルギルス症は免疫能の低下した患者に起こり，結節周囲は不明瞭になる．アレルギー性気管支肺アスペルギルス症は喘息患者で見られ，中枢側気管支内部に粘液栓が詰まり棍棒状陰影を呈する．

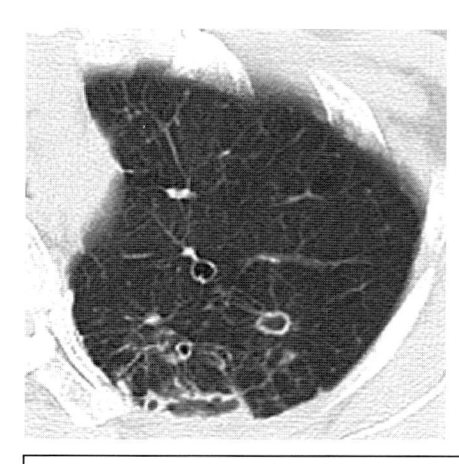

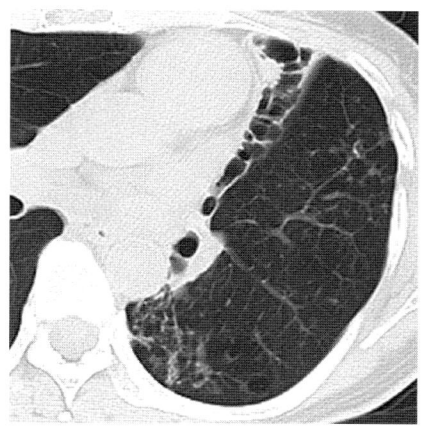

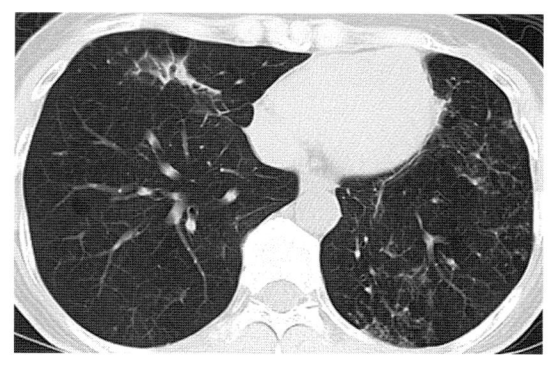

65歳，女性．数年来の咳嗽があり，ときどき喀痰が排泄される．微熱が続いたため来院した．来院時のCTを示す．

Question CT所見のうち正しいのはどれか？（正解は1個とは限らない，解答は次頁）
1. 空洞がある．
2. 多区域に気管支拡張を認める．
3. 気道周囲に粒状影が見られる．
4. 気胸を認める．
5. 転移性肺癌である．

画像所見

左上葉S1＋2に径1cm以下の小さな空洞結節を認める．左上葉S1＋2，舌区，下葉S6，右中葉S4に気管支拡張が見られる．左舌区，右中葉では肺虚脱も見られる．左上下葉には気管支周囲に微細粒状影が多数分布している．以上の所見は，慢性の気道感染を示唆する．非定型抗酸菌症（MAC症）と診断された．

解説

非定型抗酸菌症は結核菌以外の抗酸菌による感染症の総称で，多数の原因菌があるが mycobacterium avium complex（MAC）が約80％を占める．MAC症は中高年の女性に好発し，治療抵抗性のことが多く緩徐に進行する．最も重要な鑑別疾患は肺結核である．CTでの鑑別点は，中葉や舌区の気管支拡張や無気肺であるが，肺結核でも見られることがある．逆に中葉舌区に病変がないMAC症もあるので，診断に注意が必要である．

前頁の解答　2，4

Let's Try! 3

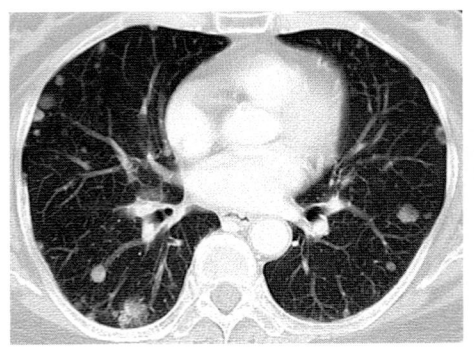

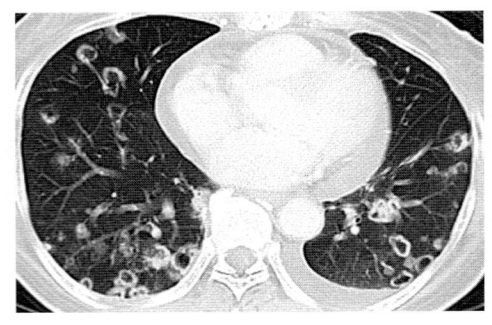

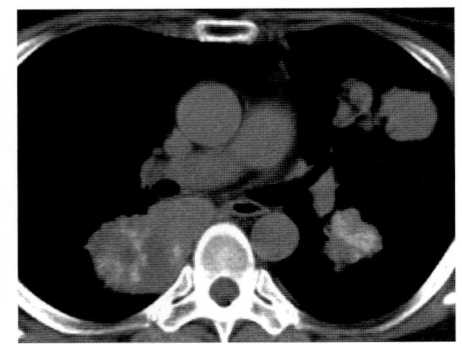

上記3症例はいずれも同一病態である．

Question 上記病態について以下のうち正しいのはどれか？（正解は1個とは限らない，解答は次頁）

1. 肺結核である．
2. 肺転移である．
3. 日和見感染である．
4. 単発病変のことがある．
5. 上肺野の胸膜下に多く分布する．

画像所見

左症例では，両側肺の胸膜下主体に大きさ数mmから1cm大の円形結節が多発している．胃癌の肺転移であった．中症例では，両側肺の胸膜下主体に空洞性結節が多発している．食道癌の肺転移であった．右症例では大小の多発腫瘍が両肺に認められ，腫瘍内に淡い石灰化が見られる．大腸癌の肺転移であった．

解説

血行性肺転移は，原発巣が静脈内に浸潤して肺動脈経由で肺野に到達することがほとんどであり，気管支動脈経由の頻度は少ない．CTで見つかる血行性肺転移の約75%が多発，約25%は単発である．血流と重力の関係で下肺野末梢に多く分布する．肺転移で多い他臓器原発巣は，乳癌，大腸癌，膵癌，胃癌，腎癌，頭頸部癌などであり，高率に肺転移を起こす腫瘍は，甲状腺癌，骨肉腫，絨毛癌，悪性黒色腫などである．頭頸部扁平上皮癌や子宮頸癌の肺転移では空洞をつくりやすく，骨肉腫や大腸癌からの転移では石灰化を生じることがある．

前頁の解答　1, 2, 3

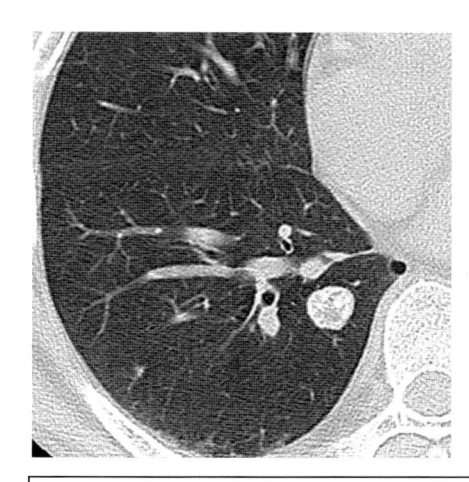

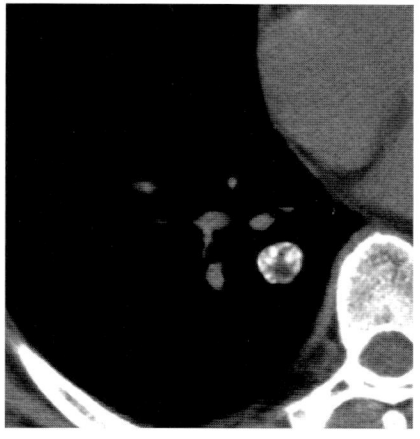

45歳，女性．検診の胸部写真で異常影を指摘され，精査目的にCTを撮影した．

Question 以下のうち正しいのはどれか？（正解は1個とは限らない，解答は次頁）

1. 結節の境界は明瞭である．
2. 結節内に石灰化が見られる．
3. 結節周囲にサテライト病変が見られる．
4. 結節周囲にスピキュラが見られる．
5. 結節内に脂肪が見られる．

画像所見

右下葉に境界明瞭な肺結節を認める．内部に点状の石灰化が多発し，低吸収の脂肪濃度も見られる．サテライト病変やスピキュラはない．典型的な肺過誤腫である．

解説

気管支周囲間葉系細胞由来の良性腫瘍で，比較的よく見られる．中年以降に偶然発見されることが多く，大きさの平均は2cm程度である．画像所見は，境界明瞭な結節として見られ，内部に石灰化や脂肪を認めることがある．"ポップコーン様"と呼ばれる石灰化は肺過誤腫に特徴的であるが，その頻度は高くない．CTでは，約半数で脂肪が検出される．境界明瞭で内部に石灰化と脂肪が見られれば診断は容易であるが，石灰化や脂肪が見られない症例では肺癌などのほかの肺腫瘍との鑑別が問題になる．

前頁の解答　2, 4

Let's Try! 5

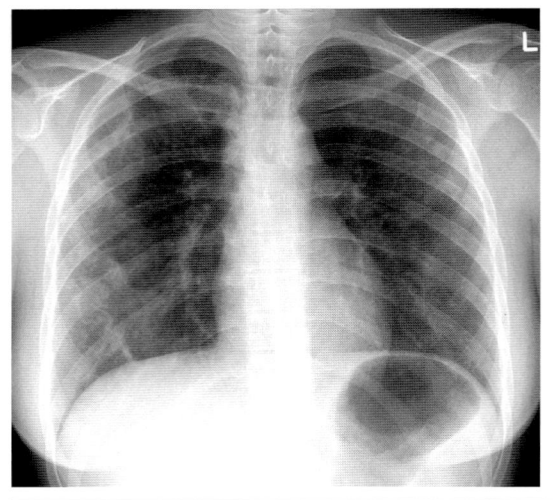

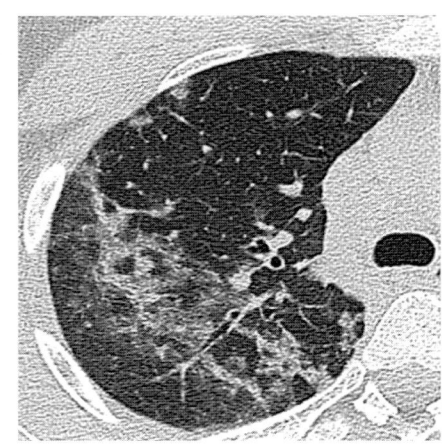

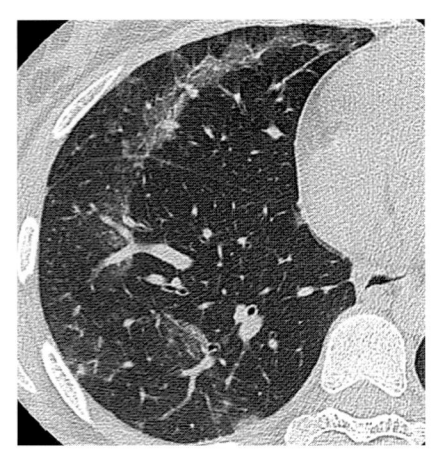

29歳，女性．約2か月前からの咳嗽と軽度の呼吸困難感があり，来院した．

Question　以下のうち正しいのはどれか？（正解は1個とは限らない，解答は次頁）

1. 単純X線写真で両肺末梢優位に異常影が見られる．
2. 病変は区域性である．
3. 肺水腫である．
4. 血中好酸球を調べる．
5. ステロイド治療を行う．

画像所見

単純X線写真では，両肺の末梢にコンソリデーションが認められる．やや上肺野優位に分布している．肺胞性肺水腫で見られる肺門中心浸潤影とは逆の分布であり，photographic negativeやreversal of pulmonary edemaと呼ばれる．CTで，すりガラス影やコンソリデーションが肺野末梢主体で非区域性に分布していることがよくわかる．病変は胸膜から少し離れたところで，帯状に胸膜に平行に走行して見られる．慢性好酸球性肺炎である．

解説

慢性好酸球性肺炎とは，好酸球優位の炎症細胞が肺胞腔や間質へ浸潤する病態のうち，2週間以上の経過をとるものをいう．多くの症例では発症時より末梢血好酸球増多が見られ，ステロイド治療によく反応する．投薬中止により再発することがあるので，治癒後も定期的な観察が必要になる．約半数にアトピーや喘息が見られる．

両側上肺野末梢優位のコンソリデーション（photographic negative, reversal of pulmonary edema）は特徴的所見である．発症初期には濃厚な浸潤影が胸膜直下に見られ，やがて不均一濃度の癒合影や結節影となり，発症2か月後には帯状影や無気肺が見られることが多くなる．

前頁の解答　1, 2, 5

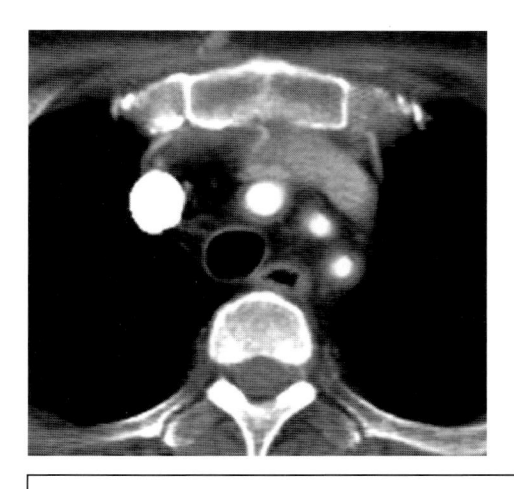

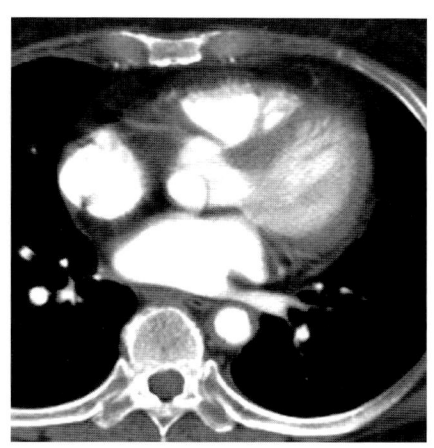

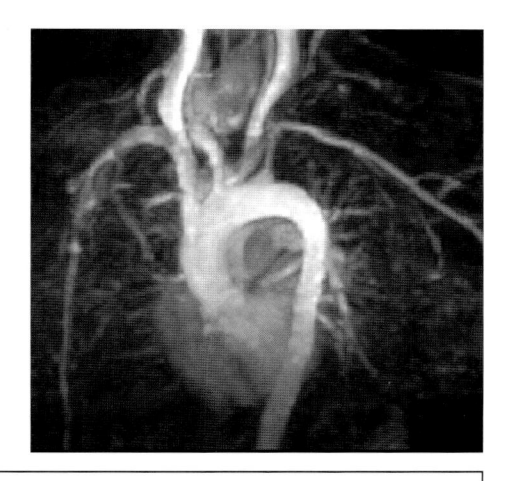

50歳，女性．不明熱にて精査が行われた．造影CTと造影MRAを示す．

Question 画像所見のうち正しいのはどれか？（正解は1個とは限らない，解答は次頁）

1. 大動脈解離を認める．
2. 下行大動脈は狭小化している．
3. 左鎖骨下動脈起始部が狭小化している．
4. 右腕頭動脈，左総頸動脈，左鎖骨下動脈，下行大動脈に壁の肥厚が見られる．
5. 大動脈瘤を認める．

画 像 所 見

造影CTで右腕頭動脈，左総頸動脈，左鎖骨下動脈，下行大動脈の壁が肥厚している．これらの血管内腔は狭小化しており，MRAで血管内腔の狭小化形態がよくわかる．
診断は高安動脈炎である．

解　　説

高安動脈炎は大動脈炎症候群や脈なし病とも呼ばれ，大動脈や肺動脈および主要分枝動脈の中膜と外膜に炎症を生じ，内膜の二次性肥厚をきたす．このため罹患血管は狭小化する．壁が脆弱なため動脈瘤を合併することもある．東洋人に多く，若年から中年女性に好発する．合併症には，腎血管性高血圧，大動脈縮窄，大動脈弁逆流，心筋梗塞，肺梗塞，脳梗塞などがある．

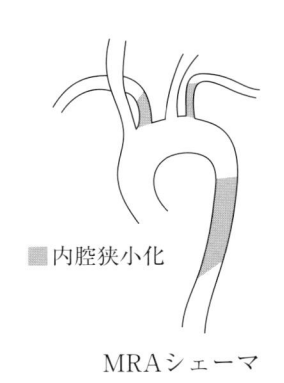

■内腔狭小化

MRAシェーマ

前頁の解答　1，4，5

Let's Try! 7

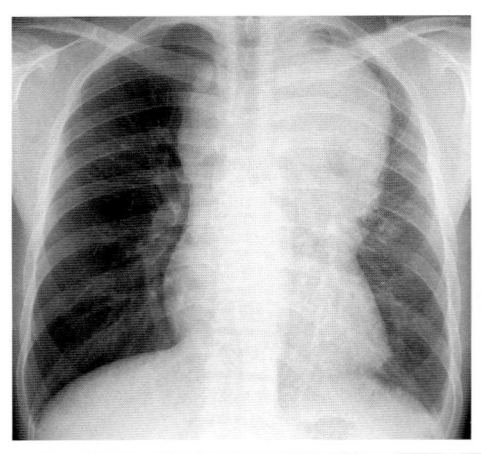

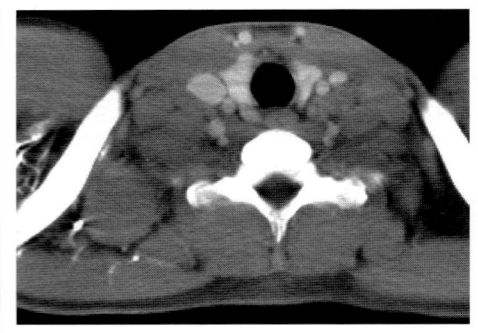

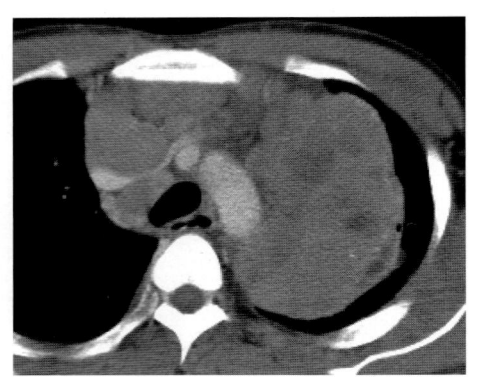

25歳，男性．胸部圧迫感にて来院．単純X線写真と造影CTを示す．

Question 以下のうち正しいのはどれか？（正解は1個とは限らない，解答は次頁）

1. 大動脈瘤を認める．
2. 右鎖骨上に腫大リンパ節がある．
3. 腫瘤に囲まれる上大静脈や左腕頭静脈の閉塞はない．
4. 悪性リンパ腫が疑われる．
5. 治療は手術が第一選択である．

画像所見

単純X線写真で縦隔影の拡大が認められる．腫瘤影の辺縁の立ち上がりはなだらかであり，肺外徴候陽性である．造影CTで縦隔リンパ節や右鎖骨上窩リンパ節の多発腫大が見られる．大きいわりに内部の変性や壊死所見は軽度である．腫瘤による上大静脈や左腕頭静脈の閉塞は見られず，柔らかい腫瘤が想像される．悪性リンパ腫である．

解説

悪性リンパ腫は全身のあらゆる臓器に発生するが，縦隔は好発部位のひとつである．縦隔リンパ節の系統的腫大をきたすものと前縦隔に大きな腫瘤を形成する場合がある．腫大したリンパ節は癒合傾向があり，内部変性は乏しいことが多い．ほかの多くの悪性腫瘍と異なり腫瘤が柔らかいため，腫瘤内部を血管がつぶれることなく貫通することが多く，造影CTでしばしば観察される重要な所見である．画像診断は単純X線写真と造影CTで十分なことが多いが，ガリウムシンチグラフィは悪性リンパ腫に強く集積するため診断や病変拡がりの全身精査に有用である．MRIのT2強調像では，腫瘍が線維化すると低信号となるので治療効果判定に役立つことがある．治療は化学療法や放射線治療である．

前頁の解答 2, 3, 4

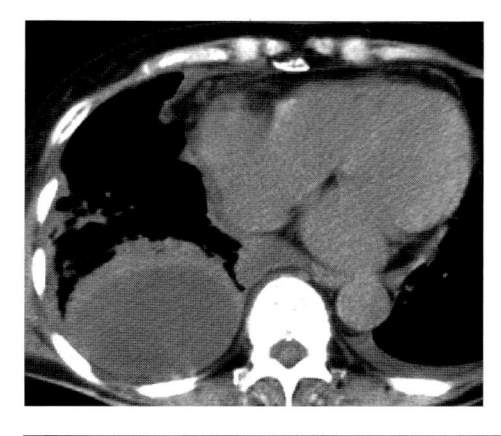

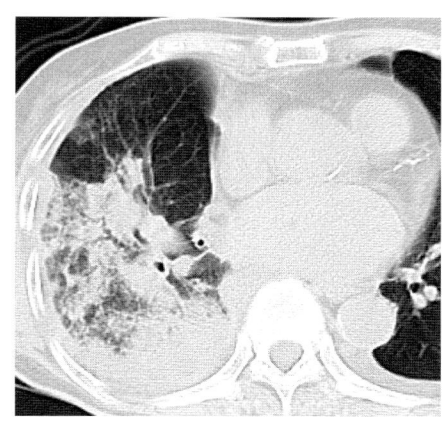

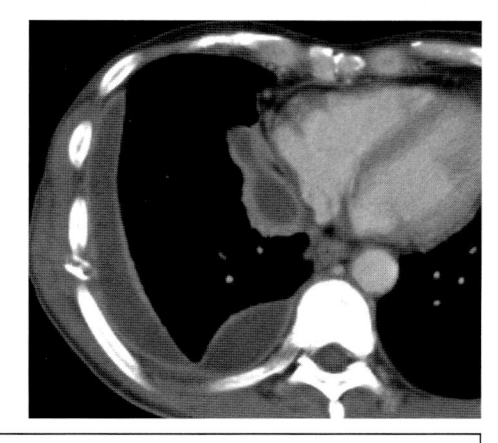

60歳，男性．発熱，胸痛にて来院．初診時の単純CT（左，中）と治療中の造影CT（右）を示す．

Question CT所見のうち正しいのはどれか？（正解は1個とは限らない，解答は次頁）
1. 胸膜の肥厚が認められる．
2. 胸膜結節が見られる．
3. 胸水は肺に向かって凸の形態である．
4. 肺炎を認める．
5. 治療中のCTでは胸腔ドレーンが挿入されている．

画像所見

初診時の単純CTで胸水貯留があり，胸水は肺に向かって凸の形態を示している．膿胸である．肺野条件表示のCTで右下葉にエアーブロンコグラムとコンソリデーションが見られ，肺炎である．

治療中の造影CTでは，胸腔ドレーンが挿入されている．壁側胸膜と臓側胸膜の肥厚と造影効果が認められ，その間に胸水が貯留している．胸膜肥厚は整である．

解説

膿胸は，胸膜の感染により胸膜腔に膿の貯留した状態をいう．細菌性膿胸の原因は，肺炎や肺化膿症など肺野の炎症からの波及，胸膜への血行性感染，医原性感染などがある．CTで肥厚した臓側胸膜と閉塞胸膜の間に胸水（膿）が見られる所見はsplit pleural signと呼ばれる．細菌性膿胸の壁肥厚は比較的整である．

前頁の解答　2，3，4

豆知識

—HRCTとthin-slice CT—

　肺疾患におけるCT画像診断で，HRCTという表示方法がよく用いられる．HRCTとはhigh resolution CTのことであり，日本語表記では高分解能CTと呼ばれている．要するに，文字どおりに分解能の高いCT画像のことであり，肺野病変の性状がよくわかるので臨床に有用なのである．HRCTのスライス厚は施設によって異なるが，1～3mmの薄いスライスである．「なあんだ，thin-slice CTのことなのか」と早合点しないでいただきたい．HRCTとthin-slice CTは似て非なるものなのだ．thin-slice CTは，通常CTのうち表示スライス厚が薄い画像のことを指すが，HRCTは以下のような特徴がある．

1. 薄いスライス厚：1～3mm．
2. 高周波画像再構成関数：高周波成分が強調される画像再構成関数であり，肺血管や気管支辺縁が強調されるのできわめて鮮明な画像になる．
3. FOV（field of view）：表示鮮明な画像を認識しやすいように，通常は一側肺を表示するように設定する．したがって，両側肺表示の通常CTやthin-slice CTよりもFOVは小さい．

　HRCTは，部分容積効果が少なく分解能が高く鮮明な画像であるといえるだろう．

　では，肺病変でthin-slice CTを使うことはないのだろうか？　答えはNOである．高周波画像再構成関数の欠点はノイズが増えることで，このノイズのために，肺結節内部性状を評価しようとした場合に石灰化とノイズによる吸収値上昇の区別ができなかったり，辺縁が強調されるため辺縁が石灰化しているように見えることもある．これでは，適切な画像診断ができないので，このようなときはthin-slice CTを縦隔条件表示して内部性状の詳細評価を行う．

　見ている画像がどのような条件で撮影されたものか，そして見ている画像条件の特性，利点，欠点などを知らないがために，トンデモない誤診をするのは避けたいものだ．

—MRI撮像前の被検者チェック項目—

・絶対禁忌：心臓ペースメーカー，人工内耳，体内自動除細動器，体内神経刺激装置，体内埋没型生命維持装置，非磁体性体と確認できない体内金属（脳動脈クリップや人工心臓弁など），非磁体性体と確認できない異物（特に頭蓋内や脊柱管内など固定が不安定で，重要臓器の近くにあるもの）などが挿入された患者．

・MRIを避けたほうがよい：強磁性体クリップや弾丸などの異物が重要臓器の近傍にあり，眼窩内や脊柱管などで異物の固定が不十分な場合．ステントが十分に固定されていない挿入後早期．

・MRI室に持ち込んではならないもの：酸素ボンベ，はさみ，カッター，輸液ポンプ，ペン，聴診器，打診器，点滴台などの重量があるか鋭利な磁性体．

・禁忌ではないが，起こりうる合併症の可能性とMRI検査の必要性を十分に説明し同意を得て行うことが望ましい：強磁性体ではない脳動脈瘤クリップ，人工弁，人工関節やプレートなどの整形外科装具，外科用クリップ，歯科，眼科，耳鼻科的補填物．刺青，パーマネントアイライン，アイシャドウ，妊娠，ニトログリセリン系貼布剤の一種など．

・特別な注意を要する被検者：心肺停止の可能性がある患者，閉所恐怖症，極度の全身状態不良，意識低下・錯乱など確実なコミュニケーションがとれない状態．

前頁の解答　1，3，4，5

IV. 腹 部

1 肝嚢胞
2 肝血管腫
3 肝細胞癌
4 胆管細胞癌
5 胆嚢癌
6 膵癌
7 膵管内乳頭粘液性腫瘍
8 大腸癌
9 肝膿瘍
10 急性胆嚢炎
11 胆道結石
12 急性膵炎
13 虫垂炎，憩室炎
14 胆汁漏
15 腸間膜動脈閉塞症
16 イレウス
17 肝臓の造影検査での偽病変

序論

■CTによる画像診断のアプローチ

1) CT検査の概要

CT検査を行う際の注意点は，まず単純か造影かにある（経静脈性造影剤を用いる）．単純CTであれば小さな石灰化が見えるが，造影してしまうと不明瞭となることがある．造影CTは比較的ゆっくり造影剤を注入し，血管や臓器が造影されたところで撮影する方法と，急速静注を行い血管，臓器や病変の造影効果の差を利用する手法（ダイナミックCT）がある．細かな造影法やタイミングは施設によるが，病変によってはダイナミックCTが必須のものがある．MRIでの経静脈性造影剤の使い方も同様であり，所見も似通ったものとなる．

2) CTによる正常解剖とチェックポイント

腹部臓器の解剖を学習するには，CTが適している．ここでは7mmスライスの造影CT（女性）を示し，正常解剖と読影のポイントを述べる．単純X線写真を含め，ほかのモダリティではCTで覚えた臓器や腹腔内の構造がどのように描出されるか考えると理解しやすい．

(1) 肝臓

大きさ，形態，辺縁など全体像に注意する．腫瘍による局所的な吸収値の変化に目が行きやすいが，脂肪肝による肝実質の吸収値の低下や鉄沈着（ヘモクロマトーシス）による吸収値の上昇にも注意する．

肝臓は正常では大きく樹枝状構造が2組見られる．胆道と門脈よりなる肝門部を中心とした構造と，下大静脈に向かう肝静脈で，これらが肝区域の指標となる．脈管構築が保たれているかどうかは，腫瘍と脂肪肝などの鑑別にも役立つことがある．

(2) 胆囊，胆道

胆囊壁の局所的な変化，内部および壁の石灰化や液面形成に注意する．総胆管は必ず下端まで追跡する．これは膵頭部の位置を確認するときにも役立つ．胆囊は腹部の手術時に合併切除されることもあり，胆囊の疾患の既往が明らかでなくても同定できないことがある．

(3) 膵臓

多くは脾静脈の腹側に描出される．脂肪沈着による形態変化，石灰化，腫瘍に注目する．膵尾部は比較的見つけやすいが腸管と重なることがある．総胆管下端の位置を目安にし，膵頭部までくまなく観察する．造影後，最近のCTでは主膵管がわずかに観察される．

(4) 脾臓

比較的見つけやすい．慢性肝疾患による形態変化や石灰化に注目する．脾静脈の拡張といった門脈圧亢進に伴う変化にも注意が必要である．

(5) 腎

左右一対あるが，大きさや位置といった発生に起因する異常にも注意が必要である．結石による石灰化も多いが，動脈壁やリンパ節の石灰化も混じっていることがある．

腎実質の観察だけでなく，動静脈の状態にも注意を払う．尿管も注意深く見れば膀胱まで追跡可能である．詳細は別項を参照されたい．

(6) 副腎

通常は逆Y字，もしくは逆V字型を示す．石灰化，結節の有無に注意．上腹部腫瘍の場合大きさに関係なく副腎病変の可能性を考え，正常副腎の有無を確認する．

(7) 血管系

確認する血管系を示す．

動脈：大動脈から内外腸骨動脈，大腿動脈近位，腹腔動脈，上下腸間膜動脈，腎動脈．

静脈：下大静脈から内外腸骨静脈，大腿静脈近位，上腸間膜静脈から門脈，腎静脈．

注）静脈系は破格，変異が多い．それ自体が病的意義がなくてもIVHなどの際にトラブルのもとになることがあり注意が必要．

8) リンパ節

卵巣腫瘍，精巣腫瘍など左右で転移しやすい部位が異なる．おおまかなリンパの流れを理解しておけば，効率的に読影が進む．おおむね1cm程度までは正常でも見られる．

(9) 腸管

大腸は丁寧に見れば全長を追跡可能である．炎症などによる壁厚の変化や憩室などが観察される．虫垂が同定できるのが当面の目標となる．イレウスなど腸管拡張の場合は，腸管径の変化の生じている部位を探すことで閉塞部位や原因がわかることも多い．

(10) 正常解剖以外のチェックポイント

free air：CTは仰臥位で撮影される．少量のfree airは肝前面以外に腹壁直下に分布する．

腹水：少量の腹水は肝右葉裏面と右腎上極の間（モリソン窩），骨盤内，傍結腸溝などに貯留しやすい．

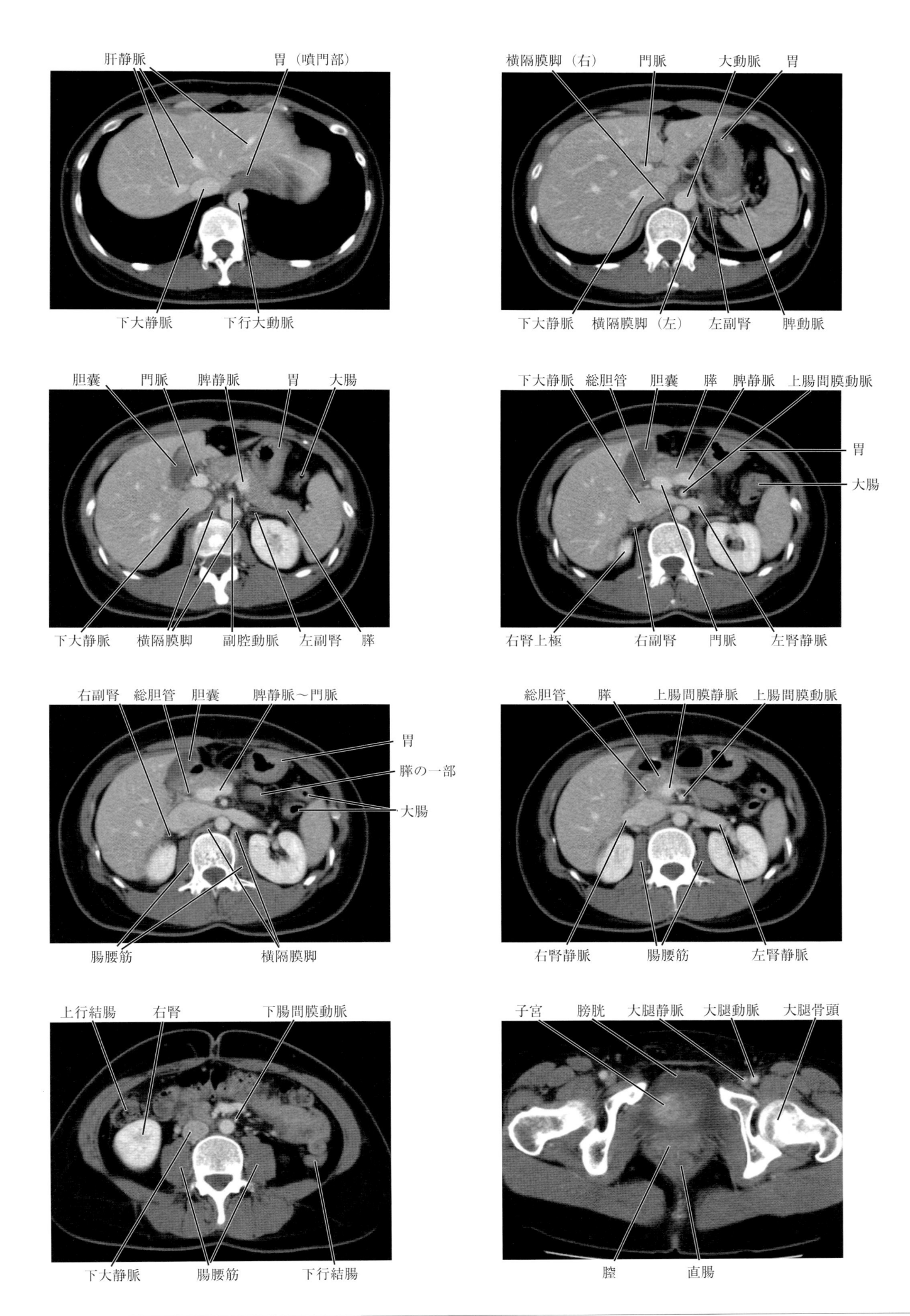

IV. 腹部

■ ほかのモダリティでのアプローチ

1) 単純X線写真

腹部単純X線写真は立位，臥位が行われる．臥位のほうが腹部の厚みが均一になりやすいので，読影が容易となる．

腸管の液面形成の確認や腹腔内free airの確認には立位が用いられる．立位がとれない患者では，デクビタス（側臥位）での撮影が行われる．

KUBは通常の腹部単純X線写真よりも撮影電圧が低く，石灰化の検出が容易となる．全体としてコントラストが高くなるので，腹部全体の観察は通常の単純X線写真のほうが見やすい．

単純X線写真で写るものは大きく4つに分類される．
①骨の濃度：骨，石灰化，金属（異物，術後のクリップ）
②水の濃度：実質臓器，筋肉，腸管内容物，尿路
③脂肪の濃度：皮下脂肪，腹腔内脂肪，後腹膜脂肪
④空気の濃度：腸管内ガス

石灰化，金属物は単独で確認可能である．石灰化であれば，由来（胆道，腎尿路，血管など）を考える．金属は人工的にしか存在しないので異物，手術操作によるもの，塞栓コイルなどの鑑別が必要となる．

水の濃度の部分は腹部単純X線写真では確認が難しい．実質臓器の診断はほかの検査法が必要となるが，肝下角，腎，腸腰筋陰影などは周囲の脂肪との境界として確認できる．

空気の濃度は単独で確認でき，腸管内ガスは腸管の状態を反映する．

拡張した腸管にガスが貯留すると容易に観察される．壁の構造により小腸（ケルクリング），大腸（ハウストラ）が鑑別できる．ポータブル撮影などでもイレウスの状態観察に手軽に行える利点がある．

腸管拡張以外の異常ガスとしては，腹腔内free air，胆管内ガス，胆嚢壁のガス，門脈内ガス，腸管壁内ガス，後腹膜ガスがあげられる（腹腔内free airは胸部単純X線写真のほうが見やすい場合がある）．胆管内ガスはただちに病的とはいえない場合があるが，ほかのガスは病的所見である．特に門脈内ガス，腸管壁内ガスは腸管壊死によるものがあり，致命的なことが多いので，ただちにCTで確認する．後腹膜ガスはファイバーなど医原性のほかに気腫性腎盂腎炎，後腹膜膿瘍が原因となる．胆管内ガスも門脈内ガスとの鑑別が難しいこともある．結果として腸管拡張以外の異常ガスを見たら慎重に対処する必要がある．

腹水の診断は肝下角の消失（hepatic angle sign），側腹線条と結腸の間隔が5mm以上（flank stripe sign）といった所見で診断される．腸腰筋陰影は後腹膜由来なので，"腸腰筋陰影の消失＝腹水の徴候"とはいえない（実戦的には超音波またはCTを行うのが手っ取り早い）．

2) 超音波検査

単純X線写真の苦手とする実質臓器を観察できる．腹水の検出，胆道結石，腎結石の診断が可能である，動脈瘤や動脈解離を造影剤を使用せずに検索できる，被ばくもなく安価で，ベッドサイドで簡単に行えるなど多くの利点がある．反面，結果は術者の技量に負うところが大きい．

超音波検査は目標に向かって発信した音波の反響を画像化している．反響は音の伝わる速さが変化する界面で発生する．結石は音波のほとんどを反射するので高信号を呈し，その向こう側は無信号となる（音響陰影）．嚢胞では内部構築がないので均一な無信号野となり，その向こう側は周囲より高信号を呈する（音響増強）．

臓器や病変の内部構築を鋭敏に反映できるが，均一な構造は無信号野となるので注意が必要である．例えば脂肪組織は細かな構造を持っているので，通常は音波の散乱が大きく高信号となる．均一な脂肪を持ってくれば内部は無信号野となる．組織としての構築と組成がCTほど一致していない点に注意が必要である．

3) MRI

組織中の水素の原子核と周囲構造との間のエネルギーのやりとりや関連性を画像化している．代表的なものにT1強調像，T2強調像，拡散強調像などがある．T1強調像ではCT同様，経静脈性造影剤を併用することがある．また，肝臓では網内系に鉄を取り込ませることで異常な部分を検出する造影剤も使われている（SPIO造影剤；用語集を参照）．

各々の画像では特定のパラメータしか検出されないので，病変を周囲と区別できないことがある．特に腹部ではこの傾向が強い．症状だけでスクリーニング的にMRIを行っても十分な検査とはいえない．逆に存在のわかっている病変で診断に苦慮した場合，いくつかのパラメータを組み合わせることで的確な診断がつけられることがある．MRI検査はCTと比べ撮像法が多様で，"何を"，"どのように"見たいのか，目的をはっきりさせないと的外れな検査になりやすい．

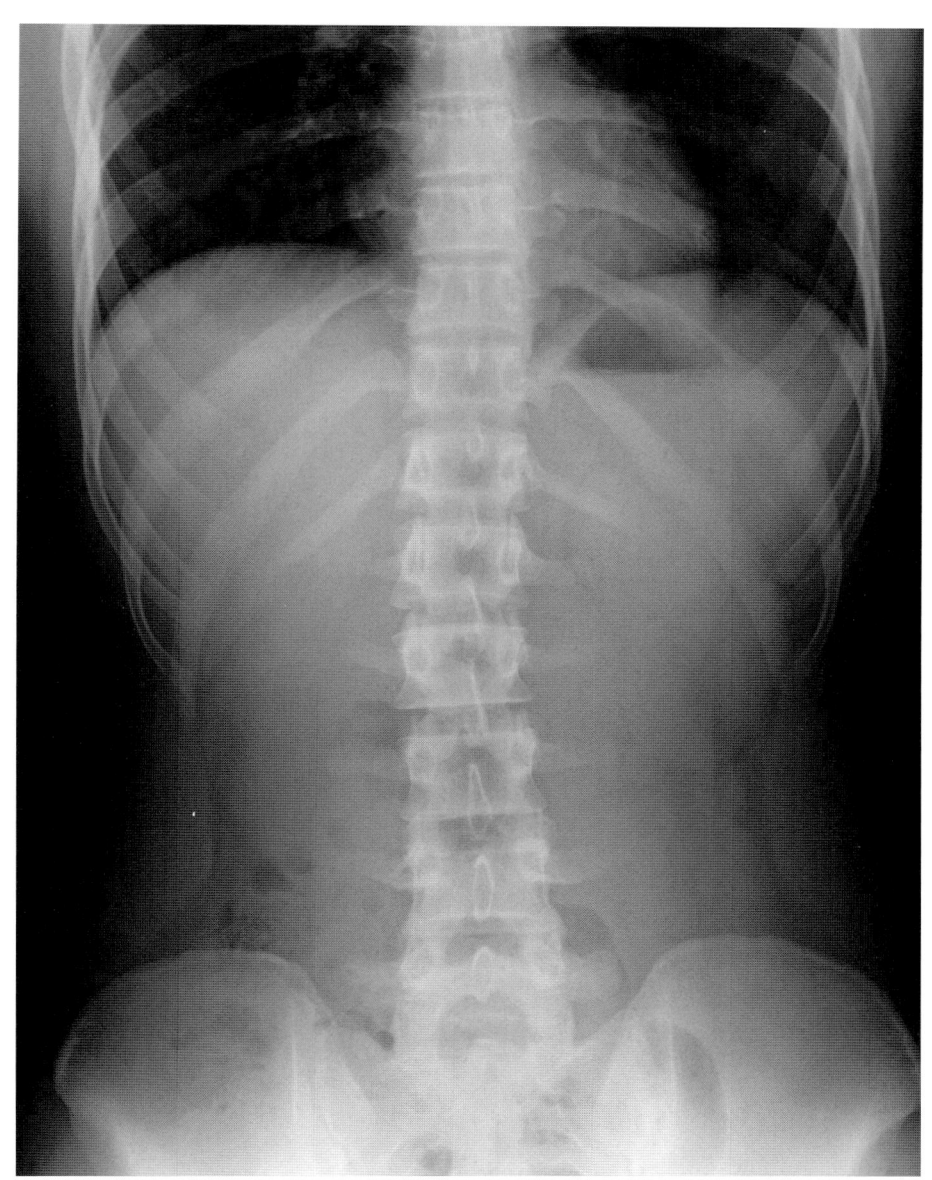

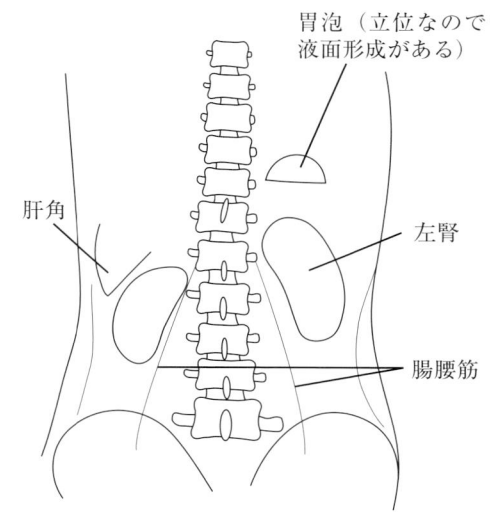

腹部単純X線写真（立位）

胃泡（立位なので液面形成がある）
肝角
左腎
腸腰筋

仰臥位なので胃泡に液面がない

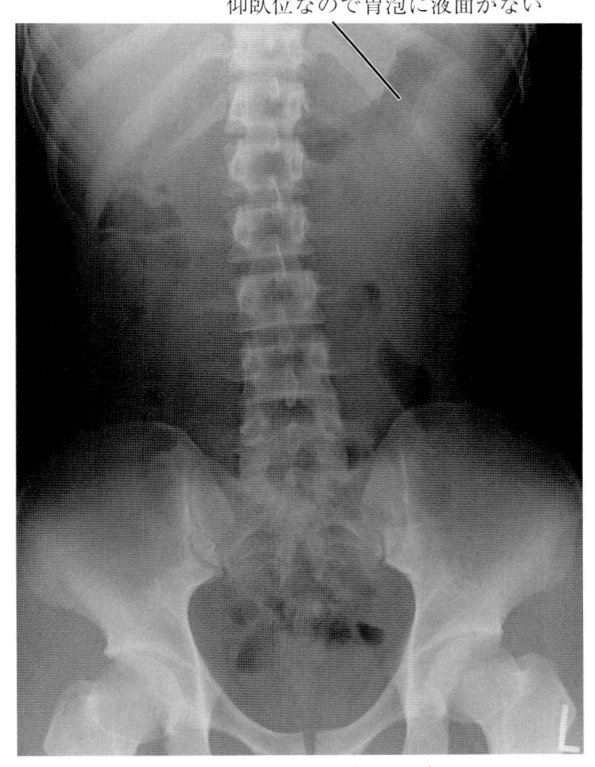

腹部単純X線写真（仰臥位）

Ⅳ. 腹部

| 腹部-1 腫瘍 | ## 肝嚢胞　simple liver cyst |

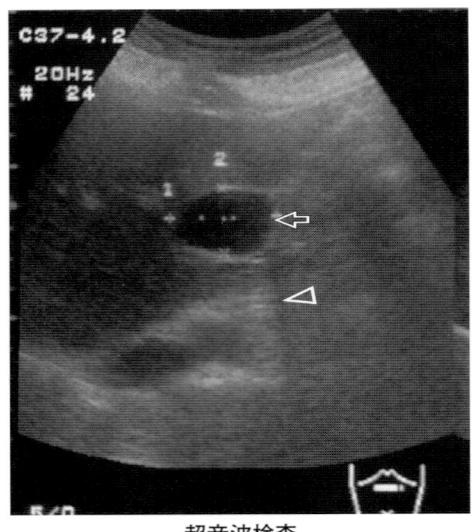

症例1　超音波検査，単純および造影CT，MRI（T2強調像，T1強調像，造影T1強調像）を示す．いずれもほかの疾患の検索中に偶然見つかったものである．

超音波では，辺縁明瞭な低エコー領域として見られる（⇨）．画像の深部方向（検出子より遠い領域）に音響陰影の増強（▷）が見られる．

単純CTでは辺縁明瞭，内部均一な低吸収域として見られる．造影後でも辺縁明瞭で造影効果はない（⇨）．

T1強調像では内部均一な低信号域として描出される（⇨）．T2強調像では内部均一な高信号域となる．造影CT同様，造影効果はない．

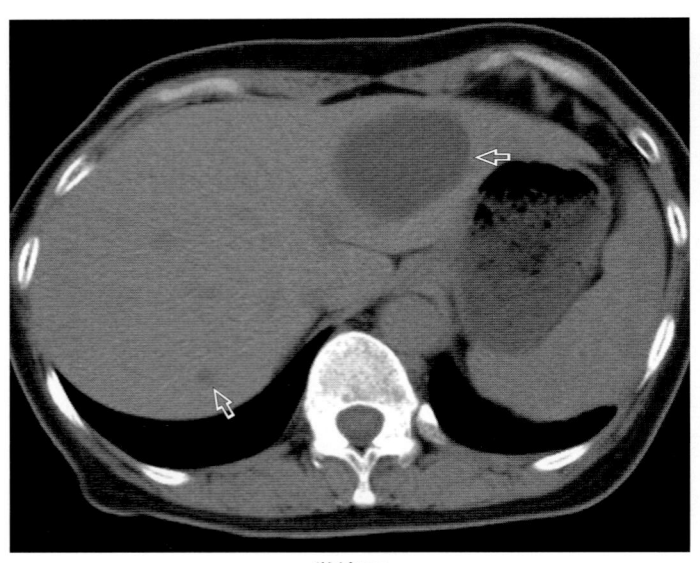

超音波検査

単純CT 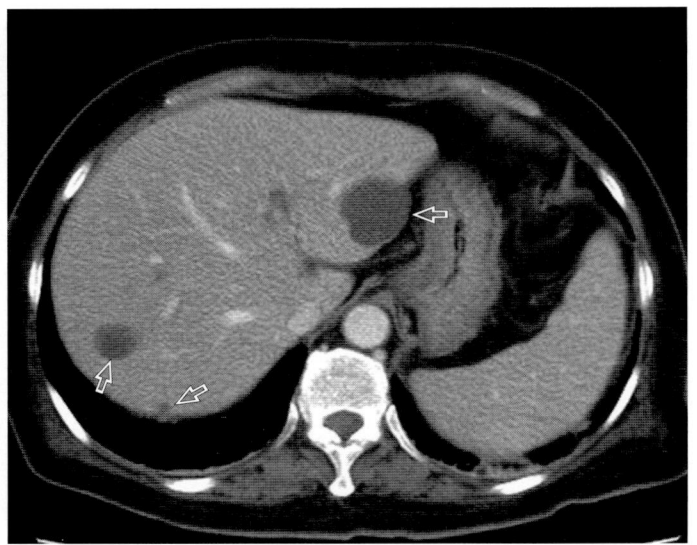　　　　　　　　　　造影CT

■ 臨床的事項 ■

- 非腫瘍性腫瘤で胆道系との交通を持たない先天性の良性病変．肝内胆管上皮に由来する過誤腫と考えられている．内容は通常漿液性．
- 最も頻繁に見られる肝腫瘤．加齢とともに頻度が増す（2〜7％）．単発も多発もある．
- 多くは無症状で，臨床的に問題となることは少ない．ただし，周囲臓器の圧迫症状がある場合，出血や感染を合併（complicated cystと呼ばれる）した場合は治療対象となることがある．
- 肝嚢胞の多発を見たら多嚢胞肝（polycystic liver）や多嚢胞腎（polycystic kidney）のような先天性嚢胞性疾患も考慮するが，単純嚢胞の多発と区別が難しいことがある．
- 日常問題となるのは腫瘍（原発−嚢胞腺腫，腺癌，嚢胞性転移）や肝膿瘍などとの鑑別である．

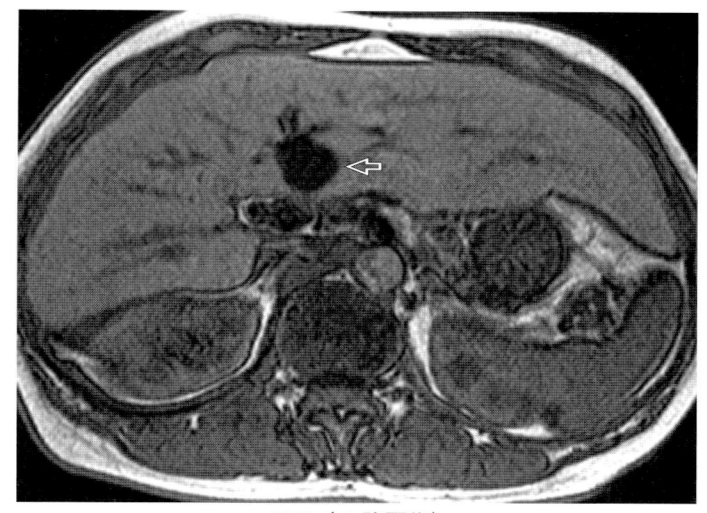

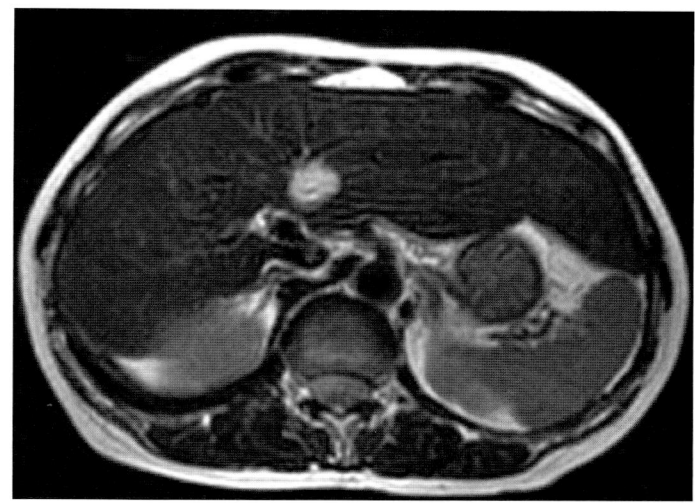

最もよく見る肝臓の腫瘤．ほとんど病的意義はないが，ほかの腫瘤性病変との鑑別が必要．

MRI（T1強調像）

MRI（T2強調像）

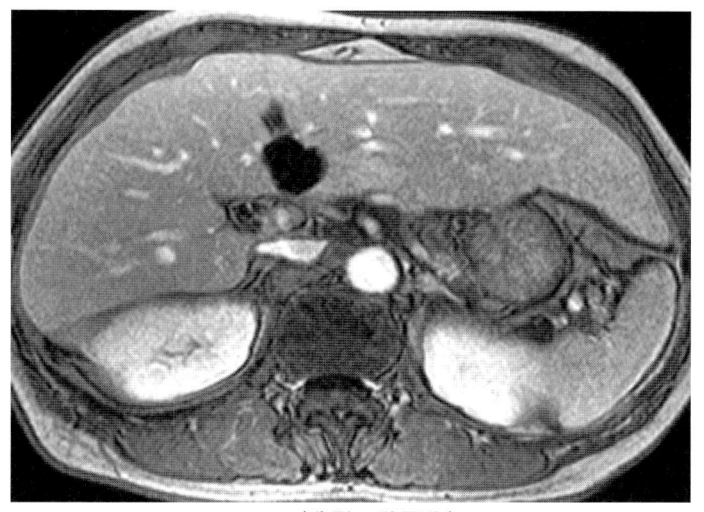

MRI（造影T1強調像）

■ 画像検査のポイント ■

▷ 超音波検査が優先される ◁

・complicated cystの状態であったり，腫瘍や膿瘍と鑑別が困難な場合に造影を含めたCT，MRIが行われる．

■ 画像診断のポイント ■

・典型的な肝嚢胞は，いずれの画像検査においても辺縁明瞭で嚢胞壁は同定できない．内部は均一な漿液様である．
・超音波検査では病変の深部方向の音響陰影の増強（音響増強；acoustic enhancement）が加わる．
・単純CTではほかの肝腫瘤と鑑別が困難なことがあるが，造影CTで造影効果がまったくないのが特徴である．
・MRIではT1強調像で低信号，T2強調像で高信号となる．
・complicated cystの場合，内部の音響陰影（超音波検査），吸収値（CT），信号強度（MRI）がさまざまに変化するので診断が難しくなる．また，1cm以下の大きさではCT，MRIでは撮像する断層面の厚みと嚢胞の大きさが近づくので辺縁が不明瞭となり（部分容積効果；partial volume effect），典型的所見を呈さない場合がある．

腹部-2 腫瘍

肝血管腫　hepatic hemangioma

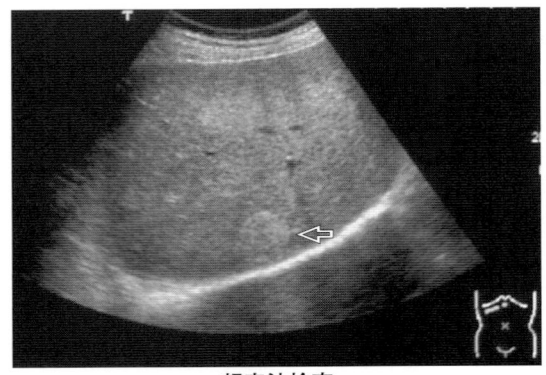

症例1　64歳，男性．会社健診の超音波検査にて発見された肝腫瘤．無症状．

超音波検査では，辺縁比較的明瞭で，周囲の肝実質より高エコーな領域として見られる（⇨）．

単純CTでは，腫瘤は辺縁やや不明瞭な低吸収域として見られる（⇨）．造影CTでは，腫瘤辺縁部より強い造影効果が見られ，時間の経過とともに造影される領域が内部に拡大する．180秒後でも血管と同程度の造影効果を呈する．

MRIでは，T2強調像で周囲の肝実質より高信号域として見られる（⇨）．T1強調像では低信号域として見られた．造影後（30, 90秒）の様子はCTとほぼ同様である．

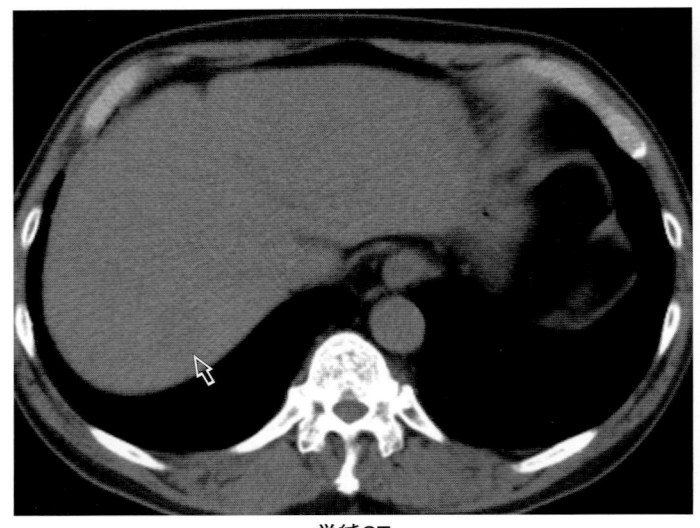

超音波検査

単純CT 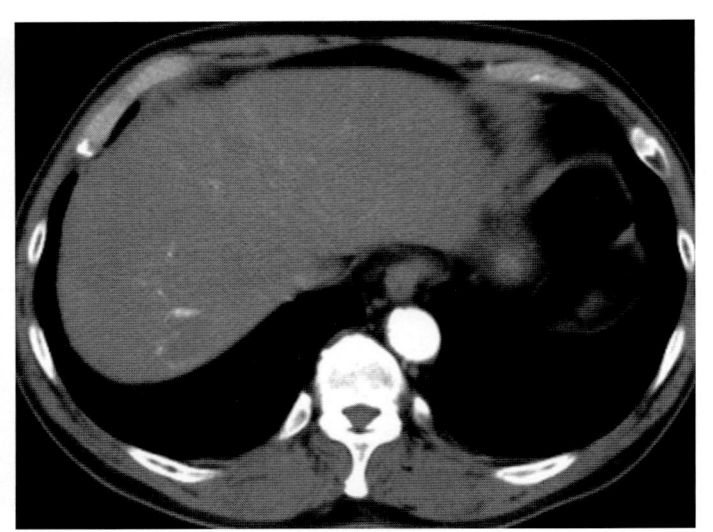　　　　　　　　　　　　　　　造影CT（35秒後）

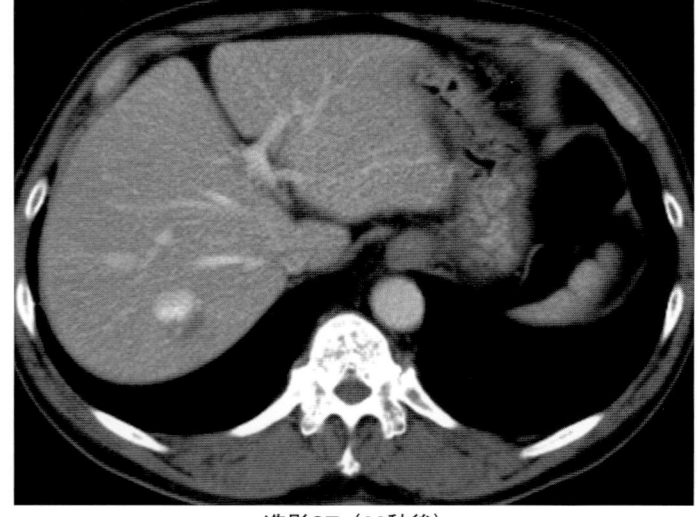

造影CT（90秒後） 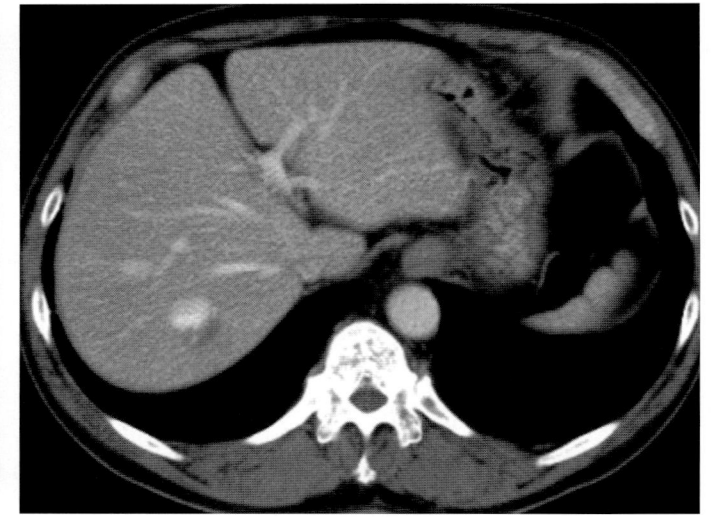　　　　　　　　　　造影CT（180秒後）

■ 臨床的事項 ■

- 海綿状，網目状に拡張した血管よりなる良性腫瘍である（cavernous hemangioma）．
- 最も多い肝の良性腫瘍．肝腫瘍の中では肝転移に次いで多い．
- 女性に多い．大きさはさまざまで，多発することもある．自然破裂はまれだが，腹痛や腹部腫瘤を主訴に受診することがある．
- 大きな腫瘍では内部に変性や石灰化を伴うことがある．腫瘍内に血栓を形成し血小板を浪費することから，血小板減少や出血傾向をきたすことがある（Kasabach-Meritt症候群）．

肝の良性腫瘍の代表格．所見によってはほかの腫瘍と鑑別の難しいものも．

MRI（T2強調像）

MRI（T1強調像）

MRI（造影T1強調像，30秒後）

MRI（造影T1強調像，90秒後）

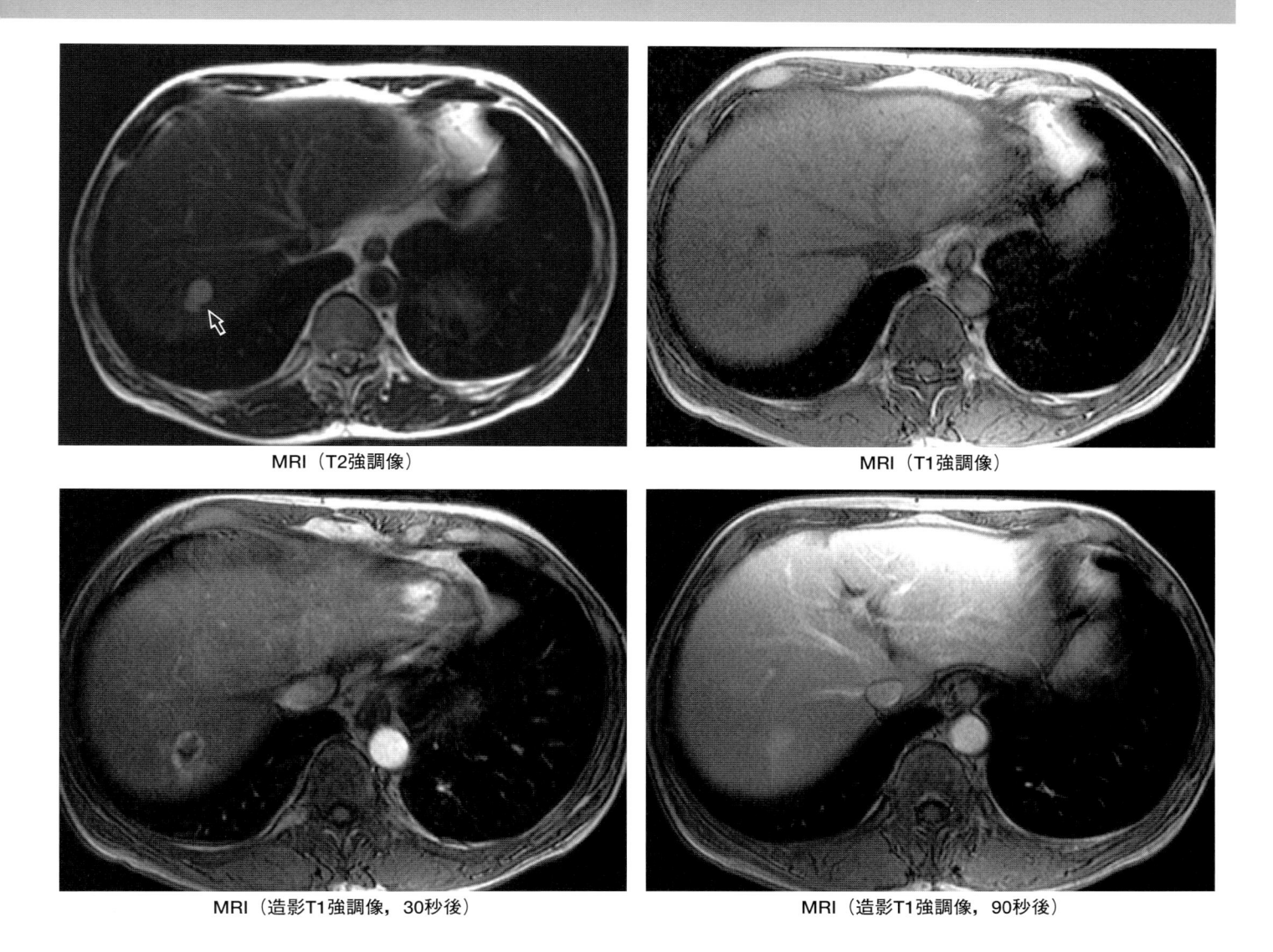

■ 画像検査のポイント ■

▶ 超音波検査が優先される ◀

・変性などで所見が修飾され，診断が難しい場合造影を含めたCT，MRIが行われる．

■ 画像診断のポイント ■

・小さなものは超音波検査で内部均一で，周囲肝実質より高エコーを呈する．周囲との境界は比較的明瞭．
・大きなものでは内部の変性や線維化を反映し，低エコー部分を伴う．内部エコーも不均一となる．
・単純CTでは辺縁明瞭で周囲肝実質より低吸収域となる．
・MRIではT1強調像で低信号域，T2強調像では高信号域となる．血管腫，囊胞は一部で所見が重複する．
・CT，MRIとも造影（ダイナミックCT，ダイナミックMRI）を行うことで特徴的な所見が得られる．比較的大きいものでは早期より辺縁部に強い綿花状の造影効果が見られ，時間が経つと造影される領域が内部へ拡大していく．小さなものは早期より造影され，造影効果が続く．より診断を確実にするには3～5分後の遅延相を撮影，病変のかなりの部分に血管と同程度の造影効果が続くことを確認する．
・造影を併用することで囊胞との鑑別は容易となる．早い時相の撮影では肝転移との鑑別が難しいことがあり，上記のように遅延相の併用が必要となる．

腹部-3 腫瘍

肝細胞癌　hepatocellular carcinoma: HCC

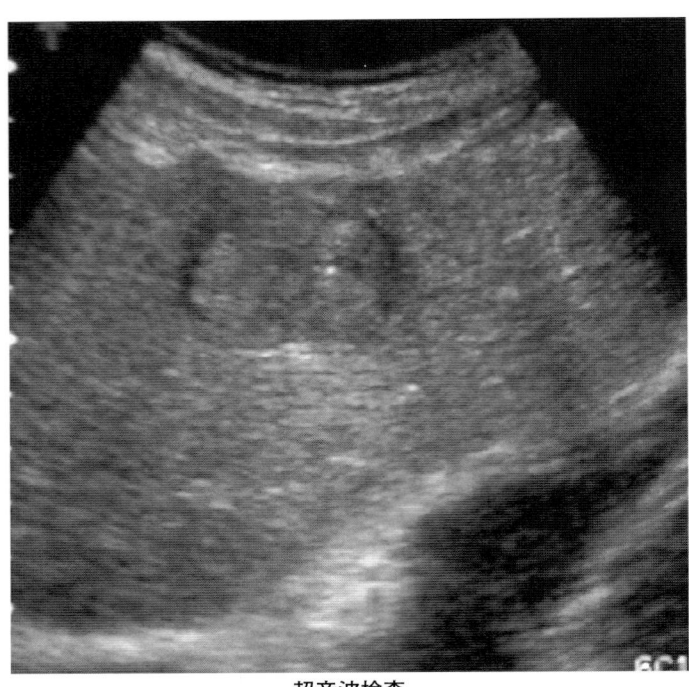

超音波検査

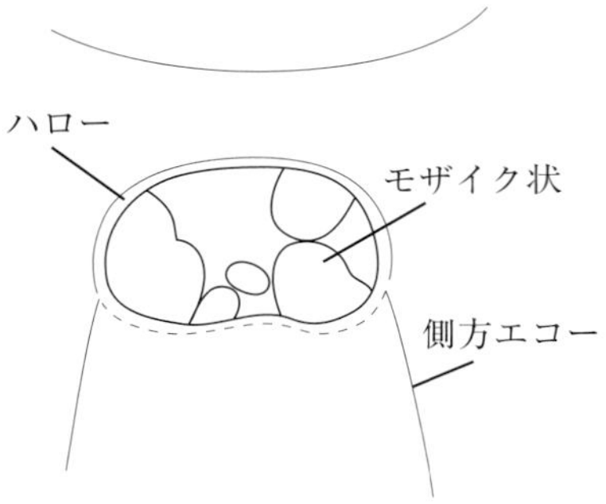

ハロー
モザイク状
側方エコー

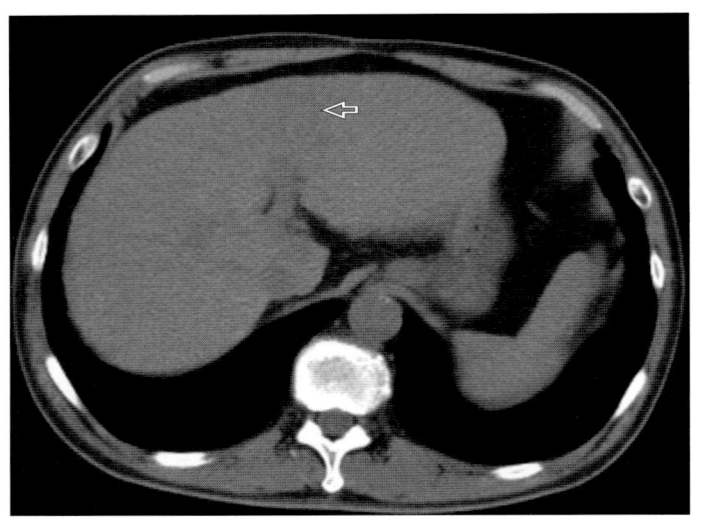

単純CT

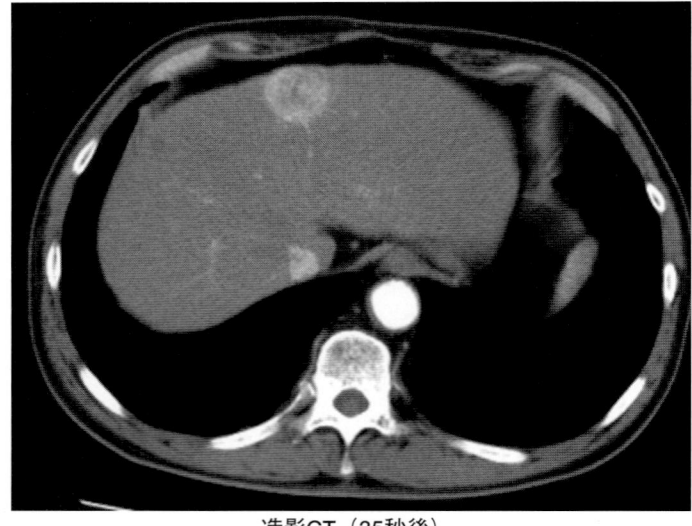

造影CT（35秒後）

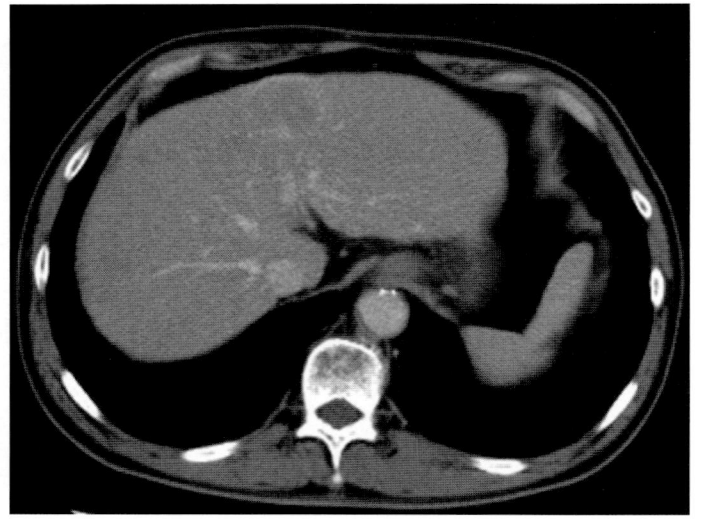

造影CT（90秒後）

症例1　65歳，男性．C型慢性肝炎．無症状．経過観察中に肝腫瘍が見つかる．肝細胞癌．

　超音波検査では，内部はモザイク状，腫瘍辺縁部には低エコー帯（ハローと呼ばれる）が見られる．わずかに側方エコーも見られ，典型的な肝細胞癌の所見である．

　単純CTでは，腫瘍はわずかな低吸収域として見られる（⇨）．造影早期相（35秒後）では腫瘍が強く造影されるが，後期相（90秒後）では腫瘍内部は周囲肝実質より低吸収となっている．辺縁部の造影効果は偽被膜に相当する．

肝の原発性悪性腫瘍．ハイリスク患者では定期的な検索を．

▮▮ 臨床的事項 ▮▮

- 原発性肝癌の大部分を占める肝悪性腫瘍．
- B，C型肝炎ウイルスによる慢性肝炎，肝硬変がハイリスクとなる．腫瘍マーカー（AFP，PIVKA II）などによる観察を併用する．
- 肝細胞癌は悪性度が高くなるにつれ門脈血流が低下し，肝動脈からの血流が主となる．典型的には中分化型より悪性度が増すと肝動脈により栄養され，門脈血流が欠如する．
- 男性に多く，60歳代に多い．診断，治療は肝動脈血流からの支配が主体であることを利用する．画像診断介入的治療（interventional radiology: IVR）による治療も行われる．これらには肝動脈よりの薬剤投与，塞栓による血流の遮断のほか，腫瘍の高周波電波による焼灼，アルコールによる凝固などが行われる．

▮▮ 画像検査のポイント ▮▮

▷▶ 超音波検査，造影CTの順で行われる ◀◁

- 造影CTは造影剤の急速注入と繰り返し撮像（ダイナミック造影CT）を行う．注入速度やタイミングはそれぞれの施設により異なる．血管腫や肝転移との鑑別が必要な場合は遅延相（3～4分後）が必要となる．
- さらに小病変の検出には肝のKupffer細胞に取り込まれる強磁性体を静注（superparamagnetic iron oxide: SPIO造影剤），MRIで撮像することで同細胞の欠如する肝細胞癌を検出する．
- CT下で血管造影により肝動脈より直接造影剤を注入することで腫瘍が陽性描画される．上腸間膜動脈より造影剤を注入，門脈より肝臓に到達した造影剤をとらえることで腫瘍が陰性描画される（CT during arterial portography: CTAP）．

▮▮ 画像診断のポイント ▮▮

- 超音波検査ではモザイクパターンをとる．また，後方エコーの増強，側方陰影が見られる．腫瘍の辺縁には低エコー部分が見られる．
- 単純CTでは，周囲の肝実質よりわずかな低吸収域もしくは等吸収域となる．MRIではT1強調像にて周囲と等信号もしくはわずかに高信号域となる．T2強調像は周囲と同じ程度の信号強度のものが多い．
- CT，MRIとも造影剤を併用することで早期相で腫瘍が描画される（early staining）．肝動脈血流を反映した所見である．その後門脈血流の優位な時相では周囲より造影効果の弱い領域として描画される（washout）．CTAPはこれをよりはっきりとらえることができる．
- SPIO造影剤併用MRIは，T2強調像，T2*強調像で正常肝の信号強度が低下，肝細胞癌の部分が高信号域として描画される．

| 腹部-4 腫瘍 | ## 胆管細胞癌　cholangiocellular carcinoma |

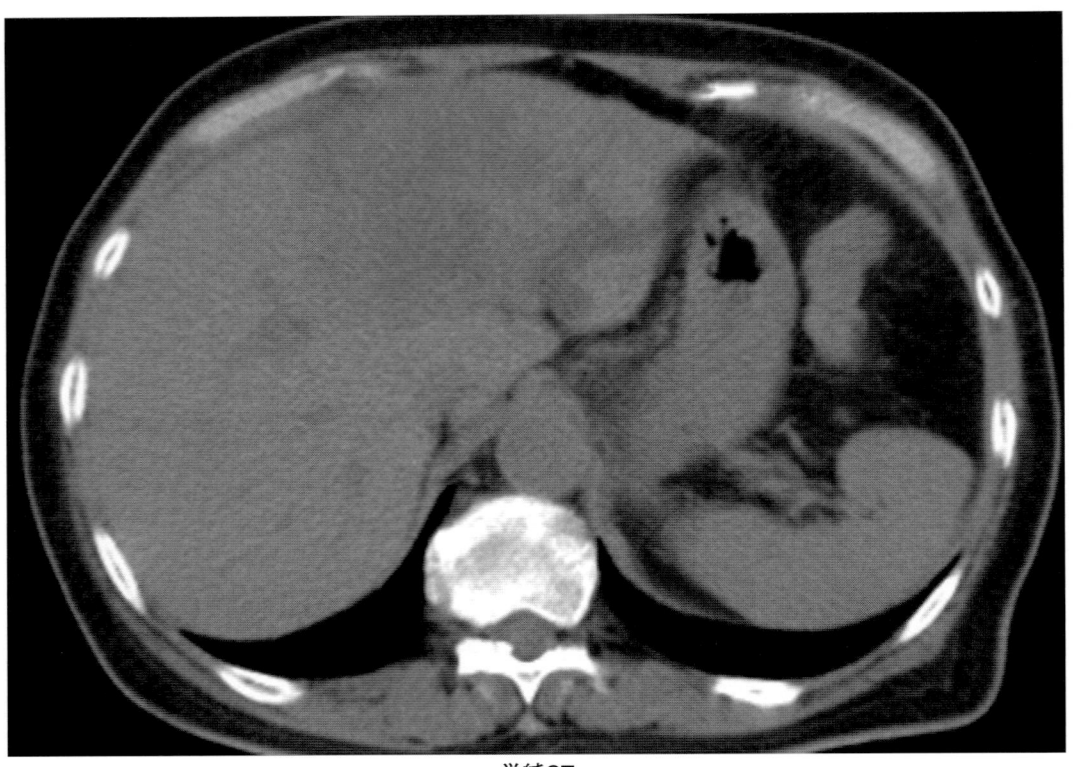

単純CT

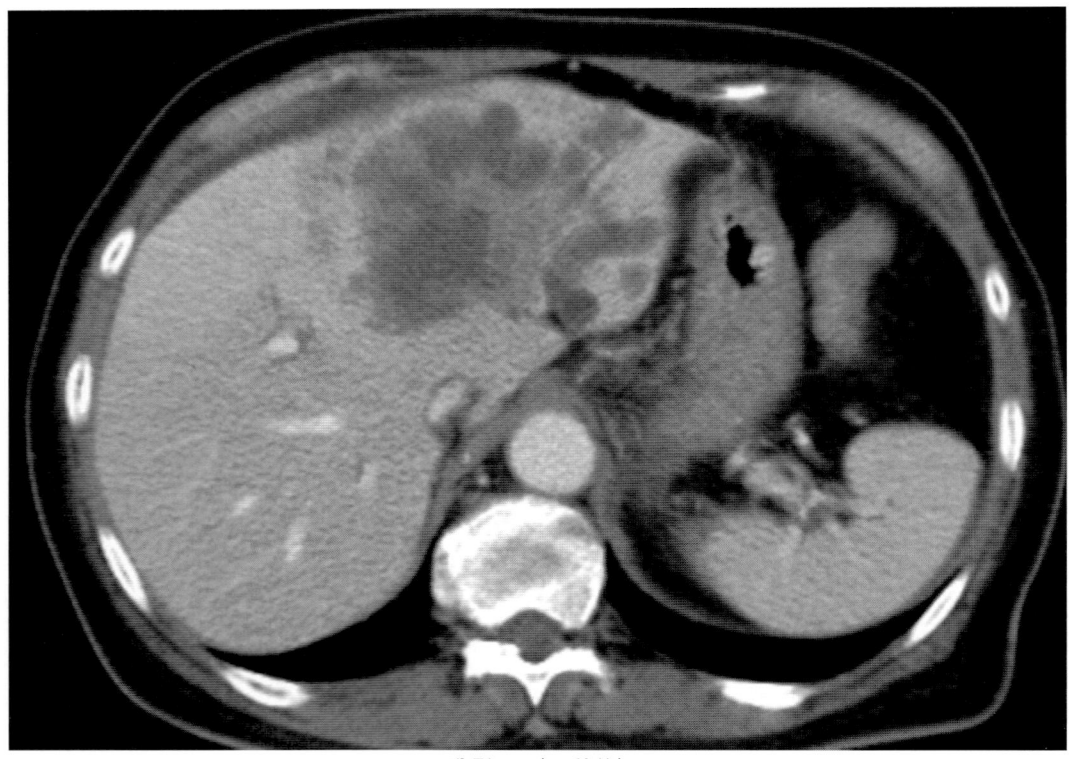

造影CT（90秒後）

症例1 62歳，女性．肝機能障害で受診，肝腫瘍が見つかった．胆管細胞癌．

　腫瘍は単純CT上，辺縁明瞭な低吸収域として見られる．造影CTでは病変の造影効果は弱く不均一である．末梢側には管様構造が見られ，拡張した肝内胆管である．

胆管上皮由来の悪性腫瘍．肝細胞癌に次いで多い．

腫瘍
拡張した肝内胆管

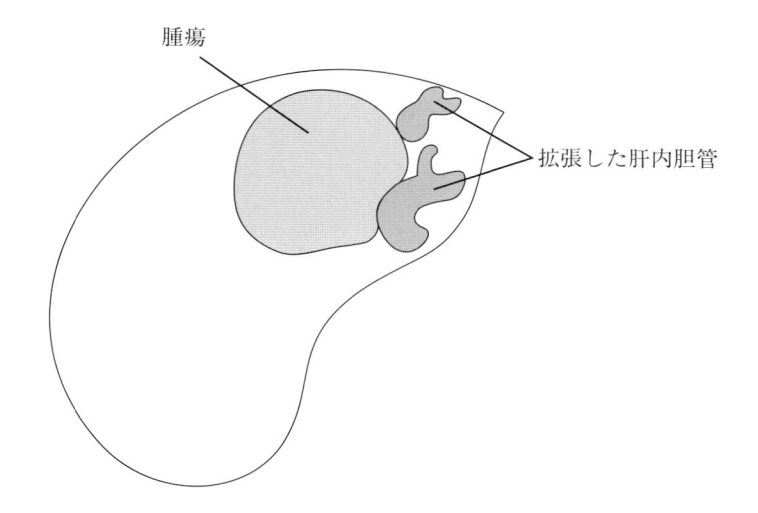

■ 臨床的事項 ■

- 肝内胆管上皮由来の悪性腫瘍．発生頻度は肝細胞癌に次いで2番目．
- CEA，CA19-9の上昇，胆道閉塞による胆道系酸素の上昇により発見されることがある．
- 発生部位により末梢型と肝門型に分類される．
- 男性にやや多く，60歳代にピーク．
- 肝寄生虫，胆管結石，原発性硬化性胆管炎などとの関連が知られる．肝硬変との関連はあまりない．

■ 画像検査のポイント ■

▷▶ **超音波検査，ダイナミック造影CT，MRI（ダイナミック造影検査），MRCPの順で行われる** ◀◁

- 超音波検査は腫瘍と胆管の関係を無侵襲にて観察できる．
- ダイナミック造影CTは全体像の評価に適しており，リンパ節転移の有無など，病期診断に不可欠な情報が得られる．

■ 画像診断のポイント ■

- 腫瘍は分葉状の形態を示す．
- 腫瘍中心部の線維化の強い症例では肝表面の陥凹を伴うことがある．
- CT，MRIとも動脈優位相での造影効果は弱い．遅延相では中心部の線維化部分に造影効果が見られるが，辺縁部（腫瘍細胞の多い部分）は造影効果が乏しい．転移性腫瘍との鑑別が困難なことがある．
- 腫瘍末梢の胆管拡張を伴うことがある．超音波検査，MRIなどで検出できれば本疾患を疑うことになる．

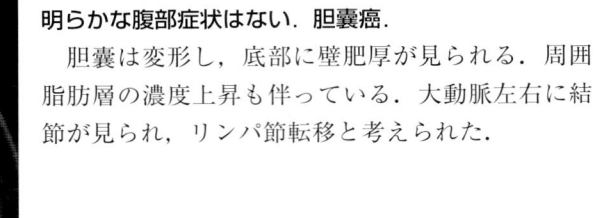

| 腹部-5 腫瘍 | ## 胆嚢癌　gallblader carcinoma |

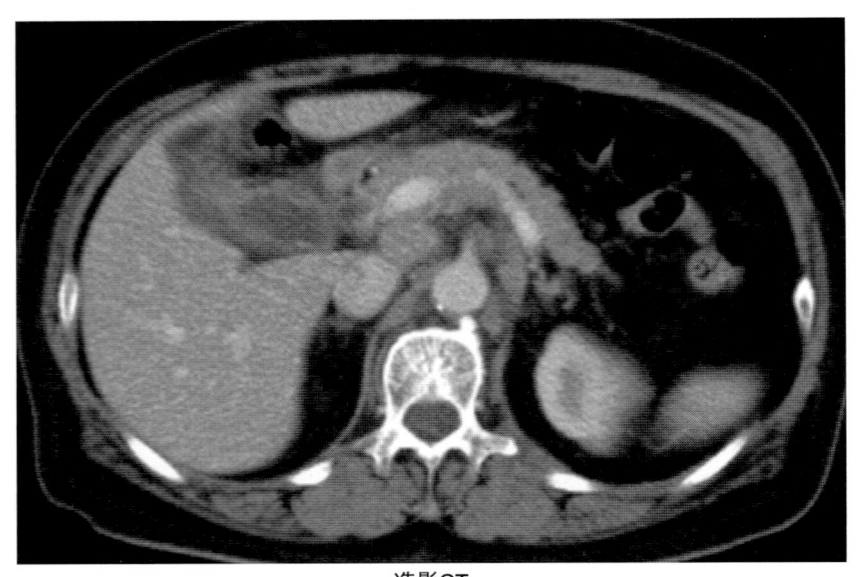

症例1 61歳，女性．左鎖骨上リンパ節腫大で受診．明らかな腹部症状はない．胆嚢癌．

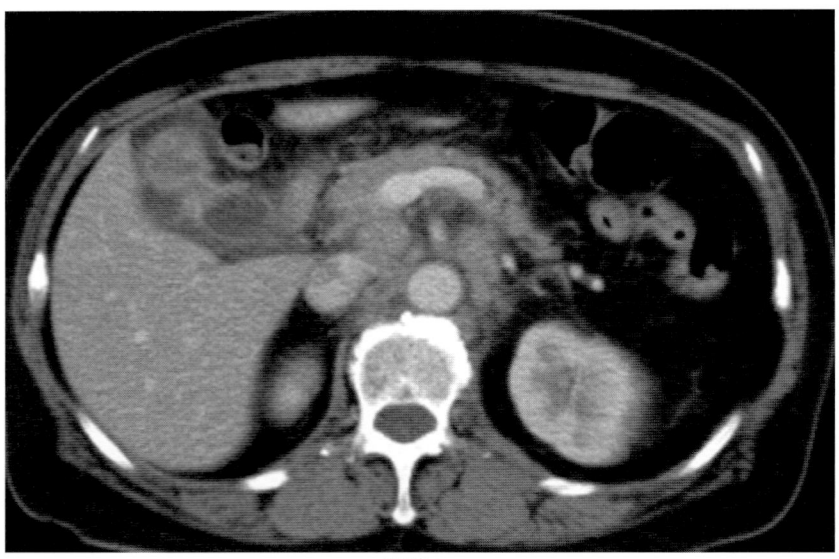

　胆嚢は変形し，底部に壁肥厚が見られる．周囲脂肪層の濃度上昇も伴っている．大動脈左右に結節が見られ，リンパ節転移と考えられた．

造影CT

造影CT

造影CT

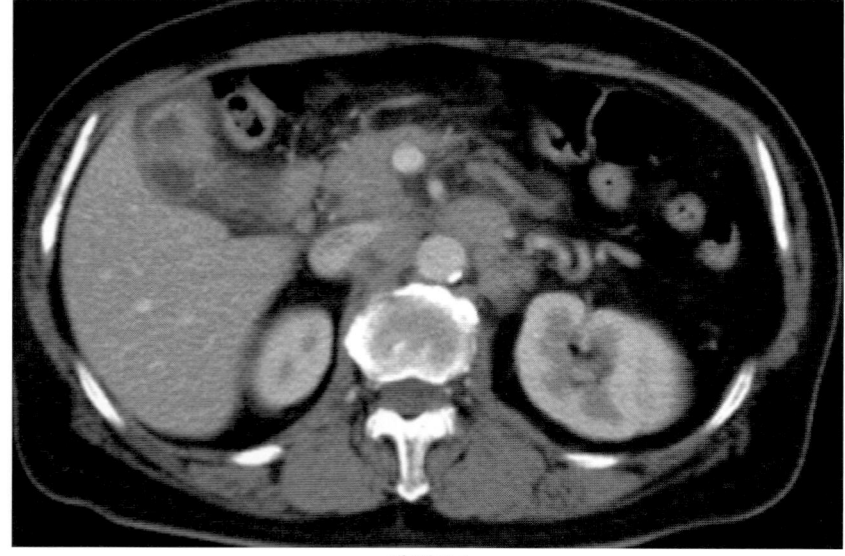

胆嚢の悪性腫瘍．結石を合併することが多い．

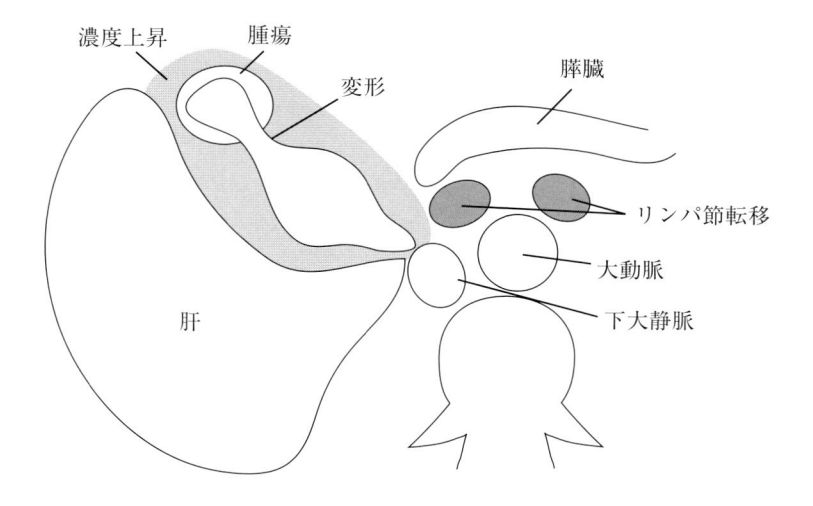

▌▌ 臨床的事項 ▌▌

- 比較的高齢者に多く，男女差はあまりない．
- 胆石を合併することが多い．何らかの胆嚢疾患の既往を持つものが半数．ただし，胆石患者の胆嚢癌合併は1％程度．
- 生化学検査で肝機能異常を呈することがある．
- 内腔突出型，壁肥厚型，腫瘤形成型に分類される．
- 早期より肝浸潤，腹腔内播種が多い．これは，胆嚢癌は容易に漿膜面に達するためである．また，胆嚢静脈から肝内門脈に達する血流があり肝転移の経路となるとされている．

▌▌ 画像検査のポイント ▌▌

▷ **超音波検査，CT（造影含む）が行われる** ◁

- ダイナミックCTにより腫瘍の進展の範囲を描出する．マルチスライスCTにて胆嚢床や脈管系との関係がより明瞭となる．
- MRCPにて胆石，総胆管病変の確認や胆道膵管合流異常の評価が行える．

▌▌ 画像診断のポイント ▌▌

- 超音波検査は胆嚢の壁構造を描画できる点で，ほかの検査より優れる．特に腺筋症との鑑別でRokitansky-Aschoff sinusを証明できれば，腺筋症の可能性が高いとされる．
- マルチスライスCTにより肝直接浸潤，肝十二指腸間膜の浸潤，リンパ節転移などの評価を行う．
- 造影早期相では腫瘍の範囲を同定できる可能性がある．ただ，炎症，腺筋症との鑑別は困難である．
- 小さなものは胆嚢ポリープや腺筋症との鑑別が，大きなものは肝，膵，十二指腸などの腫瘍の浸潤したものとの鑑別が問題となる．

腹部-6
腫瘍

膵癌 pancreatic cancer

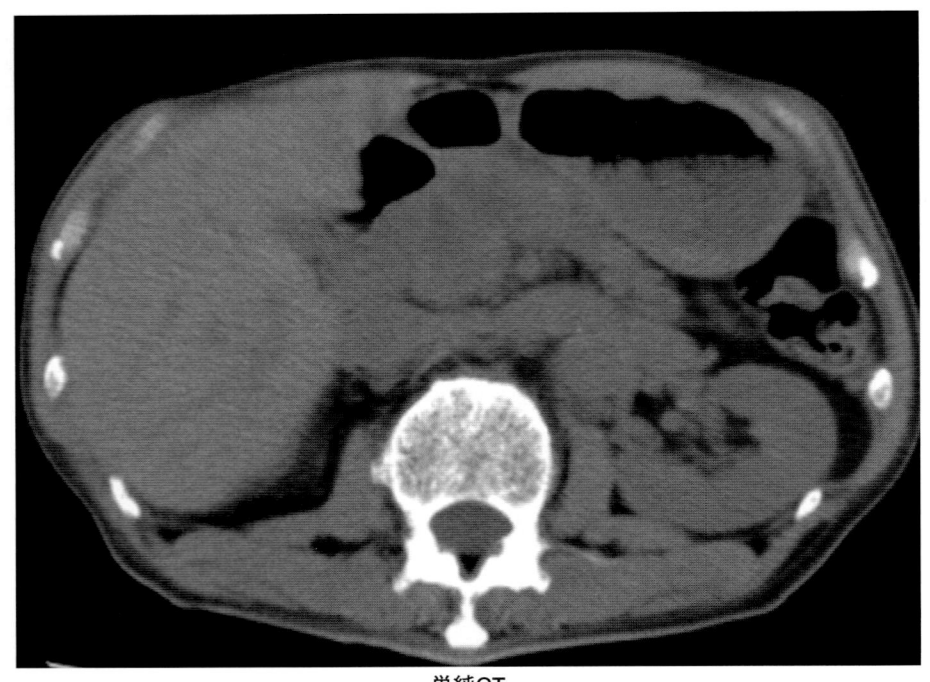

症例1 63歳，男性．上腹部痛で来院．膵癌．
単純CTでは，膵頭部から体部が腫大している．造影早期相（30秒後）では腫瘍は残存膵実質より造影効果が弱い．造影後期相（90秒後）では膵尾部膵管の拡張と膵実質の菲薄化が見られた．

単純CT

■ 臨床的事項 ■

- 膵管細胞由来の腺癌（ductal adenocarcinoma）が90％を占める．CA19-9，CEA，DUPAN-2などの腫瘍マーカーの上昇で疑われる．
- 膵の充実性腫瘍は膵腫瘍を除けばほとんどが膵癌．充実性腫瘍を見たら悪性を疑って精査を．
- 体重減少，食思不振，倦怠感など症状がはっきりしないものや無症状の場合もある．糖尿病の発症，増悪をきたす症例もある（糖尿病の急性憎悪では膵癌の合併を疑う必要がある）．局所症状としては心窩部痛，背部痛など．
- 胆道に及べば閉塞性黄疸．

■ 画像検査のポイント ■

▶造影ダイナミックCTによる◀

- まずはスライス厚5mmくらいの画像で正常膵と造影効果の差のある部位を見つける．
- 膵の形態変化に乏しい症例がある．
- 鉤部では主膵管の拡張のはっきりしない例があるが，また，それくらいのうちに見つけないと治療が難しい．
- 周囲臓器との重なりがあり，判断に迷うときは各方向の再構成画像が有用．

■ 画像診断のポイント ■

- 直接所見は腫瘤形成と単純，造影いずれかの画像で正常膵と濃度の異なる領域の検出．
- 膵実質の局所的な腫大のみのこともあるので要注意．
- 造影後でわずかに造影効果の遅れる部位を見つける．
- 間接所見は主膵管拡張，末梢側膵実質の萎縮，周囲脂肪層不整や消失，胆管拡張，貯留囊胞の形成など．
- 腫瘤形成性膵炎との鑑別が困難なことがある．

膵原発の悪性腫瘍．症状が出たときはかなり進行している．小病変の検出にはダイナミックCTが必須．

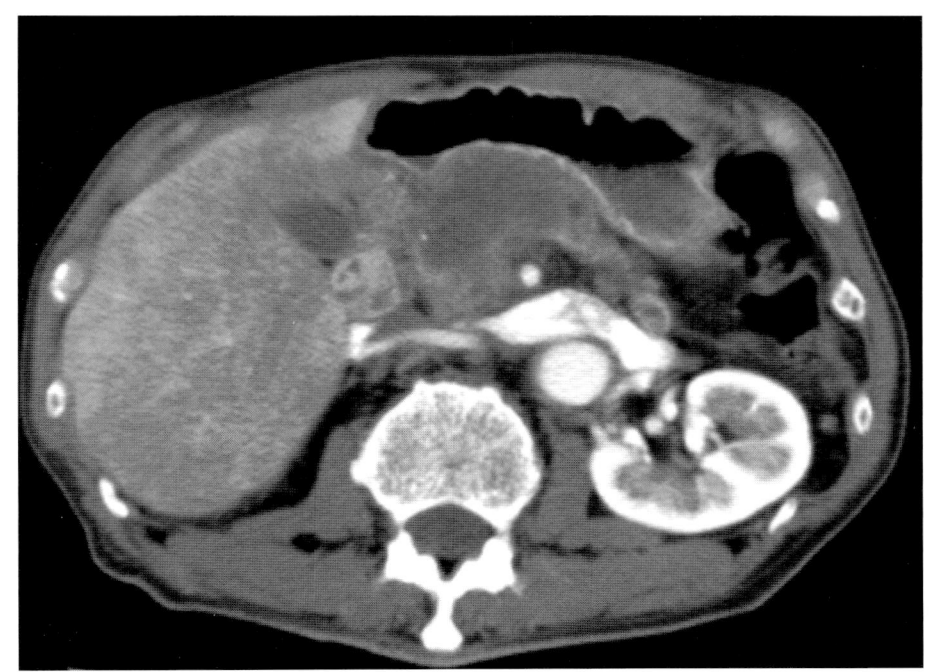

造影CT（30秒後）

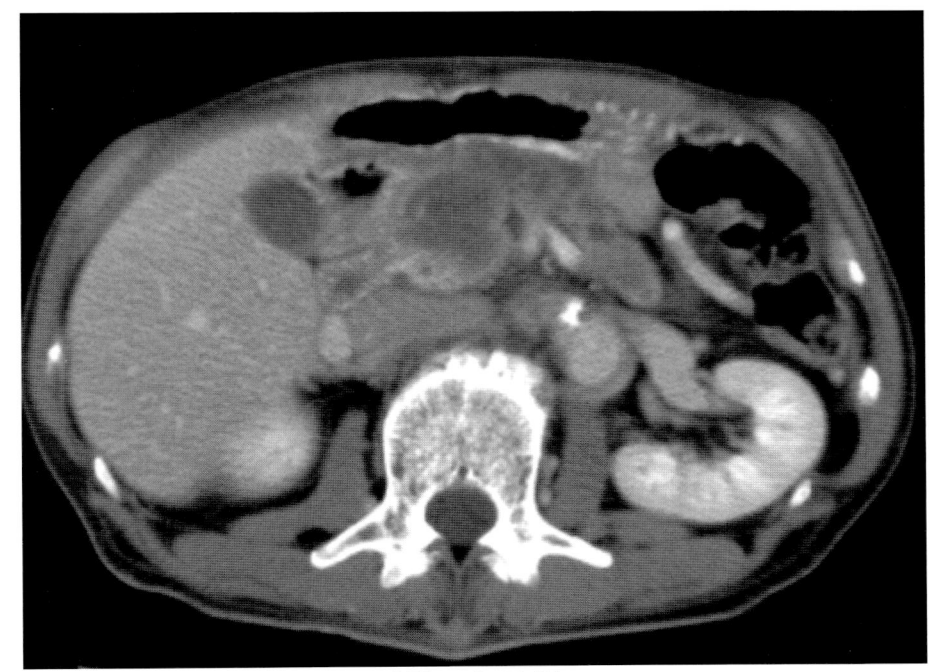

造影CT（90秒後）

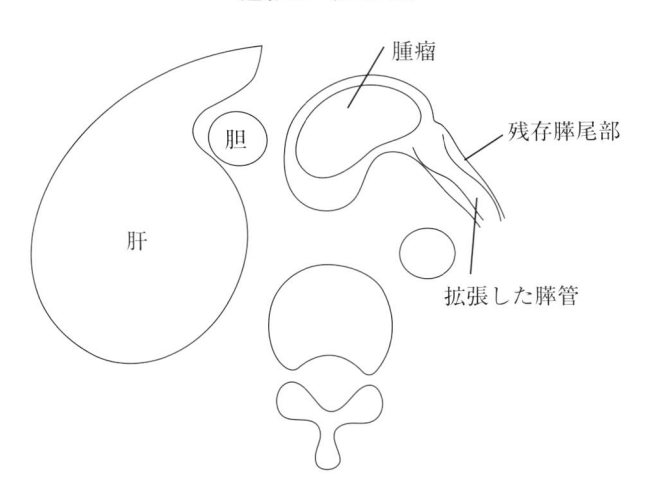

腫瘍
胆
残存膵尾部
肝
拡張した膵管

Ⅳ．腹部

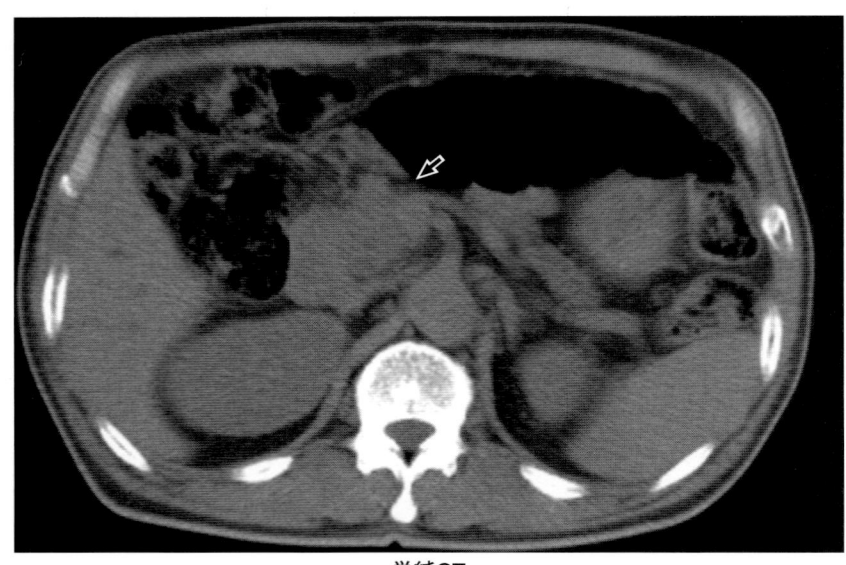

腹部-7 腫瘍
膵管内乳頭粘液性腫瘍　intraductal papillary mucinous tumor: IPMT

症例1　71歳，男性．閉塞性黄疸で発症．IPMT．

単純CTでは，膵頭部の腫大（⇨）と，拡張した主膵管（▷）が確認できる．造影CTでは，腫大した膵頭部は囊胞状の腫瘍（⇨）で占められているのがわかる．造影することにより主膵管の拡張（▷）もさらに明らかとなる．

MRCPでは，主膵管の拡張と膵頭部の囊胞状腫瘍の位置関係が容易に把握できる．総胆管，肝内胆管の拡張も観察可能である．

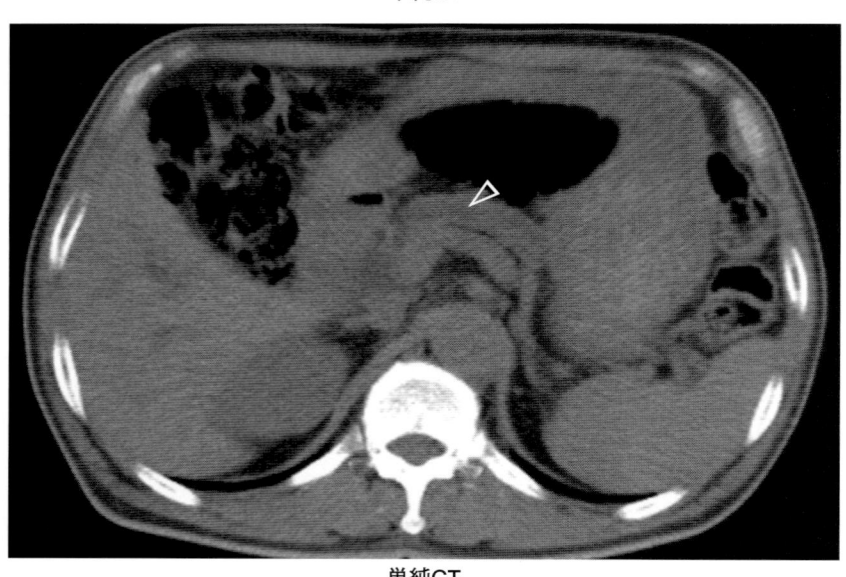

単純CT

単純CT

▮▮ 臨床的事項 ▮▮

- 膵管上皮由来の良性腫瘍．
- 3型に分かれる．①主膵管の拡張をきたす主膵管型，②主膵管の拡張がなく，分枝膵管がぶどうの房状に拡張する分枝膵管型，③前記①，②の混合型，がある．
- 過形成－腺腫－腺癌への変化が考えられている．
- 膵管と交通があり，多量の粘液を分泌する．膵管拡張や膵炎様症状をきたすことがある．

▮▮ 画像検査のポイント ▮▮

▷▶ 超音波検査，CT，MRIとも通常の単純，造影検査で囊胞状の病変や主膵管拡張が検出される ◀◁

- MRCPでは主膵管拡張，病変との位置関係などの把握が容易となる．

▮▮ 画像診断のポイント ▮▮

- 超音波検査，CT，MRIともブドウの房状の囊胞性病変をとらえる．最初に膵管拡張が見つかることもある（分枝膵管型では主膵管拡張のない点に注意が必要）．
- 原因のはっきりしない主膵管拡張を見たら本疾患を念頭におく．

原因のはっきりしない膵管拡張を見たら疑う．

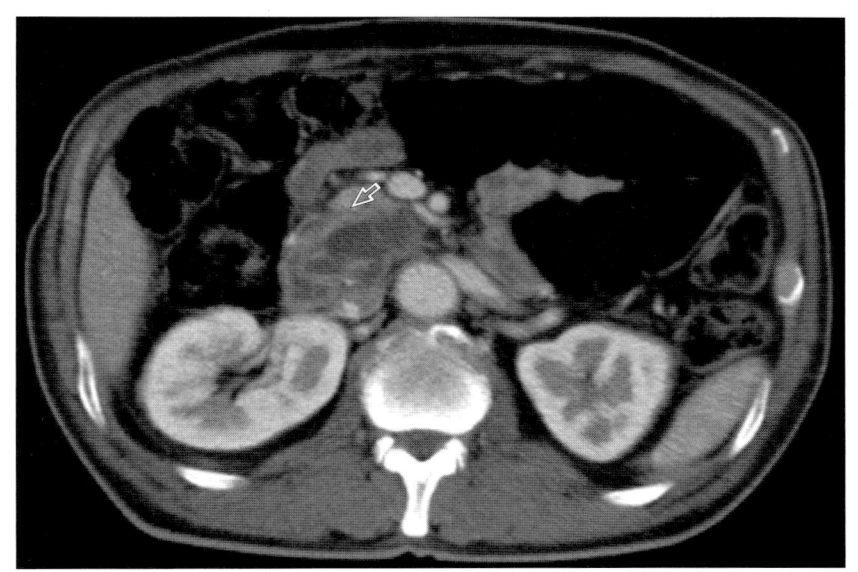

造影CT

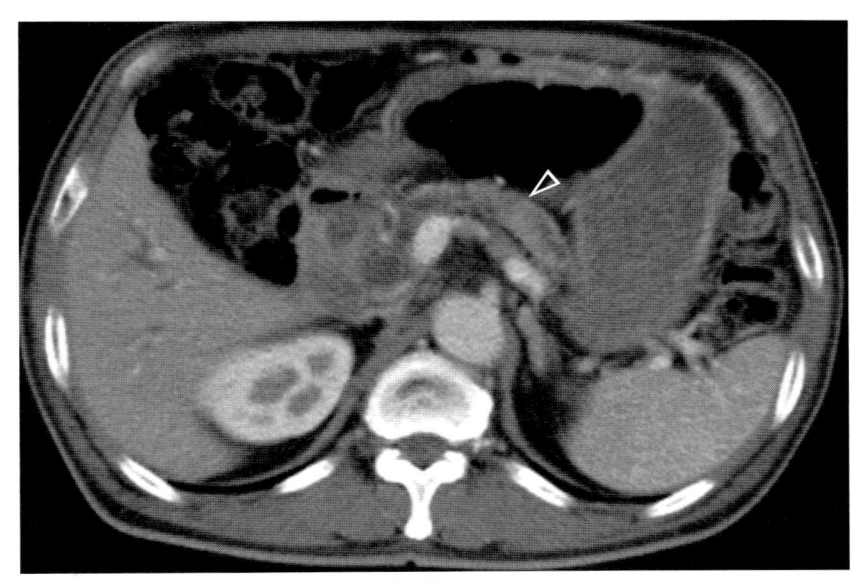

造影CT

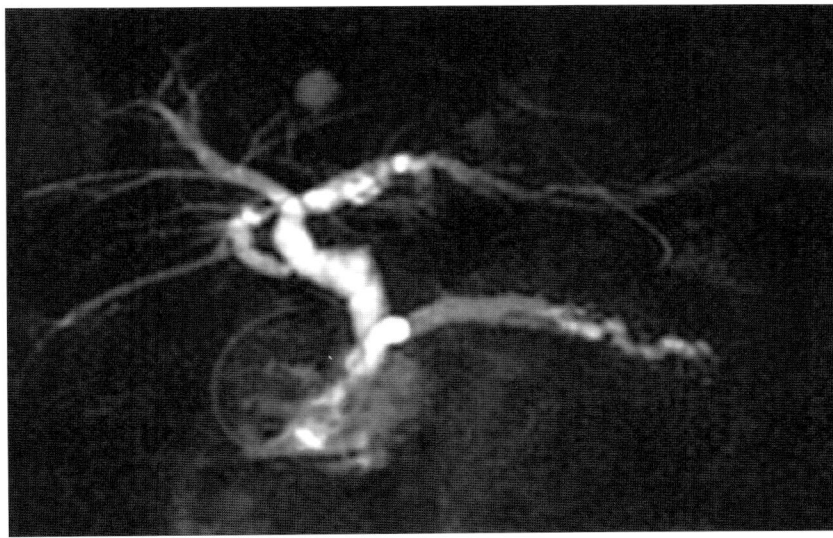

MRCP

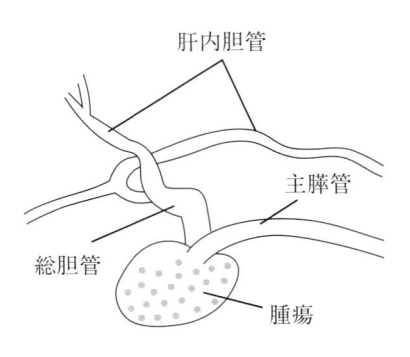

肝内胆管
主膵管
総胆管
腫瘍

Ⅳ．腹部

| 腹部-8 腫瘍 | ## 大腸癌 colon cancer |

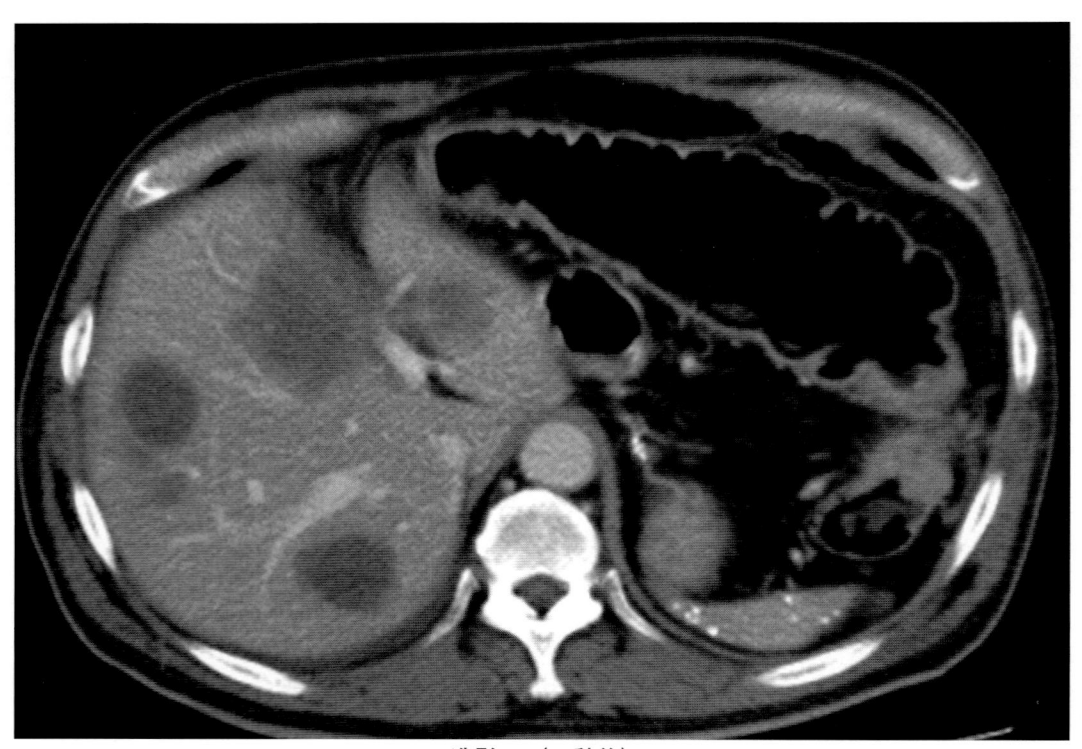

造影CT（90秒後）

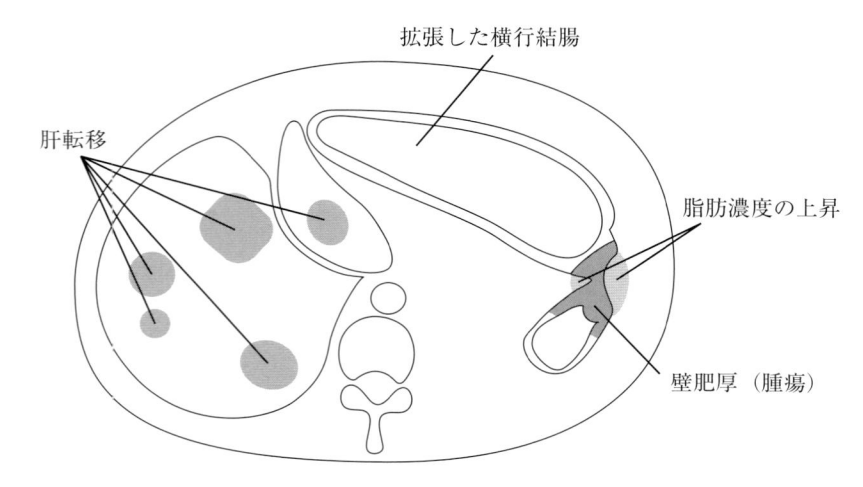

症例1　67歳，男性．腹痛にて発症．腹満強くイレウスを疑う．結腸癌．
　横行結腸の拡張が著明で脾彎曲付近まで続く．脾彎曲には壁の肥厚と周囲脂肪層の不整が見られた．肝内の低吸収域は転移巣．

（図）肝転移／拡張した横行結腸／脂肪濃度の上昇／壁肥厚（腫瘍）

■ 臨床的事項 ■

- 結腸粘膜に由来する悪性腫瘍で腺癌が大部分．
- 腹痛，下血，血便，便柱狭小化などが症状．
- 右側結腸では症状が出にくい．
- 早期診断は主に大腸内視鏡でなされる．
- 腹痛，急性腹症などでCTを行った際に見つかることがある．

■ 画像検査のポイント ■

- 通常，大腸癌を見つけるために超音波検査，CT，MRIを行うことはない
- 肝，リンパ節，肺などの転移の評価の目的で胸腹骨盤のCTが行われる．
- 肝転移については本章1「肝嚢胞」も参照のこと．

限局性の腹痛があったら近傍の大腸もよく見る．イレウスのときは腸管径の変化した部位に存在する．

造影CT

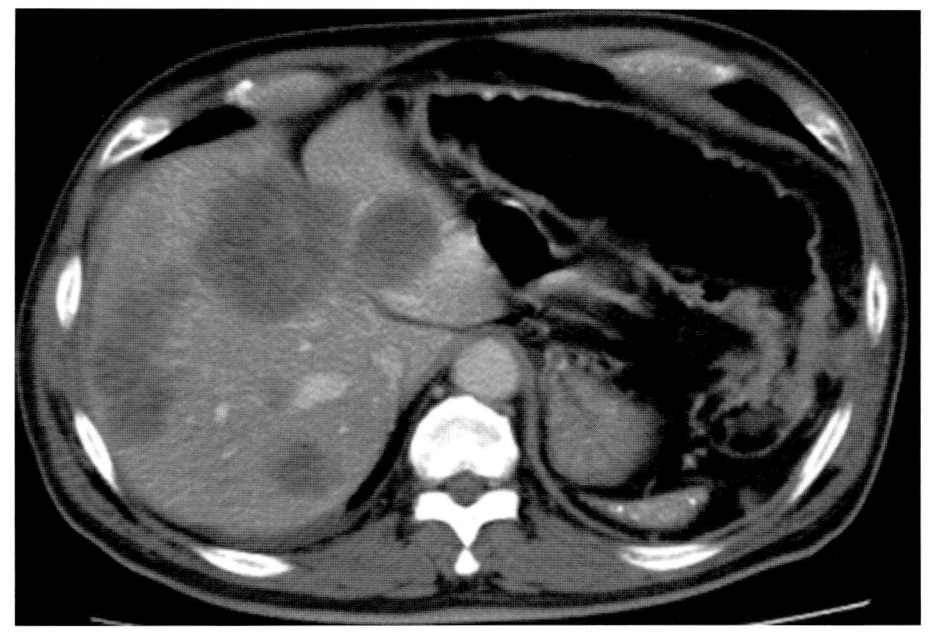

造影CT

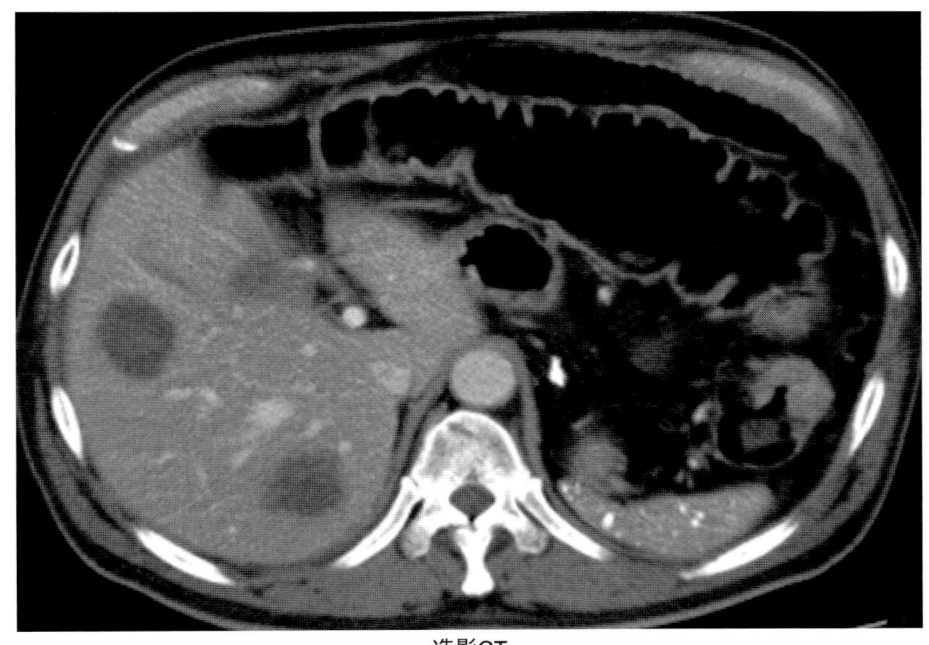

▌▍ 画像診断のポイント ▐▌

- 腸管の腫瘤，局所的な壁の肥厚，局所的な腸管径の変化，周囲脂肪層の不整があれば腫瘍を疑うが，管腔臓器なので発見は困難．画像検査（特にCT）で所見がなくても腫瘍の存在を否定することはできない．
- 腹痛や腹部違和感などの症例で，症状のある近傍の腸管をよく観察すると上記の所見が見られることがある．
- イレウス，急性腹症，転移性腫瘍を見た場合に原因病変として本疾患がないか確認する．

腹部-9 炎症　肝膿瘍 liver abscess

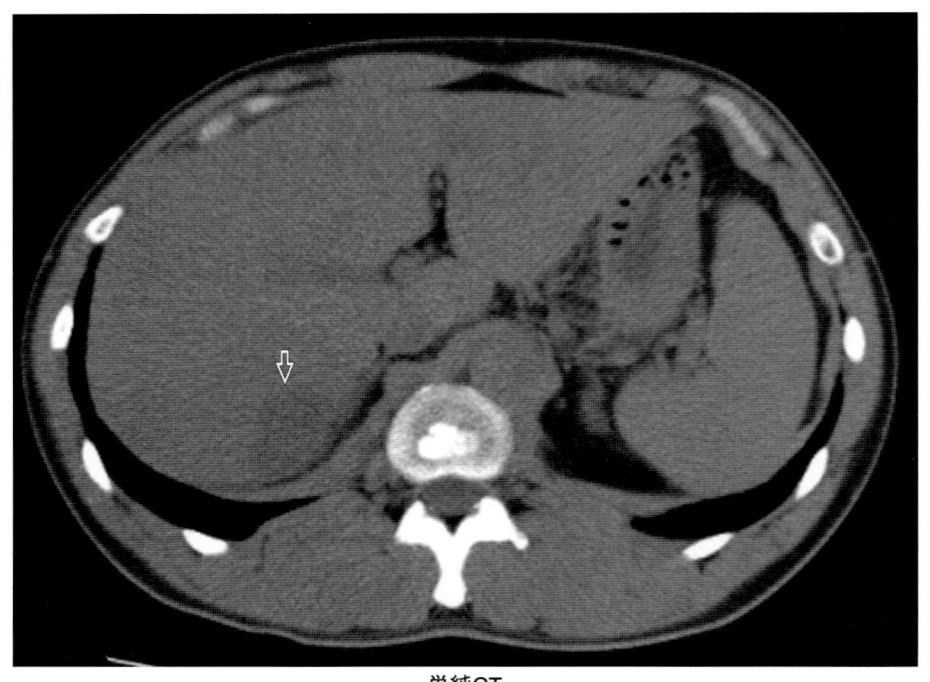

症例1　41歳，男性．発熱，肝機能障害の検索にて肝右葉に腫瘤が見つかる．肝膿瘍．

単純CTでは辺縁やや不明瞭な低吸収域として見られる（→）．造影効果に乏しいが，内部にわずかに造影される部分があり嚢胞と鑑別可能である．

単純CT

■ 臨床的事項 ■

- 細菌性，アメーバ性がある．
- 糖尿病，肝硬変，化学療法などによる免疫不全状態が要因となる．
- 腸炎，大腸憩室炎，虫垂炎，敗血症，胆管炎，膵炎，外傷などが起因となることがある．アメーバ性は渡航歴や男性同性愛者と関連が深い．
- 単発，多発いずれもあり腫瘍性との鑑別が問題となる．

■ 画像検査のポイント ■

▶ 通常の超音波検査，CT，MRIで肝腫瘤として見つかる ◀

- 腫瘍性病変との鑑別にダイナミックCT，MRIが行われる．
- 通常の造影だけだと嚢胞と紛らわしいことがあるので注意．
- 感染症なので治療を行いつつ画像検査を行うと，所見が短期間で変化する．そのため腫瘍と鑑別できることがある．

■ 画像診断のポイント ■

単純CT
- 辺縁やや不明瞭な低吸収域．

造影CT早期相
- 病変の辺縁部は炎症，肉芽であり，軽度の造影効果を示す．中心部は壊死組織のため，造影後期相，遅延相では移行部は正常肝と区別がつかないことがある．この場合嚢胞との鑑別が困難となる．小さな膿瘍に通常の造影だけの検査では嚢胞と間違うことがある．

MRI
- T1強調像で周囲より低信号，T2強調像では周囲より高信号域となり，肝腫瘍と鑑別困難なことがある．
- 造影効果はCT同様辺縁部に見られる．

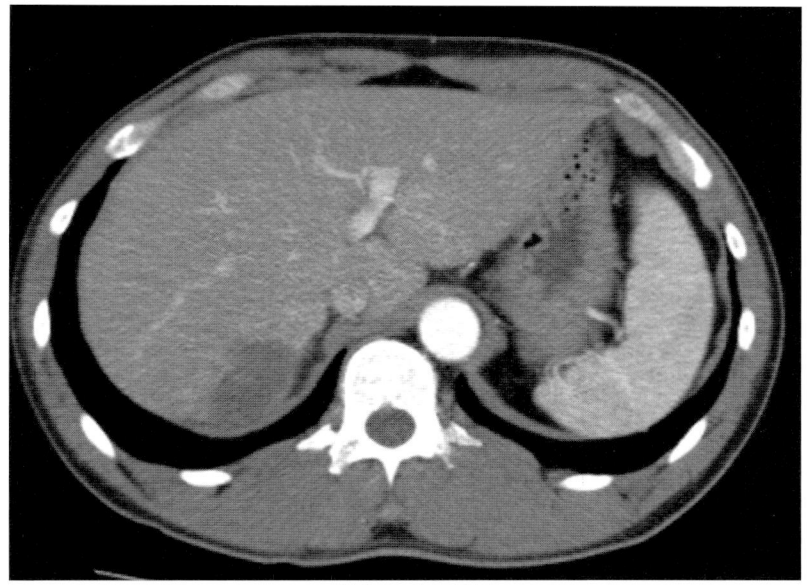

肝臓にできる膿瘍．腫瘍と紛らわしい．免疫不全患者では要注意．

造影CT（30秒）

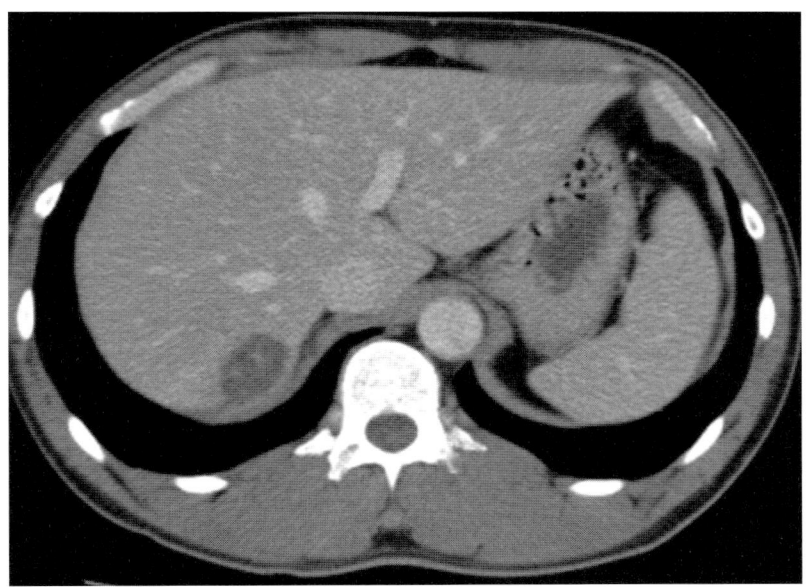

造影CT（60秒）

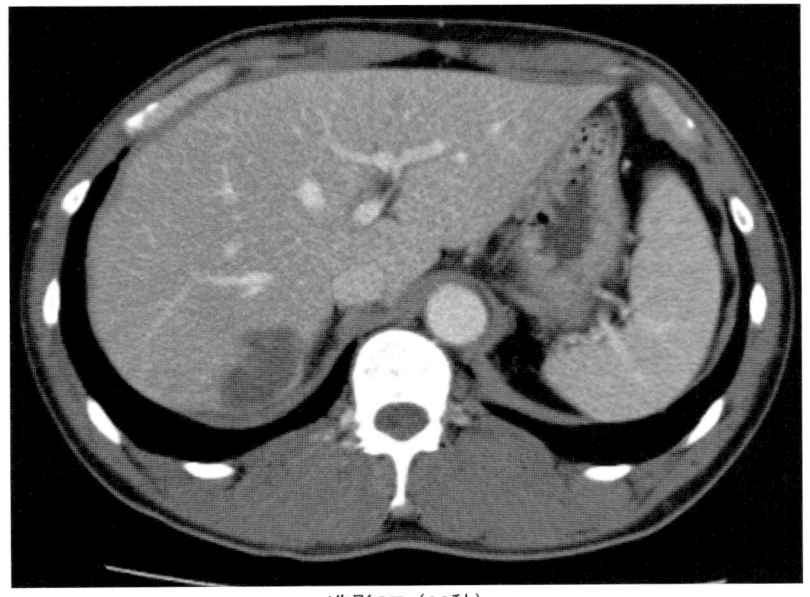

造影CT（90秒）

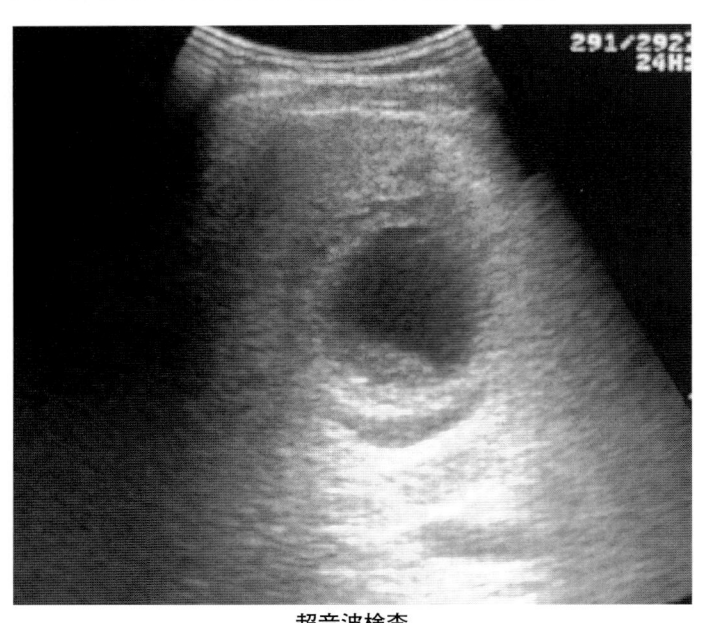

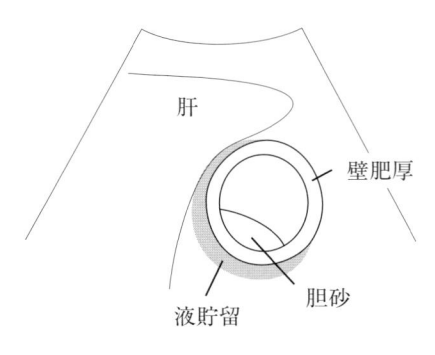

腹部-10 炎症　急性胆嚢炎　acute cholecystitis

超音波検査

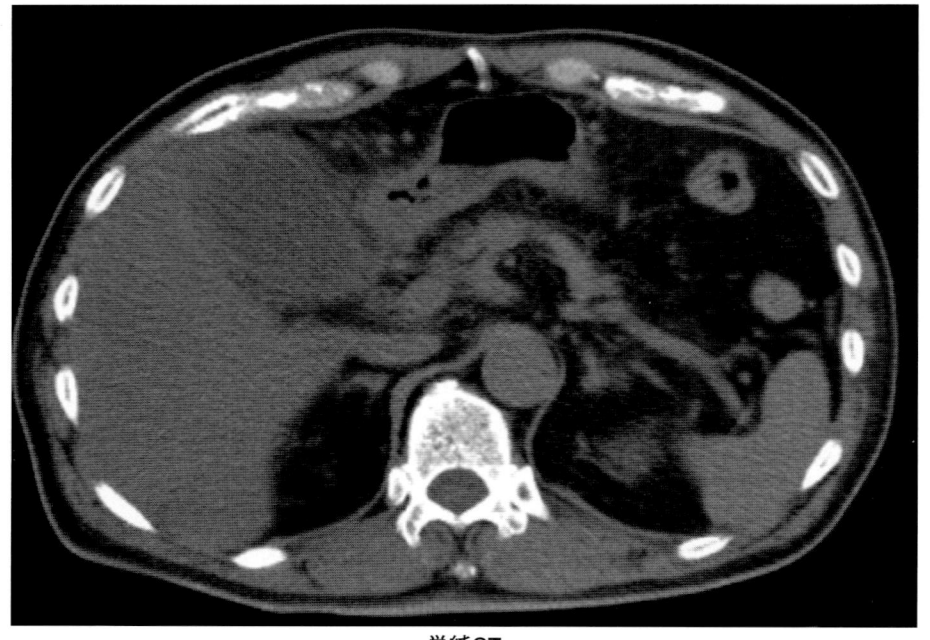

肝
壁肥厚
液貯留
胆砂

単純CT

症例1 55歳，男性．腹痛，背部痛．急性胆嚢炎．

　超音波検査では，胆嚢壁の肥厚，胆嚢周囲の液貯留が描出されている．胆嚢内部には高エコー領域が見られ，胆砂が疑われた．
　単純および造影CTいずれの画像でも胆嚢は緊満，壁の肥厚が見られる．造影効果は亢進している．周囲脂肪層の不整も見られる．

■ 臨床的事項 ■

- 胆嚢の急性炎症．大腸菌，クレブシエラなどによる．
- 胆嚢管，胆嚢頸部に胆石が嵌頓することで起こる（有石胆嚢炎）．結石がなく外傷，術後などに発症するものもある（無石胆嚢炎）．

胆嚢の急性炎症.

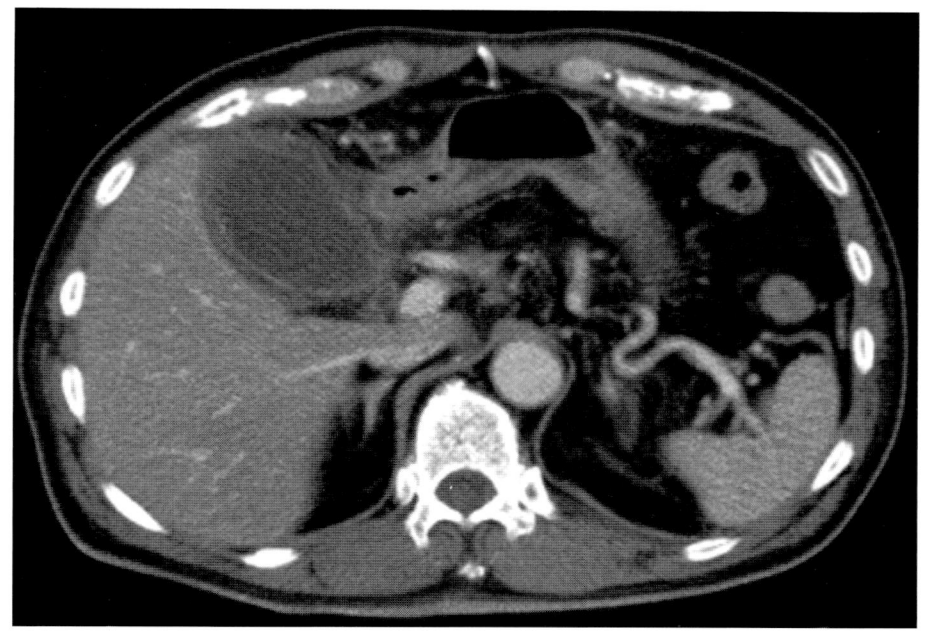

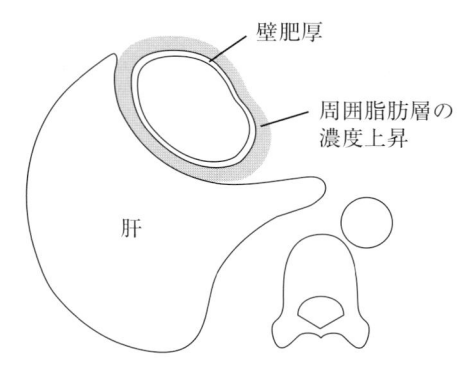

造影CT（90秒）

壁肥厚
周囲脂肪層の濃度上昇
肝

■ 画像検査のポイント ■

▷ 超音波検査が主体 ◁
・総胆管内の結石の検索にCT，MRI（MRCP）が行われる．
・石灰化の弱い結石は，造影後で判別困難なことがある．

■ 画像診断のポイント ■

・胆嚢の腫大，壁肥厚，周囲脂肪層の濃度上昇，不整など．
・結石，胆道拡張の有無に注目．
・肝彎曲付近の腫瘍，憩室炎との鑑別が問題となることがある．
・鑑別すべき疾患：慢性胆嚢炎，黄色肉芽腫性胆嚢炎，胆嚢癌，腺筋症．
・糖尿病の患者でガス産生菌による炎症が起こると，胆嚢内や壁にガスが貯留し，気腫性胆嚢炎となる．重症化しやすく，要注意である．

腹部-11 炎症　胆道結石　cholelithiasis

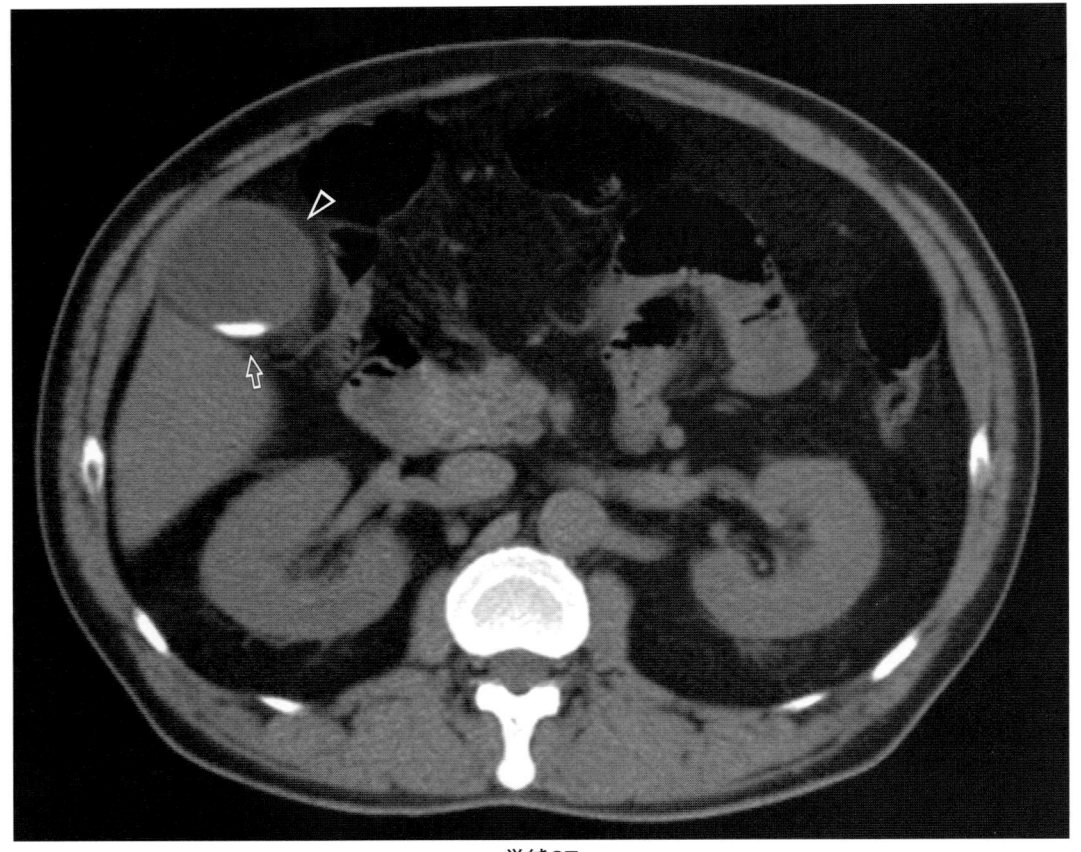

単純CT

症例1　55歳，男性．胆石．腹痛，背部痛にて発症．

単純CTにて胆囊内に強い石化が見られ（⇨），胆石と診断できる．胆囊周囲の脂肪層の濃度上昇もあり（▷），胆囊炎を伴っている．

▍▍ 臨床的事項 ▍▍

- 胆道系に胆汁成分から結石が生じたもの．その成分により石灰化の程度はさまざまである．
- 胆囊結石では無症状のものも多く，偶然見つかることもある．胆囊頸部に嵌頓すると疝痛発作をきたす．
- 総胆管結石は乳頭部に嵌頓すると胆道閉塞をきたす．

▍▍ 画像検査のポイント ▍▍

▶ 胆石の多くは超音波検査で診断可能 ◀

- 総胆管結石は超音波検査にて確認困難なことが多く，必要に応じCT，MRI（MRCP）が行われる．
- 造影CTでは石灰化の弱い総胆管結石が確認困難となることがある．結石が疑われる場合は単純CTが必要．

▍▍ 画像診断のポイント ▍▍

- 石灰化結石はCT上高吸収域として確認できる．
- MRI，MRCPでは結石は無信号域として描出される．石灰化の有無によらないのでCTで結石不明でも検出可能な場合がある．
- MRCPは水の部分を強調した撮像なので，胆囊管の通過障害があっても胆囊が描出される．DICと異なるので注意が必要．

胆嚢，総胆管などの結石で通過障害を起こす．反面，症状のないものもある．

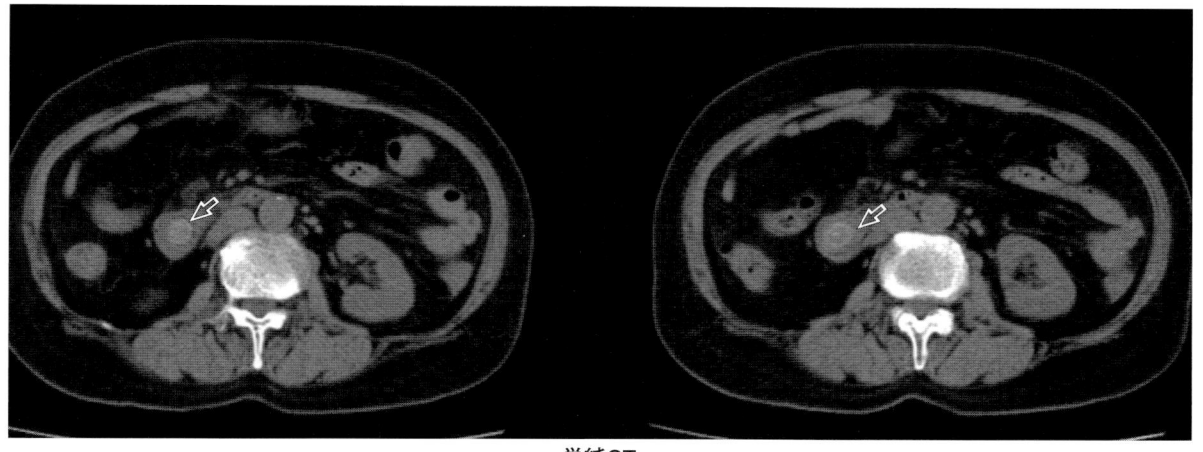

単純CT

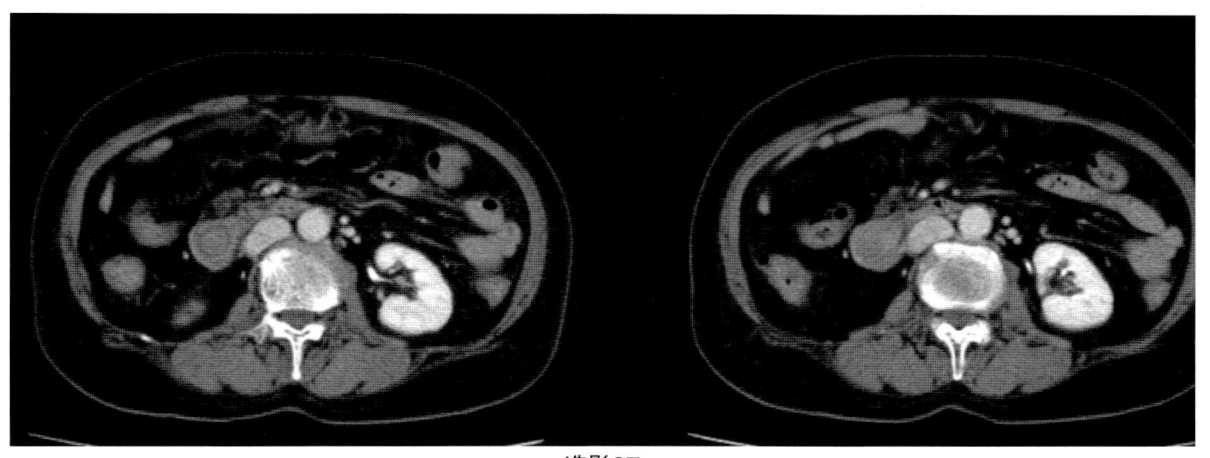

造影CT

症例2 69歳，女性．総胆管結石．心窩部痛にて来院．

単純CTでは著明に拡張した総胆管内部に結石が見られる（⇨）．

造影CTでは周囲臓器の造影によるCT値の上昇に伴って結石の確認が難しくなっている．結石を疑った場合は単純CTから撮影する必要がある．

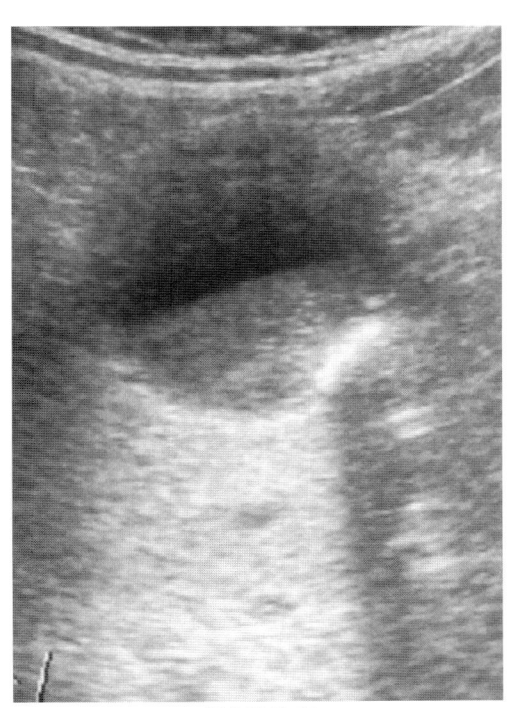

参考症例

胆嚢内部に結石による高エコー域が見られ，後方に音響陰影を伴っている．

胆嚢中間まで見られる淡い高エコー域は胆泥を見ている（カルシウム濃度が低く，本症例のCTでは不明である）．

超音波検査

腹部-12 炎症　急性膵炎　acute pancreatitis

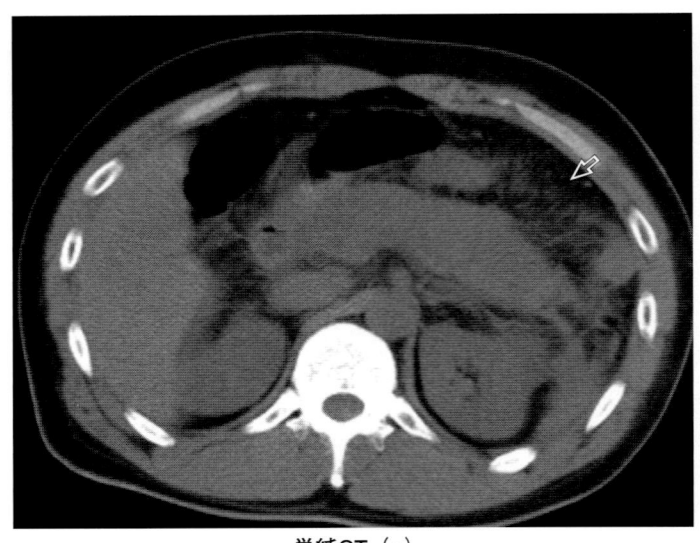

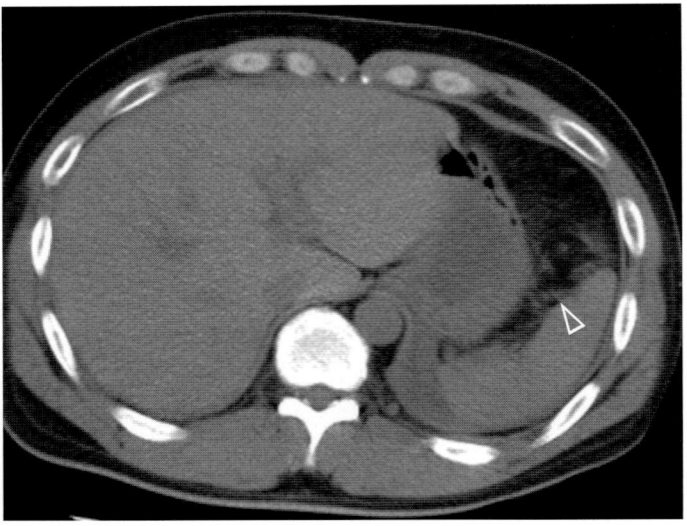

単純CT（a）　　　　　　　　　　　　　単純CT（b）

症例1　33歳，男性．胆摘後．腹痛にて発症．急性膵炎．

単純CT（a）上，膵は著明に腫大，周囲脂肪層の濃度上昇（⇨）を伴っている．脂肪層の変化は左前傍腎腔に及んでいる．より上部のスライスでは（b）脾臓周囲にも液貯留（▷）が見られた．

造影CTでは膵実質の造影効果は不均一となっており壊死を疑った．

■ 臨床的事項 ■

- アルコール，胆石などが成因となって膵に炎症が起こった状態．
- 膵組織に出血，壊死を伴うと重症化して多臓器不全を起こすことがある．
- 特に壊死巣の感染合併に注意が必要．
- 周囲脂肪組織，大網，横行結腸間膜，後腹膜に波及する．
- 腹水や胸水を伴うことがある．

■ 画像検査のポイント ■

- 超音波検査は手軽に繰り返して行える利点があるが，全体がわかりづらいことがある．要所要所でCTを併用する．
- 造影CTが必要となるが，膵炎や腎機能障害の増悪の可能性がある．
- 総胆管結石の確認のため単純CTも行う．
- 急性期では造影ダイナミックCTによる膵の変化や周囲への炎症の波及の把握が必要となる．比較的遅い相でよいので頭側は胸水の有無の確認できる範囲，尾側は後腹膜腔の評価のため腎下極を十分含んだ範囲を撮影する．
- 時間が経過するにつれ仮性嚢胞や仮性脾動脈瘤の形成に注目する．この場合も造影ダイナミックCTが有用．

■ 画像診断のポイント ■

- 膵の腫大，周囲脂肪層の濃度上昇や液貯留．
- 単純CTでは総胆管結石の有無．
- 造影早期相では仮性脾動脈瘤など血管性病変の確認．
- 膵実質が十分造影されている相では実質の形態，連続性に注目．
- 膵は後腹膜腔でも前傍腎腔にある．Gerota筋膜により腎周囲腔と境界されているが，上記のように周囲から後傍腎腔に炎症が及び上行すると膵周囲に達する．この結果，胸水をきたす．

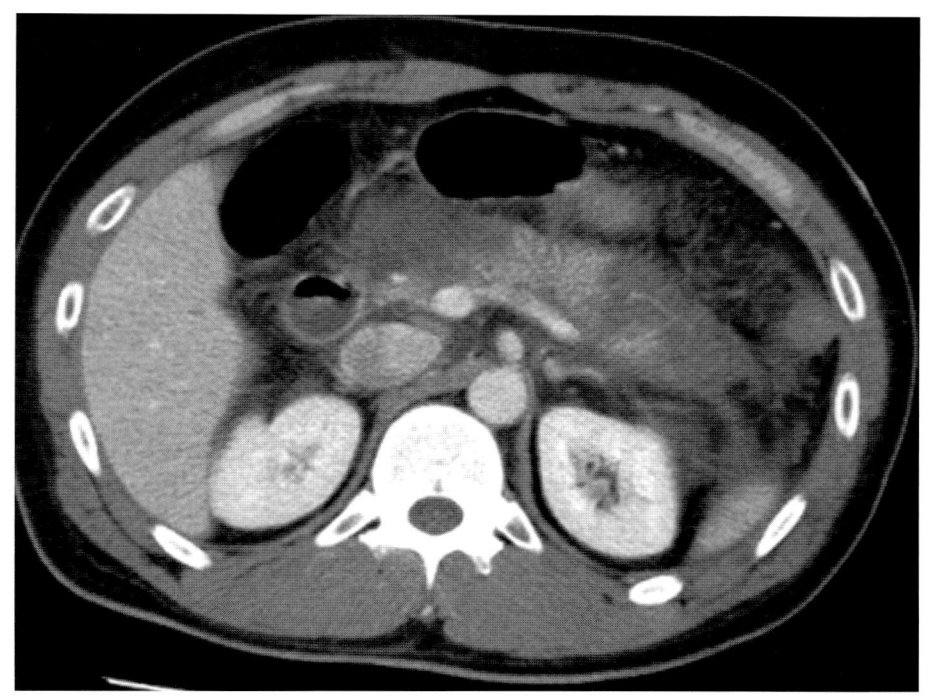

膵臓の急性炎症．膵液により炎症が浸潤性に拡がる．

造影CT（90秒後）

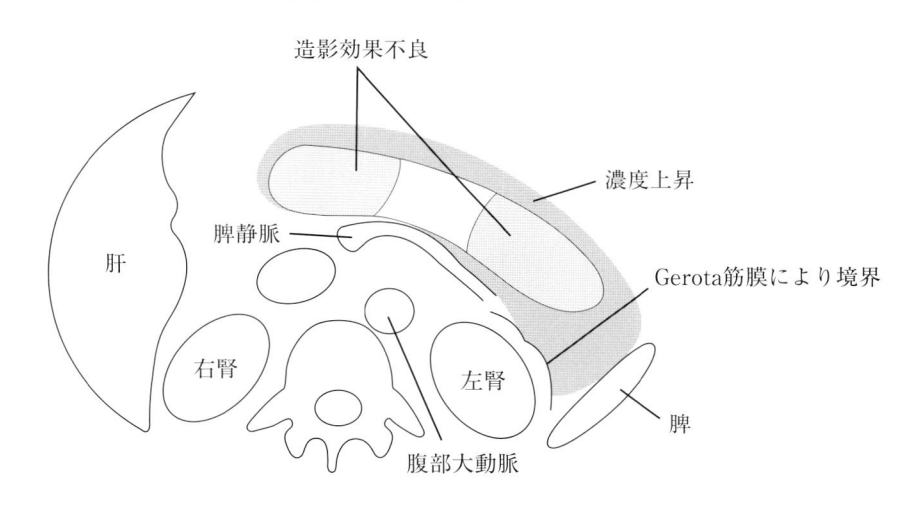

造影効果不良
濃度上昇
脾静脈
肝
Gerota筋膜により境界
右腎
左腎
脾
腹部大動脈

厚生省難治性疾患調査研究班のCT Grade分類

Grade Ⅰ： 膵に腫大や実質内部不均一を認めない．
Grade Ⅱ： 膵は限局性の腫大を認めるのみで，膵実質内部は均一であり，膵周辺への炎症の波及を認めない．
Grade Ⅲ： 膵は全体に腫大し，限局性の膵実質内部不均一を認めるか，あるいは膵周辺（網嚢を含む腹腔内，前腎傍腔）にのみfluid collection*または脂肪壊死†を認める．
Grade Ⅳ： 膵の腫大の程度はさまざまで，膵全体に実質内部不均一を認めるか，あるいは炎症の波及が膵周辺を越えて，胸水や結腸間膜根部または左後腎傍腔に脂肪壊死を認める．
Grade Ⅴ： 膵の腫大の程度はさまざまで，膵全体に実質内部不均一を認め，かつ後腎傍腔および腎下極より以遠の後腹膜腔に脂肪壊死を認める．

　＊： 膵周囲（網嚢を含む腹腔内または前腎傍腔）への浸出液であり，CT上，均一なlow densityであり，造影により境界は明瞭となる．
　†： 膵周辺，結腸間膜根部（上腸間膜動脈周囲），前後腎傍腔，腎周囲，後腹膜腔の脂肪組織の壊死であり，CT上では不均一なdensityを示し，（fluid collectionよりもdensityは高い），造影にても境界は不明瞭．

（松野正紀，小川道雄，武田和憲・他．急性膵炎のCT grade分類の再検討—全国集計症例からの解析．厚生省特定疾患対策研究事業　難治性膵疾患に関する調査研究班　平成11年度研究報告書．2000；17-20．より引用）

腹部-13 炎症
虫垂炎，憩室炎 appendicitis, diverticulitis

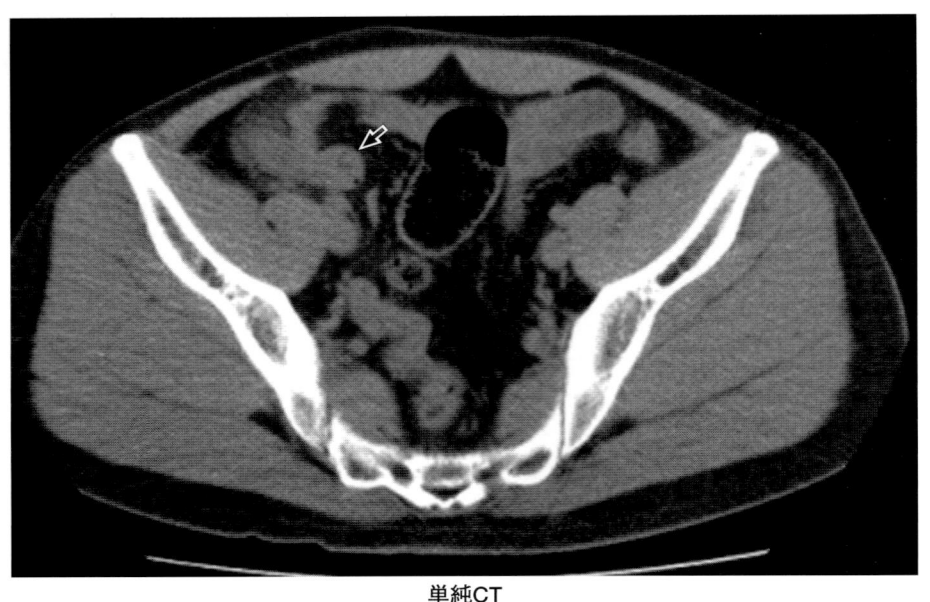

症例1　34歳，男性．右下腹部痛．虫垂炎．
　単純CT上，回盲部に周囲脂肪層の濃度上昇を伴った管状構造が見られる（⇨）．造影すると管状構造は壁の肥厚した虫垂と判別される．

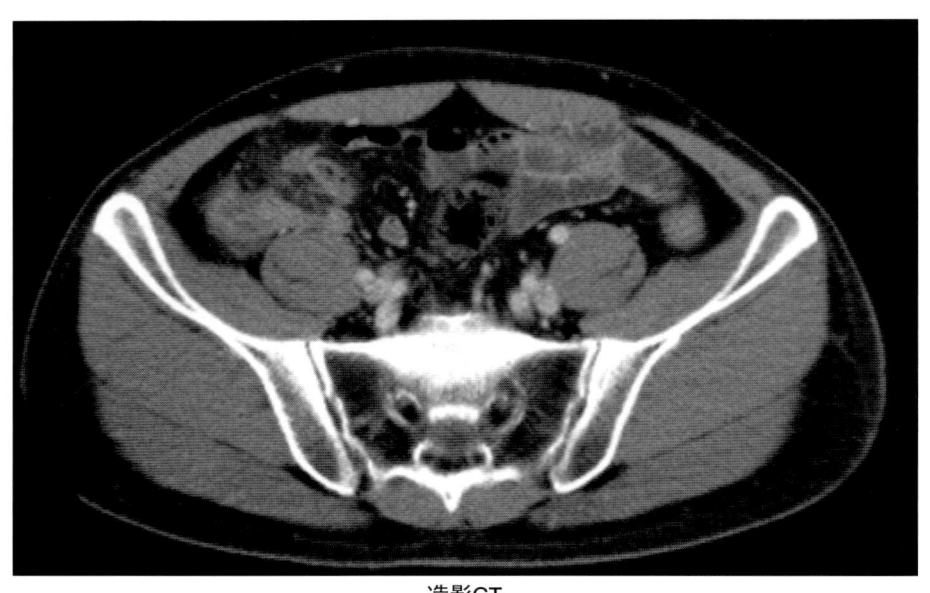

単純CT

造影CT

❚❚ 臨床的事項 ❚❚

- 虫垂炎は内腔の閉塞と腸内細菌の感染による．
- 憩室炎は糞便などの貯留による憩室周囲の細菌感染による．
- どちらも発熱，白血球増多，限局した腹痛が症状となる．右側結腸の憩室炎では虫垂炎との鑑別が問題となる．これは虫垂炎と診断されれば手術適応の有無が問題となるのに対し，憩室炎は重症例以外は保存的治療が最初に行われるためである．

❚❚ 画像検査のポイント ❚❚

- 虫垂石，憩室内容物の評価のため単純CTが必要．
- 造影CTを行うことにより，炎症巣内部の虫垂が描出され虫垂炎の診断が容易となることがある．

限局性の腹痛を起こす．虫垂炎の場合は手術の適応もあり鑑別が必要．

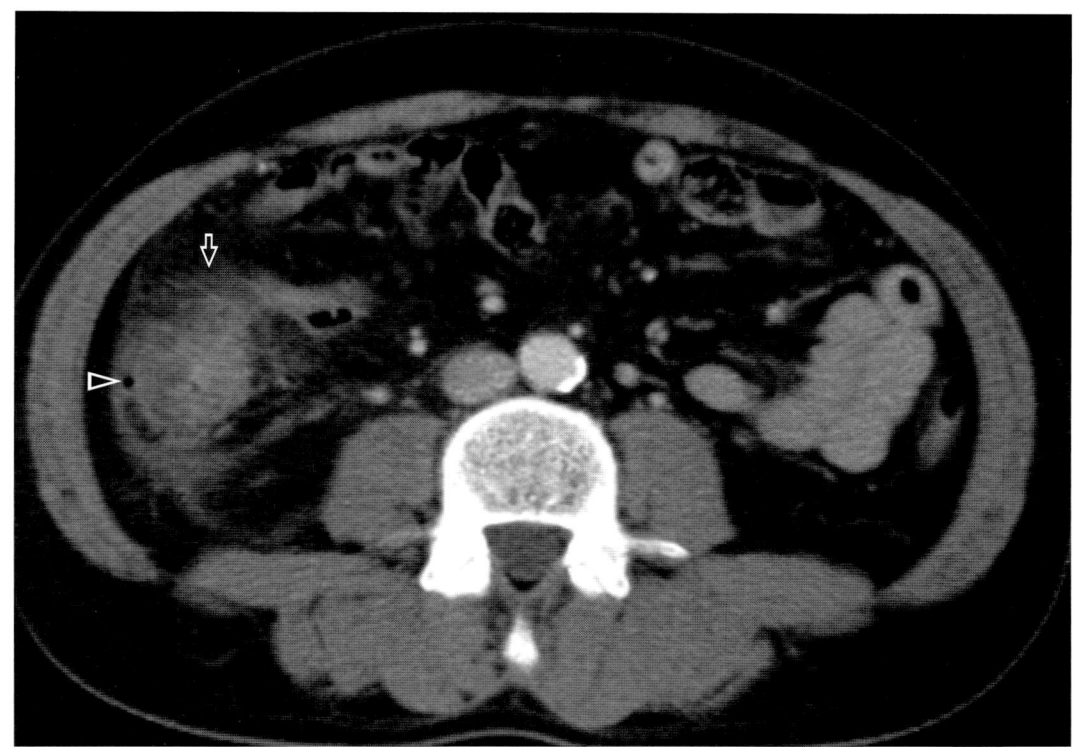

症例2 48歳，男性．憩室炎．右側腹部痛．

造影CTにて上行結腸周囲の脂肪層の濃度上昇が見られる（⇨）．内部にair bubbleが見られ（▷），憩室である．

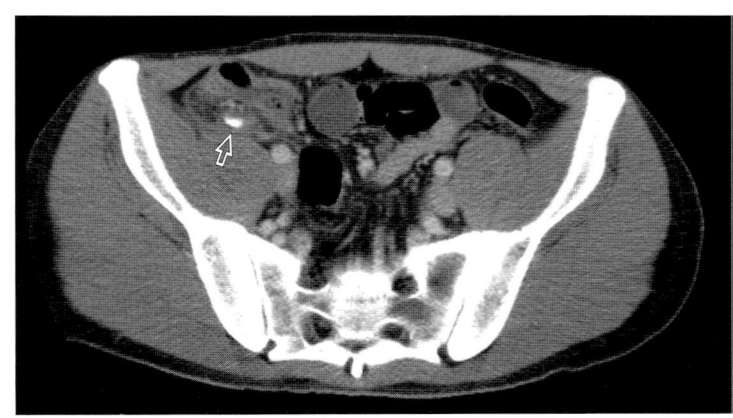

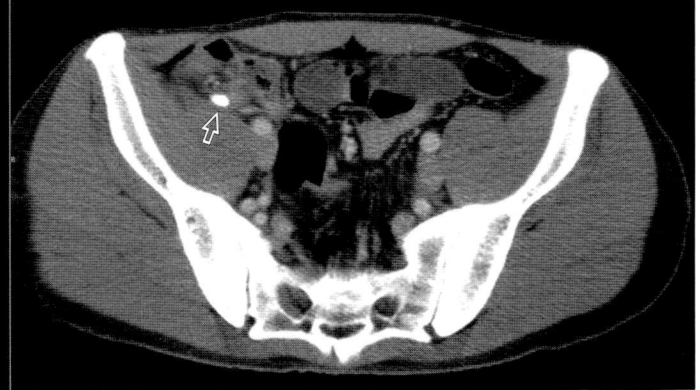

造影CT

造影CT

症例3 27歳，男性．虫垂石（⇨）を伴う虫垂炎．

▌画像診断のポイント▌

- 炎症のある部位は腸管周囲脂肪層の濃度上昇を呈する．膿瘍を形成していればより濃度上昇をきたすが，単純CTでは腸管自体と区別が困難となることがある．
- 虫垂石が確認できれば虫垂の同定が容易となる．注意深く管腔構造を追跡することで虫垂を同定するが，難しい場合は冠状断再構成像が有用なことがある．
- 炎症を起こした虫垂は造影効果が亢進していることがある．腹腔内脂肪層の少ない症例の場合造影CTが診断の一助となる．
- 炎症巣内部に憩室を示唆する結腸壁周囲の気泡状の突出した領域があれば憩室炎を疑う．
- 造影CTで腫大した虫垂周囲に辺縁部の造影効果を伴う液貯留があれば膿瘍形成を疑う．

腹部-14 炎症

胆汁漏 biloma

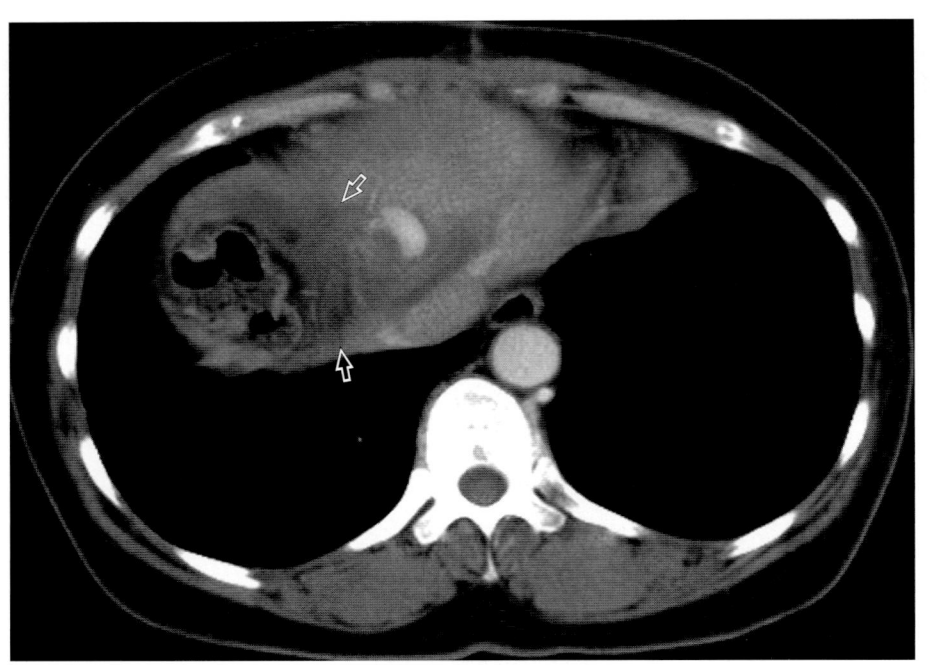

症例1 60歳，女性．結腸癌肝転移術後．肝機能悪化，黄疸出現．胆汁漏．

術後1か月目のCTにて，肝右葉円蓋部にわずかな液体貯留が見られる（⇨）．2か月後のCTでは被包化された液体貯留となり（▷），さらにその4か月後のCTでは増大している（▷）．もともとは存在しておらず，増大傾向にあることから嚢胞ではない．術後の胆汁である．

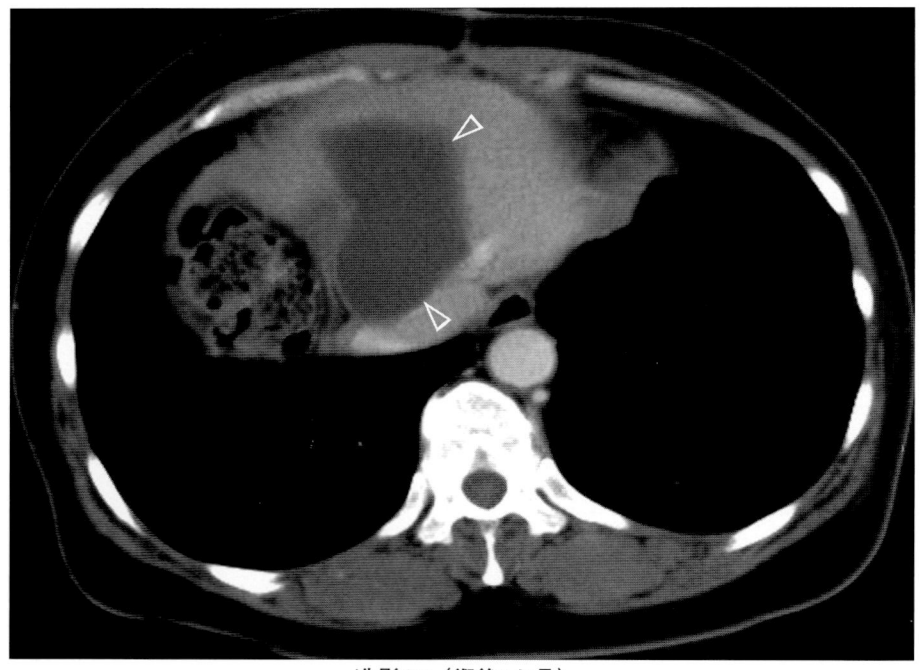

造影CT（術後1か月）

造影CT（術後2か月）

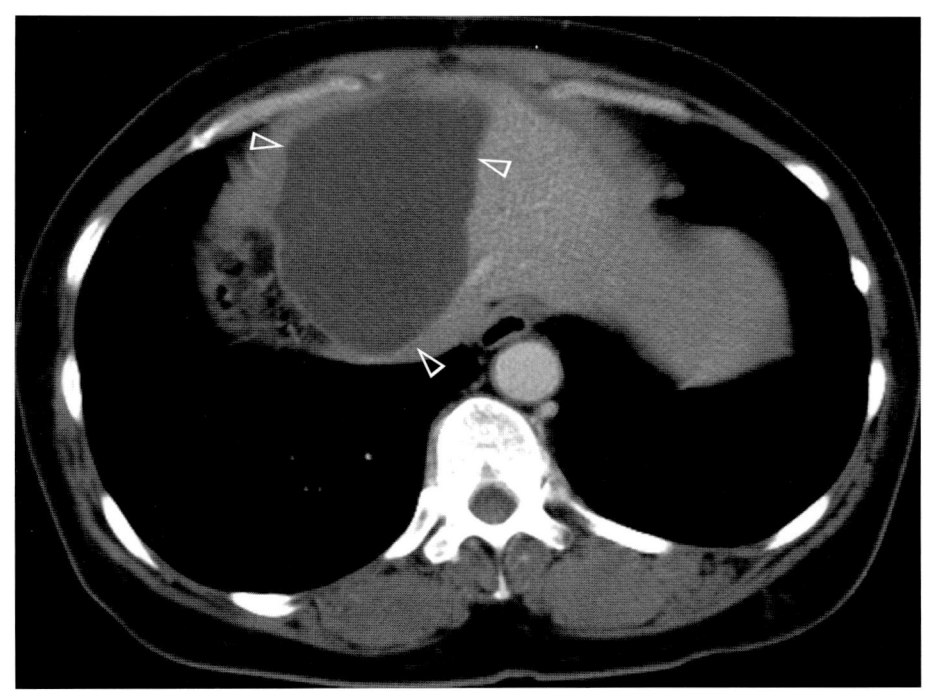

胆道内圧上昇による胆道外への胆汁漏出．

造影CT（術後4か月）

■ 臨床的事項 ■

- 肝臓の内外に関係なく，胆道外に漏出した胆汁の限局した貯留である．
- 胆道内圧の上昇により胆道が破綻するために起こるが，多くは肝外胆管や胆嚢からの漏出である．
- 原因としては，総胆管結石や外傷，肝梗塞，血管障害に伴うものなどである．
- 肝動脈塞栓術後の胆管障害によるものもある．
- 治療は，経皮的にドレナージし，胆汁の排出が持続すれば内視鏡的胆道ドレナージやステント挿入などを考慮する．

■ 画像検査のポイント ■

▷▶ 肝胆道シンチグラフィにて確定診断できる ◀◁

- 病変と胆道との交通の有無を知ることで，単純性嚢胞と胆管性嚢胞との鑑別が可能となる．

■ 画像診断のポイント ■

- CTでは嚢胞に類似した所見を呈するが，嚢胞と比べると形態がいびつなことが多い．
- 胆管障害や閉塞を伴うことが多いので，近傍の肝内胆管の拡張がしばしば見られる．
- 臨床的に肝膿瘍との鑑別が重要となるが，時期によっては画像での鑑別は難しい．

腹部-15 血管系　腸間膜動脈閉塞症　mesenteric artery occlusion

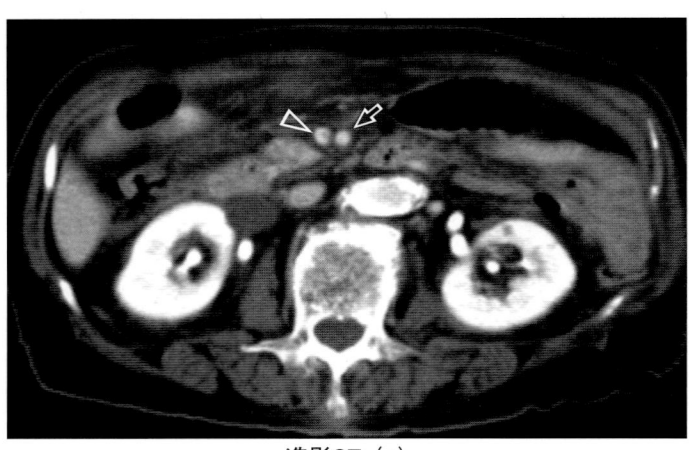

症例1　89歳，女性．急性腹症．上腸間膜動脈閉塞．

造影CTを示す．aでは上腸間膜動脈（⇨），静脈（▷）がよく描出されている．これを下方に追跡するとb左図では動脈の造影効果は低下しているが，静脈の径が減少している．支配領域からの血液の還流低下を示唆する所見である．その直下のスライス（b右図）では動静脈とも造影効果が見られない．

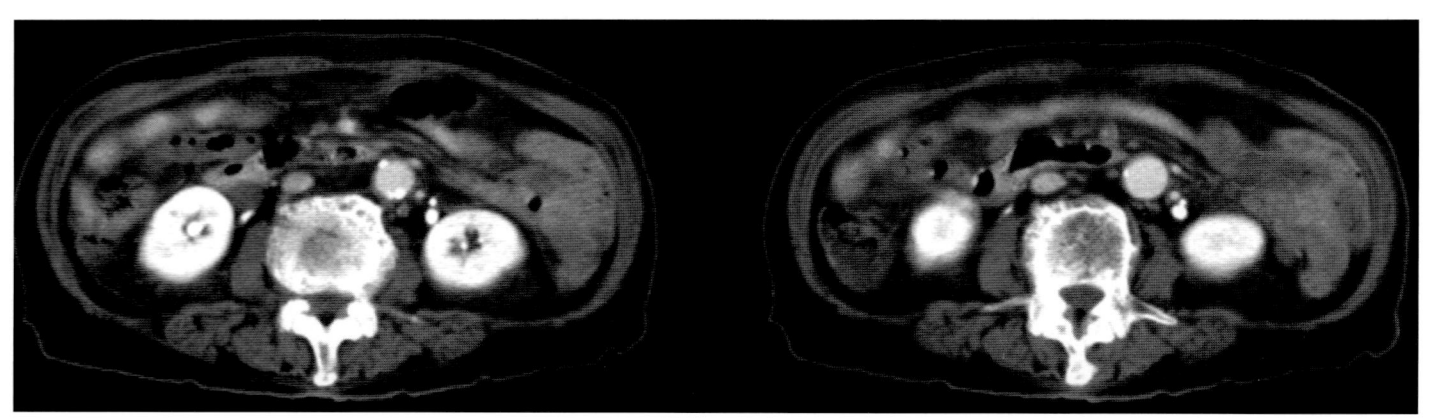

造影CT（a）

造影CT（b）

■ 臨床的事項 ■

- 腸間膜動脈の急性閉塞により起こる．虚血による腸管の虚血，壊死をきたす．
- 予後は不良（60〜80％の死亡率）で早期に発見する必要がある．
- 筋性防御や腹膜刺激症状に乏しい急性腹症の場合本疾患を疑う．

■ 画像検査のポイント ■

- 本疾患を疑って造影CTを行い，腸間膜動脈に注目できるかにかかっている．
- ダイナミックCTでなくとも発見されることがあるので画像をよく見る．疑わしければダイナミックCTを．
- 腹膜刺激症状に乏しい場合があり，経過を見ると致命的となる．

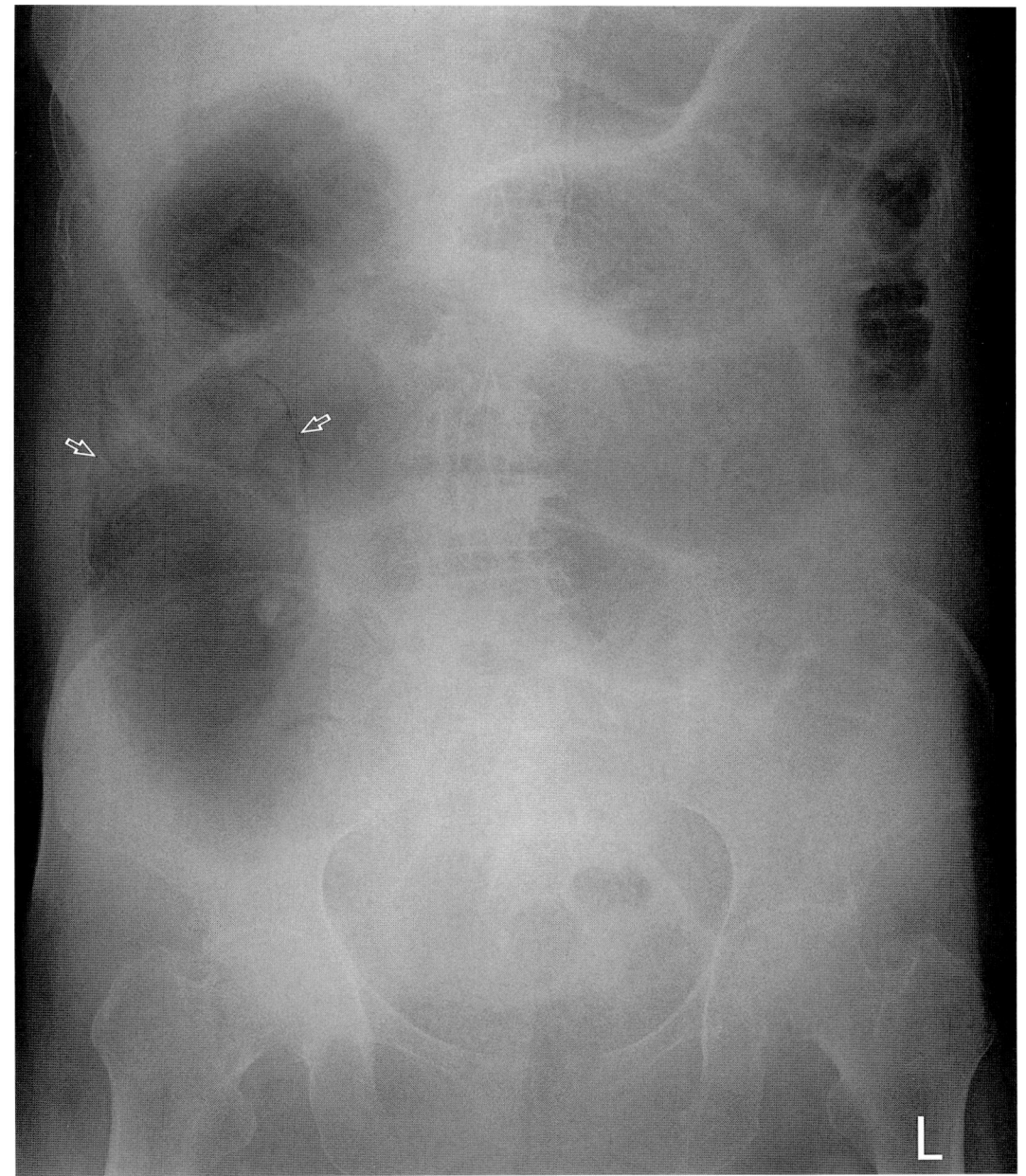

まずは疑い造影CTを行うこと．後手に回ると致命的．

症例2 70歳，女性．腹痛，腹部膨満．

腸管壊死の単純X線写真では，右腹部腸管の壁に沿うように透瞭域（⇨）が見られ，粘膜下のガスを見ている．

単純X線写真

■ 画像診断のポイント ■

- 初期は単純X線写真にて明らかな異常を指摘できない．腸管壊死が起こると壁内ガスや門脈内ガスが見られることがある．
- CTではイレウス様の腸管拡張と液貯留が見られるが，腸管粘膜下にガスが泡沫状に分布．
- 造影CTでは腸間膜動脈内に血栓を示唆する低吸収域が見られる．
- 上腸間膜動脈の場合，CTのスライス面と直交するため主幹部の血栓は比較的容易に同定できる．
- 単純CTにおいて，上腸間膜静脈が上腸間膜動脈に比べ細い場合も本症を疑う必要がある．
- 重篤化すると門脈内にガス像が見られる．

腹部-16 血管系　イレウス ileus

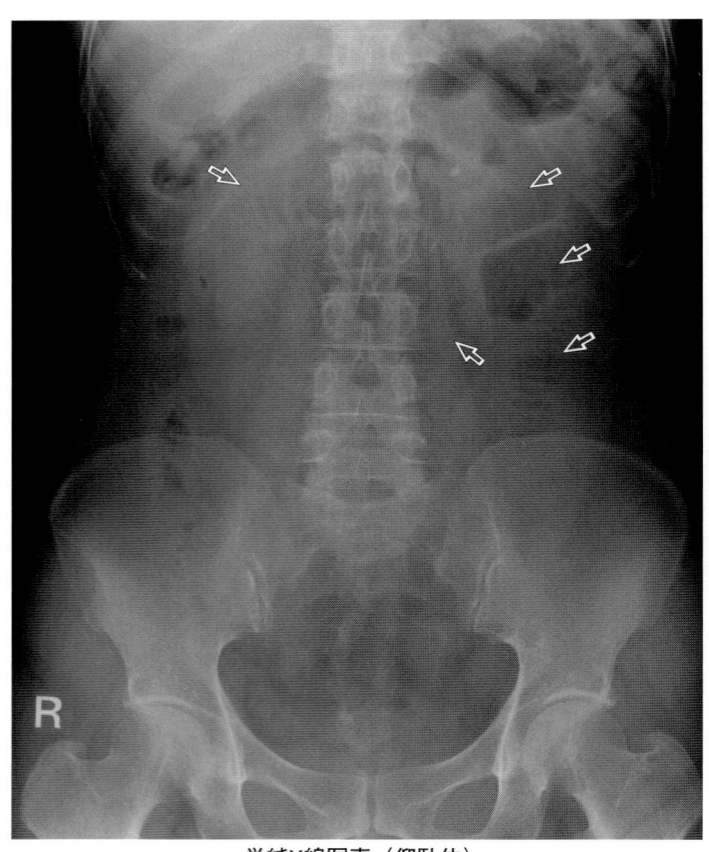

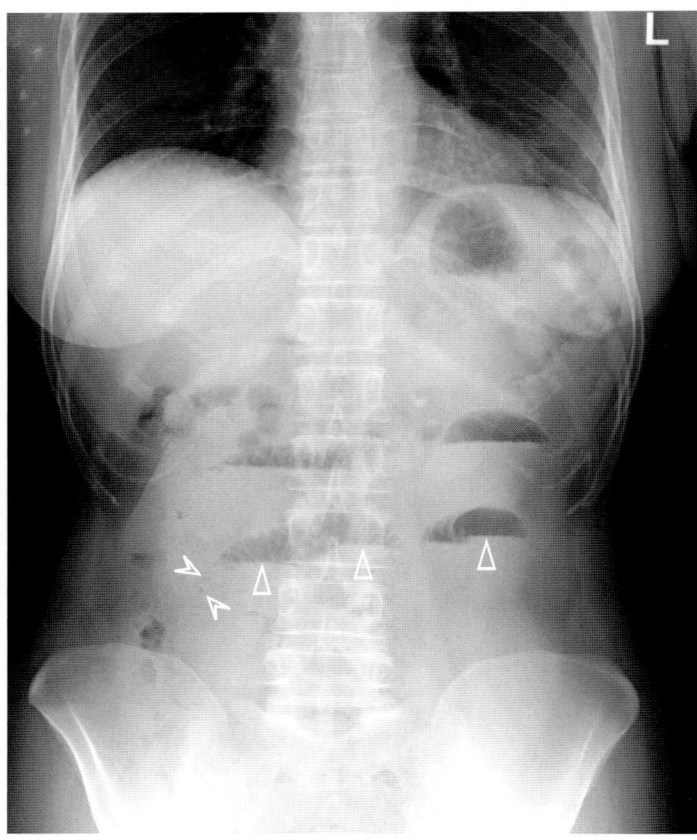

単純X線写真（仰臥位）　　単純X線写真（立位）

症例1　57歳，女性．腹部術後の腹部膨満と腹痛の持続．イレウス．

全般的な状態の把握，腸管だけでなく結石の有無の検索を含め単純X線写真が撮影される．

仰臥位にて拡張した小腸が描出されている（⇨）．立位では拡張した腸管内の空気-液面形成（air-fluid level）やその高さに差（stepladder appearance）のあることがわかる（▷）．小腸粘膜ひだに残留した少量の空気が並んで見え（strings of pearls，≽），空気-液面形成の部分以外にも拡張した腸管が隠れているのがわかる．

▌▎ 臨床的事項 ▎▌

- 腸管の内容物の進行が妨げられた状態の総称．
- 大きく閉塞性イレウス（内腔の物理的な閉塞に由来）と麻痺性イレウス（腸管運動の低下＝機能的な問題による）に分類される．
- 閉塞性イレウスの中で，閉塞部位の近くの腸管に血行不良が考えられる場合に絞扼性イレウスと称する．
- 閉塞性イレウスは腫瘍，腸管の癒着，ヘルニアなどが原因となる．また腸管に落下した胆石が原因となることもある（胆石イレウス）．
- 絞扼性イレウスはヘルニアの嵌頓，腸管の軸捻転，腸重積などが原因．
- 麻痺性イレウスは腹膜炎，術後，薬剤などの影響による．

▌▎ 画像検査のポイント ▎▌

▷ 単純X線写真（立位，臥位像） ◁

- 単純X線写真でガス像の分布，形態，腸管径などを評価する．
- イレウスの原因検索としてCTが行われる．単純CTでも閉塞の状態などの評価は可能だが，消化管腫瘍，婦人科的疾患，腸間膜動脈閉塞症などの検出には造影CTが必須である．

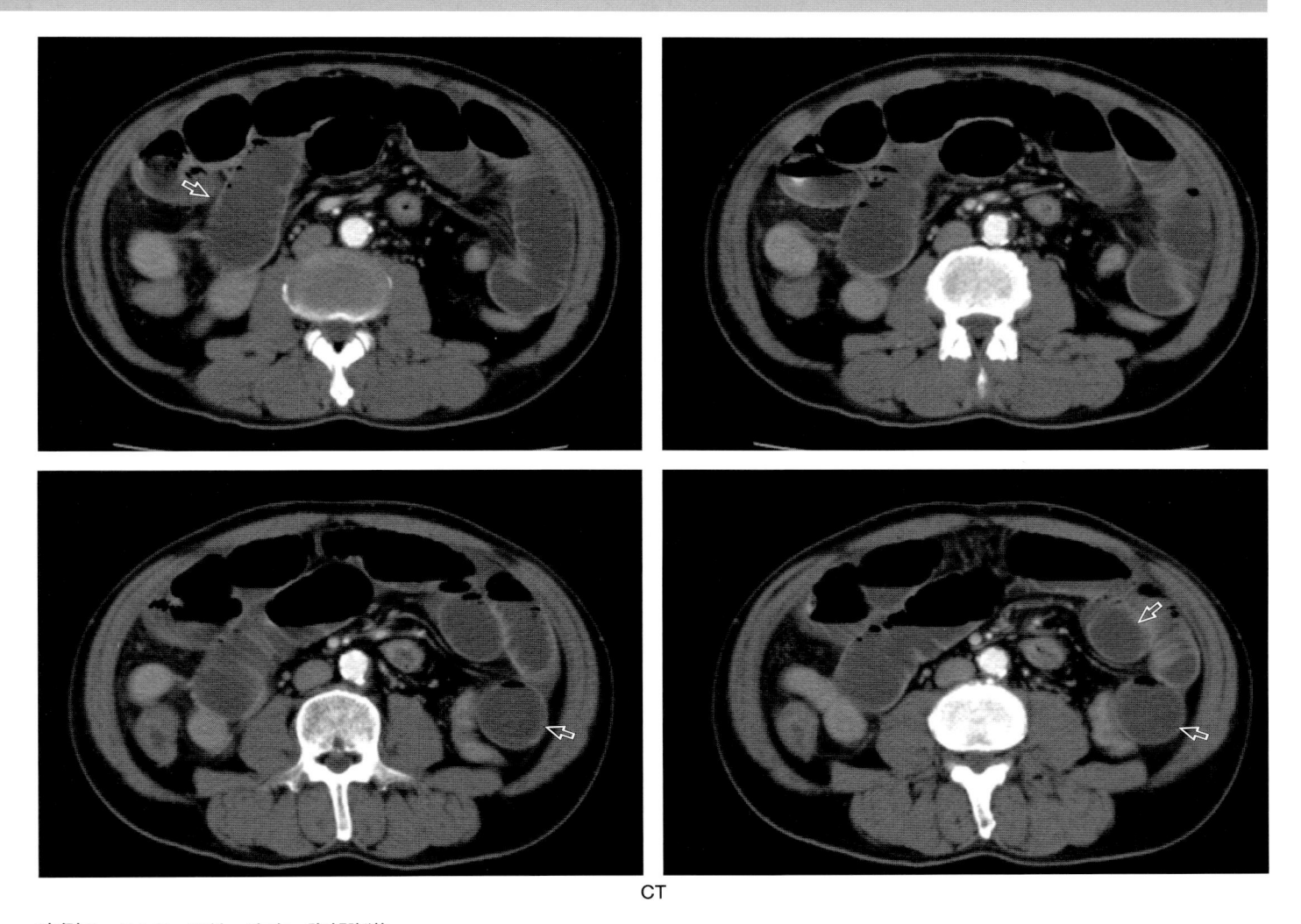

腸管の内容物の進行が妨げられた状態の総称.

症例2 54歳,男性.腹痛,腹部膨満.
CTによれば,空気を含まずに拡張している腸管や拡張腸管の分布が把握できる（⇨）.さらに通過障害の原因が判明することがある（大腸癌の項参照）.

■ 画像診断のポイント ■

- 拡張腸管と正常腸管との移行部の有無.
- 移行部があれば腫瘍,重積,ヘルニアなどの確認.
- 単純X線写真で見える腸管ガスの量が,必ずしも腸管拡張と比例しないこともある.症状と矛盾する場合は適時CTを.
- 腹水,free airの検出にもCTが有用.
- 嘔吐,下痢が激しいと腸管内ガスが不明瞭となることがある（gasless abdomen）.腸管ガスの減少＝経過良好とは限らない.

腹部-17 その他　肝臓の造影検査での偽病変

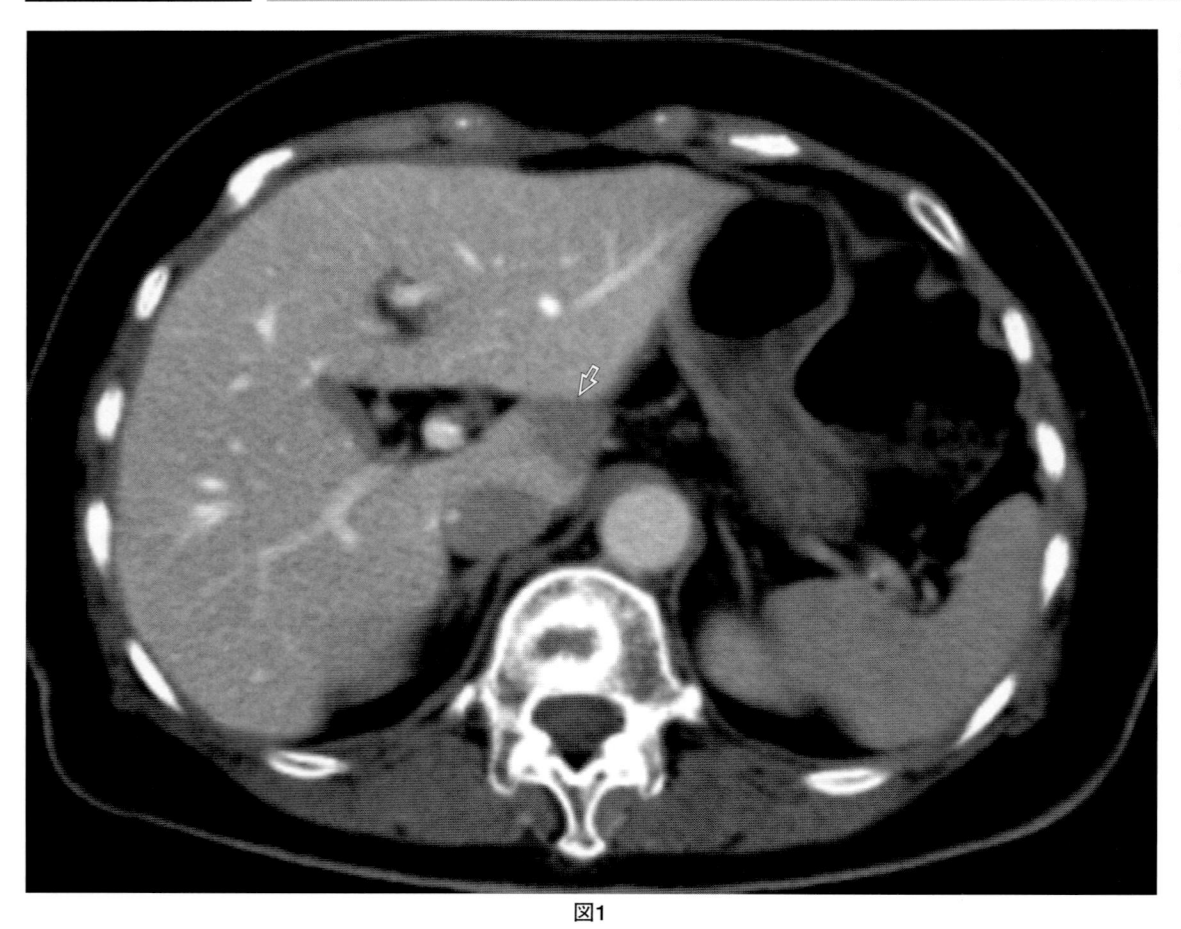

症例1　72歳，女性．転移性肝腫瘍の術前検索のために行われたCTAP（図1）．

肝尾状葉には灌流低下域が見られ，一見腫瘤様である（⇨）．ほかの検査では異常なく，血行動態の影響による偽病変と考えられた．

図1

■ 臨床的事項 ■

- 造影ダイナミックCTでもこの現象が観察されることがある（機器の高速化のため）．
- 造影のパターンにより肝癌，血管腫，転移性腫瘍と鑑別が困難となる．
- 鑑別しかねるときはSPIO造影剤によるMRI検査を考慮する．

■ 画像検査のポイント ■

- 肝臓は肝動脈，門脈の二重支配を受ける．肝癌の検索でのダイナミックCTやCTAPは，腫瘍の血流支配をうまく利用し質的診断や小病変を検出しようとするものである．
- しかしながら，動脈−門脈のシャントがあると腫瘍がないにもかかわらず動脈優位な造影時相で濃染が得られたり，門脈優位な時相で欠損が生じたりする．また，門脈以外の静脈系からの血流支配が優位な領域では門脈優位な時相の検査で欠損が生じ得る．
- これらはCTA，CTAPで腫瘍と紛らわしいだけでなく，ダイナミックCTでも腫瘍類似の所見を生じる．好発部位を知っておくことが役に立つ．どうしても鑑別が困難な場合はSPIO造影剤のように血行動態の影響を受けづらい検査の併用を考慮する．

肝の造影CTでしばしば見られる局所的な造影異常．腫瘍との鑑別が必要となる．

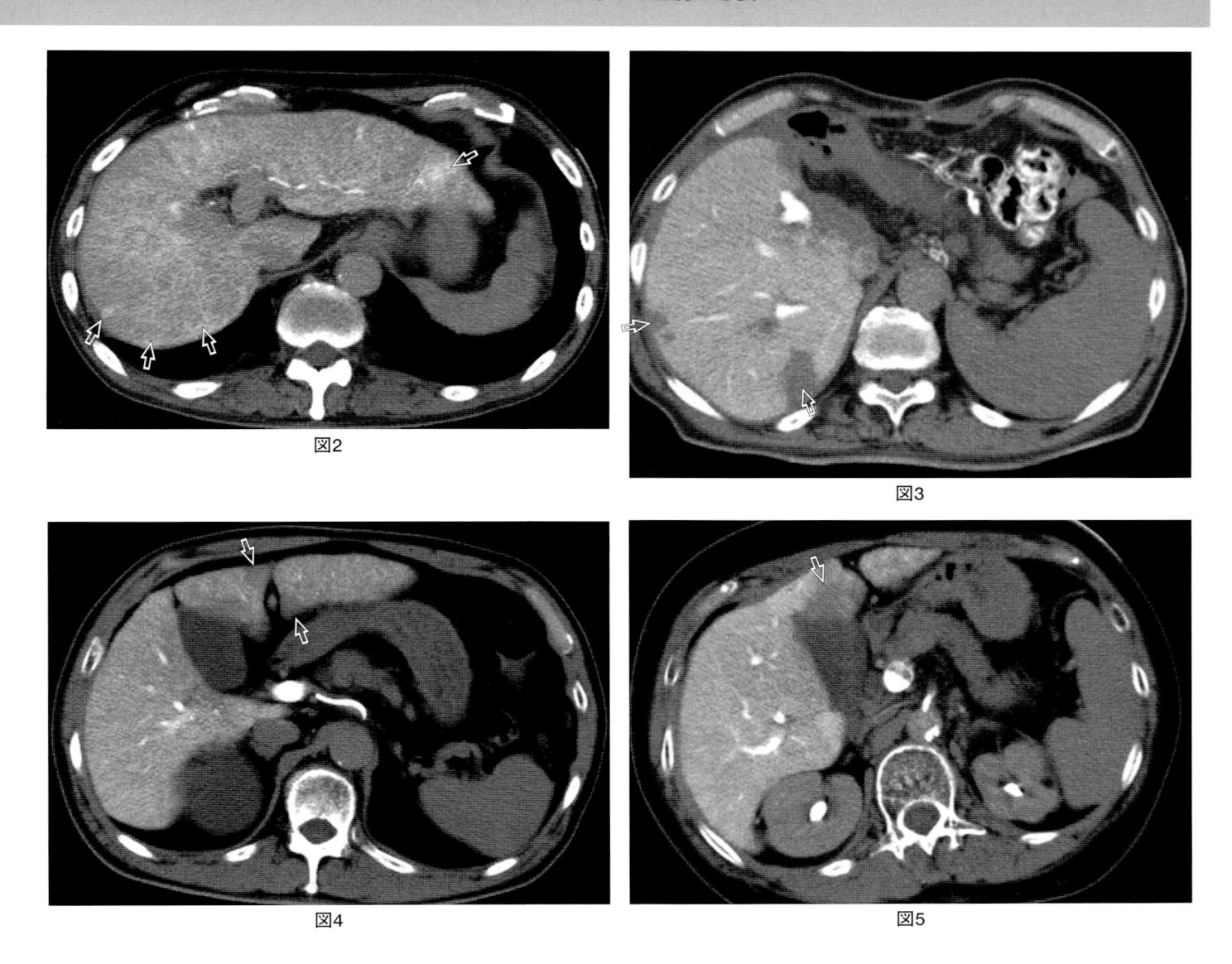

図2

図3

図4

図5

■ 画像診断のポイント ■

動脈-門脈シャント

・肝内のどこにでも生じ得る．CTAで濃染となったり（図2），CTAPで欠損を生じる（図3）．肝末梢に向かって楔状の形態を呈する場合はこれを疑う．

血行動態の影響

・尾状葉（図1），S2背側，S4腹側（図4），胆嚢床（図5）など解剖学的に好発する部位があるので，読影の際に注意する．

Let's Try! 1

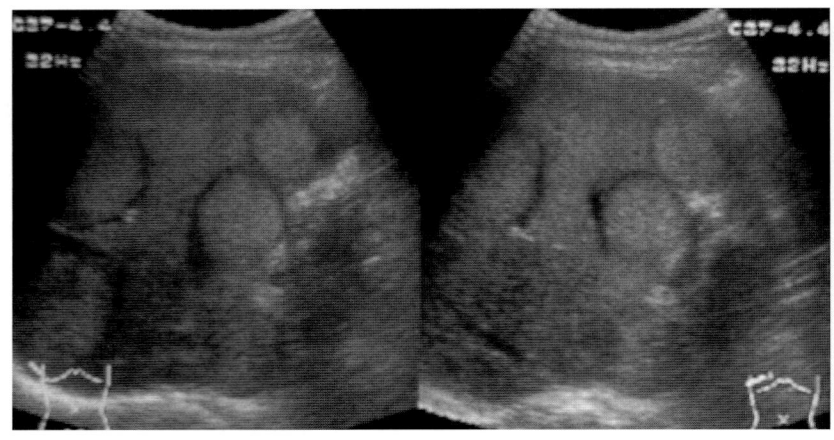

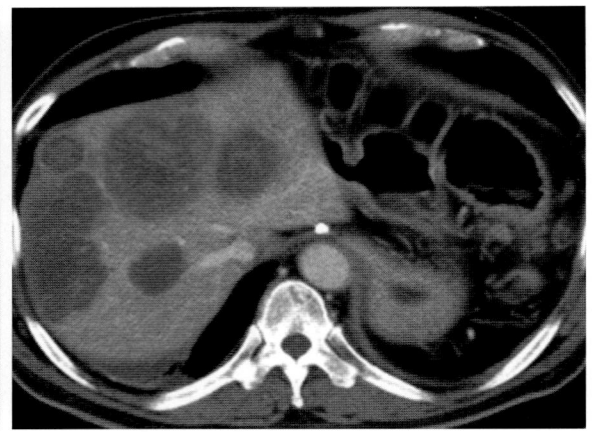

67歳，男性．腹痛を主訴に来院．超音波検査と造影CT（90秒後）．

Question　正しいものはどれか？（正解は1個とは限らない，解答は次頁）

1. 肝臓に病変が多発している．
2. 超音波検査で脾臓にも病変が多発している．
3. 病変は嚢胞である．
4. 少量の腹水が見られる．
5. 肝内胆管の拡張がある．

画像所見

　超音波検査は施行時，シェーマで撮像方向をマークすることになっている．本画像は右肋間の撮像なので写っている臓器は肝臓と推定される．病変は，超音波検査では中心部が高エコーで辺縁に比較的厚い低エコー帯を有する腫瘤が多発している．特異的とまではいえないが，転移性腫瘍でよく見られる所見である．

　造影CT上，辺縁にわずかな造影効果を認めるが病変内部の造影効果は弱い．いずれの画像でも肝内胆管の拡張は見られていない．肝表面にはわずかな腹水を伴っている．通常転移性肝腫瘍を疑う所見である．本症例は結腸癌からの肝転移であった．

解説

　肝転移の原発臓器としては，結腸・直腸癌，乳癌，肺癌があげられる．また，肝転移により癌であることがわかることもある．多発していれば診断は難しくないが，単発の場合肝癌，膿瘍などとの鑑別に苦慮することがある．術前検索などで腫瘍の個数を詳しく調べたい場合はSPIO造影剤によるMRIが有用なことがある．

　転移性肝腫瘍（大腸癌，胃癌，乳癌など）はしばしば石灰化を伴う．石灰化＝良性病変ではないので注意する．

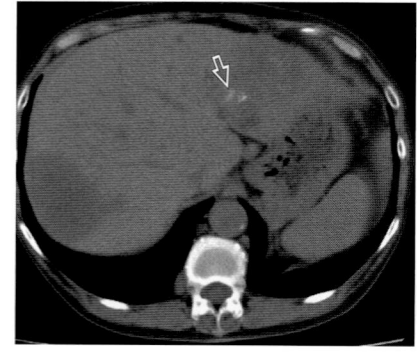

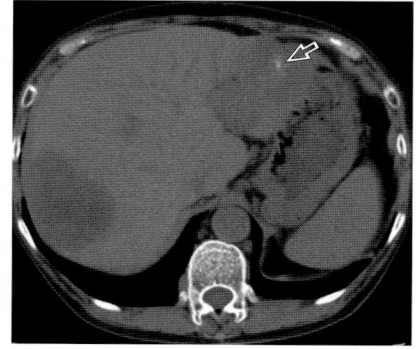

参考症例　66歳，女性．結腸癌の肝転移に石灰化（⇨）を伴った症例．

CT

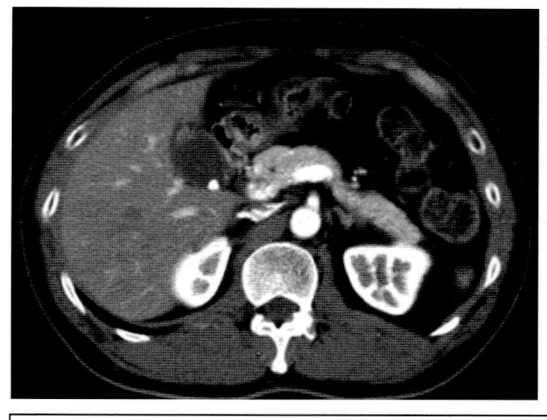

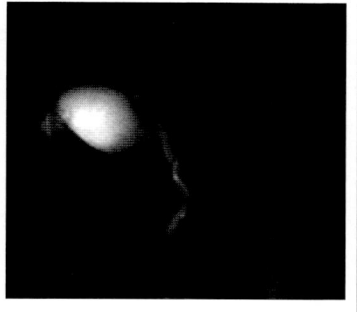

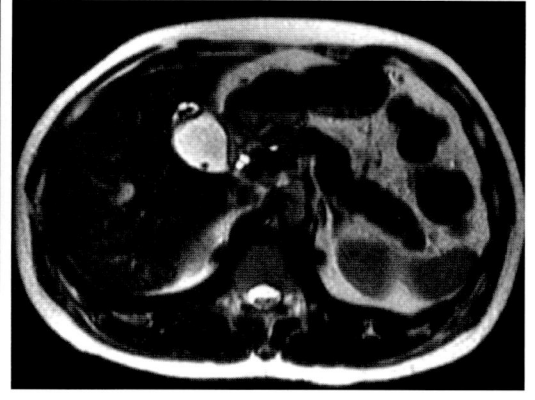

52歳，男性．健康診断の超音波検査にて胆石を指摘される．

Question 正しいものはどれか？（正解は1個とは限らない，解答は次頁）

1. 胆石はない．
2. 胆嚢底部の壁肥厚がある．
3. MRCP上，肥厚部は高信号域を含んでいる．
4. MRI（T2強調像）上，胆嚢壁肥厚以外異常は見られない．
5. 胆嚢癌を第一に考える．

画像所見

CT，MRIとも胆嚢底部の壁肥厚が見られる．同部はMRCP，T2強調像上高信号域があり，水成分が混在している．Rokitansky-Aschoff sinus（RAS）を見ていると考えられる．よって壁肥厚は腺筋症を疑う．

CTでは胆嚢内に石灰化があり胆石と考えられる．MRI（T2強調像）では強い石灰化の部分はMRIに反応する水分子が乏しいので低～無信号となる．

解説

胆嚢腺筋症はRokitansky-Aschoff sinusが胆嚢壁内に増生した過形成性疾患である．びまん型（全体が肥厚），分節型（頸部または体部が肥厚，半円状に変形），限局型（多くは底部が肥厚）に分類され，限局型が多い．病変自体の検出は超音波検査で可能だが，胆嚢癌との鑑別が問題となる．胆嚢内への隆起の強いもの，2cm以上のものなどは悪性の可能性も考慮した精査，経過観察を要する．

前頁の解答　1, 4

Let's Try! 3

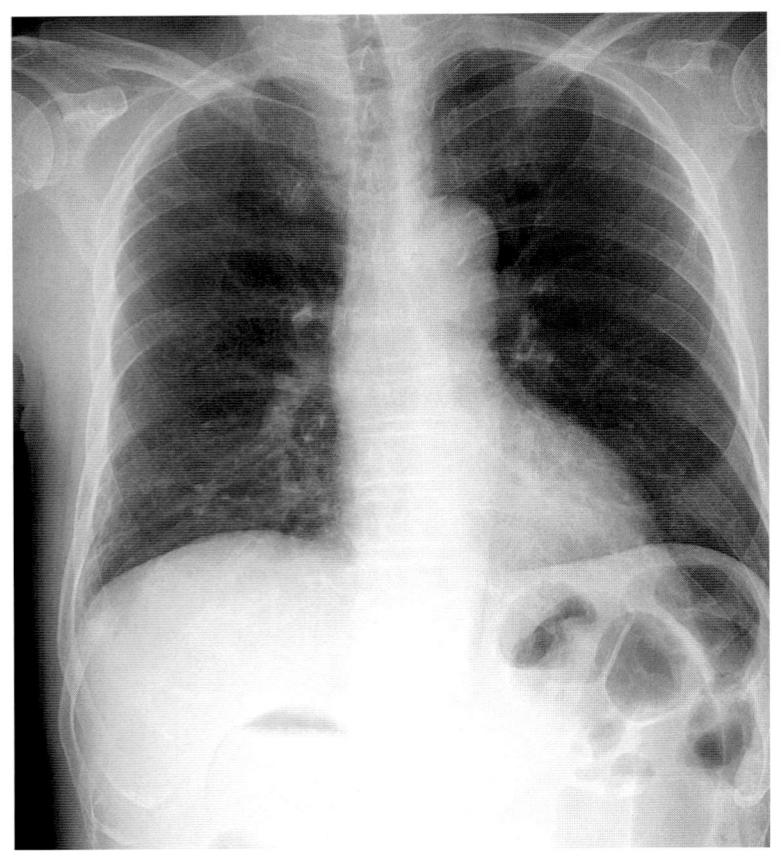

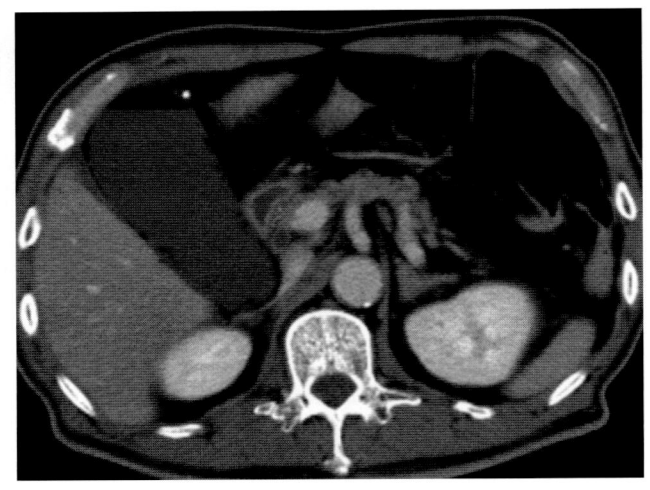

74歳，男性．右上腹部痛で発症．入院時に撮影された単純X線写真と，腹痛の原因精査のため施行された造影CTを示す．

Question　正しいものはどれか？（正解は1個とは限らない，解答は次頁）

1. 単純X線写真で異常は見られない．
2. 消化管穿孔を疑う．
3. 胆石発作が考えられる．
4. CTで胆嚢内に空気−液面形成がある．
5. 急性膵炎である．

画像所見

　胸部単純X線写真上，一見異常がないように見える．しかし右上腹部の液面形成は十二指腸球部であろうか？　液面形成より下のレベルで管腔臓器の壁に沿って空気が見られる．一般に腸管壁内の空気は重大な疾患を考えた対処が必要である．

　造影CTでは胆嚢は緊満しているものの，周囲脂肪層の濃度上昇はあまりない．しかし胆嚢内部に液面形成があり，壁に空気が分布している．気腫性胆嚢炎と呼ばれる状態である．

解説

　気腫性胆嚢炎は糖尿病などの基礎疾患のある患者で起こるガス産生菌による胆嚢炎である．約1/3がガス壊疽菌によるものといわれる．糖尿病の神経症のため，局所の痛みがはっきりしないこともあり注意が必要である．

　いったん発症すると，感染による糖尿病の悪化→感染の悪化を繰り返すことになり，重症化し，致命的なこともある．

前頁の解答　2, 3

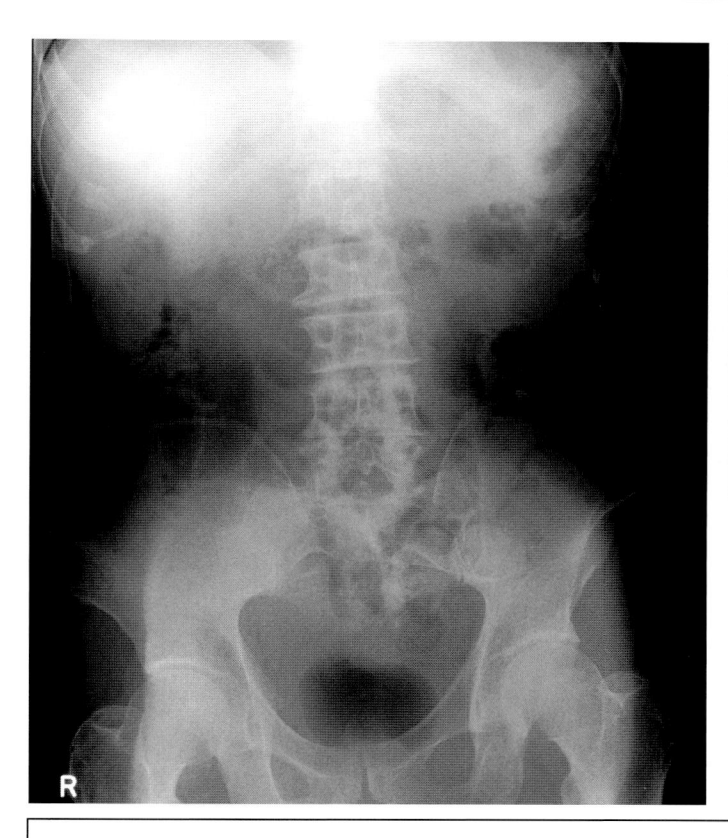

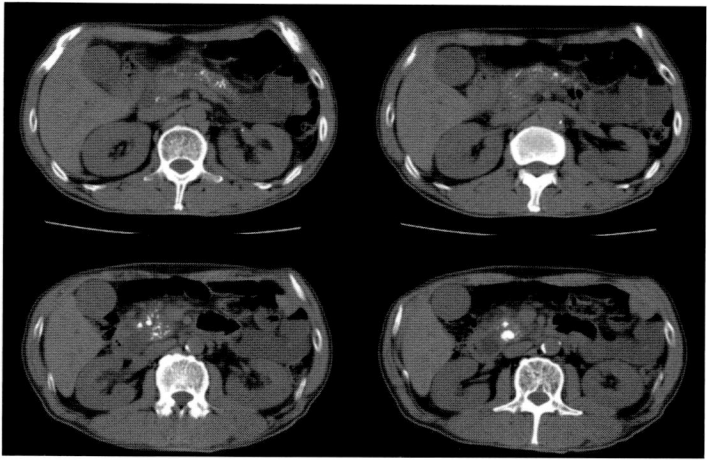

60歳，男性．以前より慢性的に上腹部痛がある．単純X線写真と単純CTを示す．

Question 正しいものはどれか？（正解は1個とは限らない，解答は次頁）

1. 単純X線写真で腹部中央やや右上部に石灰化がある．
2. 単純CTで血管に沿った石灰化がある
3. 膵周囲脂肪の濃度上昇がある．
4. 腸管拡張がある．
5. 腹水がある．

画像所見

膵実質に散在性の石灰化がある．頭部から後部の石灰化は比較的粗大で単純X線写真でも確認できる．膵腫大や周囲脂肪層の濃度上昇はない．慢性膵炎と考えられる．

腸管ガスパターンは異常ない．

解説

アルコール多飲との関連が考えられるが，原因不明のものもある．膵実質の崩壊に伴い線維化が進行する．膵管内に石灰化（膵石）を伴うことが多い．画像上は膵実質に散在する石灰化に注目する．

脾動脈硬化との鑑別には，造影CTが有用である．慢性膵炎の経過中に急性膵炎を起こすことがある（急性増悪）．

前頁の解答　4

Let's Try! 5

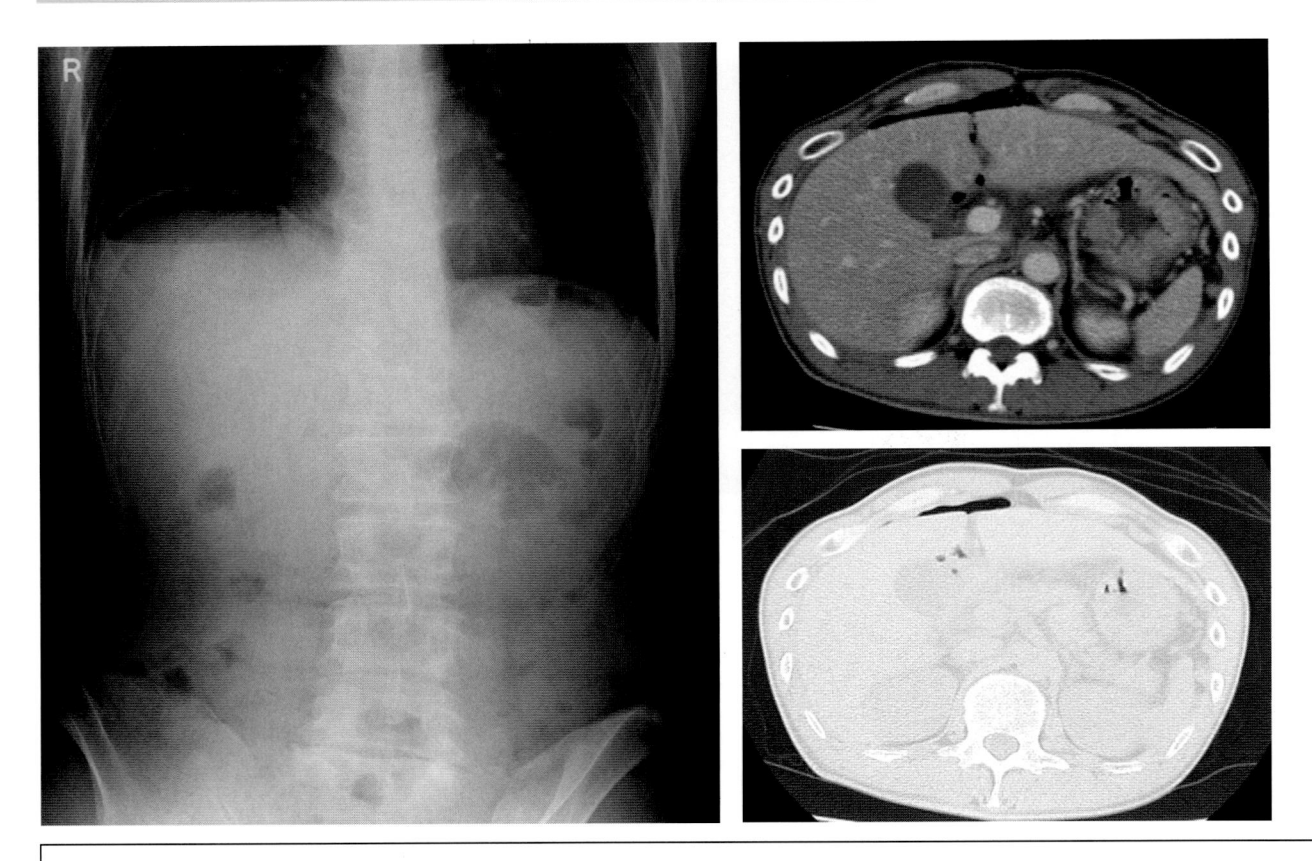

47歳，男性．急性腹症で来院．単純X線写真立位と単純CT，同肺野条件を示す．

Question 正しいものはどれか？（正解は1個とは限らない，解答は次頁）

1. 単純X線写真で腸管拡張がある．
2. 単純X線写真で横隔膜下free airがある．
3. 胆道拡張がある．
4. 腹水が見られる．
5. 門脈内ガスがある．

画像所見

単純X線写真で右横隔膜下にfree airが見られる．消化管穿孔を示唆する所見である．CTでも同様であるが，肺野条件で観察するとよりわかりやすい．本症例は十二指腸潰瘍の穿孔であった．

解説

単純X線写真でfree airが見られれば，消化管穿孔の診断は難しくない．症状が強く立位になれない場合は左側臥位のデクビタスなど工夫が必要であったが，CTであればより少量のfree airでも診断可能である．しかしながらCTの表示条件が適当でないと脂肪との区別が難しく，見落としかねない場合がある．急性腹症の症例では肺野条件での観察が必須である．

前頁の解答　1

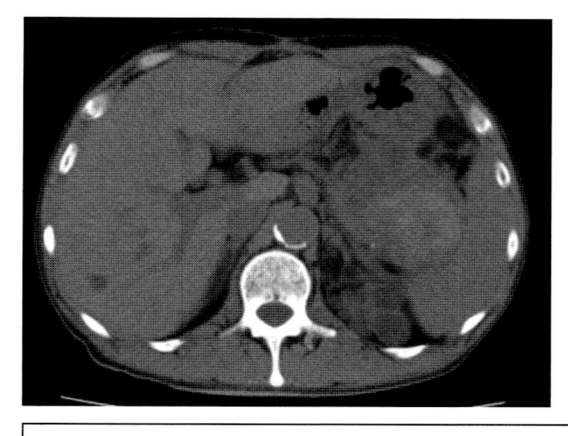

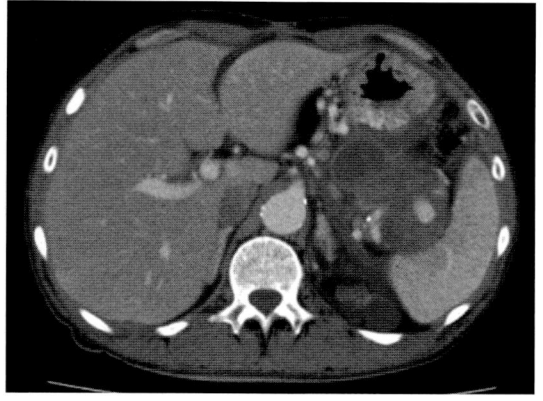

48歳，男性．急性膵炎で入院中．超音波検査にて仮性囊胞の増大傾向が見られた．単純および造影CTを示す．

Question　正しいものはどれか？（正解は1個とは限らない，解答は次頁）

1. 感染の合併である．
2. 膵炎の増悪によるものである．
3. 囊胞内出血を疑う．
4. 速やかに治療の必要がある．
5. 正常な治癒過程である．

画像所見

脾門部寄りの仮性囊胞内に，単純CTで高吸収域が見られる．通常出血を疑う所見である．造影後ではその中心部に染まりが見られる．仮性動脈瘤とその破裂が疑われる．

解説

膵炎の合併症として脾動脈の仮性動脈瘤がある．膵酵素による血管壁の脆弱が原因とされる．動脈瘤の破裂は致命的な場合もあり，早急な治療が必要である．金属コイルなどによる塞栓術が行われる．

本症例でも塞栓術による治療を施行した．図1のように，脾動脈からの造影で巨大な動脈瘤（⇨）が描出された．流入血管に金属コイル（▷）による塞栓を行い（図2），経過良好である．

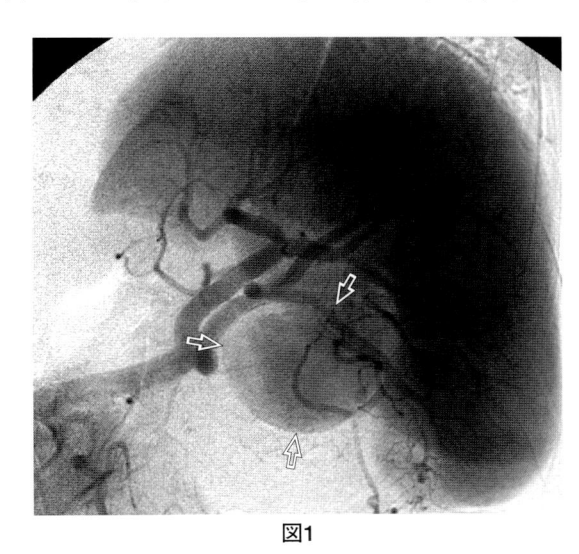

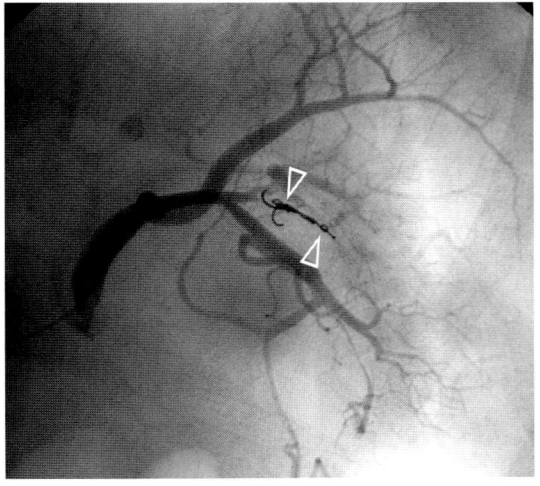

図1　　　　　図2

前頁の解答　2, 4

■| 豆知識 |■
―フィルムバッチ―

1. フィルムバッチとは
　個人が浴びた放射線（被ばく）の量を計る装置である．もともとはフィルムが放射線により感光するのを利用していたのでこの名前がついた．現在はフィルムを使っていないものもあるが，「フィルムバッチ」で通じる．

2. なぜ必要なのか
　仕事として放射線を扱う場合の安全確保が目的である．被ばくは後で評価することができない．とにかくリアルタイムで計っておかないと，話にならない．
　医療の現場で放射線を扱う場合，さまざまな手段を講じて被ばくが少なくなるようにする．極力安全な状態にしても，個人によって仕事の内容は違う．各々の被ばくを計らないことには，安全が確保されたといえないわけである．

3. 誰が着けるのか
　放射線を使った仕事に携わる人すべて．研修医だから，とか正職員でないから，といった区別はない．具体的には，放射線を浴びる可能性のある場所（管理区域：放射線の赤三角マークがついている）に立ち入る可能性がある人である．被ばくによる障害を防ぐのは，労務管理の一環でもある．

4. どのように着ければよいのか
　個数と場所，期間がポイントになる．
　明らかに全身が均一に被ばくする場合は1か所でよい．この場合，男性は胸部，女性は骨盤部に着用する．大抵はポケットに着ける．
　透視や血管造影をすると，体の部位によって被ばく量が異なる．この場合は，必要な場所に着けることになっている．通常はあらかじめいくつか着けて作業し，業務内容に応じた個数と場所を決めておく．
　フィルムバッチは定期的（約1か月ごと）に着け替える．期間ごとの被ばく量が正確になるよう着け替え忘れのないようにしよう．
　ときどきある間違いとしては，全身用のバッチをプロテクターの外側に着けることである．また，試しに透視台の近くに置いたりする例もあった．このようなことをすると被ばくの多い原因を調査されることになる．大変面倒なので気をつけよう．

5. 被ばく量はどうなるのか
　一定量より多いと文書で警告や問い合わせがくる．被ばくの記録は一生涯残すことになるので，転勤するときも引き継いで，記録がとぎれないようにしておこう．細かい点は，各施設の管理者に相談するとよい．

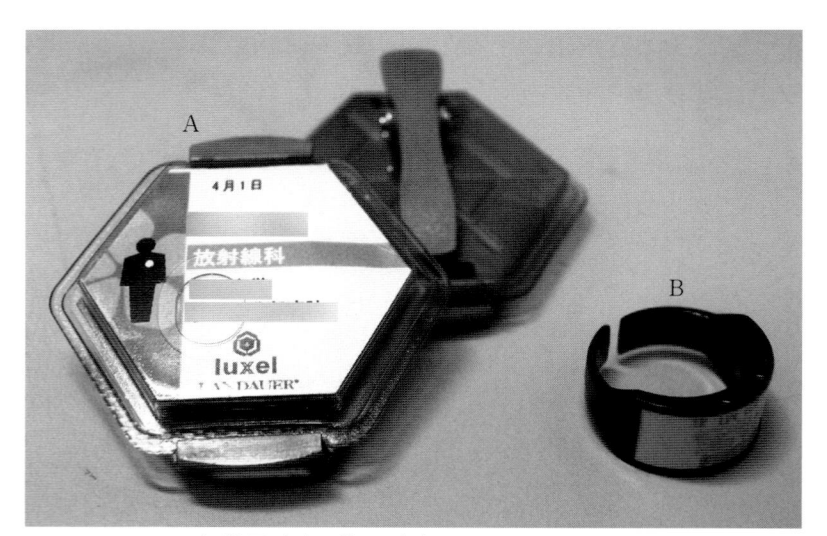

躯幹用（A），指用（B）のフィルムバッチ
躯幹用はシェーマで部位を指定されるが，バッチ自体は同じ形態のものを使用する．裏側はクリップになっており襟やポケットに着用する．指用は左右の指定があり，指輪として着用する．

前頁の解答　3, 4

V．婦人科

1 子宮筋腫
2 子宮内膜ポリープ，子宮内膜増殖症，子宮体癌
3 子宮内膜症
4 非腫瘍性嚢胞性腫瘤
5 卵巣腫瘍
6 婦人科急性腹症

序論
各種画像検査の役割と使い分け

■超音波検査

女性骨盤領域の画像検査の第一選択は，簡便さ，低侵襲性，費用の点より，通常は超音波検査である．産婦人科では経腹超音波検査のほかに経腟超音波検査も施行できるので，子宮・付属器の視野はかなり確保される．

簡便にできる検査なので，生理周期に伴う子宮内膜の肥厚や卵巣嚢腫の変化などを評価するには最適である．探触子の圧迫による圧痛の有無も診断の助けになる．巨大な卵巣腫瘍では経腹超音波検査が適している．

他部位の超音波検査同様，検者以外にとっては写真に残された静止画像しか評価材料がない．このため，検者の撮影が不適切だと，客観性が得られないことが大きな欠点である．

■単純X線写真

X線を用いる検査は被ばくの問題もあり，女性骨盤領域の画像検査としては選択順位が低い．

児頭骨盤不均衡の診断にはMartius法やGuthmann法で骨盤X線計測を行う．Guthmann法で測定した骨盤最小前後径と児頭最大横径の差が1cm以下，またはMartius法で明らかに児頭通過不可能な場合には児頭骨盤不均衡と判断する．

■子宮卵管造影（hysterosalpingography）

卵管の癒着や閉塞を評価する目的で行われる．子宮口から造影剤を注入し，透視台で観察，撮影する．正常では子宮腔から卵管が造影され，一定時間後には卵管采から腹腔に流出していく．卵管留水腫や卵管閉塞など卵管通過性の異常のほか，子宮の形態異常，子宮筋腫やポリープなどの腫瘍性病変，Asherman症候群（子宮内腔癒着）なども評価できる．

■CT検査

CTは骨盤部においては軟部組織間のコントラストが不明瞭で，生殖細胞に対する被ばくの影響もあるため，MRIに先行して行うメリットは少ない．しかしながら広範囲を短時間で撮像でき，最近ではMDCTによる空間分解能の高い多断面再構成画像を得られるという利点があるため，悪性疾患の遠隔転移の評価や，膀胱，消化管を含む骨盤腔の病変の評価には有用である．また石灰化病変の検出に優れるため，奇形腫の診断に有用な場合がある．

■MRI検査

費用は高いが被ばくがなく客観性が高い検査であり，精査として欠かすことができない．しかしながら，その特性を知っていないと目的を達しない不完全な検査になってしまう．

撮影にかかる時間は2～3シーケンスであれば超音波検査と並ぶが，mortion artifactにより画像が劣化するため体動制限は厳しい．仰臥位が苦しい妊婦や急性腹症など疼痛が強い場合には，検査が患者の負担になることを承知していなければならない．

通常，婦人科診療では画像検査に先行して視触診，内診が行われる．外陰部，腟部，子宮腟部は観察可能であり，頸管粘膜のスメアを採取可能である．したがってMRIの適応はより深部の直接観察しにくい領域で，超音波検査で生理的変化，もしくは良性病変の範疇を超えると考えられる場合に限られる．例えば変性の強い筋腫や充実成分を有する卵巣嚢胞性腫瘤などでは，その高い組織分解能によって出血や壊死の評価が可能である．造影検査では血流の多寡を評価することが可能である．細胞診，組織診で診断された子宮の悪性腫瘍に関しては，進達度，進展範囲，リンパ節転移の評価に用いられる．急性腹症においては，超音波検査のみでは判断に苦慮する卵巣出血や卵巣捻転の鑑別にも有用であり，治療方針の決定に役立つ．CT検査にも共通することであるが，膀胱が虚脱していると，嚢胞性卵巣腫瘤と膀胱が鑑別困難な場合があり，ある程度蓄尿した状態で撮影するのがよい．MRIでは尿との信号を比較することで，嚢胞内の液体や腹水の性状を類推することができる．

MRI検査における胎児への高磁場環境の影響は明らかではない．現行では代行可能な検査が他になく，検査によるメリットが大きいと考えられた場合にのみ施行されている．胎動によるアーチファクトを考慮し，高速撮像法を用いるなどの工夫をする．妊婦に対しては仰臥位低血圧症候群を誘発しないよう，できるだけ短時間で検査することも重要である．ガドリニウム造影剤は胎盤経由で胎児に移行しうる．明らかな副作用は知られていないが，厳重に適応を絞り，どうしても必要な場合にのみ施行する．

■女性骨盤MRIの基本的読影法

通常，女性骨盤の読影は骨盤内臓器の同定がしやすいT2強調像矢状断から始める．まず，ほぼ正中矢状断面で子宮を同定し，子宮の大きさ，形態，内膜の厚さ，腫瘍性病変の有無などを評価する．性成熟期であれば同定は容易であるが，子宮が退縮した老人や小児ではサイズが小さく一見してわかりにくい場合もある．子宮頸部間質はT2強調像で強い低信号を呈し，内膜の高信号とのコントラストが強いためよい目印になる．

子宮は正常では前屈し，大きさは性成熟期で長軸6～8cmで，体部と頸部の比は2～3：1である．内膜の厚さは生理周期により異なり，分泌期で最も厚く約1cmに及ぶ．

性成熟期の子宮筋層には内膜，junctional zone，筋層の3層構造が認められるが，月経期にはjunctional zoneが不鮮明になり，分泌後期で最もコントラストが高くなるといわれている．

次に卵巣を同定する．卵胞が高信号を呈するためT2強調像が有用である．矢状断像に加え，水平断像か冠状断像があるとより同定が容易である．性成熟期では卵胞期早期には複数の小嚢胞を認め，排卵期に近付くとグラーフ卵胞が大きく認められる．黄体期には黄体嚢胞を認め，内部に出血を有する場合もある．間質はやや低信号を呈する．

腫瘍性病変があれば大きさ，性状を評価する．出血成分，脂肪成分の評価にはT1強調像，脂肪抑制画像が役に立つ．

卵管は通常同定困難である．卵管留水腫では卵巣の嚢胞性腫瘍と類似するが，連続する管状の形態がポイントになる．

次に隣接臓器，腹水，腹膜の病変をチェックする．血性腹水ではT1強調像で漿液より信号が高くなるが，"白"く見えない場合も多いため，膀胱内の尿の信号と比較する習慣をつける．内膜症では骨盤腔に癒着を生じ，腸管の引きつれ像などが見られる．

■解剖

図1に性成熟期の女性骨盤部のMRI画像を提示する（a～e：T2強調矢状断像，f～h：水平断像）．

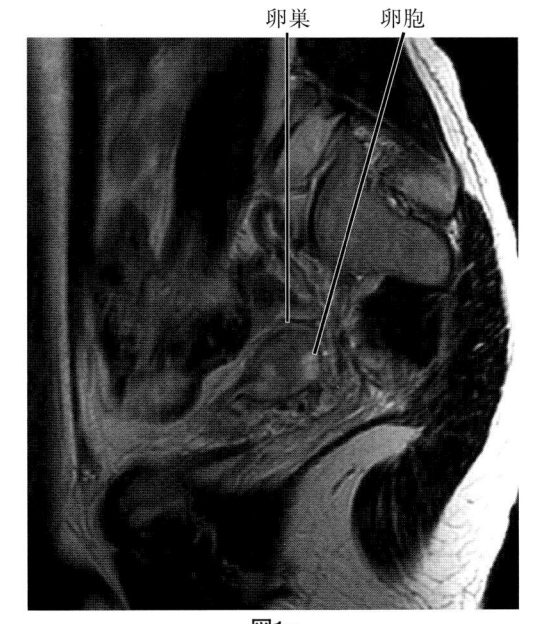

図1a

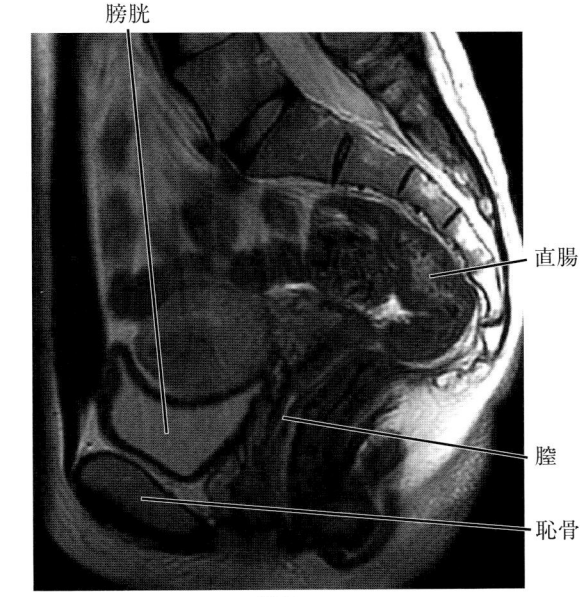

図1b

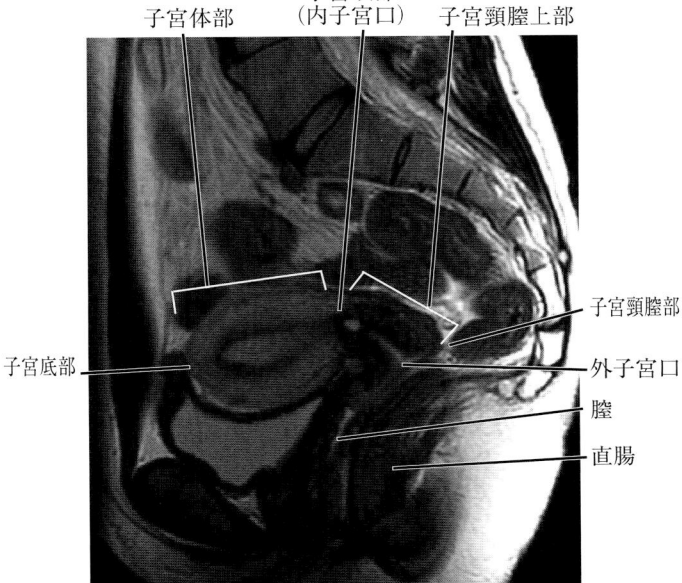

図1c

図1d（子宮内膜、junctional zone、頸部間質、ダグラス窩、膣円蓋部（後円蓋）、膣円蓋部（前円蓋）、恥骨）

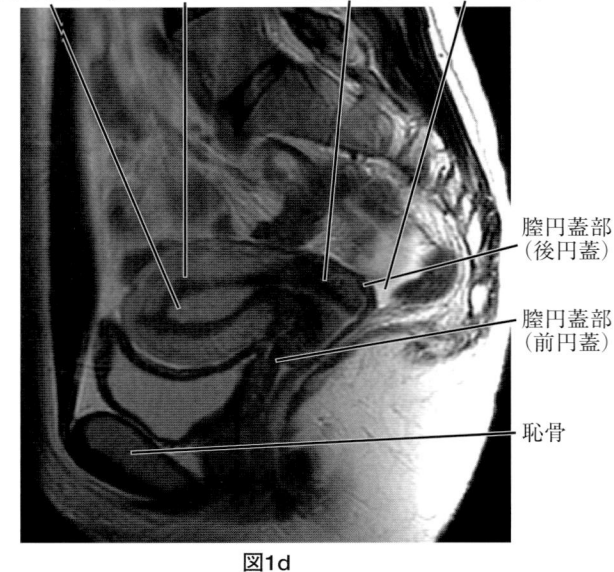

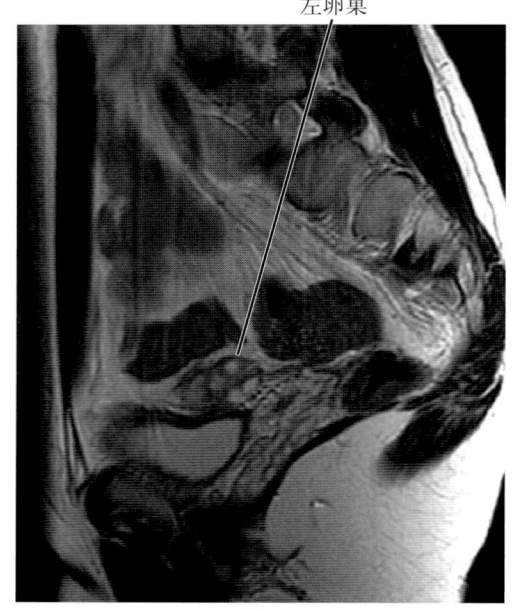

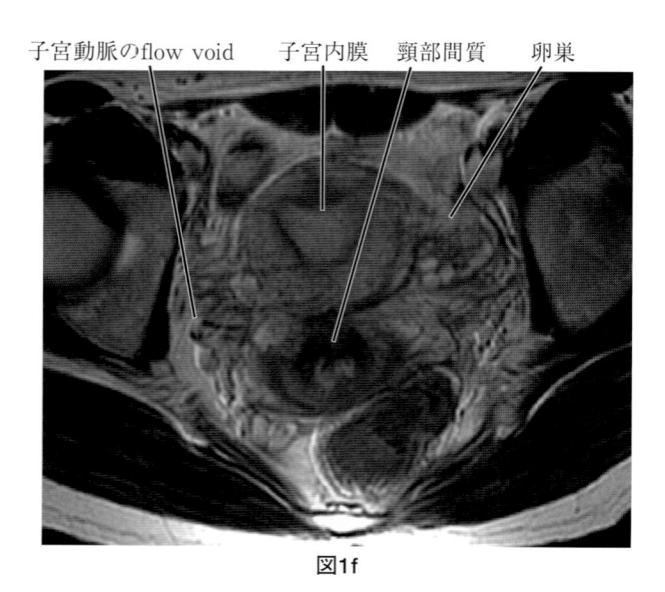

図1e（左卵巣）

図1f（子宮動脈のflow void、子宮内膜、頸部間質、卵巣）

■ 年齢による変化

図2に1歳女児の画像を示す．乳幼児では子宮は小さく，内膜はほとんど同定できない．子宮底部は未発達で子宮は円筒形を呈する．体部に対し頸部が大きい．

性成熟期では子宮は8cm前後で体部が頸部より大きい（図1参照）．内膜は月経周期で厚みが変化し（後述），上限は10mmとされている．筋層のjunctional zoneが明瞭に認められる．

図3に62歳女性の画像を示す．閉経後の高齢者では子宮は萎縮し，体部と頸部の比はほぼ1：1になる．内膜の上限は3mmといわれている．筋層のjunctional zoneは不明瞭化する．

■ 月経周期による変化

子宮内膜の周期は月経期，増殖期，分泌期に分けられる．子宮内膜は月経期に薄く，増殖期から分泌期に向けて肥厚し，分泌後期に最も厚くなる．筋層のjunctional zoneは月経期に不明瞭化する．

図4a，bは32歳女性の分泌期，月経期の画像である．分泌期には体部の層構造が明瞭で内膜が肥厚しているのに対し，月経期では層構造が不明瞭で内膜が菲薄化している（図4bは図4aの6か月後に撮像されたもので，子宮背側に右卵巣腫瘍が認められている）．

卵巣周期は卵胞期，排卵期，黄体期に分けられる．卵胞は排卵前に最も大きく認められる．排卵後は黄体を形成し，時に血性の嚢胞として認められる．

排卵に伴い生理的腹水が認められるので，異常所見かどうか迷うときは月経周期を変えて確認するのがよい．

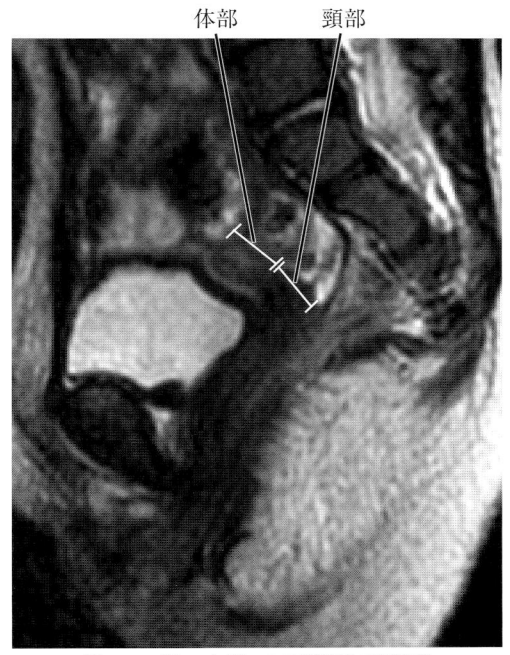

図2a 1歳，女児．T2強調矢状断像（体部，頸部）

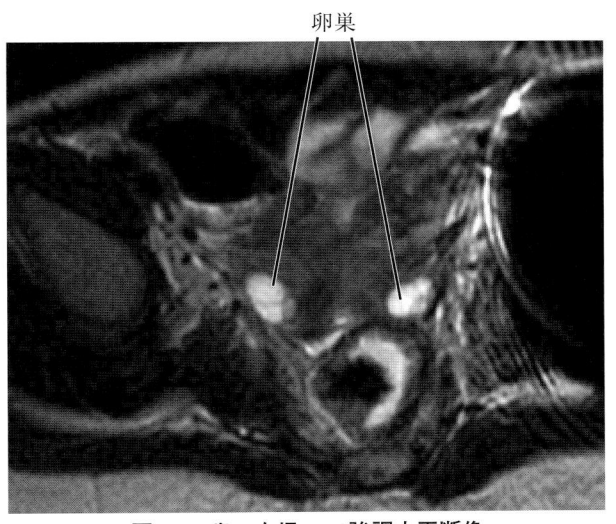

図2b 1歳，女児．T2強調水平断像（卵巣）

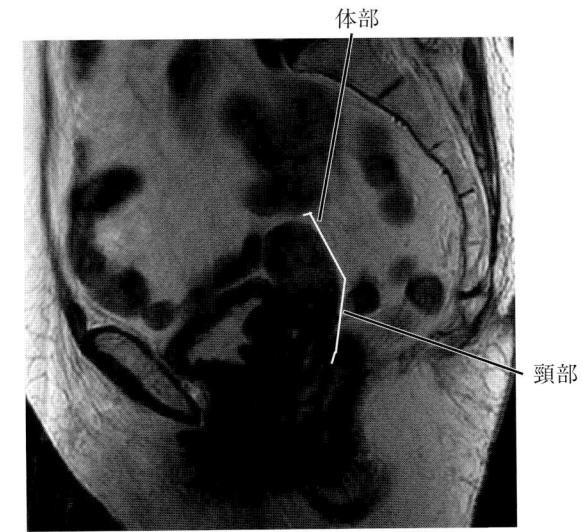

図3 62歳，女性．T2強調矢状断像（体部，頸部）

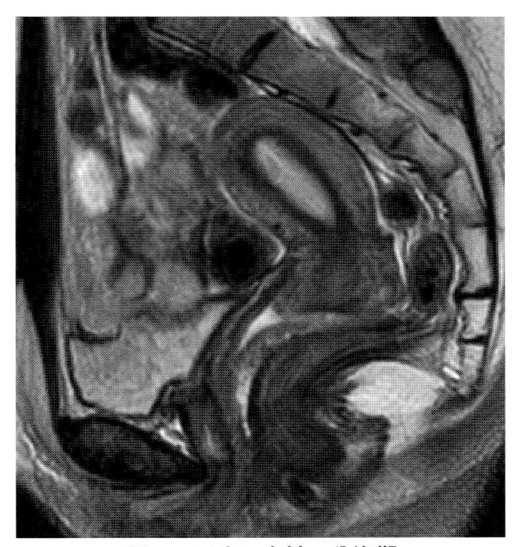

図4a 32歳，女性．分泌期

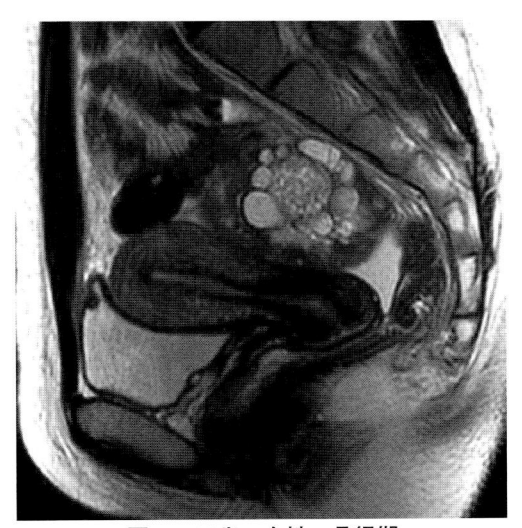

図4b 32歳，女性．月経期

| 婦人科-1 良性病変 | ## 子宮筋腫 uterine leiomyoma |

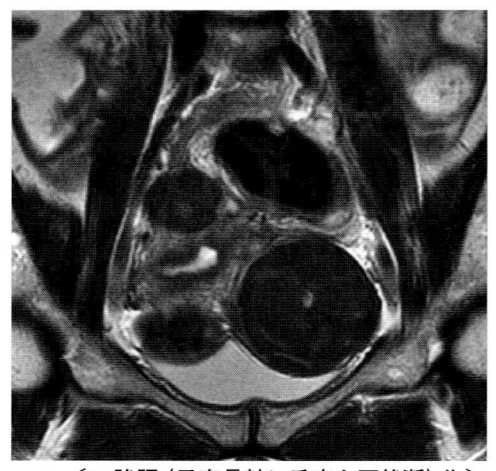

症例1 36歳，女性．貧血・腹腔鏡下筋腫核出術前精査．多発子宮筋腫．

壁外に突出する計4個の低信号結節を認める．▷の高信号は内膜である．左後壁の筋腫は茎部が明瞭に描出されており（⇨），flow voidが認められる．

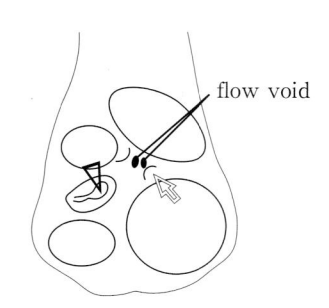

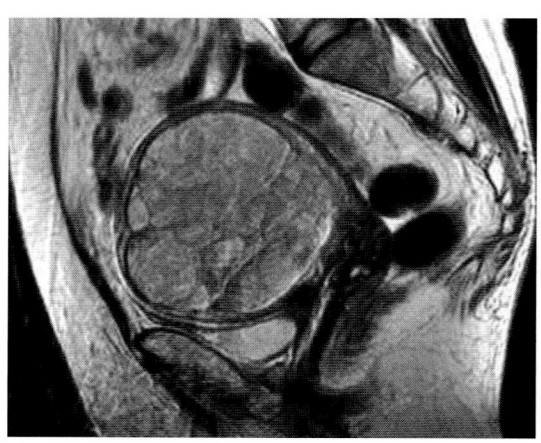

MRI〔T2強調（子宮長軸に垂直な冠状断）像〕

flow void

MRI（T2強調矢状断像）

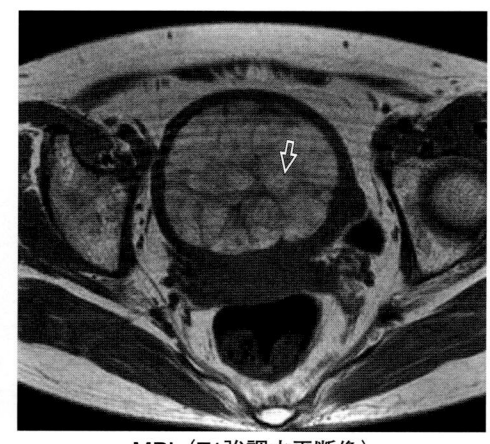

MRI（T1強調水平断像）

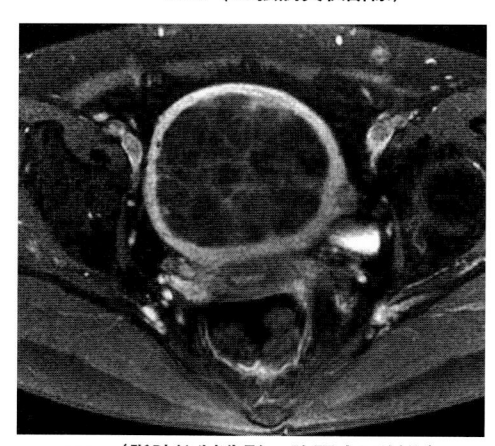

症例2 64歳，女性．腹部膨満．骨盤内腫瘤精査．脂肪平滑筋腫．

T2強調矢状断像，T1強調水平断像ともに高信号を呈する境界明瞭な8cm大の結節性病変を子宮体部前壁筋層内に認める．内部に索状構造が見られる（⇨）．

脂肪抑制造影T1強調像では信号が抑制されており，脂肪であることがわかる．内部の索状構造のみ淡い造影効果が認められる．

手術が施行され脂肪平滑筋腫と診断された．

MRI（脂肪抑制造影T1強調水平断像）

■ 臨床的事項 ■

- 40歳代に多く，性成熟期女性の20～40％に見られる．体部発生が95％，頸部発生が5％で，存在部位により漿膜下，筋層内，粘膜下筋腫と呼ばれる．ホルモン依存性であり，閉経後は縮小する．
- 無症状の例も多いが，代表的な症状は筋腫による圧迫，疼痛，不妊症，月経困難症，過多月経に伴う貧血などである．粘膜下筋腫は最も症状が強い．
- 症状が強い場合や長期の不妊症の症例は，Gn-RHアナログなどによる薬物療法のほか，筋腫核出術（経膣的手術，腹腔鏡や子宮鏡など内視鏡下手術），単純子宮全摘術の治療の対象となりうる．そのほか，子宮動脈塞栓術や集束超音波治療なども選択肢に含まれる．

頻度の高い子宮の良性腫瘍．さまざまな変性，形態をきたし，月経困難症や妊孕性の障害となる可能性がある．

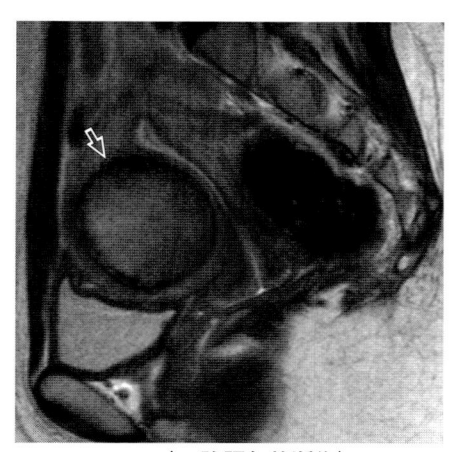

MRI（T2強調矢状断像）

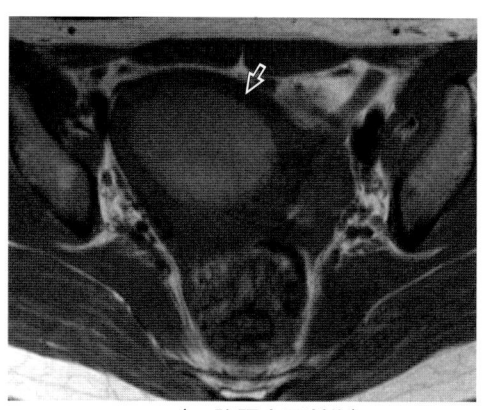

MRI（T1強調水平断像）

症例3 38歳，女性．下腹部痛．子宮筋腫赤色変性．

子宮前壁筋層内に約6cmの境界明瞭で辺縁平滑な結節を認める．T2強調像では辺縁に低信号帯を伴うやや不均一な高信号を呈し（⇨），T1強調像ではほぼ淡い高信号を呈する（⇨）．

筋腫核出術が施行され，赤色変性筋腫であった．
（画像は東芝病院　小嶋　馨先生のご厚意による）

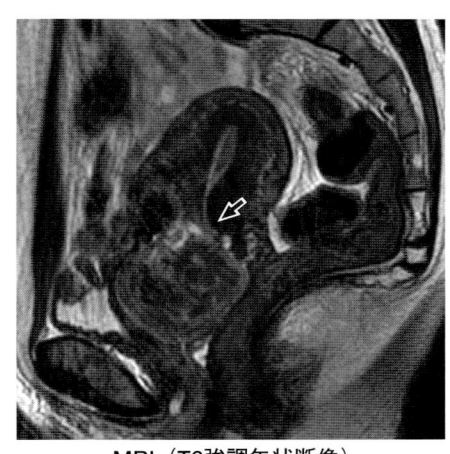

症例4 41歳，女性．高度貧血．筋腫分娩．

子宮体部前壁筋層から連続する約5cmのポリープ状の結節が頸管，膣内に突出している（⇨）．境界は明瞭でT2強調像にて不均一な低信号を呈する．

粘膜下筋腫分娩の診断で経膣的に切除され，子宮粘膜下平滑筋腫と診断された．

MRI（T2強調矢状断像）

・筋腫には硝子化や囊胞化，石灰化，脂肪変性などさまざまな変性が見られる．
・赤色変性は筋腫の出血性梗塞といわれ，妊娠や経口避妊薬内服中に見られることが多く，腹痛などの症状を示すことが多い．
・腫瘤内に出血，壊死があれば，可能性は低いが子宮肉腫を鑑別にあげる必要がある．
・漿膜下筋腫は捻転をきたす可能性がある．

■ 画像検査のポイント ■

▶ **無症状者，典型例などは超音波検査のみで十分であるが，有症状者，非典型例（変性が強いなど）の場合はMRIが有用** ◀

・MRIではT2強調像矢状断像，T1強調像横断像が概観を見るのに適している．存在部位の評価のため子宮長軸に垂直なT2強調像も有用である．
・高齢者において，サイズが大きく内部の出血・壊死が疑われる場合は，造影検査を併用し，子宮肉腫を鑑別に含めた検査が妥当である．

■ 画像診断のポイント ■

・典型例はT2強調像による低信号の境界明瞭な結節性病変で，辺縁にflow voidを伴う．
・存在部位の正確な評価のため，子宮長軸に垂直なT2強調像が有用．
・T1，T2強調像の信号で変性の性状を評価する．壊死の評価には造影検査が有用である．脂肪変性の評価には脂肪抑制法の併用が役立つ．
・石灰化は単純X線写真やCTのほうがわかりやすい．

婦人科-2 悪性病変　子宮内膜ポリープ，子宮内膜増殖症，子宮体癌

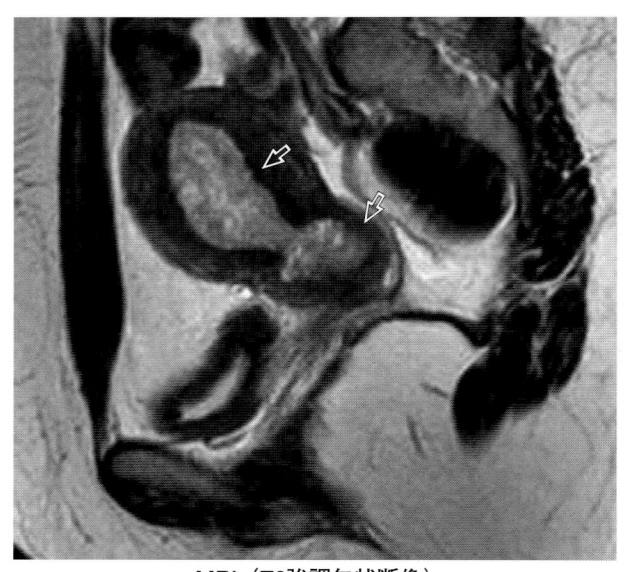

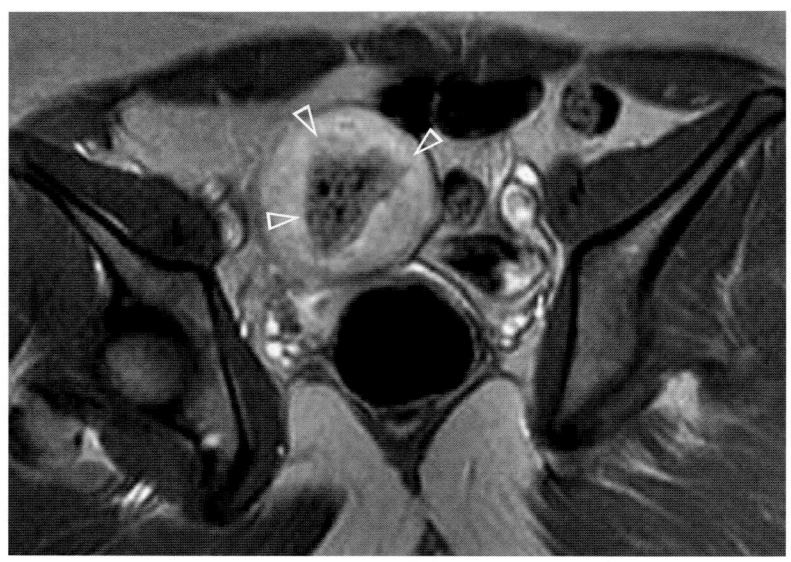

MRI（T2強調矢状断像）　　　　　MRI（造影ダイナミックT1強調像早期相，子宮長軸に垂直な断面）

症例1　32歳，女性．不正出血，貧血．内膜増殖症，内膜ポリープ．

T2強調矢状断像では子宮内腔に正常内膜よりも低信号の腫瘤が認められ，頸管内にも突出している（⇨）．子宮体部筋層の3層構造は不明瞭である．

造影ダイナミックT1強調像ではsubendometrial enhancementが一部で確認できず（▷），画像上子宮体癌の筋層浸潤と鑑別できない．

内膜全面掻爬術が施行され，内膜ポリープおよび複雑型子宮内膜増殖症と診断された．

■■ 臨床的事項 ■■

- 子宮内膜ポリープは通常30歳以後に出現し，組織学的には内膜と同じだが，不規則な嚢胞状の腺腔および間質の浮腫と線維化が見られ，易出血性である．
- 子宮内膜増殖症は30歳代以降に多く，エストロゲンの長期刺激が関与している．細胞異型，構造異型の有無で単純型・複雑型子宮内膜増殖症，単純型・複雑型子宮内膜異型増殖症に分類される．子宮内膜異型増殖症は癌化の可能性がある．
- 子宮体癌は50〜60歳代に多く，リスクファクターはエストロゲンの長期過剰刺激，不妊症，未産，肥満，糖尿病などである．閉経後の不正出血，子宮腫大，膿血性帯下などで発見される．膣，子宮頸部の細胞診では正診率が低い．子宮内膜吸引・擦過細胞診，組織診（全面掻爬術）で診断される．80〜90%が類内膜癌である．
- 治療は原則的に手術療法であるが，stage 0（内膜異型増殖症）で挙児希望があれば全面掻爬術および薬物療法が選択される．stageにより単純子宮全摘術，準広汎子宮全摘術，広汎子宮全摘術を選択し，原則として両側付属器切除術，骨盤リンパ節郭清を行う．

■■ 画像検査のポイント ■■

▶ **T2強調像（できれば2方向），造影ダイナミックT1強調像（子宮長軸に垂直）が有用** ◀

- 内膜増殖症と子宮体癌stage 1a期は画像上鑑別できない．
- 筋層浸潤の有無はjunctional zoneやダイナミック造影T1強調像の早期相におけるsubendometrial enhancement（SEE）の途絶像により判定するため，子宮長軸に垂直なT2強調像，造影ダイナミックT1強調像が有用である．
- リンパ節転移，遠隔転移の評価には造影CTが有用である．

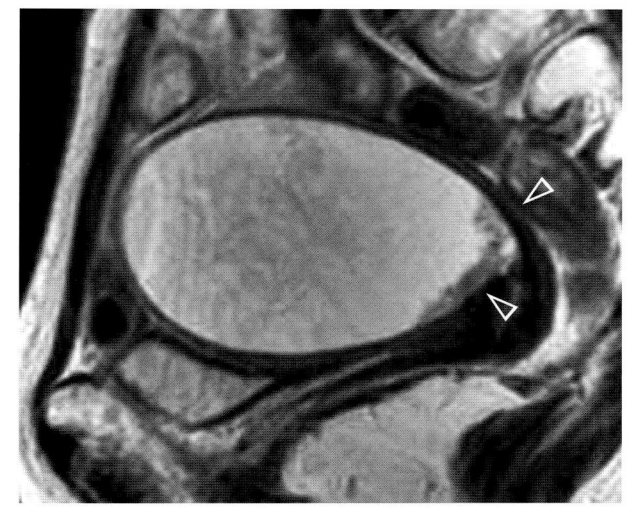

endometrial polyp, endometrial hyperplasia, uterine corpus cancer
エストロゲンの長期過剰刺激がリスクファクターとなる．

症例2 70歳，女性．検診にて子宮の腫大を指摘．子宮体癌stage Ⅰa．

子宮の内腔は拡大し，T2強調像でshadingを伴う高信号を認め留血腫が疑われる．体下部に乳頭状の腫瘤性病変を認める（▷）．筋層は菲薄化しているが，明らかな壁浸潤は見られない．

内膜掻爬，広汎子宮全摘術が施行され，内膜に限局した子宮内膜癌と診断された．

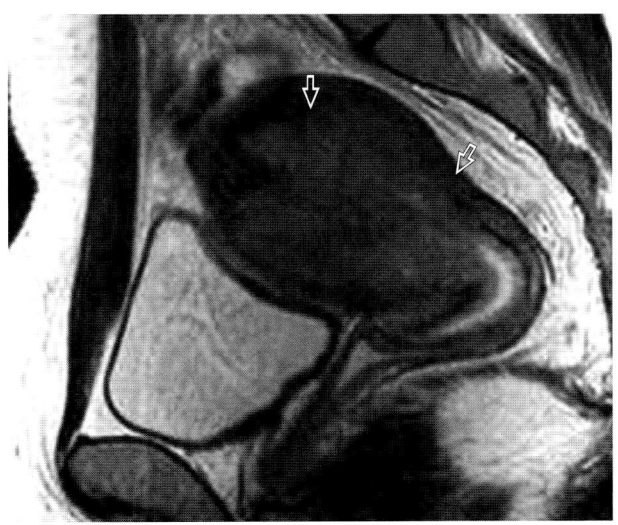

MRI（T2強調矢状断像）

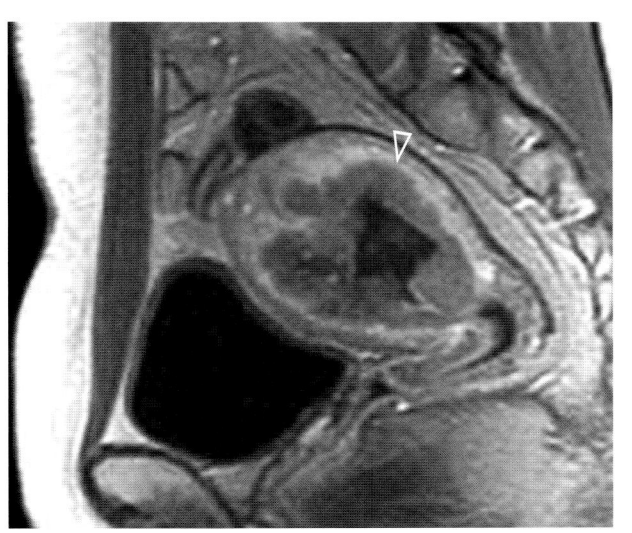

MRI（T2強調矢状断像）　　　　MRI（造影T1強調矢状断像）

症例3 35歳，女性．下腹痛，無月経．子宮体癌stage Ⅰc．

T2強調矢状断像で子宮体部の正常な内膜の信号は認められず，低信号の腫瘤に置換されている（⇨）．頸部間質の低信号の途絶は見られない．造影T1強調矢状断像では1/2以上の筋層浸潤が明らかである（▷）．

内膜掻爬術，広汎子宮全摘術が施行され，体部に限局した筋層1/2以上の内膜癌と診断された．

■ 画像診断のポイント ■

- 体癌は深層筋層浸潤，頸部浸潤の評価が重要である．
- 内膜増殖症と子宮体癌stage Ⅰaは画像上鑑別困難である．
- SEEは正常例で必ず認められる所見ではないため，不鮮明な場合に偽陽性所見にもなりかねないことに留意する．
- 頸部間質浸潤の評価には，T2強調像での間質の低信号帯が保たれているかどうかを見る．

婦人科-3 腫瘤性病変　子宮内膜症 endometriosis

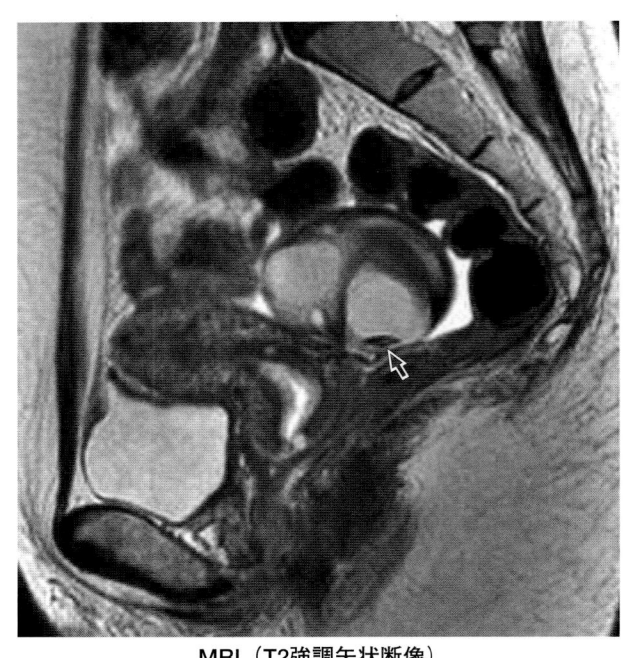

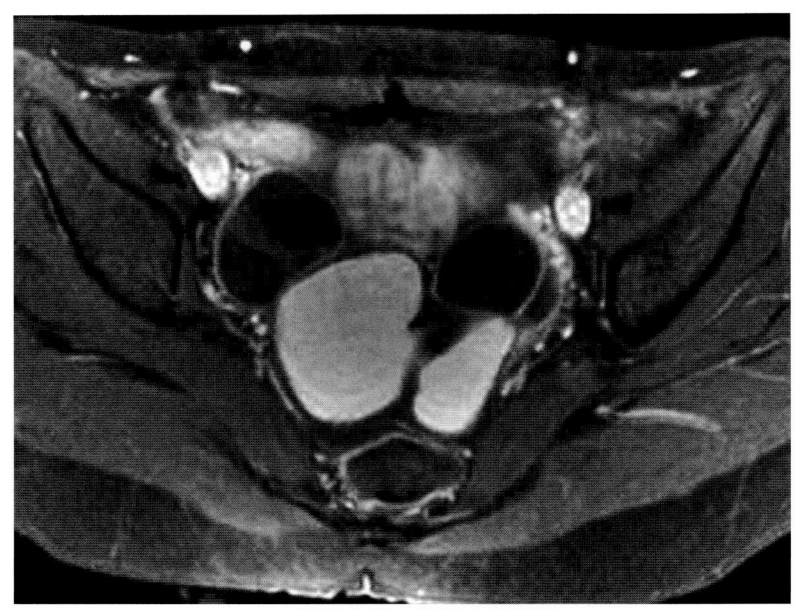

MRI（T2強調矢状断像）

MRI（脂肪抑制T1強調水平断像）

症例1　35歳，女性．卵巣腫瘍．両側卵巣内膜症性嚢胞．kissing ovary．

T2強調矢状断像では，ダグラス窩にshadingを伴う中等度高信号の多房性嚢胞性腫瘤を認める．壁在性の低信号結節を認め，血腫を疑う（⇨）．

脂肪抑制T1強調水平断像では，ダルマ状に癒合した多房性嚢胞性腫瘤を認める．低信号，高信号の腔が見られ，両側卵巣の内膜症性嚢胞を疑う．造影効果を有する結節構造は認められない．いわゆるkissing ovaryの所見である．

▮ 臨床的事項 ▮

- 現在では外性子宮内膜症のみを子宮内膜症とし，子宮体部筋層に発生する内性子宮内膜症は子宮腺筋症として取り扱う．両者が合併する頻度は高い．
- 異所性に子宮内膜が増殖する疾患で，エストロゲン依存性であり性成熟期の30歳代を中心に発生する．
- 主に腹膜，卵巣（血性の嚢胞内容液の性状よりチョコレート嚢胞と称される），ダグラス窩に病変が見られ，反復する出血とそれに伴う炎症，線維化，癒着により月経困難症，排便痛，性交痛などの症状が見られる．
- そのほか卵管や靱帯，腸管，膀胱，臍などさまざまな場所に生じうる．まれに胸膜に発生し血気胸の原因となる．
- 明細胞癌，類内膜癌は内膜症性嚢胞の合併が多いことが知られている．
- 治療は症状の程度，挙児希望の有無などにより，薬物療法のほか，手術による癒着剥離，嚢胞摘出，子宮・付属器切除術が選択される．

▮ 画像検査のポイント ▮

▷ **卵巣病変，ダグラス窩閉鎖は超音波検査やMRIで評価可能** ◁

- 腹膜の表在性病変はMRIによる評価は難しく，腹腔鏡や開腹術で確認される．ステージ分類としてRe-ASRM分類がある．
- 40歳以上でサイズの大きい病変や増大傾向を有する病変については，明細胞癌，類内膜癌など悪性腫瘍との鑑別のため，結節の有無を評価することが重要である．疑わしければ造影検査も追加する．

いわゆる外性子宮内膜症．診断のgolden standardは腹腔鏡であるが，内膜症合併腫瘍の検出，ダグラス窩閉鎖などの評価に画像が有用である．

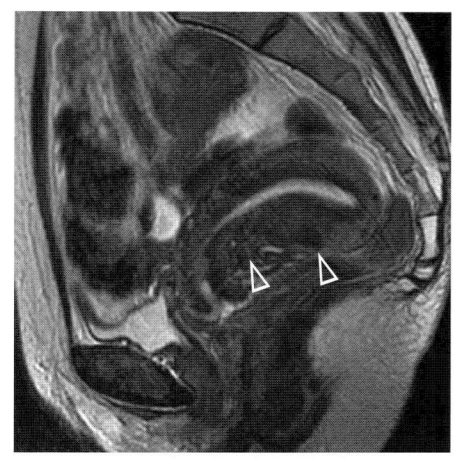

MRI（T2強調矢状断像）

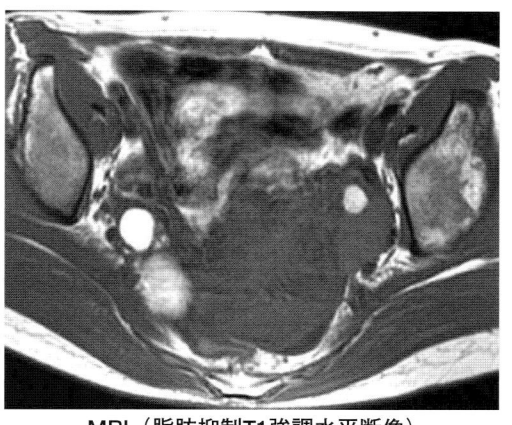

MRI（脂肪抑制T1強調水平断像）

症例2 44歳，女性．過多月経．子宮腺筋症と卵巣内膜症性囊胞の合併．

　T2強調矢状断像で子宮は腫大し後屈しており，癒着が疑われる．後壁にはjunctional zoneの拡大を認め，子宮腺筋症を疑う（▷）．T1強調水平断像では両側卵巣に中等度から高信号を呈する多房性囊胞を認める．両側性の卵巣内膜症性囊胞を疑う．

　画像検査上経時変化なく，子宮腺筋症，両側性卵巣内膜症性囊胞として経過観察中．

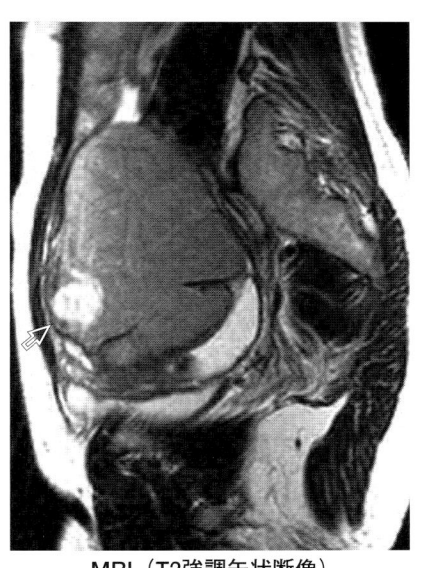

MRI（T2強調矢状断像）

shading

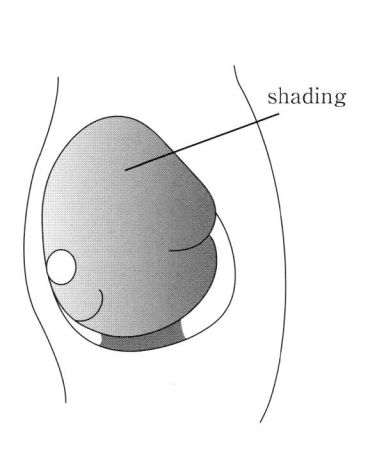

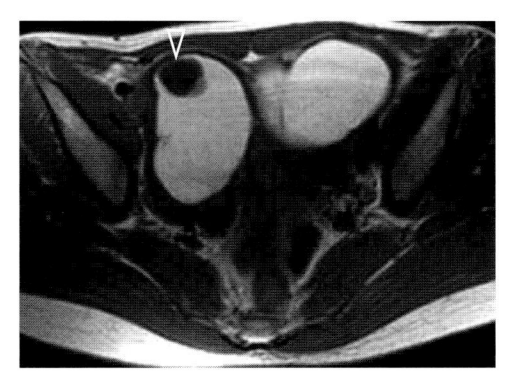

MRI（T1強調水平断像）

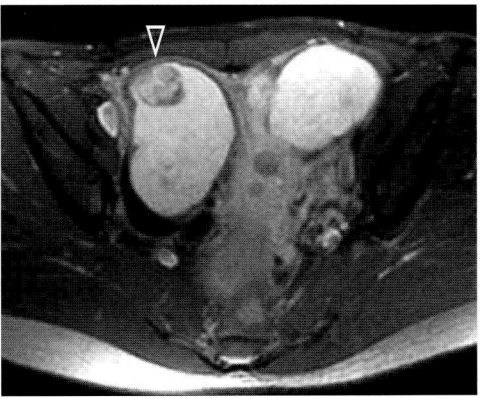

MRI（脂肪抑制造影T1強調水平断像）

症例3 37歳，女性．卵巣腫瘍．両卵巣内膜症性囊胞，右卵巣明細胞癌．

　T2強調矢状断像では内部にshading（T2強調像で囊胞内の信号が重力方向にグラデーション状に低化して見えること．シェーマ参照）を伴う，主に中等度の信号を呈する多房性囊胞性腫瘍を認める．高信号を呈する壁在性結節が認められる（⇨）．

　T1強調水平断像では，壁在結節は分葉状で低信号を呈し（▷），脂肪抑制造影T1強調像では不均一な造影効果が認められる（▷）．

　手術により両側卵巣の内膜症性囊胞および右卵巣の明細胞癌と診断された．

■ 画像診断のポイント ■

- チョコレート囊胞はT2強調像でさまざまな信号を呈し，内部にshadingを認める．強い低信号は古い血腫内のヘモジデリンの存在を示唆する．
- T1強調像では時期の異なる血腫を示すさまざまな高信号を呈し，脂肪抑制画像でも信号が抑制されない．一見低信号に見えても尿と比較して高信号である．
- 壁在性の結節を認めた場合は，腫瘍と壁在血腫との鑑別のため，造影検査を併用する．
- 腹膜表在性病変はMRIでは評価困難な場合がある．

| 婦人科-4 腫瘤性病変 | **非腫瘍性嚢胞性腫瘤** non-neoplastic cystic tumor |

MRI（T2強調水平断像）　　　　　MRI（T1強調水平断像）

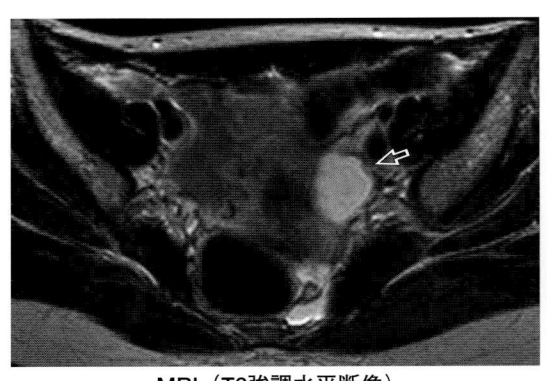

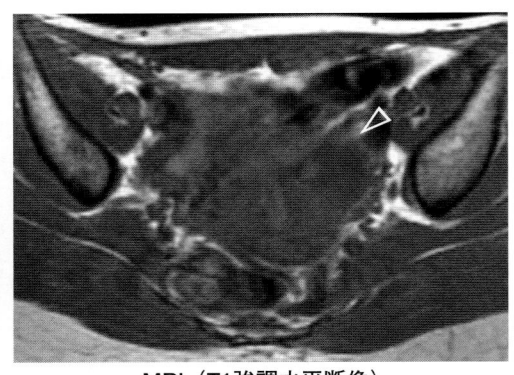

症例1　24歳，女性．下腹痛．黄体出血疑い．
　T2強調像で子宮の左側に3.5cmの高信号（⇨），T1強調像で尿より高信号（▷）を呈する伸展不良の嚢胞を認める．月経後期に撮像されており，黄体出血が疑われる．経過観察中に縮小を認めた．

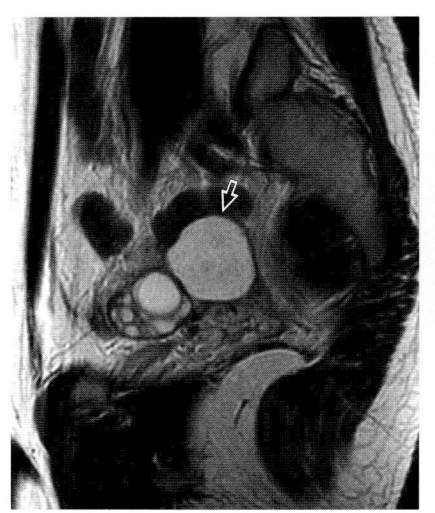

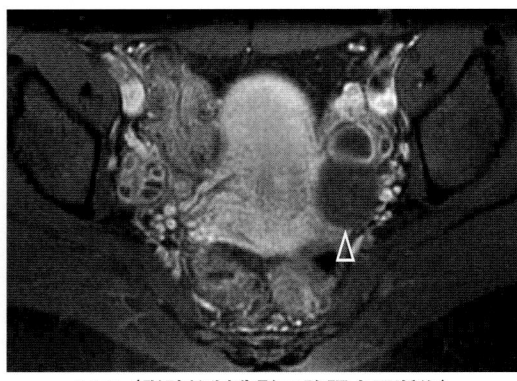

MRI（T2強調矢状断像）　　　　　MRI（脂肪抑制造影T1強調水平断像）

症例2　24歳，女性．他院で卵巣嚢胞を指摘．傍卵巣嚢胞．
　T2強調矢状断像で左卵巣に接して3.5cmの奨液性の信号を呈する単房性嚢胞を認める（⇨）．
　脂肪抑制造影では，被膜は薄く造影効果が見られない（▷）．
　2か月の間に超音波検査にて経時変化が見られず，傍卵巣嚢胞として経過観察中．

■ 臨床的事項 ■

- 性成熟期の卵巣には生理周期に伴い発育卵胞や黄体卵胞などが認められる．これらの嚢胞性腫瘤を総称して機能性嚢胞と呼ぶ．黄体嚢胞はときに破裂し急性腹症として精査の対象となるが，通常は経過観察される．
- 傍卵巣嚢胞はウォルフ管，ミュラー管などの遺残より発生し，骨盤内腫瘤の約10％に見られる比較的頻度の高いものである．通常は経過観察される．
- 卵管留水腫は卵管炎や内膜症，腹部手術の既往などで卵管采が閉塞し卵管から分泌される液体が貯留した状態で，不妊症の原因になる．
- 腹部骨盤の術後や炎症性病変の後に，腹膜の癒着などにより卵巣からの生理的分泌物が十分吸収されず，貯留嚢胞を形成することがある．peritoneal inclusion cystと呼ばれる．

月経周期に伴う機能性囊胞，発生学上の遺残による囊胞，術後炎症性貯留囊胞など，基本的に経過観察でよい．

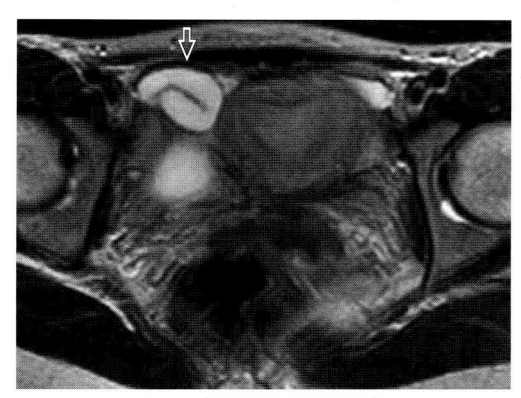

MRI（T2強調水平断像）

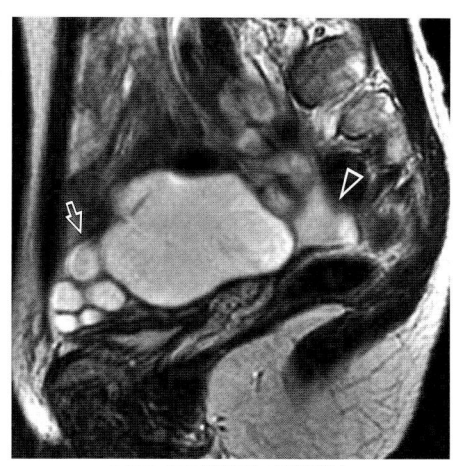

MRI（T2強調矢状断像）

症例3 21歳，女性．卵巣腫瘍として紹介．卵管留水腫．

T2強調水平断像では子宮の右側に蛇行，拡張した管腔構造を認める（⇨）．T2強調矢状断像では一部が多房性囊胞のように見える（⇨）．背側に間質の浮腫を伴う右卵巣と思われる中等度高信号の構造を認める（▷）．

腹腔鏡下に右卵管水瘤が確認された．

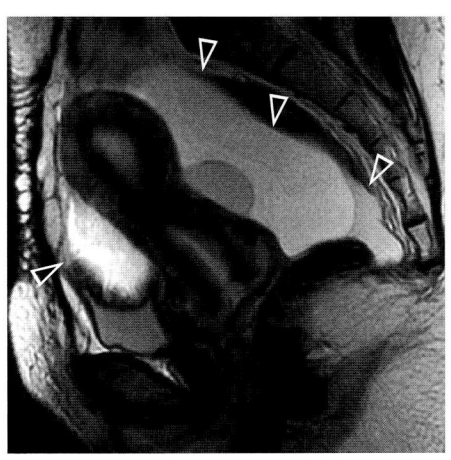

MRI（T2強調矢状断像）

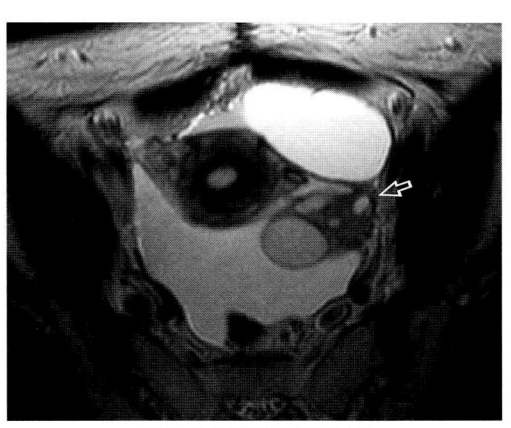

MRI（T2強調水平断像）

症例4 34歳，女性．右卵巣成熟奇形腫術後．peritoneal inclusion cyst．

子宮の背腹側に骨盤腔を埋めるような巨大な多房性囊胞性腫瘤を認める（▷）．左卵巣は正常に認められる（⇨）．

右卵巣の術前には見られず，経過よりperitoneal inclusion cystが疑われる．

■ 画像検査のポイント ■

▷ 過剰な検査より経過観察を ◁

- 基本的に超音波検査で評価する．一般的な見解としては径6cmまでの単房性囊胞は機能性囊胞として経過観察してよい．生理周期をずらした再検は2か月後を目途とする．サイズの大きいもの，増大傾向が見られるもの，充実成分が疑われるものについてはMRIによる精査を追加する．
- 検査時にはそのつど生理周期を確認するべきである．
- 卵管水瘤は子宮卵管造影でも評価可能である．癒着により腹腔内に造影剤の流出が見られない．

■ 画像診断のポイント ■

- 薄い壁の単房性囊胞は，6cmまでは迷わず経過観察とする．
- 傍卵巣囊胞やperitoneal inclusion cystでは辺縁に正常卵巣を認めることが多い．

V．婦人科

| 婦人科-5 腫瘤性病変 | **卵巣腫瘍** ovarian tumor |

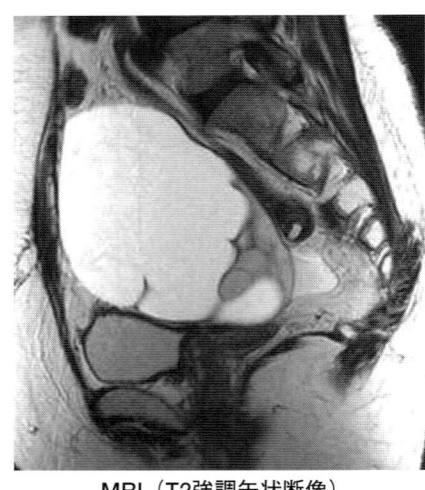

症例1 46歳，女性．腹部膨満感．粘液性嚢胞腺腫．

T2強調像で中等度から高信号，T1強調像で低信号から中等度高信号を呈する巨大な多房性嚢胞性腫瘤を認める．造影効果を有する結節構造は見られない（画像呈示なし）．

手術にてmucinous cyst adenomaと診断された．

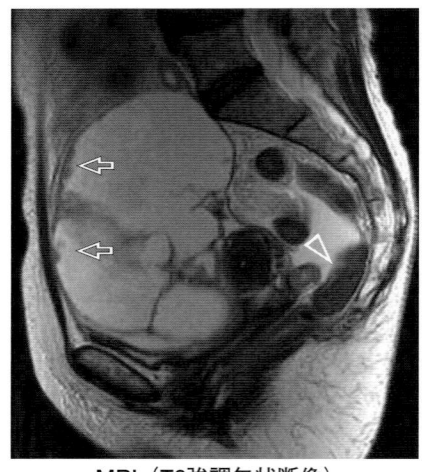

MRI（T2強調矢状断像）

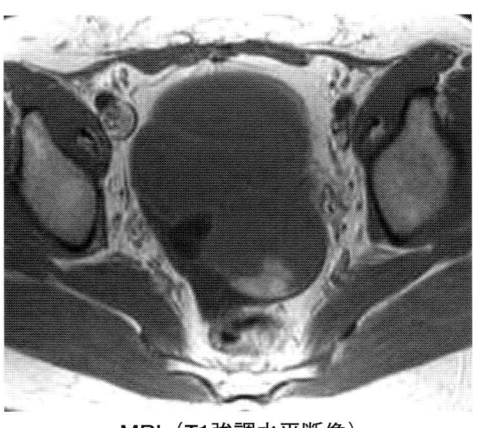

MRI（T1強調水平断像）

MRI（T2強調矢状断像）

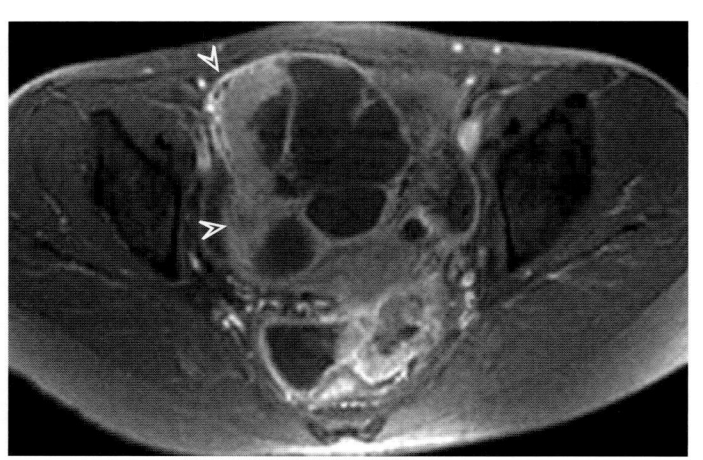

MRI（脂肪抑制造影T1強調水平断像）

症例2 58歳，女性．腹部膨満感．嚢胞腺癌．

T2強調矢状断像では不均一な高信号を呈する骨盤腔を占める巨大な多房性嚢胞性腫瘤を認める．隔壁は不整で，腹側壁には乳頭状の充実成分を認める（⇨）．ダグラス窩には播種性結節を認め（▷），腹水も見られる．

脂肪抑制T1強調水平断像では充実成分，隔壁には比較的強い造影効果が認められる（▷）．

化学療法にてdown sizing後，手術が施行された．

■ 臨床的事項 ■

- 発生起源により表層上皮性・間質性腫瘍（約70％），性索間質性腫瘍（約5％），胚細胞性腫瘍（約20％）の3群に分けられる．転移性腫瘍は約5％である．
- 表層上皮性・間質性腫瘍の明細胞癌，類内膜癌は内膜症性嚢胞が発生母地であるといわれている．明細胞癌はわが国でとみに増加している．
- 性索間質性腫瘍にはホルモン産生作用が見られる．
- 線維腫に胸腹水を伴う状態をMeigs症候群といい，腫瘍を摘出すると自然に消失する．
- 胚細胞性腫瘍は卵巣腫瘍の約25％であり，成熟嚢胞性奇形腫はそのうちの約85％を占める．未分化な神経組織を含むものは未熟奇形腫と呼ばれ，播種や転移を生じうる．成熟嚢胞性奇形腫の悪性転化も1〜2％存在し，扁平上皮癌が多い．
- 良性腫瘍は経過観察されるか，大きいものでは腫瘍摘出術，卵巣・付属器摘除術が施行される．悪性を疑われた場合は，原則として試験開腹とし，病理診断，進行期判定する．
- 癒着のない良性腫瘍は茎捻転を生じる危険性がある．

原発性卵巣腫瘍は発生母地によりさまざまな形態を呈するが，画像所見によりある程度鑑別が可能である．

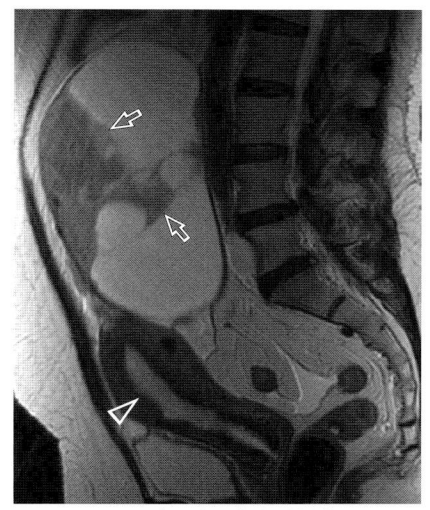

症例3 38歳，女性．不正出血．莢膜細胞腫．

T2強調矢状断像で，子宮の頭側に充実成分（⇨）と囊胞成分を有する境界明瞭な腫瘤を認める．生殖可能年齢としては有意ではないが，子宮内膜がやや厚く（▷），ホルモン産生腫瘍が示唆される．

脂肪抑制造影T1強調冠状断像では，充実部分は強い造影効果を有する．子宮の右側から伸びる索状構造が認められ（▷），右卵巣腫瘍を疑う．

手術にて右卵巣の莢膜細胞腫と診断された．

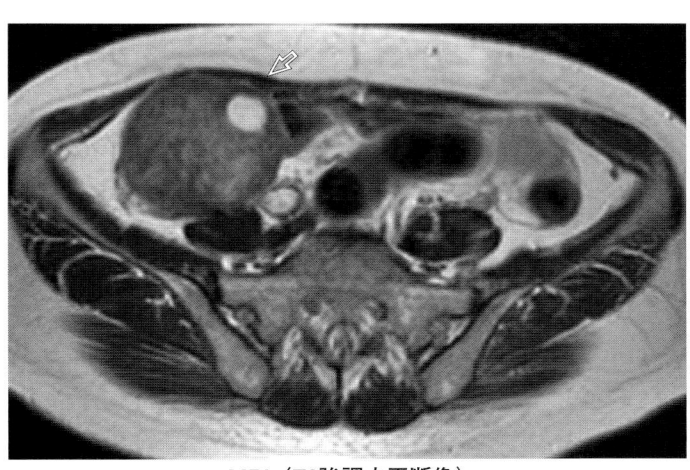

MRI（T2強調矢状断像）

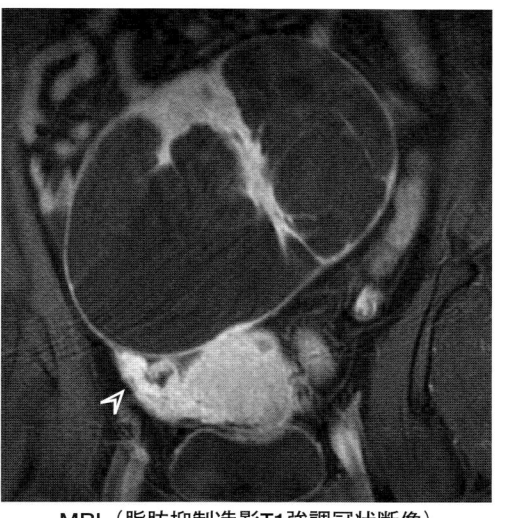

MRI（脂肪抑制造影T1強調冠状断像）

MRI（T2強調水平断像）

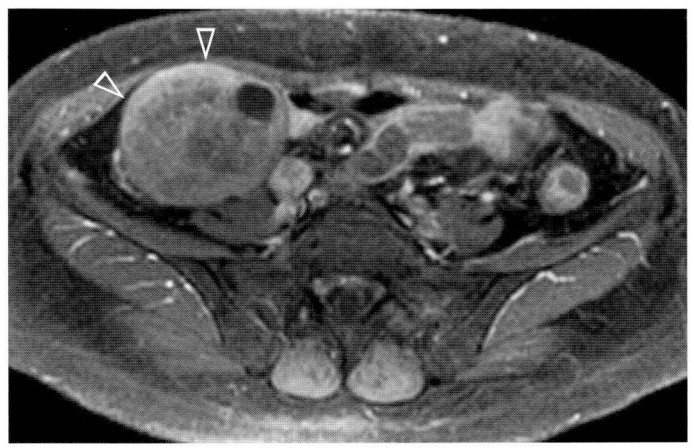

MRI（T1強調水平断像）

症例4 61歳，女性．腹部膨満感．卵巣線維腫．

骨盤腔右側に6cmの境界明瞭な円形腫瘤を認める．T2強調水平断像では低から中等度の信号を呈し，一部に囊胞変性を伴っている（⇨）．T1強調水平断像ではびまん性に淡い造影効果を認める（▷）．

手術にて右卵巣線維腫と診断された．

■ 画像検査のポイント ■

▷ 経時変化の有無，正常卵巣の有無，腫瘍の性状を評価する ◁

- 囊胞性腫瘍は機能性囊胞など非腫瘍性囊胞との鑑別が第一関門であり，生理周期による変化を確認するためには2か月後の超音波検査が最も簡便である．
- 良性・境界悪性・悪性病変の鑑別は画像上，時に困難である．充実成分を含む場合は造影検査を加える．

■ 画像診断のポイント ■

- 奇形腫や線維腫など，特徴的な信号や形態を示すものはMRIである程度診断可能である．
- 良性，境界悪性，悪性の鑑別は時に困難であるが，充実成分を認める場合は造影検査が有用である．
- Krukenberg腫瘍は胃，大腸を原発とする転移性の卵巣低分化腺癌であり，画像上卵巣原発性囊胞腺癌と鑑別困難である．

| 婦人科-6 その他 | 婦人科急性腹症　gynecologic acute abdomen |

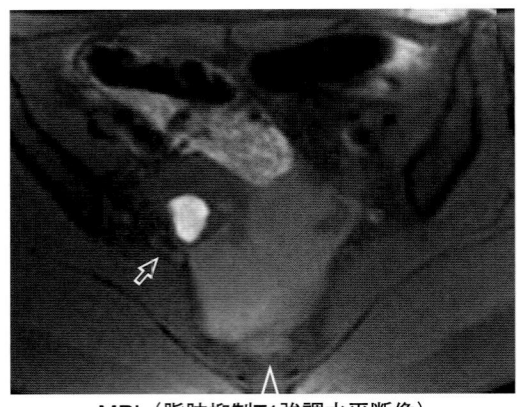

MRI（脂肪抑制T1強調水平断像）

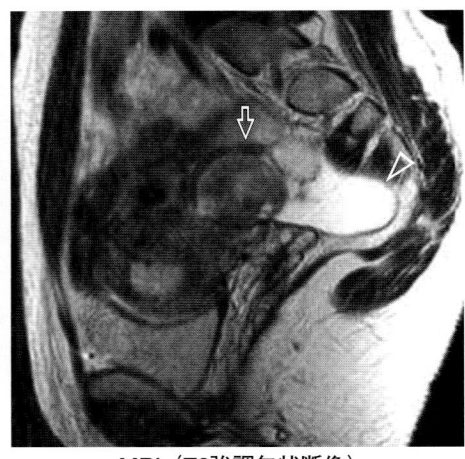

MRI（T2強調矢状断像）

症例1　45歳，女性．突然の腹痛，徐々に軽快．卵巣出血．

右卵巣に上記の信号変化からT1強調像で一部高信号，T2強調像で不均一な低信号を呈する多房性嚢胞を認め血性を疑う（⇨）．ダグラス窩にはT1強調像で中等度高信号，T2強調像で強い高信号を呈する領域を認め，血性腹水が疑われる（▷）．

典型的な卵巣出血による急性腹症として経過観察された．

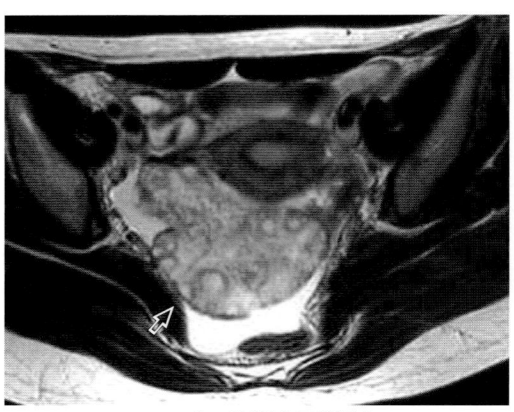

MRI（T2強調水平断像）

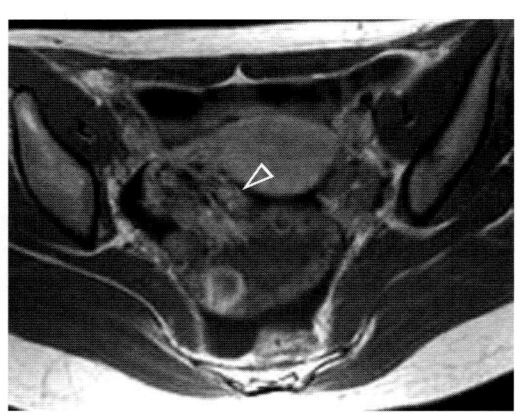

MRI（造影T1強調水平断像）

症例2　23歳，女性．突然の腹痛．massive ovarian edema．

子宮の背側に腫大した右卵巣を認める（⇨）．辺縁に卵胞構造が見られ，間質部はT2強調像で高信号を呈する．卵巣門部の造影効果は保たれているが（▷），卵巣間質の造影効果が不良である．

緊急腹腔鏡手術が施行され，右卵巣の茎捻転を認めたが，捻転解除のみで改善した．

■ 臨床的事項 ■

- 特発性卵巣出血は排卵時の卵胞出血や黄体出血で生じる．黄体出血は月経後期に突発性の腹痛で発症し，経過観察で改善が見られる．妊娠反応の有無で子宮外妊娠と鑑別する．
- massive ovarian edemaは間欠的，不全茎捻転による静脈性・リンパ性還流不全が原因とされる．ovarian fibromatosisとの関連が示唆されている．比較的若年者に多く，症状は急性腹症を呈するものから無症状までさまざまである．
- 卵巣茎捻転は正常卵巣でも生じうるが，機能性嚢胞や癒着のない良性嚢胞性腫瘍に生じやすい．突発性の腹痛で発症し，自然軽快するものもあるが，虚血が進行すれば増悪を認める．
- 異所性妊娠の99％は卵管妊娠であり，約70％は卵管膨大部，25％は峡部，3％は間質部に生じる．妊娠2～3か月頃，急性腹症，不正出血で発症することが多い．

■ 画像検査のポイント ■

▶▶ 救急疾患ではポイントを押さえた短時間の検査を心がける ◀◀

- 臨床所見や超音波検査で診断が困難な症例ではMRIが有用である．
- 卵巣茎捻転を疑う症例では造影検査を追加する．必ずしもダイナミックスタディは必要ではない．
- 産婦人科急性腹症では形態，部位の評価が重要であり，T2強調像が2方向あるとよい．

原因として経過観察可能なものから緊急手術を必要とするものもある．多くは臨床像と血液検査，超音波検査で推定できるが，緊急対応できればMRIも有用である．

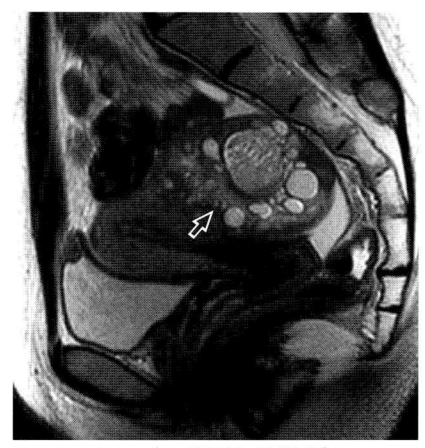

MRI（T2強調矢状断像）

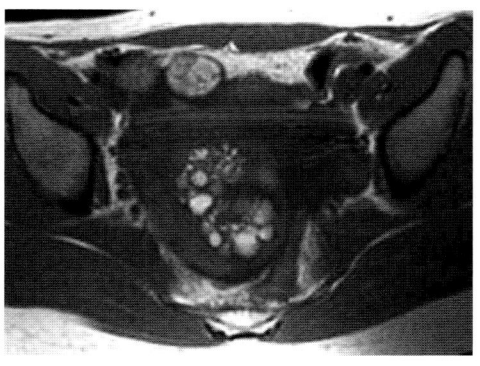

MRI（T1強調水平断像）

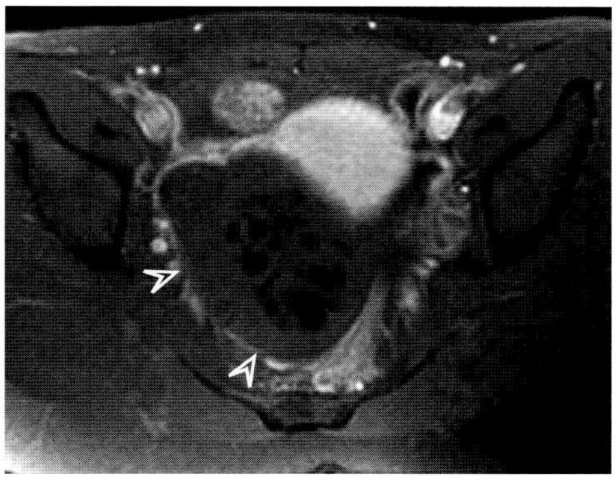

MRI（脂肪抑制造影T1強調水平断像）

症例3　28歳，女性．突発性の腹痛．卵巣捻転．
　子宮の右背側に8×6cmの多嚢胞性腫瘤を認める．T2強調像では嚢胞周囲の間質部が淡い高信号を呈している（⇨）．嚢胞部分はT1，T2強調像で高信号，脂肪抑制画像で低信号を呈し，脂肪の存在を示唆する．間質部には造影効果が見られず（▷），奇形腫の捻転による梗塞が疑われた．手術にて右卵巣成熟奇形腫の茎捻転が確認され切除された．

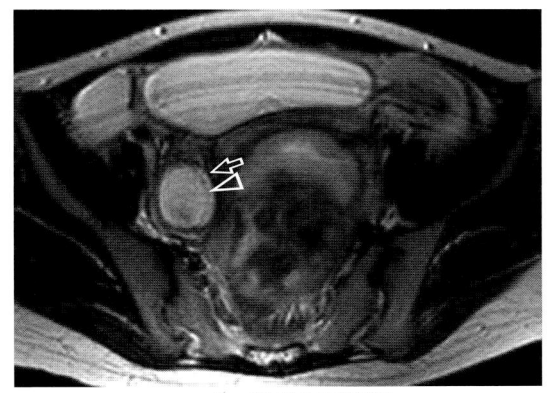

症例4　32歳，女性．妊娠反応陽性．突然の腹痛．子宮外妊娠．
　子宮の右側に同心円状の囊胞性病変を認める．外層の腔はT1，T2強調像で高信号の血腫であり（⇨），中心の嚢胞は胎嚢と考えられる（▷）．脂肪抑制画像では，胎嚢内には胎児と思われる構造を認める（▷）．ダグラス窩に血性腹水を認める（→）．
　緊急手術にて右卵管膨大部妊娠を認めた．

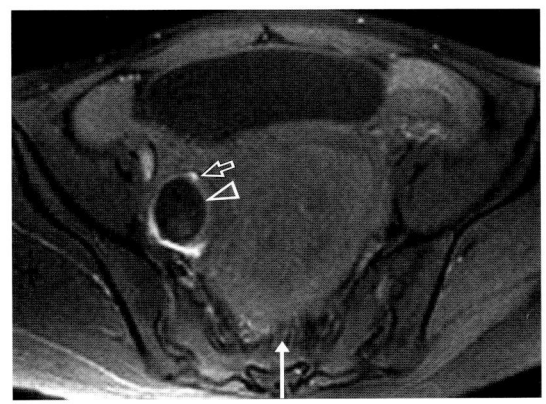

MRI（T2強調水平断像）

MRI（脂肪抑制T1強調水平断像）

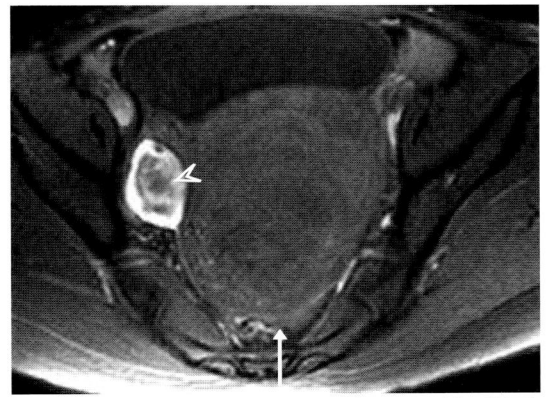

MRI（脂肪抑制T1強調水平断像，左図の尾側の断面）

■| 画像診断のポイント |■

- 血腫の濃度によってはT1強調像で明らかな高信号を呈さない場合もあるが，膀胱内の尿と比較すると参考になる．
- 卵巣茎捻転では，子宮から連続する捻転し腫大した茎部が描出されれば診断は容易である．偏心性の腫脹した間質を認めることが多い．造影検査では造影不良像を認める．

Let's Try! 1

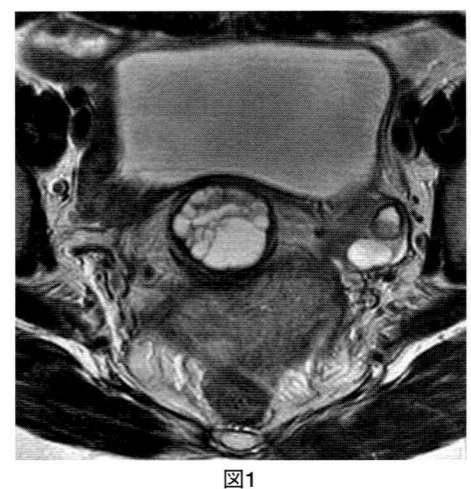

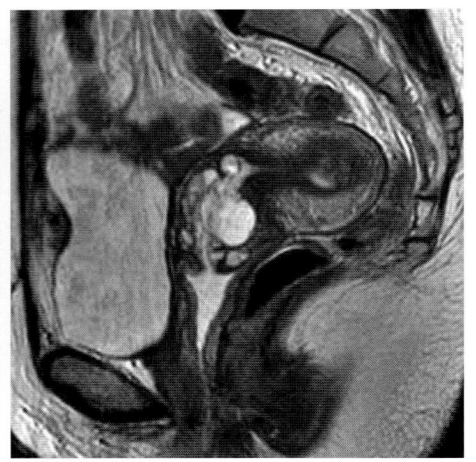

図1　　　　　　　　　　図2

40歳，女性．不正出血．頸管細胞診でclass 3.

Question　次のうち正しいのはどれか？（正解は1個とは限らない，解答は次頁）

1. 子宮頸癌（扁平上皮癌）の像である．
2. スメアで陰性であれば放置してよい．
3. 子宮頸部に多発嚢胞が認められる．
4. 膣腔が粘液で拡大している．
5. 子宮頸癌の組織型には腺癌が多い．

画像所見

図1，図2では頸部間質に大小不同の多発嚢胞を認める．一部の腔はT1強調像で淡い高信号を呈する（画像なし）．悪性腺腫が疑われ，円錐切除を施行され，頸管腺の過形成と診断された．

解説

子宮頸癌は40～50歳代に多く，ヒト乳頭腫ウイルス感染が関与し，活発な性行動がリスクファクターとなる．扁平上皮と円柱上皮の移行部（squamo-columnar junction: SCJ）に多く発生し，95％は扁平上皮癌，5％は腺癌である．

子宮頸癌の診断にはSCJの擦過細胞診が有用であり，class 3以上ではコルポスコピー，生検，円錐切除術などが施行される．

臨床進行期の決定にはCT，MRIの所見は関与しないが，SCJが頸管内に入り込んだ高齢者や，細胞診で偽陰性の頻度が高い腺癌，悪性腺腫などではMRIが有用である．

悪性腺腫は頸部腺癌の1～3％を占めるまれな腫瘍であるが，MRIで子宮頸部間質に集簇する大小不同の多発嚢胞を認め，疑わしい場合は厳重followないし精査とする．ナボット嚢胞やクイズ症例に示した頸管腺の過形成でも類似した像を呈しうるので，over diagnosisに気をつける．

図3，図4は子宮頸癌（扁平上皮癌）の画像である．子宮頸部から膣に外反する腫瘍を認める（⇨）．左下部膣壁に腫瘍の浸潤を認め，子宮傍組織への浸潤も疑われ（▷），画像的な病期はⅢaである．放射線化学療法にてdown stagingののち，広汎子宮全摘術を施行され，摘出標本では子宮頸癌（扁平上皮癌）stageⅠbと診断された．

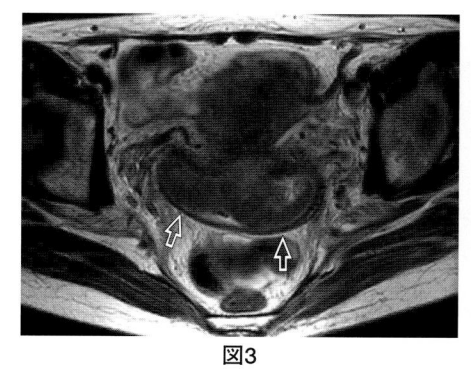

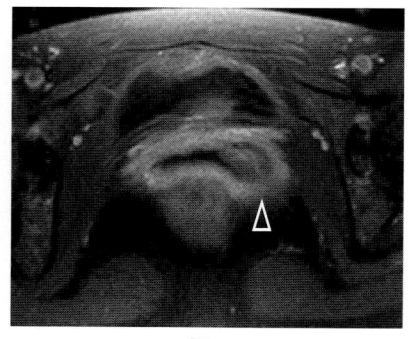

図3　　　　　　　　　　図4

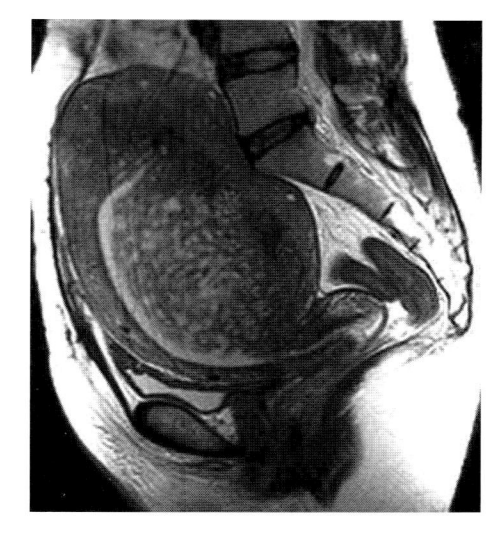

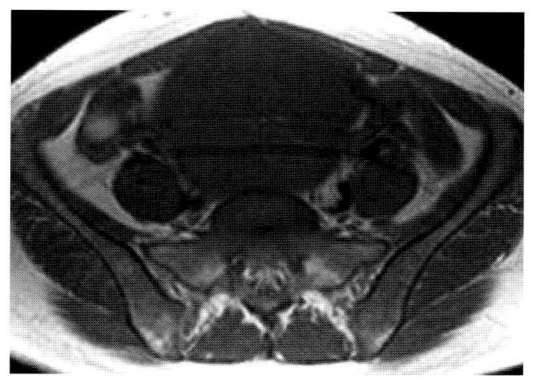

45歳，女性．月経困難症．

Question　次のうち正しいのはどれか？（正解は1個とは限らない，解答は次頁）
1. 子宮の筋層内に出血性変化が見られる．
2. 性成熟期の子宮筋層には通常3層構造が見られる．
3. 治療は子宮広汎摘出術である．
4. 子宮筋腫との鑑別は容易である．

画像所見
　子宮後壁が著明に肥厚し，T2強調像で点状の高信号を認める．junctional zoneの境界は不明瞭で拡大している．T1強調像では内部に点状の淡い高信号を認め，出血が疑われる．

解　説
　性成熟期の子宮体部筋層にはT2強調像で3層構造が認められ，高信号を呈する内膜の外側にはjunctional zoneと呼ばれる低信号帯を認める．
　子宮腺筋症では筋層内に異所性の内膜組織が増殖し，周囲に平滑筋の増生をきたす．T2強調像でjunctional zoneと等信号域が拡大し，内部に点状高信号が見られる．T1強調像では微量な出血性変化を反映して点状の高信号を認める場合が多い．
　鑑別は子宮筋腫である．以下に類似した筋腫の像を示す．筋腫はより境界が明瞭で，辺縁にflow voidが認められる．

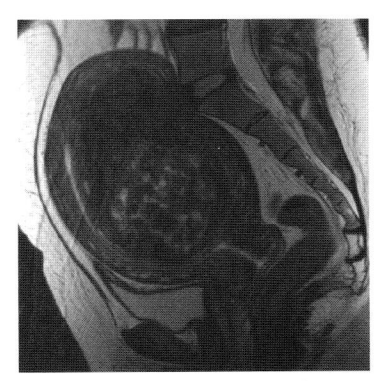

MRI（T2強調矢状断像） 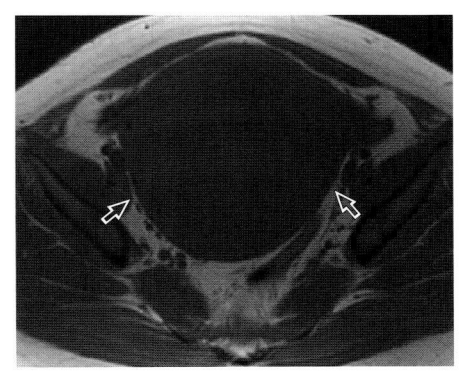　　MRI（T1強調水平断像）

参考症例　クイズ症例に類似した子宮筋腫
39歳，女性．重症貧血．
　子宮後壁筋層内に約12cmの腫瘤性病変を認める．T2強調像で内部に索状の高信号を含み，T1強調像では出血の信号は見られない．辺縁にflow voidが認められる（⇨）．

前頁の解答　3，4

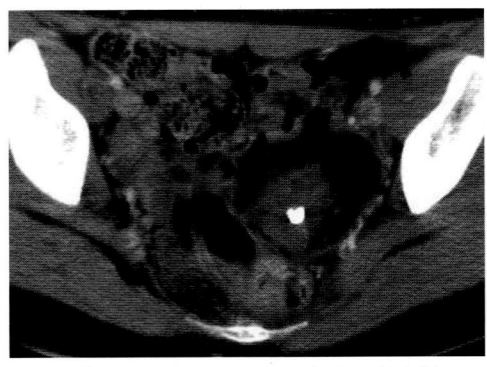

Let's Try! 3

図1 ウインドウレベル60，ウインドウ幅380
図2 ウインドウレベル60，ウインドウ幅580 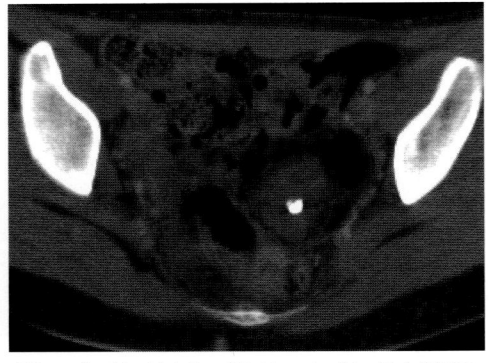

35歳，女性．腹痛精査のため，上腹骨盤単純CTが施行された．

Question 次のうち正しいのはどれか？（正解は1個とは限らない，解答は次頁）

1. 石灰化周囲の低吸収域は腸管内ガスである．
2. この腫瘍の10〜20％は両側性に存在する．
3. 脂肪抑制MRI画像が有用である．
4. 造影効果を有する領域を認めた場合，悪性の可能性が高い．
5. chemical shift artifactは脂肪の存在を示唆する所見である．

画像所見

骨盤腔左側に中心部に石灰化結節を含む軟部影を認める．その周囲にはさらに低吸収域を認める．図1の条件では腸管内のガスと区別がつかないが，図2のように表示条件を調整しCT値を測定すると脂肪であることがわかる（CT値は－150程度）．左卵巣の成熟嚢胞性奇形腫の所見である．

解説

胚細胞性腫瘍は卵巣腫瘍の約25％であり，成熟嚢胞性奇形腫はそのうちの約85％を占める．比較的若年者に好発する．三胚葉の成分を有し，特に外胚葉の皮脂腺から分泌される脂肪の存在が特徴的である．歯牙や骨，軟骨など石灰化を含む場合もある．造影効果を有する神経組織などの成分が見られる場合もある．関連する悪性疾患には，未熟奇形腫，悪性転化を伴う成熟嚢胞性奇形腫がある．

MRIのT1，T2強調像で高信号を呈し，脂肪抑制画像で信号が抑制され，chemical shift artifactを認める場合には，成熟した脂肪の存在が示唆される．T1強調像で高信号を示すものには血液や粘液，ある種の石灰化などがあり，それだけで脂肪と判断するのは早計である．

図3〜図5は成熟嚢胞性奇形腫のMRI画像である．脂肪抑制画像による信号低下（▷），chemical shift artifact（⇨）が認められ，脂肪の存在が明らかである．

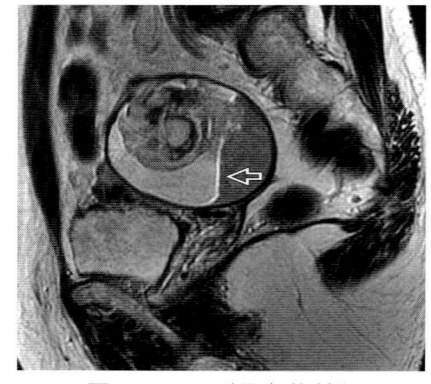

図3 MRI T2強調矢状断像
図4 MRI T2強調水平断像 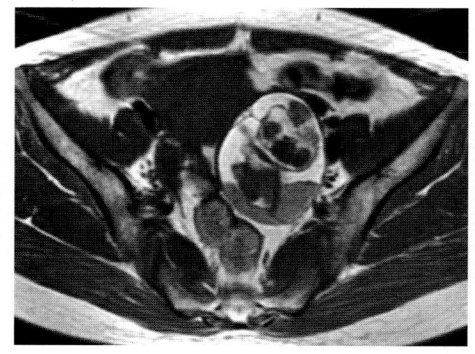
図5 MRI 脂肪抑制T2強調水平断像 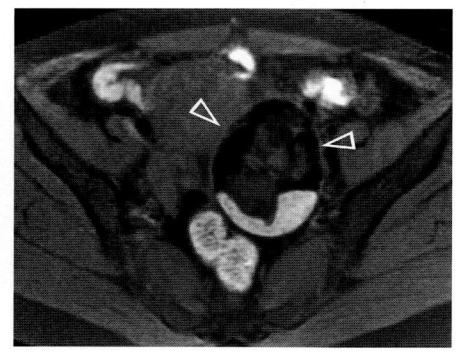

前頁の解答　1，2

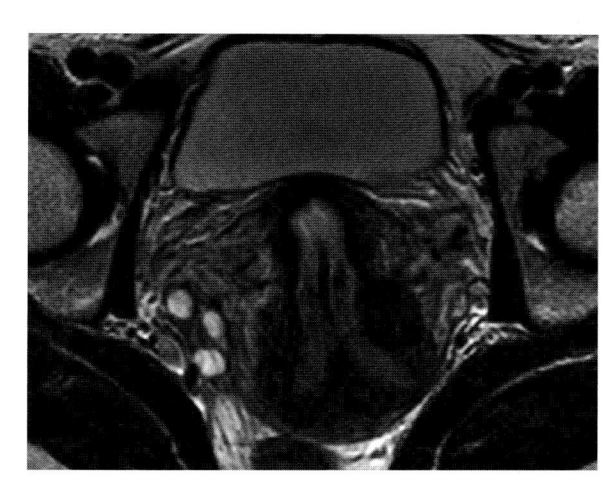

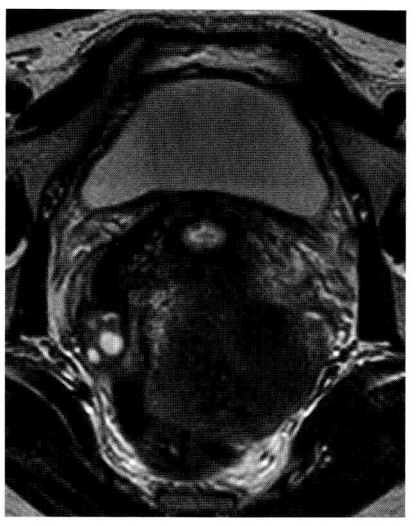

52歳，女性．内膜症性嚢胞にて経過観察中．

Question　次のうち正しいのはどれか？（正解は1個とは限らない，解答は次頁）

1. 子宮体部の腔は2つある．
2. 子宮頸部の腔は2つある．
3. 妊孕性の障害になりうる．
4. 子宮中隔である．
5. 泌尿器系の先天異常を合併することがある．

画像所見
　子宮体部の内腔は2つに分かれている．頸部の内腔は共通である．子宮底部の輪郭は正常で双角ではない．子宮中隔の所見である．本症例では泌尿器系の異常は認められなかった．

解　説
　発生の過程で左右のミュラー管の下端が癒合して子宮が形成されるが，癒合不全により子宮奇形が発生する．双頸双角子宮が最も多く，単頸双角子宮が次いで多い．そのほか単角子宮，子宮中隔，弓状子宮，重複子宮などがあり，経血路の閉塞を伴う場合には留血腫を認める．ミュラー管の発達には腎芽を形成するウォルフ管が関与しており，子宮奇形には泌尿器の奇形が複合して発生する場合がある．
　子宮中隔は不妊症の原因となり，子宮中隔切除術が施行される．

前頁の解答　2, 3, 5

Let's Try! 5

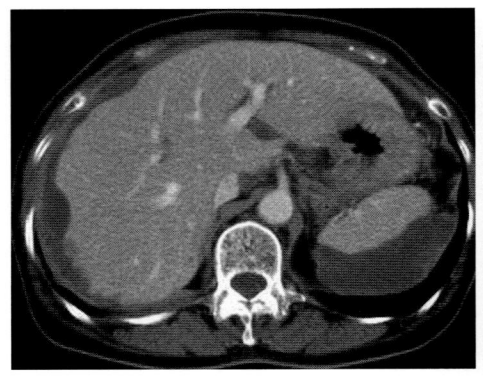

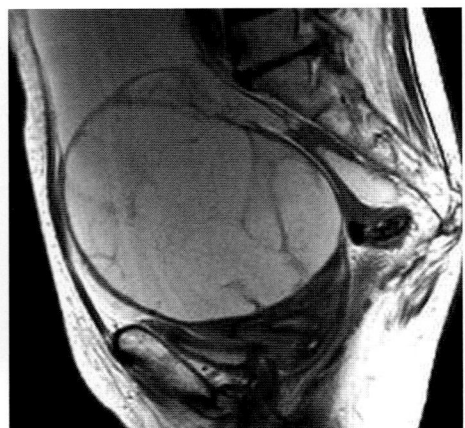

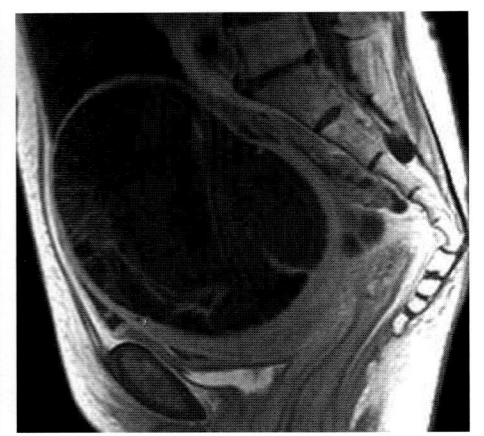

62歳，女性．卵巣腫瘍術後．

Question　次のうち正しいのはどれか？（正解は1個とは限らない，解答は次頁）

1. 肝表に腹水を認める．
2. 女性に特有の病態である．
3. 化学療法が有効である．
4. 悪性病変にのみ生じる．
5. 肝実質には病変を認めない．

画像所見

造影CTでは，肝，脾の表面などの腹膜に沿って，辺縁が波打った形態の低吸収域を認める．肝実質内には病変を認めない．

T2強調矢状断像，造影T1強調矢状断像では，原発腫瘍は右卵巣の粘液性嚢胞腺癌であり，子宮，直腸への浸潤も認められる．手術時には腹腔内に多量の偽性粘液腫が認められた．

解説

腹膜偽粘液腫は100万人に1人の発生頻度があるとされており，原発巣は男性では虫垂が圧倒的に多く，女性では卵巣からのものも多い．良悪を問わず粘液腫や粘液腺癌などの粘液産生腫瘍の破裂，穿孔により，原発巣に蓄積された粘液性物質と腫瘍細胞が腹腔内へばらまかれ，大網・横隔膜・ダグラス窩，肝臓・脾臓の被膜などに腹膜転移巣を形成する．腫瘍細胞の増殖能は低いが，多量の粘液を産生するので粘液性の巨大な腫瘤を形成する．

化学療法の効果はなく，治療は主に外科手術による原発巣切除と腹水のドレナージ，転移した粘液腫の減量である．偽性粘液腫が発生する以前に原発性腫瘍を完全切除することが最も大切である．

前頁の解答　1，3，4，5

■■ 豆知識 ■■
―乳腺画像―

わが国では長らく視触診のみで乳癌検診を行ってきたという経緯があるが，2000年より厚生省の通達のもと，マンモグラフィ検診が導入され，世間の関心も高まり軌道に乗ってきた感がある．

乳腺の画像検査といえばまず超音波検査（**図1**），マンモグラフィ（**図2**）であるが，それぞれの検査には利点，欠点があり，相補的な検査であることを理解しておく必要がある．

超音波検査は乳腺組織の空間分解能に優れ，日本人に多く見られる小さく脂肪の少ない乳房に適している．被ばくがないという利点もある．その反面，動画や圧迫所見を共有しにくい点から，検者の主観的な評価に傾きやすいといった欠点もある．近年では超音波診断のガイドラインも整えられてきている．

精査目的の画像検査としてMRI（**図3**）がある．組織コントラストに優れ，造影剤の使用により血行動態の評価も可能である．検査目的としては，すでに存在を知られている乳腺腫瘤の良悪性の鑑別や，乳癌と診断された腫瘍の進展範囲，性状の評価，術後フォローアップなどである．超音波検査やマンモグラフィに比べ費用が高く，撮像時間が長い，石灰化病変の検出に向かないといった欠点がある．いかなるMRI検査にもいえることであるが，適切な撮像範囲，シーケンス，造影タイミングなどを設定しないと，被検者の身体的，コスト的負担となるだけであり，注意を要する．

X線画像検査に取り組むひとつの目標として，検診マンモグラフィ読影医師認定の取得を目指すのもいいだろう．興味のある方は下記を参照されたい．

NPOマンモグラフィ検診精度管理中央委員会ホームページ　http://www.mammography.jp/

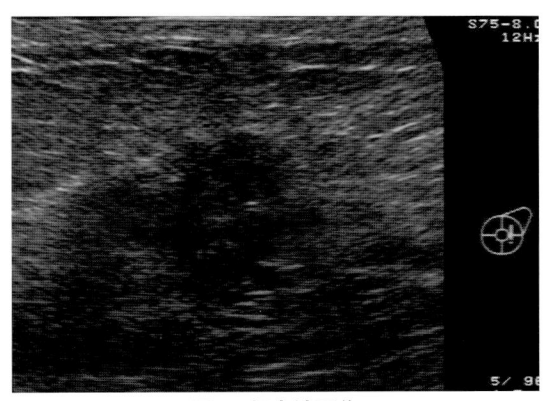

図1　超音波画像

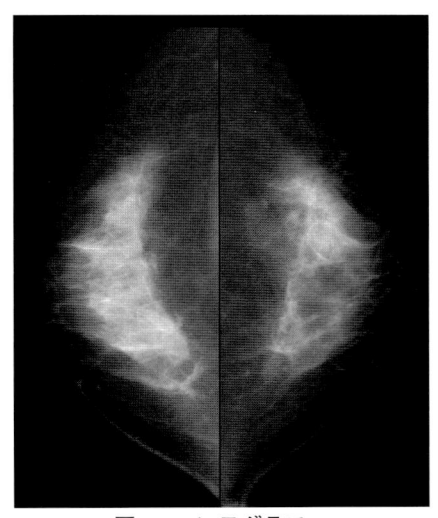

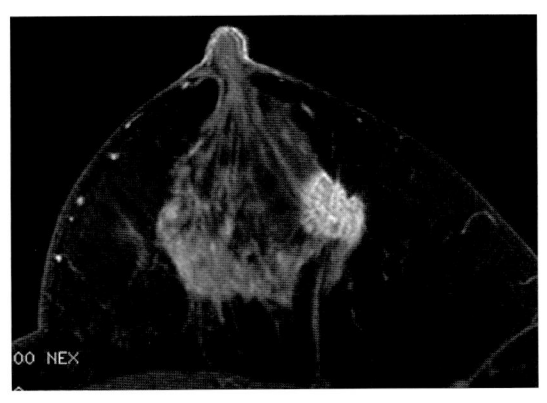

図2　マンモグラフィ

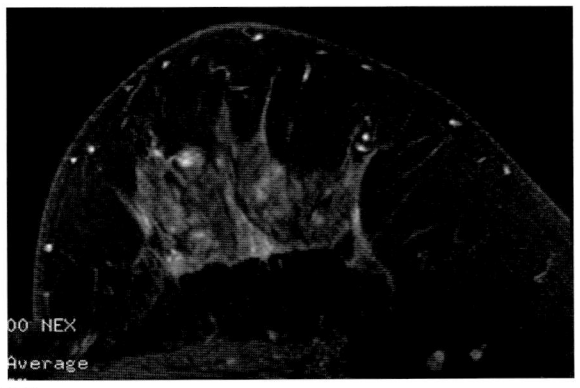

図3　MRI

VI. 腎尿路

1 気腫性腎盂腎炎
2 腎梗塞
3 多発性囊胞腎（成人型）
4 腎血管筋脂肪腫
5 腎細胞癌
6 尿管結石
7 膀胱癌
8 前立腺肥大・前立腺癌
9 副腎腫瘍
10 精巣腫瘍
11 リンパ節疾患

序論
各種画像検査の役割と使い分け

■腹部単純X線写真

泌尿器科領域では，KUB（kidney ureter bladder）撮影が一般的である．その名のとおり，腎と尿管，膀胱の範囲を撮影する．消化管ガス像の分布状態などとともに，石灰化の検索には不可欠である．簡便な検査であり，造影検査の前にも撮影されるのが一般的である．ただし，著明な腸管ガスや残渣などとの重なりやX線陰性結石（尿酸結石など）の評価は困難なことも多い．そのような場合，次のステップとしてCTが施行される．

■CTとMRIの使い分け

泌尿器科領域での個々の画像診断の役割は，比較的明確である．急性腹症の原因のひとつに尿管結石があるが，KUB→腹部CTの図式は受け入れやすいだろう．泌尿器系の腫瘍は，健診時に超音波などで異常を指摘されて精査を受ける際に，腎や副腎腫瘍の診断は最初にCTが行われることが多い．副腎腺腫のようにMRIで診断がほぼ確定できる腫瘍もあるが，この場合，CT値の測定でも診断可能なこともある．腫瘍の存在診断とリンパ節転移の有無評価には造影CTが適している．膀胱あるいは前立腺癌において，MRIの主な役割は腫瘍の深達度評価にあり，CTの役割は遠隔転移の有無評価にある．

■CT

尿路結石はCTでほぼすべて検出できる．KUBで評価困難なX線陰性結石（尿酸結石など）を含め，単純CTではほぼ100%の尿管結石が診断可能である．この場合，スライス厚は5mm以下が望ましい．造影CTを行い，再構成画像であるMPR画像の冠状断像を作成することで，排泄性尿路造影（IVU）の代用にもなりうる．腫瘍の診断には，単純CTとダイナミック造影CTを行う．単純CTでは，腫瘍内部の石灰化の有無評価を行う．ダイナミック造影CTは，腫瘍の血流評価のために動脈相の撮影を行う．腎腫瘍の術前であれば，同時に腎動脈の評価もできる．膀胱腫瘍の存在評価にはCTは有用であるが，深達度評価はできない．前立腺に関しては，腫瘍の存在診断も不可能な場合が多い．

■MRI

泌尿器科領域でのMRIの役割は限られている．というのも，多くは超音波やCTで診断がついてしまうことが多いからである．ただし，アレルギーがあったり腎機能が不良なためにヨード造影剤が使用できない患者には，MRIが役立つことがある．囊胞性病変の内部性状評価にも役立つことがある．CTで評価困難な微量な脂肪成分の検出も可能であり，副腎腺腫の確定診断が可能である．膀胱癌と前立腺癌では，T2強調像や造影検査にて，腫瘍の深達度評価に役立つ．

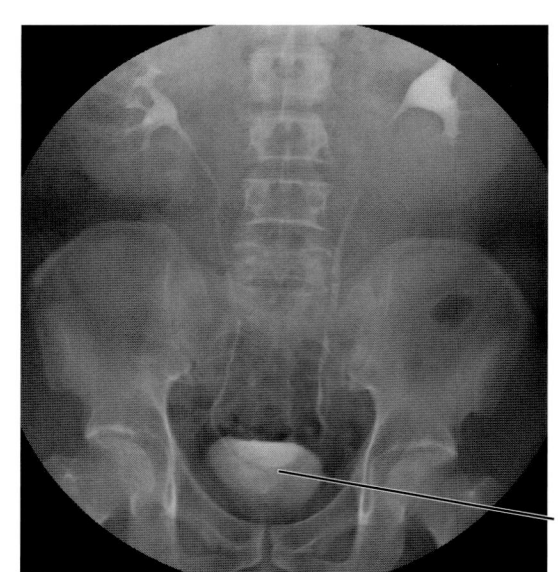

VI. 腎尿路　185

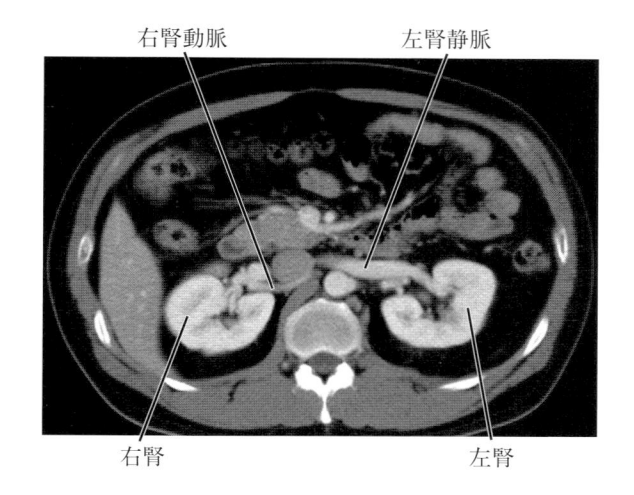

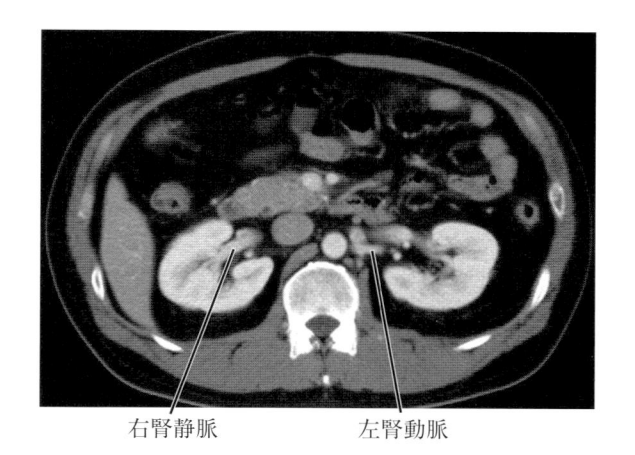

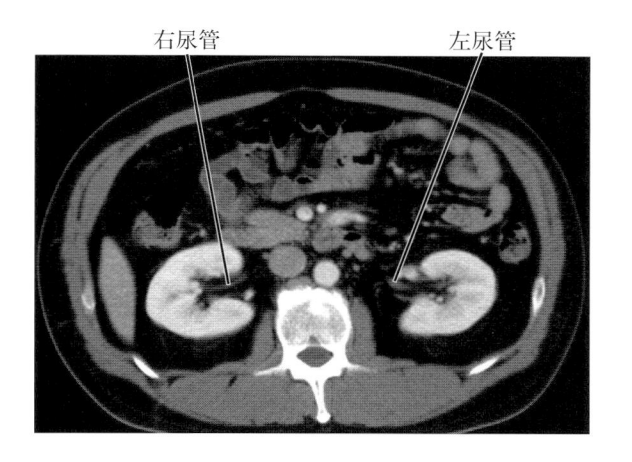

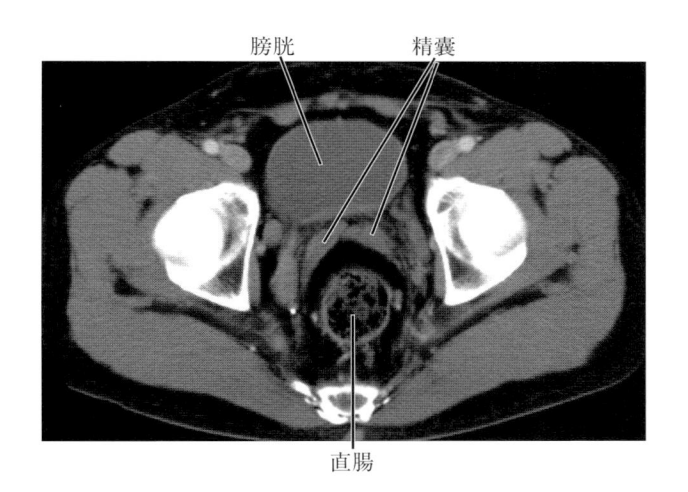

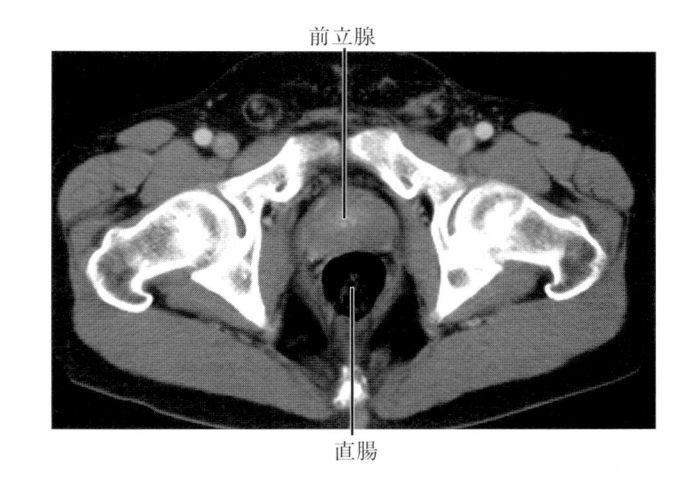

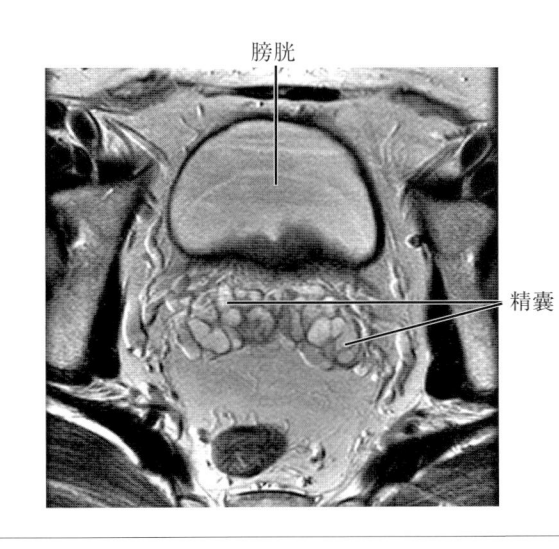

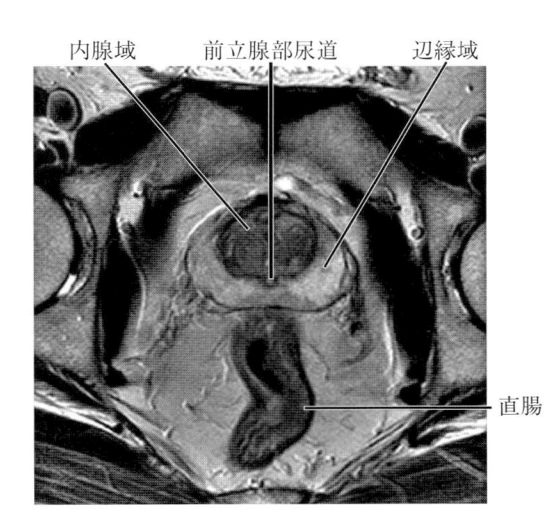

気腫性腎盂腎炎　emphysematous pyelonephritis

腎尿路-1　腎（炎症）

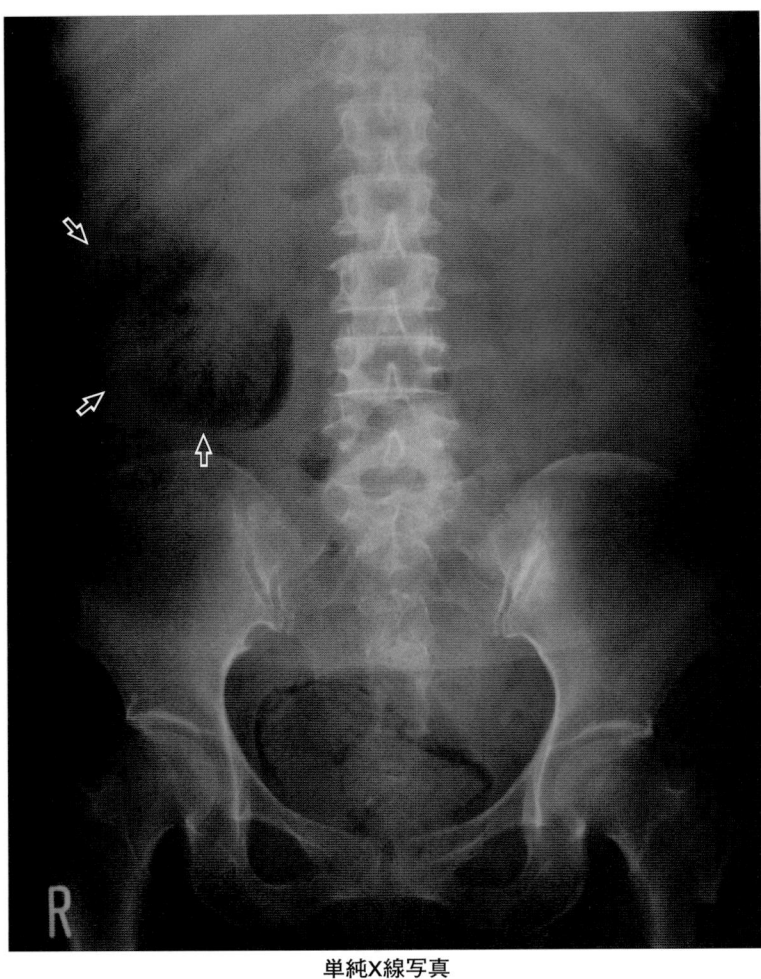

単純X線写真

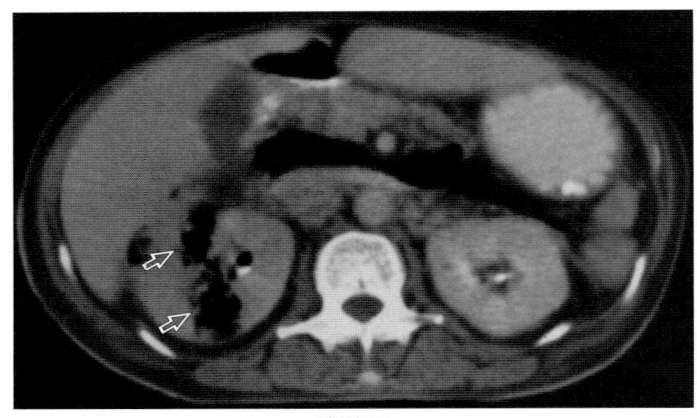

造影CT　　造影CT

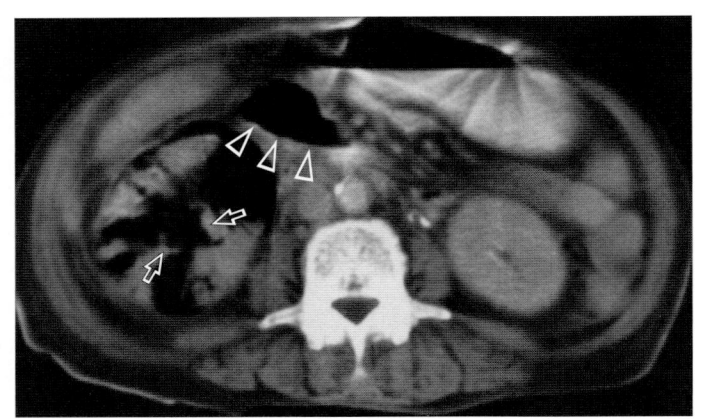

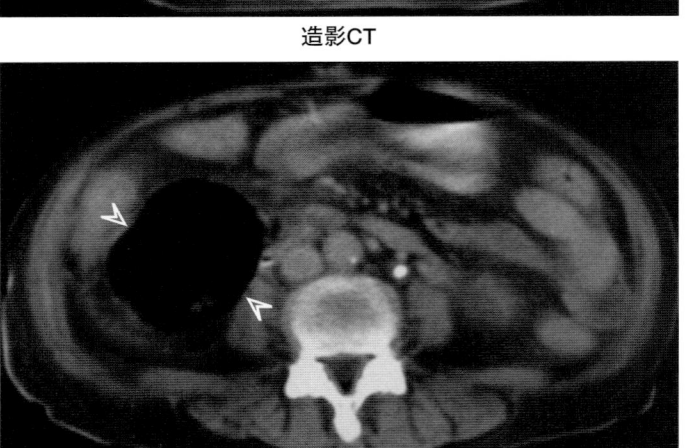

造影CT

症例1　61歳，女性．3日前より腹痛が出現．高熱も出現した．数年来の糖尿病患者．気腫性腎盂腎炎（Type 1）．

単純X線写真にて，右腎に一致した異常ガス像が見られる（⇨）．腎実質内に放射状に配列した多数のガス像と思われる．

CTでは，腎実質内，腎盂内にガスが多数見られる（⇨）．また，前腎傍腔（▷）や腎周囲腔（>）にもガスが見られる．

糖尿病患者に多い，致死的にもなりうる急性腎盂腎炎の劇症型である．

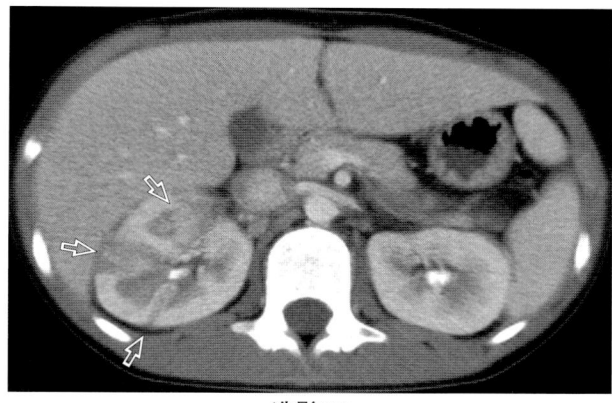

造影CT

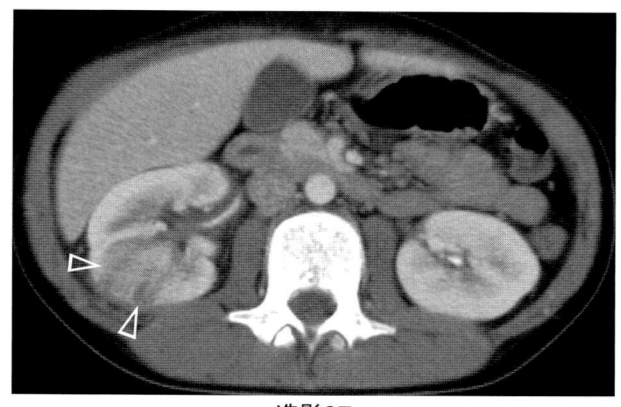

造影CT

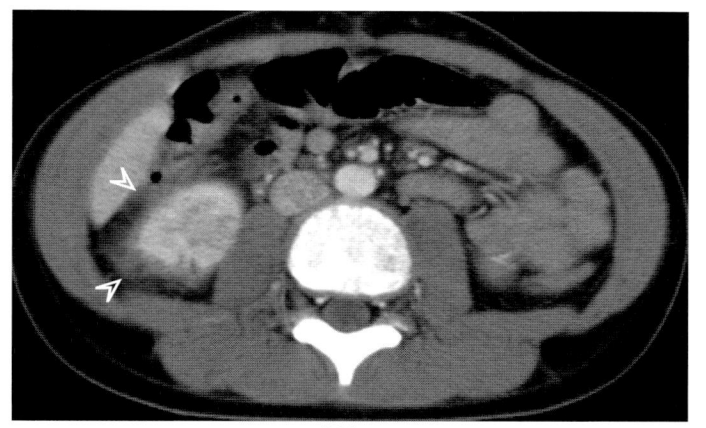

造影CT

参考症例　10歳，男性．4日前より発熱と軽度の腹痛が出現．右背部に叩打痛あり．急性腎盂腎炎．
　右腎は左腎と比べ腫大している．造影効果の不良による楔型の低吸収域が多発している（⇨）．腫瘤様に見られる領域もある（▷）．右腎下極には腎周囲脂肪織濃度の上昇が見られる（▸）．

臨床的事項

- 急性腎盂腎炎の最も激症化した状態である．
- 90％以上はコントロール不良な糖尿病患者に見られ，女性は男性の2倍の頻度で見られる．
- 起因菌としては大腸菌が7割を占める．
- 症状は，腎盂腎炎を思わせる高熱や側腹部痛，嘔吐などである．
- 腎尿路における重篤な感染症で，致死的なことも多い．
- 治療に腎摘出が必要となることもある．

画像検査のポイント

▶ CTではair windowでの観察が必要である ◀
- 腹部単純X線写真では，腎に一致したガス像が見られれば確定診断できる．

画像診断のポイント

- CTはガスの周囲への拡がりを見るのに役立つ．
- CTでは2型に分類されている．Type 1は腎実質の破壊を伴い，実質内のガス像は放射状あるいは斑状に分布している．液体貯留や膿瘍は伴わない．Type 2は腎実質内に泡状のガス像が見られ，液体貯留あるいは膿瘍も伴う．
- Type 1の致死率は7割近くに及び，Type 2に比べ予後が悪い．

| 腎尿路-2 腎（血管性） | ## 腎梗塞 renal infarction |

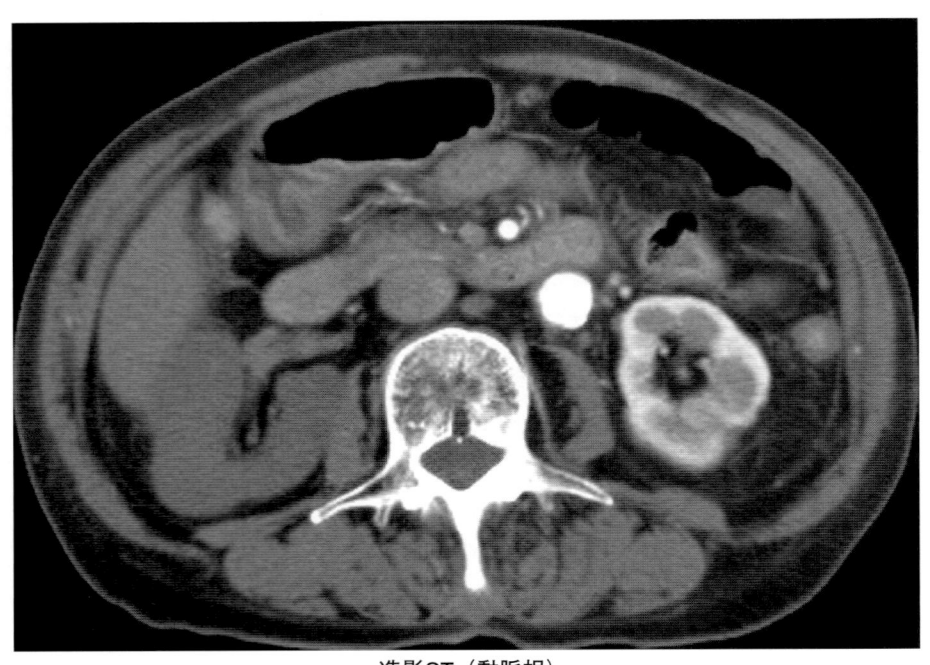

症例1 74歳，女性．右側腹部痛．Afにて近医通院中．右腎梗塞．

造影CTで右腎に造影効果がまったく見られない．MIP像にて，右腎動脈は本幹部で途絶像が見られる（⇨）．

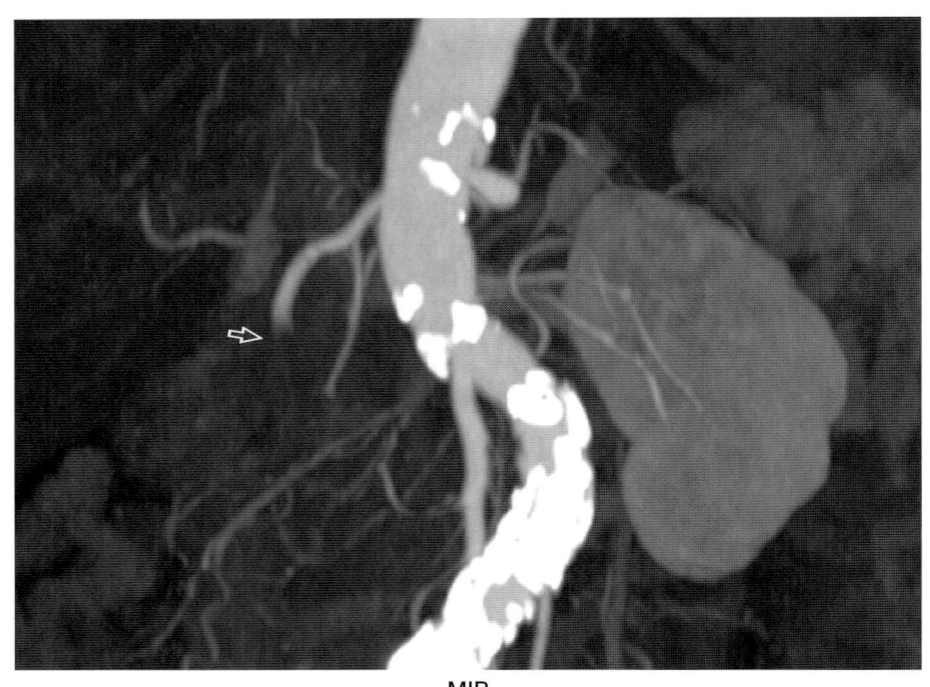

造影CT（動脈相）

MIP

■ 臨床的事項 ■

- 原因は，動脈硬化や大動脈解離などによる血栓症と，心疾患やカテーテル検査などによる塞栓症が主である．
- 症状は急激な側腹部痛や腹痛，悪心，嘔吐など，非特異的で他の急性腹症と鑑別が困難な場合が多い．
- 無症候性に経過することもある．

■ 画像検査のポイント ■

▶ **造影CTが必須** ◀

- 単純CTで腎の軽度腫大が見られることもあるが，腎梗塞は造影しなければわからない．
- 腎機能が不良でも，造影CTでなければ診断不可能な疾患であることを考慮し，疑わしきは積極的に造影CTを行う．

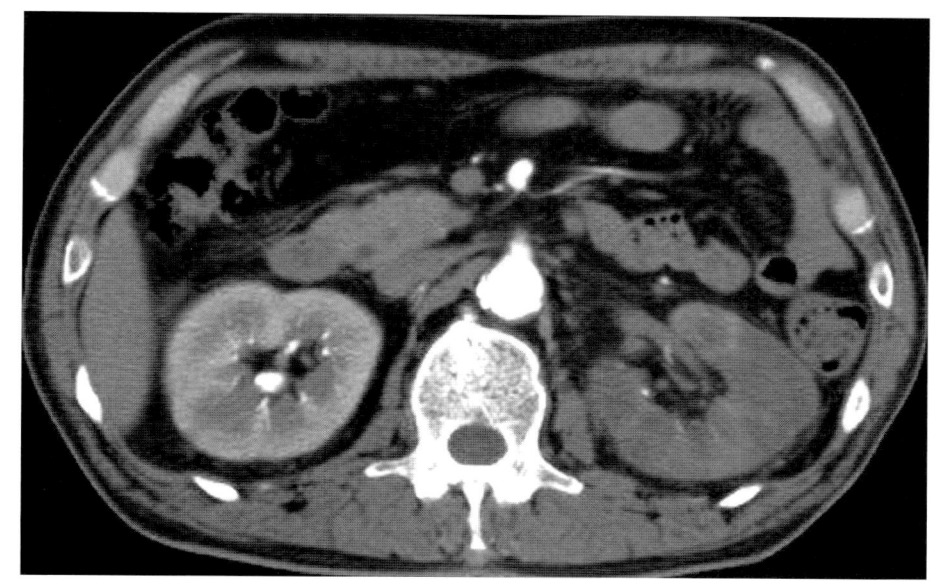

血栓症と塞栓症の2つが主なもので，典型的には急激な側腹部痛で発症する．

症例2　68歳，男性．左側腹部痛，悪心，嘔吐．弁膜症にて通院中．左腎梗塞．

　動脈相にて左腎に広範な造影不良域が見られる．静脈相では，造影不良域が明瞭で腎梗塞である．静脈相では梗塞部の皮質には帯状の造影効果が見られる（cortical rim sign，⇨）．

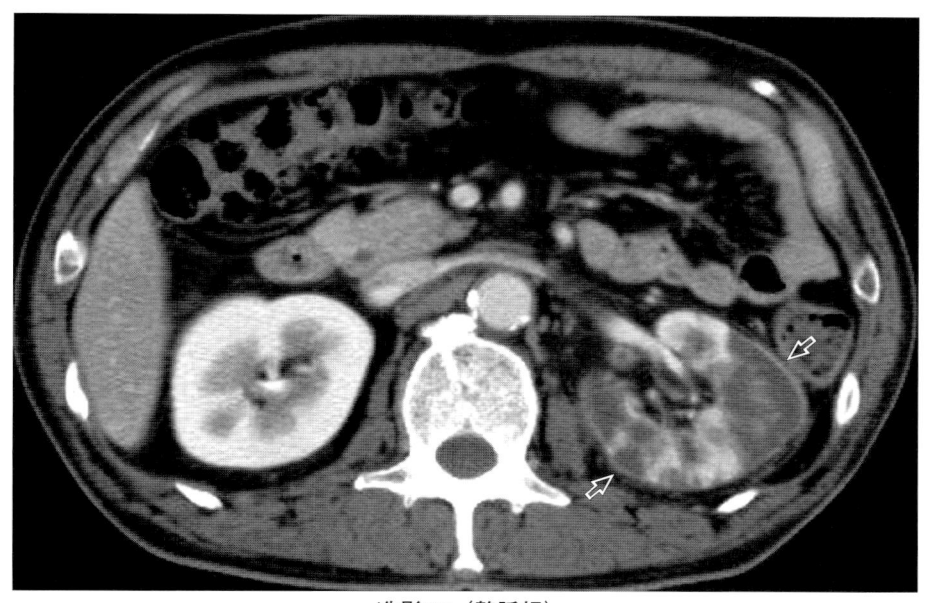

造影CT（動脈相）

造影CT（静脈相）

▌画像診断のポイント▌

- 造影CTにて，腎皮質に造影効果のない領域は梗塞を示す．
- 分枝閉塞と本幹閉塞に分けられ，前者は楔状の造影欠損域が多発し，後者は腎全体が造影欠損となる．
- 腎被膜動脈や腎盂動脈などからの側副血行路により，梗塞部の外周に造影効果が見られることがある（cortical rim sign）．
- cortical rim signは，梗塞発症から8時間以降に出現し，梗塞症例の50％に見られる．
- 梗塞領域は経時的に萎縮する．分枝閉塞では病変部のみが凹状となり，本幹閉塞では腎全体が萎縮する．

腎尿路-3
腎（良性腫瘍）

多発性嚢胞腎（成人型） autosomal dominant polycystic kidney disease

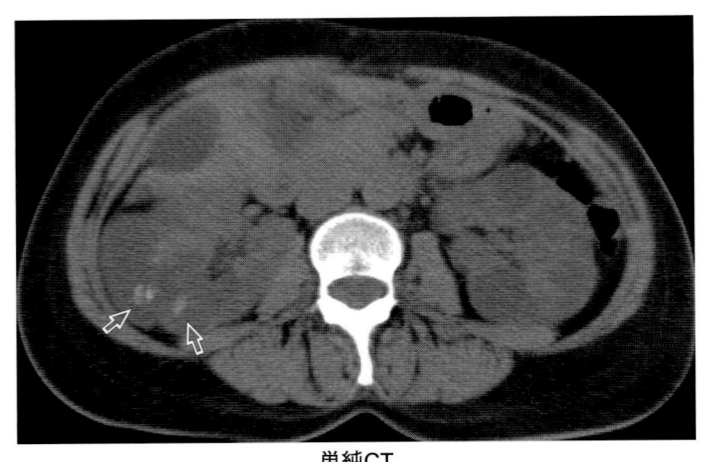

症例1　44歳，女性．健診にて尿蛋白，尿潜血を指摘．症状は特になし．母方の兄弟に嚢胞腎あり．多発性嚢胞腎．

　単純CTで両腎は腫大し，低吸収域が多発している．石灰化も見られる（⇨）．造影CTは嚢胞の多発を示し，充実腫瘤はない．肝内にも嚢胞が多発している．

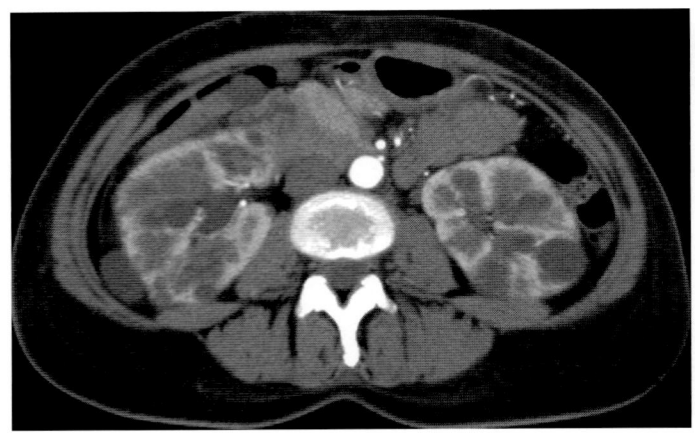

単純CT

造影CT

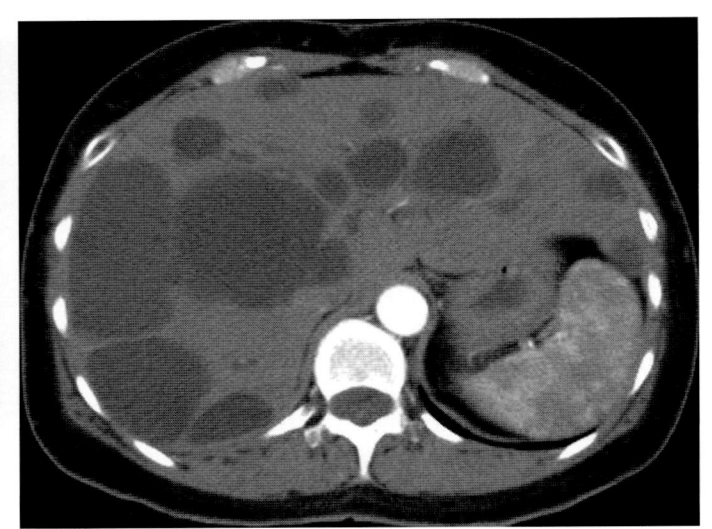

造影CT

■ 臨床的事項 ■

- 常染色体優性の遺伝性疾患である．
- 小児期より存在する小嚢胞が，次第に増大し，徐々に腎実質が圧排され機能障害をきたす．半数は末期に腎不全に移行する．
- 発症率は300〜1,000人に1人．
- 高血圧や血尿で発見されることが多い．
- 肝や膵にも嚢胞を合併することがある．
- 頻度は低いが，肺や脾臓，卵巣，精巣などにも嚢胞を認めることがある．
- 約10％に脳動脈瘤を合併する．

■ 画像検査のポイント ■

▷▶ 嚢胞の診断には，CT，超音波が有用である ◀◁

- 診断は単純CTでも可能である．
- 多臓器の嚢胞の検索や家族歴の聴取も診断の手がかりとなる．
- 脳動脈瘤の検索のために，一度脳MRAを行っておくとよい．

両腎に嚢胞が多発する遺伝性疾患であり，他臓器疾患の合併も多数見られる．

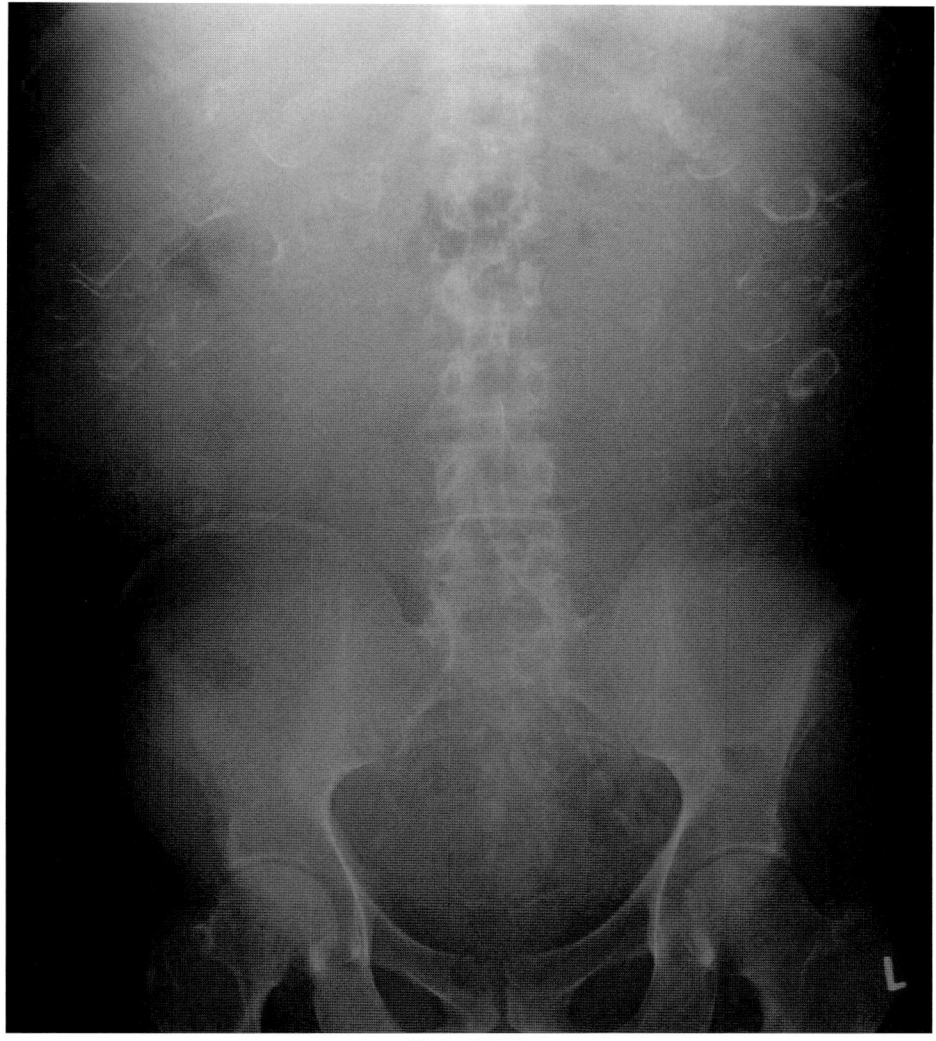

症例2 50歳，男性．慢性腎不全にて血液透析中．多発性嚢胞腎．

単純X線写真では，両側の腎陰影に一致して多発石灰化が見られる．

造影CTでは，両腎は著明に腫大し嚢胞が多発している．壁に石灰化を伴う嚢胞も見られる（⇨）．右腎には，出血などを含む高濃度嚢胞も見られる（▷）．

単純X線写真

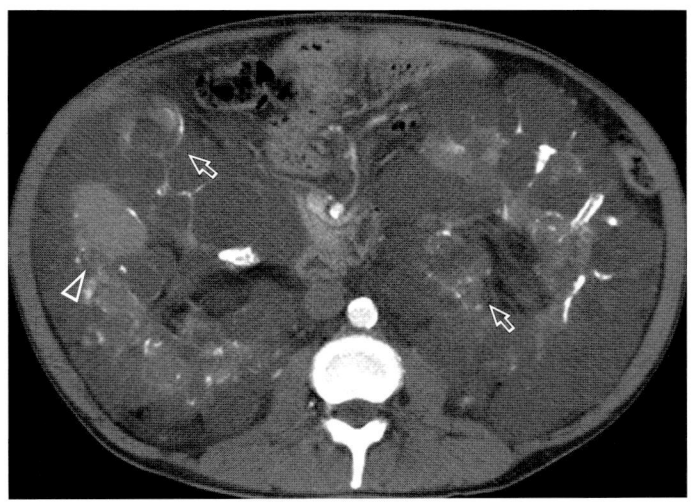

造影CT

■ 画像診断のポイント ■

- 初期は両腎に数個の小嚢胞が見られる．
- 進行すると，腎は著しく腫大し，大小さまざまの嚢胞が多発する．
- 嚢胞内に感染や出血を伴うことがあり，単純CTで高吸収となる．
- 腎実質や嚢胞壁に石灰化が見られることもある．

腎尿路-4 腎（良性腫瘍）　腎血管筋脂肪腫　angiomyolipoma

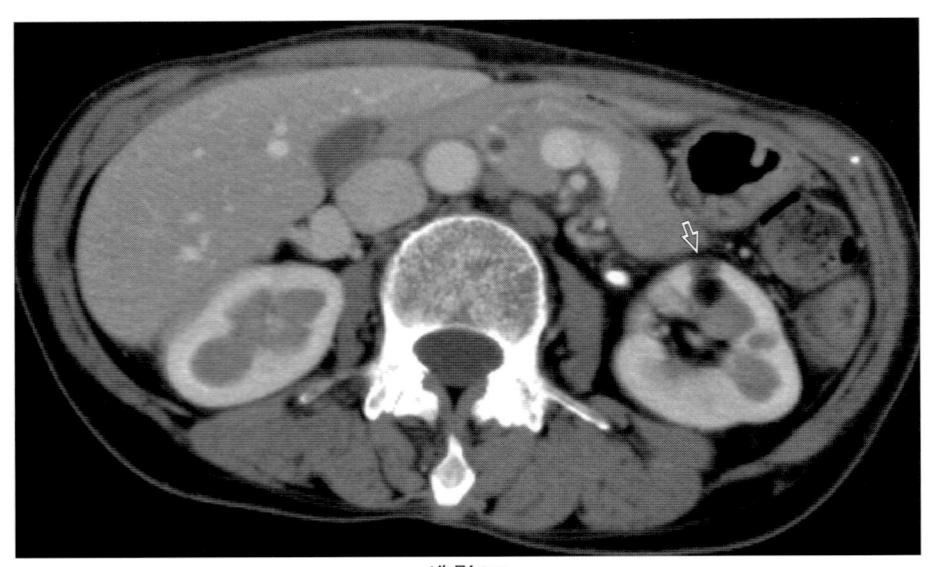

症例1　64歳，女性．近医にて左腎腫瘍を指摘．症状は特になし．左腎血管筋脂肪腫．

左腎中部腹側に低吸収腫瘤が見られる（⇨）．腫瘤内部は脂肪濃度を呈しており，典型的な腎血管筋脂肪腫である．

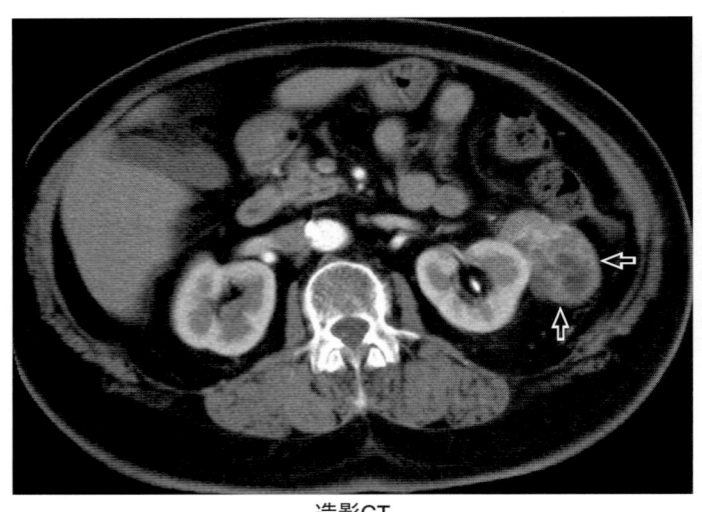

造影CT

造影CT

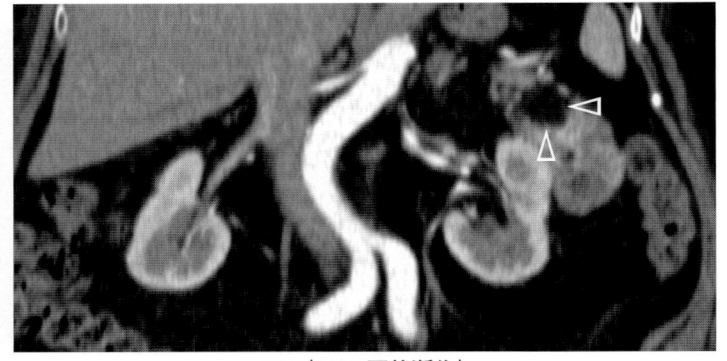

CT（MPR冠状断像）

症例2　63歳，女性．糖尿病にて通院中，左腎腫瘍を指摘．症状は特になし．腎血管筋脂肪腫．

左腎に接して腎外に病変の首座を置く充実性腫瘤が見られる（⇨）．MPR冠状断像では腫瘤は脂肪織を示す低吸収域を含み（▷），血管筋脂肪腫と診断できる．

■ 臨床的事項 ■

- 中年女性に好発する良性腫瘍である．
- 腹痛や血尿などを示すこともあるが，無症状で画像検査で偶然発見されることが多い．
- 結節性硬化症の80％以上に腎血管筋脂肪腫の合併が見られ，その場合は，両側性多発性のことが多い．
- 腫瘍径が4cm以上あると，破裂による出血をきたす危険性が高く，予防的な動脈塞栓術（TAE）が推奨されている．

■ 画像検査のポイント ■

▶ **単純CTでのCT値測定が有用である** ◀

- 微量の脂肪成分の検出には，MRIのchemical shift imagingが有用である．
- 多発性あるいは両側性の血管筋脂肪腫を見たら，結節性硬化症を考慮し頭部の検索も行うとよい．

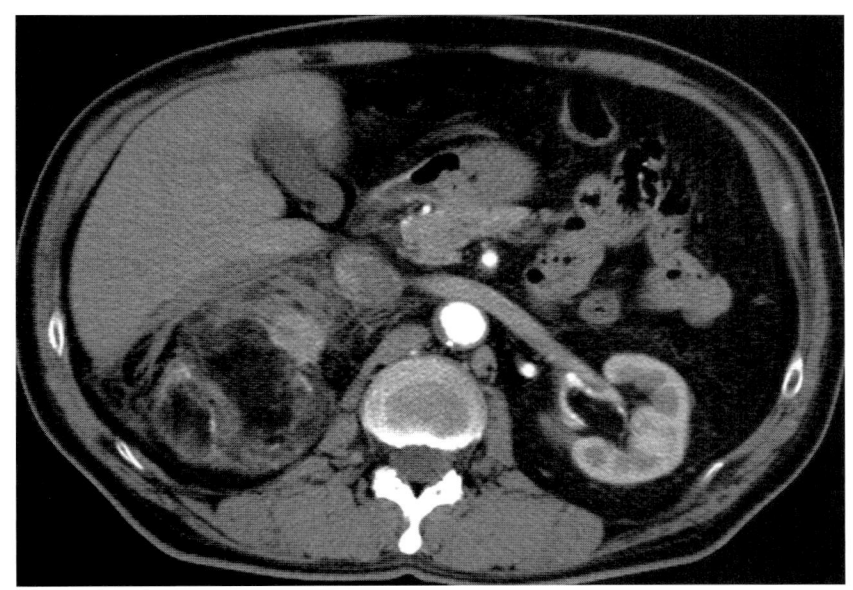

血管，平滑筋，脂肪織からなる過誤腫であり，腎癌との鑑別が困難な場合もある．

症例3 67歳，男性．突然の右側腹部痛が出現．以前より右腎血管筋脂肪腫を指摘されていた．

右腎周囲腔および前腎傍腔に血腫が拡がっている．右腎上極の腎血管筋脂肪腫の破裂による血腫である．

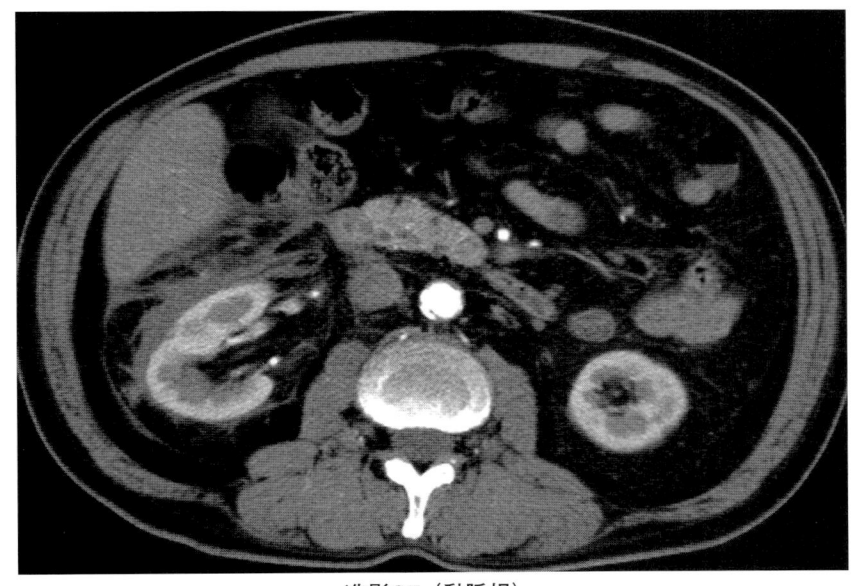

造影CT（動脈相）

造影CT（動脈相）

■ 画像診断のポイント ■

- 単純CTにて，腫瘍内部にCT値−20HU以下の脂肪濃度の検出が重要である．
- MRIでは，脂肪成分を反映して典型的にはT1，T2強調像ともに高信号を呈するが，脂肪含有量によりさまざまである．
- 脂肪成分が乏しい場合は，ほかの充実性腫瘍，特に腎細胞癌などの悪性腫瘍と鑑別ができないこともある．
- 腎の脂肪を含む腫瘍は血管筋脂肪腫，および脂肪腫がほとんどだが，脂肪腫はかなりまれである．
- 腎洞脂肪や腎周囲の脂肪を巻き込んだ腫瘍を，血管筋脂肪腫と誤診しないように注意する必要がある．
- 大きな腎血管筋脂肪腫は，しばしば後腹膜由来の脂肪肉腫との鑑別が問題となる．

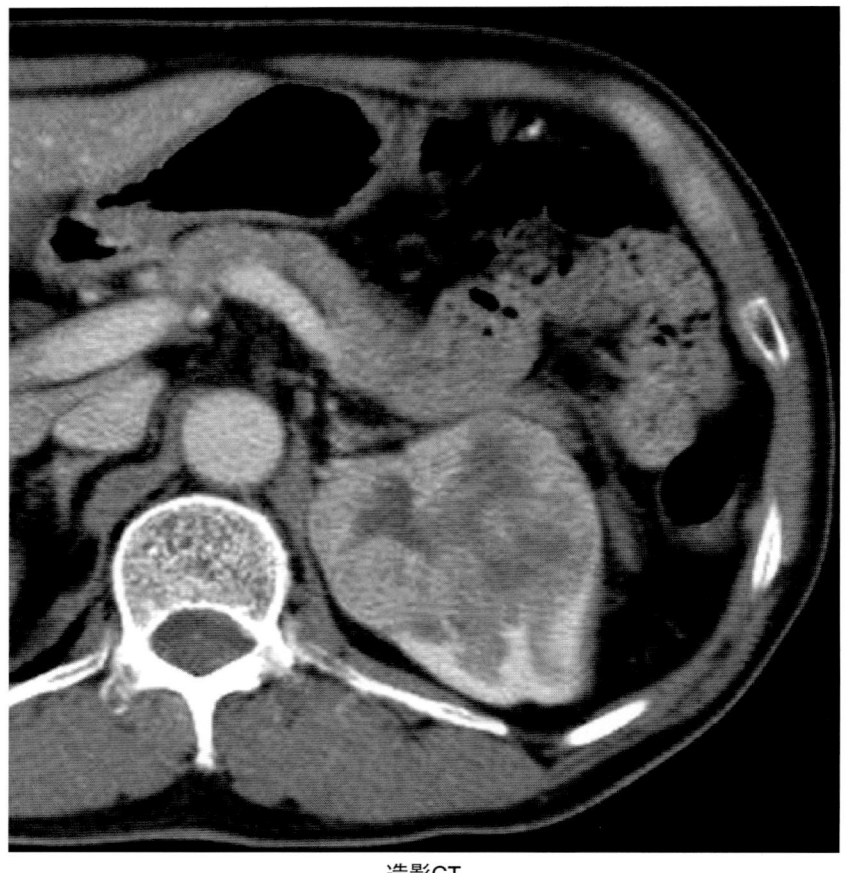

腎尿路-5 腎（悪性腫瘍）　腎細胞癌　renal cell carcinoma

症例1 症例　69歳，男性．胸部疾患にてCT施行時に腎腫瘍を指摘．腎細胞癌．

CTでは左腎上極に不整な造影効果を示す充実性腫瘤が見られる．

この腫瘤は，MRIのT1強調像では腎実質に比べ低信号で，T2強調像では不規則な信号を示す．

造影後の撮像では，早期相で辺縁部に強い造影効果が見られる．後期相では周囲より低信号となっている．内部の造影効果は乏しく，壊死や変性が示唆される．

冠状断像では，両側性多発性腎癌であることがわかる．

造影CT

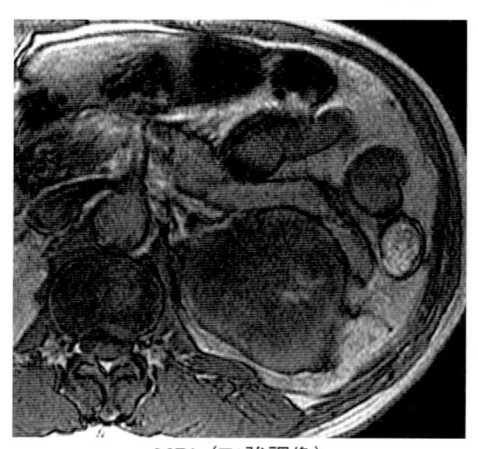

MRI（T1強調像）

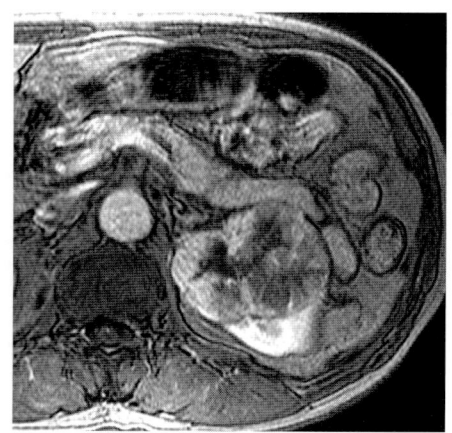

MRI（ダイナミック造影T1強調像，20秒後）

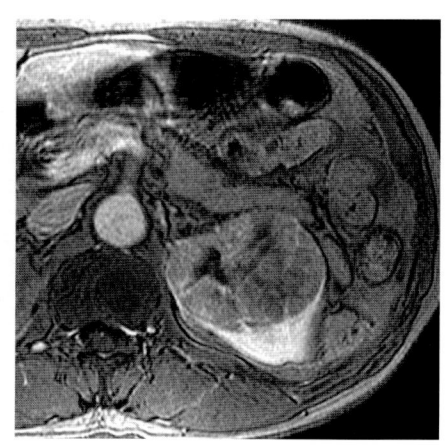

MRI（ダイナミック造影T1強調像，60秒後）

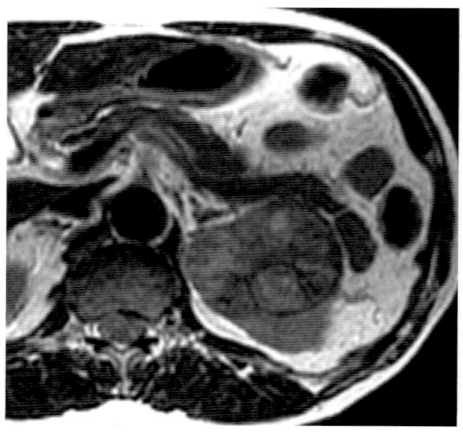

MRI（T2強調像）

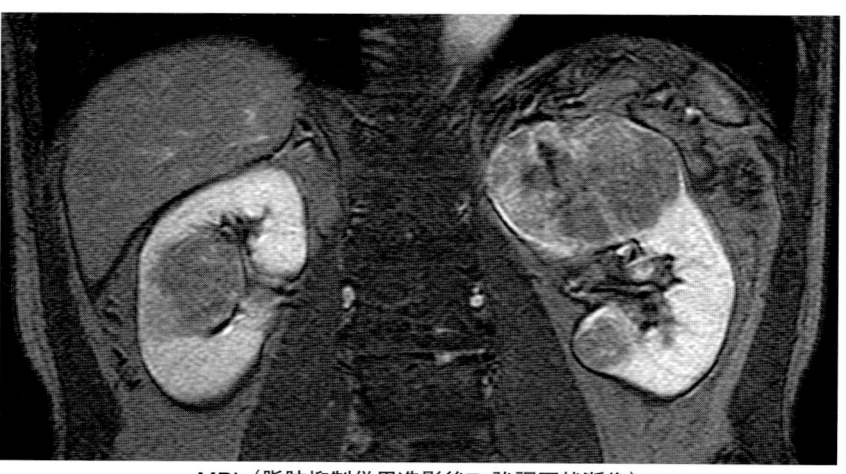

MRI（脂肪抑制併用造影後T1強調冠状断像）

腎臓の悪性腫瘍の中で最多である．

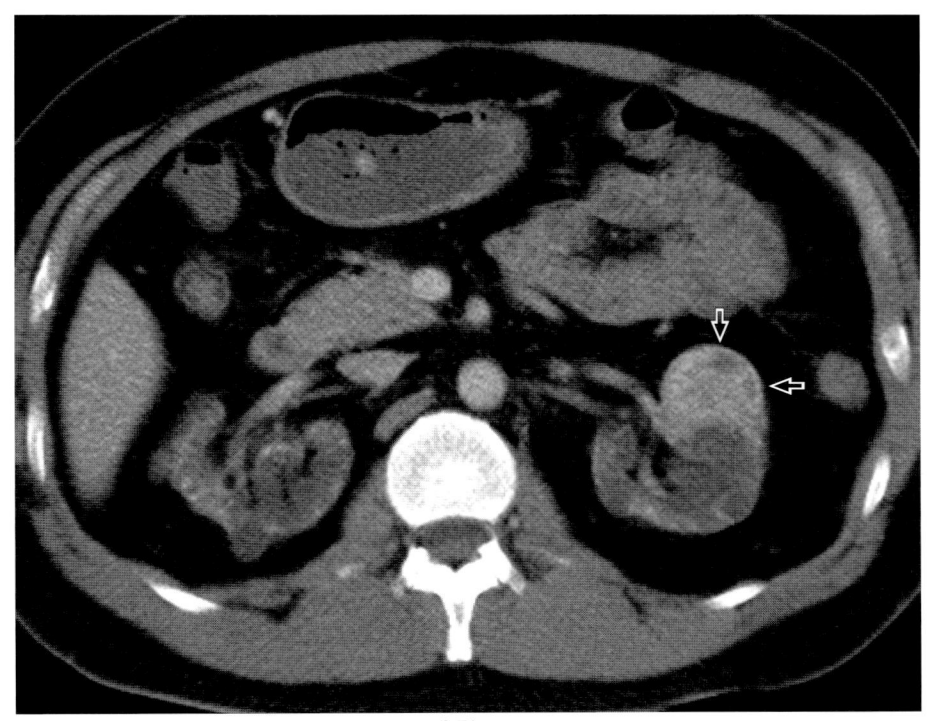

造影CT

参考症例　42歳，男性．慢性腎不全にて血液透析中．aquired cystic kidney disease（ACKD，後天性嚢胞腎）に合併した腎細胞癌．

両腎は萎縮し，嚢胞が多発している．左腎腹側には充実腫瘤が見られる（⇨）．

血液透析を長期間受けている人に見られる．

∎ 臨床的事項 ∎

- 成人の腎悪性腫瘍の約85％を占める．
- 症状は血尿，腰背部疼痛，腹部腫瘤が三徴とされるが，検診などで偶発的に発見される症例が増加している．
- 近位尿細管上皮細胞由来とされ，大部分が腺癌である．
- 組織学的には淡明細胞癌，乳頭状癌，嫌色素細胞癌が主である．

∎ 画像検査のポイント ∎

▷ 造影CTが必須である ◁

- 単純CTでは腎実質と腎細胞癌の濃度は同等かやや低いため，造影検査が不可欠である．

∎ 画像診断のポイント ∎

- 一般的に被膜や隔壁を有し，膨張性に発育する．
- 内部に壊死や出血を伴うことも多い．
- ダイナミックCTの動脈相にて，腫瘍内部の壊死や嚢胞部分を除いて濃染するhypervascularな腫瘍である．
- 約30％の症例で腫瘍内部に石灰化が見られる．
- MRIでは腫瘍内の出血や壊死などによりさまざまな信号を示すが，一般的にはT1強調像で腎実質より低〜等信号，T2強調像にて等〜高信号のことが多い．
- 両側腎癌を見たら，遺伝性疾患であるvon Hippel-Lindau diseaseの可能性も考慮する．
- 長期血液透析患者にはACKD（aquired cystic kidney disease，後天性嚢胞腎）が見られる．ACKDは腎癌を合併することが多く，スクリーニングには造影CTが最も適している．

腎尿路-6 尿管（炎症） 尿管結石 urolithiasis

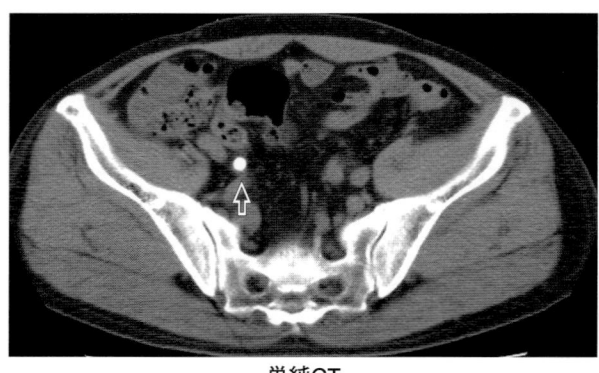

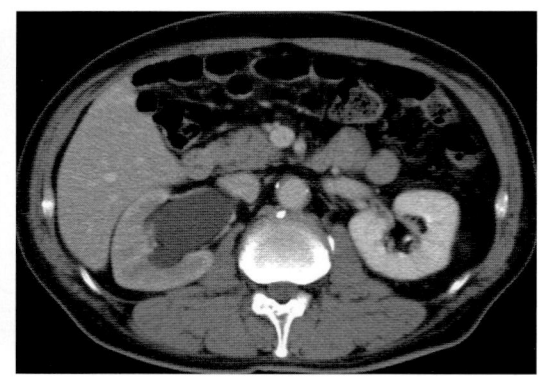

単純CT

造影CT

症例1 63歳，男性．無症候性血尿．右尿管結石．
単純CTにて右下部尿管内に石灰化が見られ，尿管結石である（⇨）．造影CTでは右腎の造影効果は不良で，水腎症をきたしている．

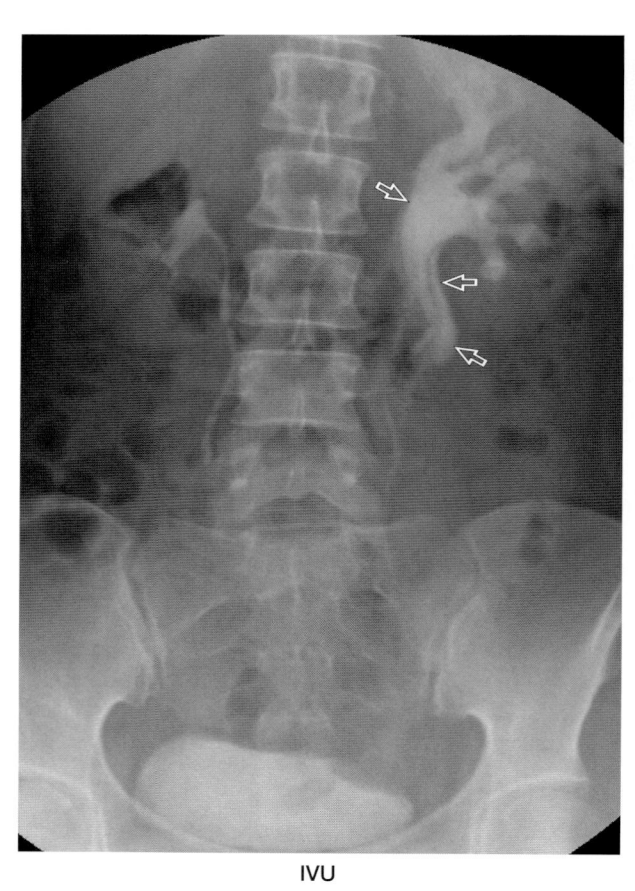

IVU

CT（MPR冠状断像）

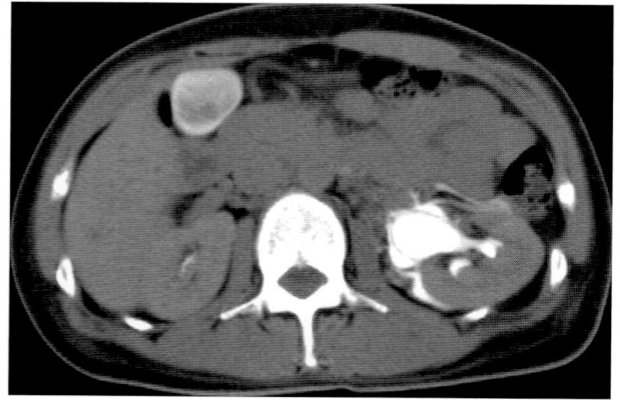

単純CT

症例2 41歳，女性．突然の左下腹部痛．痛みは漸増．左尿管結石およびそれに伴う水腎・水尿管症，尿漏．
IVUで左腎は腫大し，腎盂，腎杯は著明に拡張している．腎盂，腎杯，尿管周囲に造影剤の溢出が見られる（⇨）．
MPR法冠状断像では造影剤の溢出の範囲がよくわかる．
IVU後の単純CTでは左腎盂，腎杯の拡張と腎周囲腔への造影剤の溢出が見られる．

多くの場合，疝痛発作で発症する尿管内の結石．腎結石の落下がほとんどである．

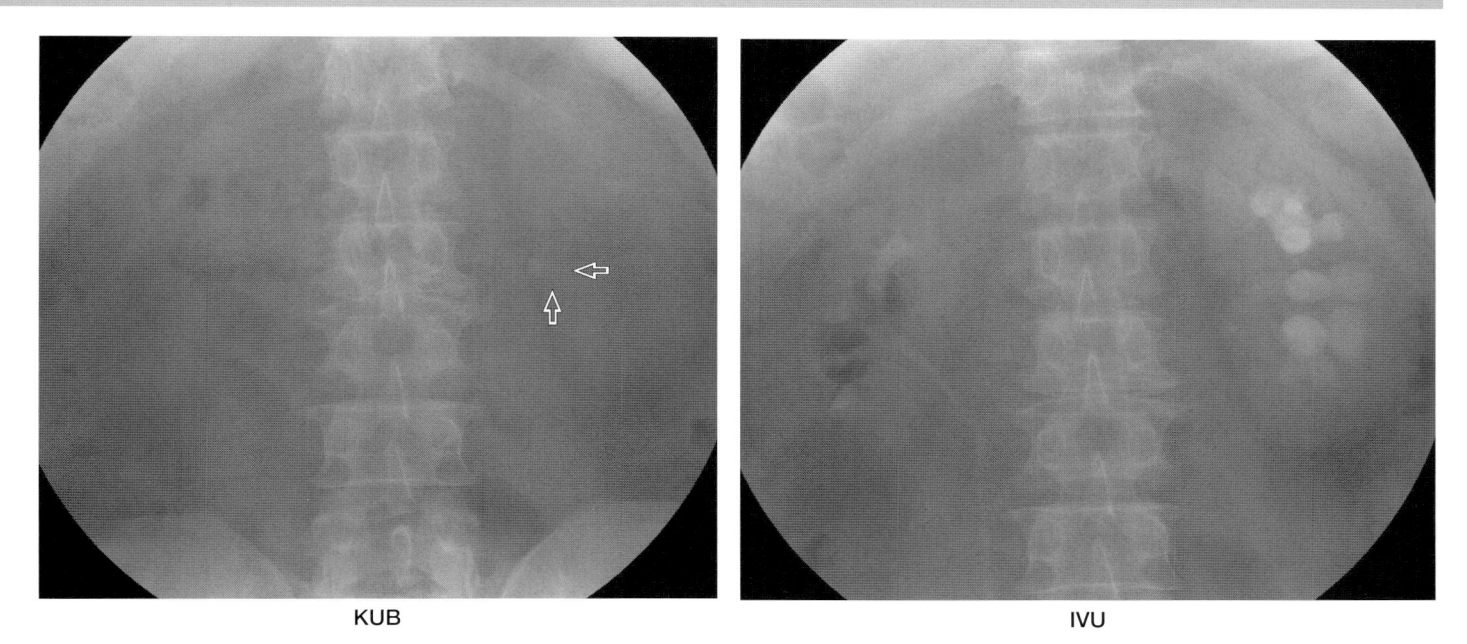

KUB IVU

症例3　57歳，男性．数日前より左背部痛あり．その後鈍痛が持続．左尿管結石，水腎症．
　KUBでは，第2腰椎左横突起左側に石灰化が見られる（⇨）．
　IVUでは，左腎は著明に腫大し，腎盂，腎杯の拡張が見られ尿管結石に伴う水腎症である．

■ 臨床的事項 ■

- 尿管結石の約70%が疝痛発作で発症する．
- 強い疼痛は，結石による尿管閉塞に伴い上流の尿管，腎盂，腎杯の内圧が急激に上昇するために起こる．
- 疼痛は，体動で再発あるいは憎悪しやすい．
- 生理的狭窄部位である腎盂尿管移行部，腸骨動静脈交差部，尿管膀胱移行部の3部位に好発する．
- 80%以上は自然排石されるが，再発率も約30%と高い．

■ 画像検査のポイント ■

▷ 単純CTにてほぼ100%診断可能 ◁

- 尿管結石の約90%はX線不透過性であるため，単純X線写真でも検出できることが多い．
- ただし単純X線写真では，X線透過性結石や，骨や消化管との重なりなどにより結石を描出できないことも多く，CTの有用性が高い．

■ 画像診断のポイント ■

- 単純CTにて，X線透過性結石の検出も可能である．
- 尿管結石に伴う二次所見として，同側腎腫大，腎盂腎杯の拡張，腎周囲腔の索状の軟部陰影，尿管周囲の毛羽立ち像がある．
- 時に尿管結石と静脈石との鑑別が困難なことがある．尿管壁の浮腫状変化による結石周囲を取り囲む軟部陰影（rim sign）や，静脈石では偏在性の軟部陰影（comet sign）が鑑別に役立つ．
- 尿管閉塞による尿管内圧上昇が高度の場合，腎杯円蓋が破裂し腎洞へ尿が漏出する．さらに，尿管周囲，後腹膜へと拡がることもある．

腎尿路-7 腫瘍　膀胱癌　bladder carcinoma

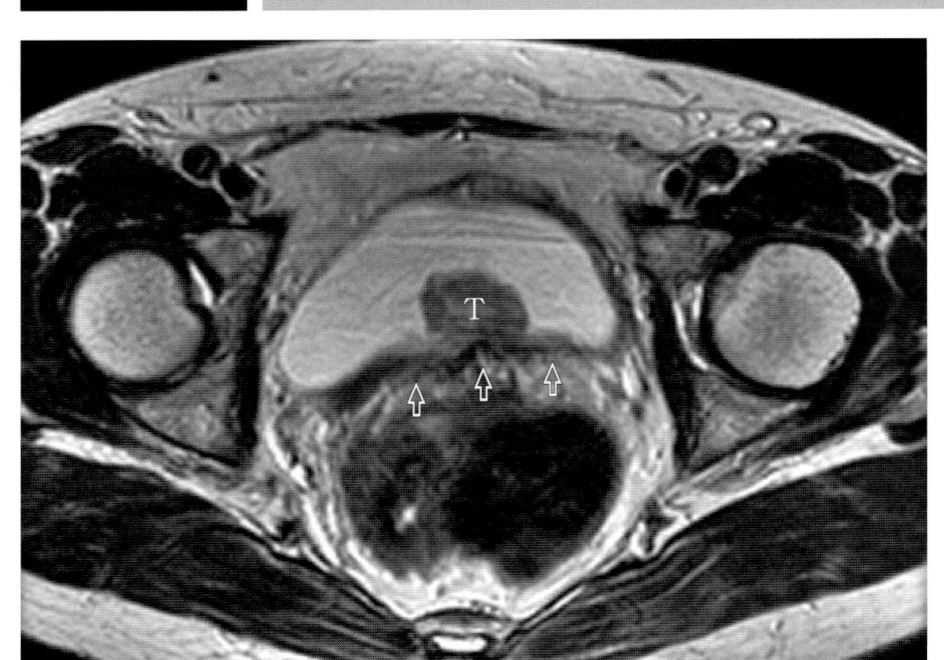

症例1　71歳，女性．1か月前から排尿時痛，頻尿あり．尿細胞診classⅤ．膀胱癌．

　T2強調像にて，膀胱後壁に低信号の内腔隆起性病変が見られる（T）．低信号帯として見られる筋層の連続性は保たれ（⇨），筋層浸潤はないものと考えられる．T1強調像では等信号を呈し，ダイナミック造影T1強調像（動脈相）では腫瘍にほぼ均一な造影効果が見られ，筋層の破綻はない（⇨）．Stage T1の表在性腫瘍と診断できる．

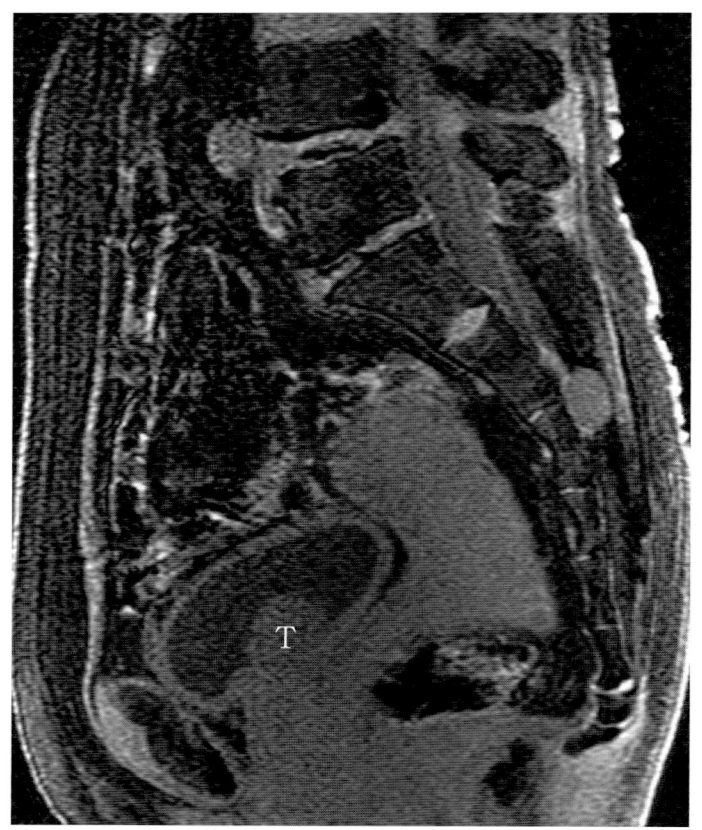

MRI（T2強調像）

MRI（T1強調矢状断像）

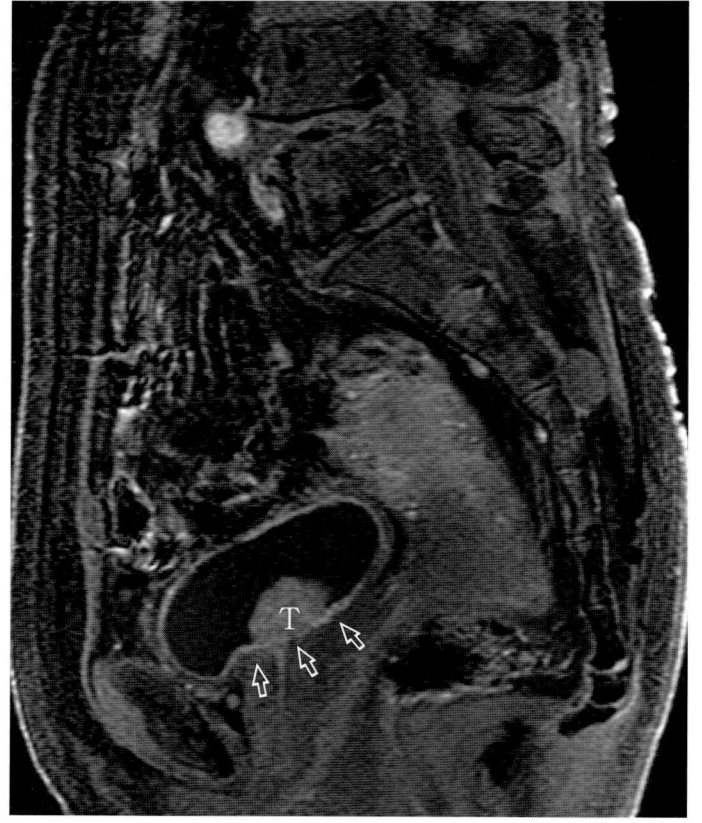

MRI（造影T1強調矢状断像）

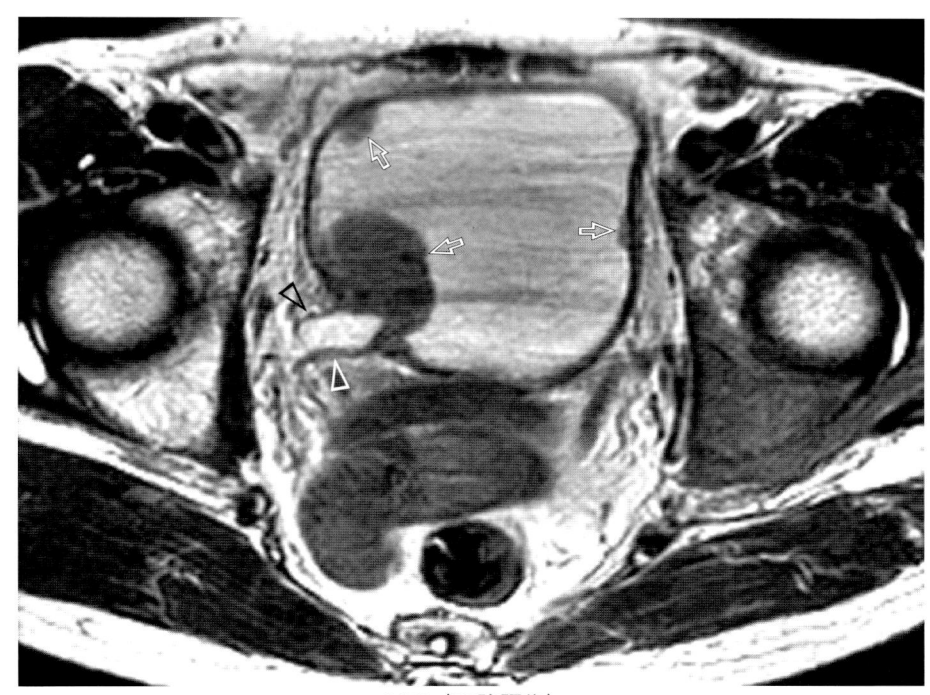

無症候性血尿を契機に発見される膀胱悪性上皮性腫瘍である．

症例2 71歳，男性．肉眼的血尿．多発膀胱癌．

T2強調像にて膀胱内に低信号の隆起性病変が多発している（⇨）．いずれも膀胱癌である．右尿管口付近の腫瘍のため，尿管拡張が見られる（▷）．

MRI（T2強調像）

▍▍ 臨床的事項 ▍▍

- 男性に多く，中年期以降に好発する．
- 90％以上が移行上皮癌で，肉眼的には乳頭状の形態を呈することが多い．
- 好発部位は両側尿管口と膀胱頸部によって構成される膀胱三角部である．
- 症状は，無症候性肉眼的血尿が重要であり，顕微鏡的血尿と合わせると80％の症例で見られる．
- 同時性にあるいは異時性に多発することがある．
- 膀胱癌の診断は，内視鏡検査が必須である．

▍▍ 画像検査のポイント ▍▍

▷▶ 病期診断にはCTよりも造影MRIが有用 ◀◁

- MRIでの深達度診断は，腫瘍基底部の膀胱壁に垂直な断面像が有用である．
- 造影検査はダイナミック法での評価が必要．
- 飲水や留置カテーテルのクランプなどの適切な前処置により，膀胱を適度に伸展させておく必要がある．

▍▍ 画像診断のポイント ▍▍

- MRIのT2強調像にて，膀胱筋層は低信号に描出され，深達度評価の重要な指標となる．
- ダイナミック造影T1強調像の動脈相では，腫瘍と粘膜，粘膜下層に濃染が見られるため，病期T1（粘膜下層浸潤）以下とT2（浅在筋層浸潤）以上の鑑別に役立つ．
- 移行上皮癌は多中心性に発生しやすく，尿管や腎盂など，ほかの尿路に病変がないかの確認も大切である．排泄性尿路造影（IVU）やCTが有用である．

腎尿路-8 腫瘍　前立腺肥大・前立腺癌

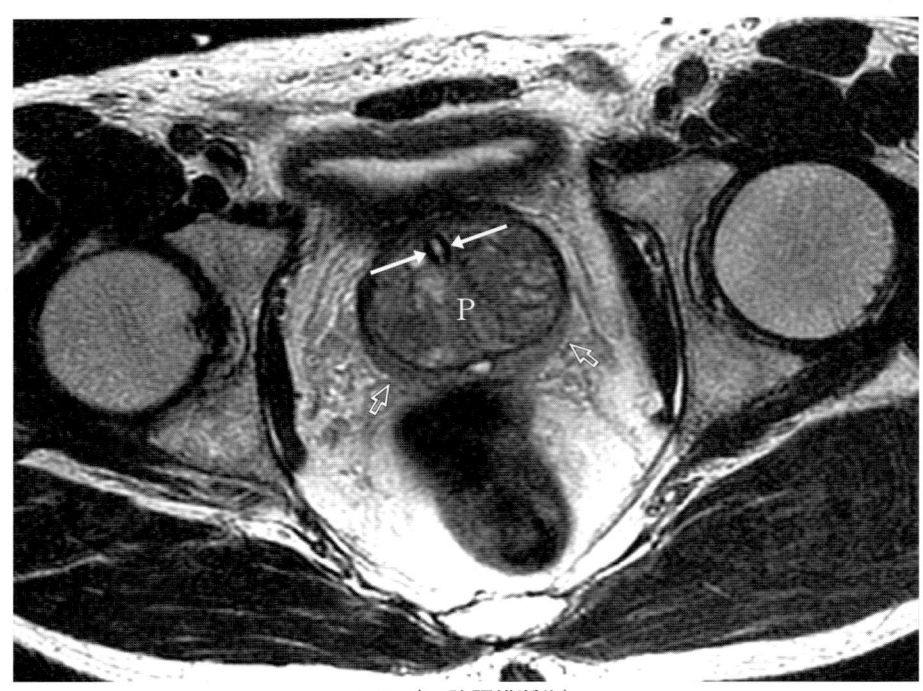

症例1　68歳，男性．排尿困難あり．前立腺肥大．

前立腺移行域の腫大が見られる（P）．腫大した移行域により，辺縁域は圧排され菲薄化している（⇨）．典型的な前立腺肥大である．尿道内には排尿障害に対してカテーテルが挿入されている（→）．

MRI（T2強調横断像）

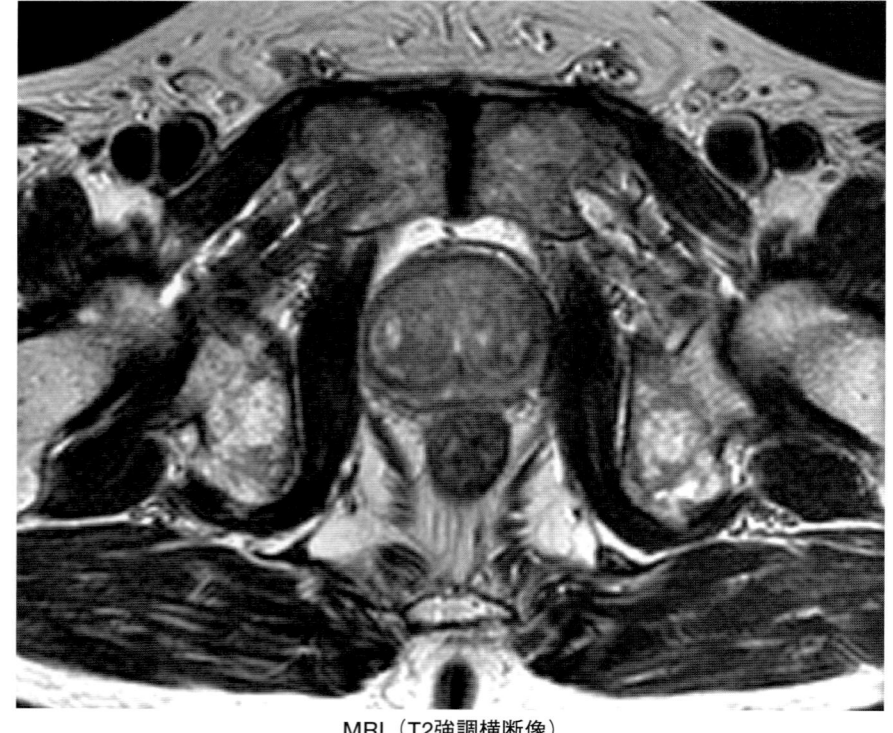

症例2　57歳，男性．排尿困難あり．前立腺肥大．

前立腺移行域の腫大が見られる．腫大した移行域内には前立腺肥大結節が見られる．
前立腺肥大である．

MRI（T2強調横断像）

■ 臨床的事項 ■

- 前立腺肥大症は加齢とともに増加し，50歳以上の男性の大半に見られる．
- 一方，前立腺癌は，剖検例では60歳以上の30％に見られる．
- 前立腺肥大症は約95％が前立腺の移行域（いわゆる内腺）に，前立腺癌は約70％が辺縁域に発生する．
- 血清PSA（前立腺特異抗原）は前立腺癌の腫瘍マーカーであるが，前立腺肥大症や前立腺炎などの良性疾患でも高値を示すことがあるので，特異的ではない．血清PSA値は，≦4.0ng/mLが正常．

benign prostatic hyperplasia, prostatic carcinoma
加齢とともに増加する疾患である．

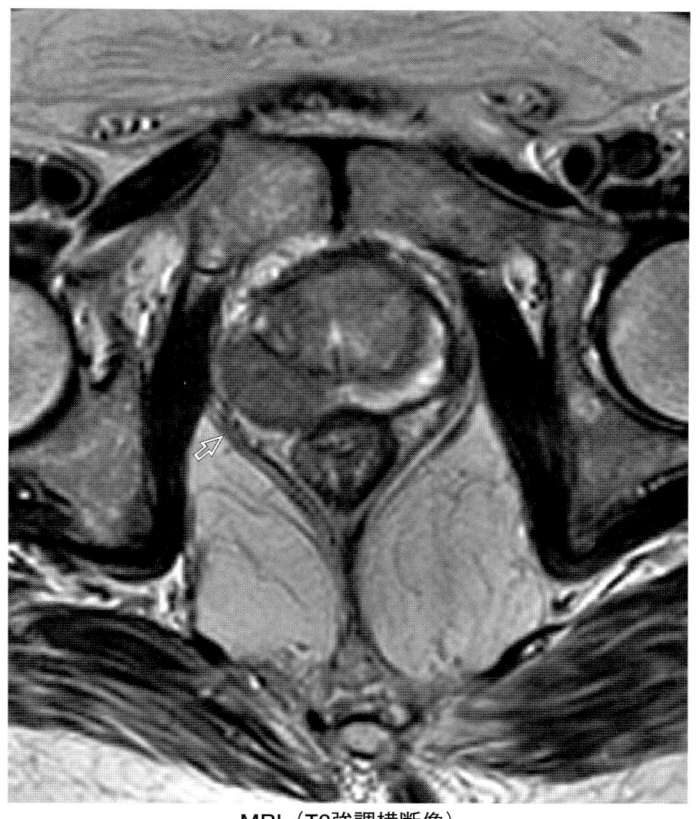

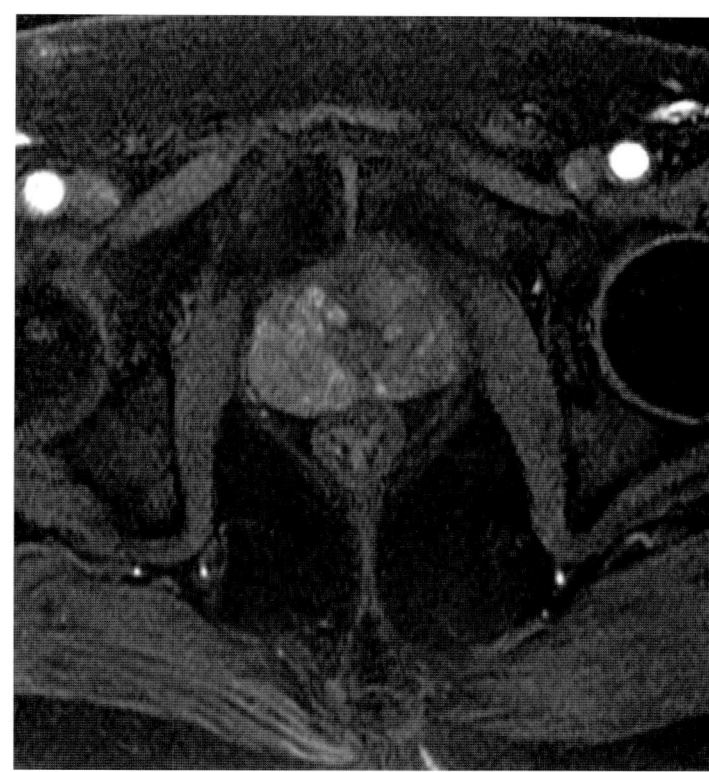

MRI（T2強調横断像）

MRI（造影早期相）

症例3 75歳，男性．2年前より残尿感と頻尿あり．尿勢も弱い．PSA値は20.4．前立腺癌．
　T2強調横断像にて，前立腺右辺縁域に低信号域が見られる（⇨）．造影早期相より造影効果が見られる．典型的な前立腺癌である．

∥ 画像検査のポイント ∥

- 矢状断像を追加することで，膀胱内への突出程度や膀胱内の様子の評価もできる．
- 移行域内に発生した小さな癌の同定は難しい．
- CTの有用性はMRIに比べ低く，上部尿路の評価や転移検索に用いられる．
- ダイナミック造影T1強調像も有用で，腫瘍に早期濃染が見られる．

∥ 画像診断のポイント ∥

- CTでは，前立腺肥大症を単に腫大としてしか描出できず，癌との鑑別はできないことが多い．
- 前立腺肥大症は，腫大した移行域により辺縁域は圧排され，MRIのT2強調像にてその境界には低信号帯の外科的被膜が見られる．
- 辺縁域に発生した癌は，T2強調像にて高信号のなかの低信号域として見られるため，比較的検出しやすい．
- T2強調像にて低信号を呈する前立腺癌と紛らわしい良性病変として，生検後の出血や慢性前立腺炎，ホルモン治療後の変化などがあり注意が必要である．

腎尿路-9 腫瘍　副腎腫瘍　adrenal tumor

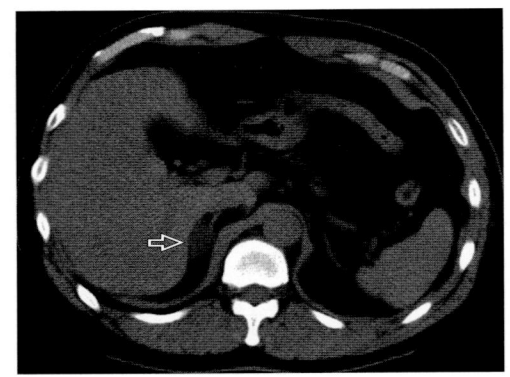

症例1　57歳，男性．尿管結石にて施行したCTにて副腎腫瘍を指摘．症状は特になし．右副腎腺腫．

単純CTにて右副腎に楕円形の低吸収腫瘤が見られる（⇨）．MRIのT2強調像では，低信号腫瘤として見られる（▷）．in phaseと比べout of phaseでの信号がより低下しており，腫瘍内部の脂肪成分の存在が示唆される．典型的な副腎腺腫である．

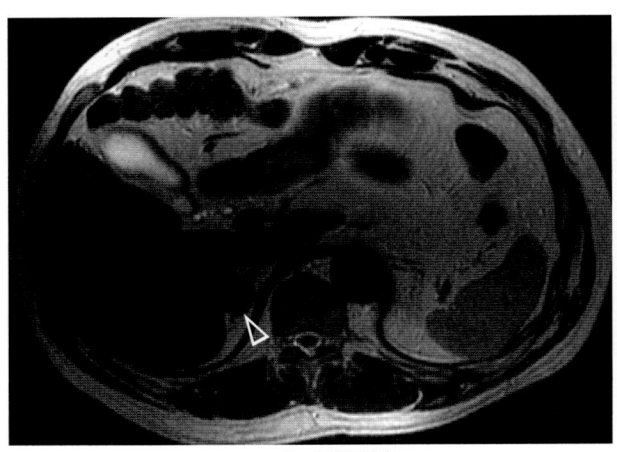

単純CT

MRI（T2強調像）

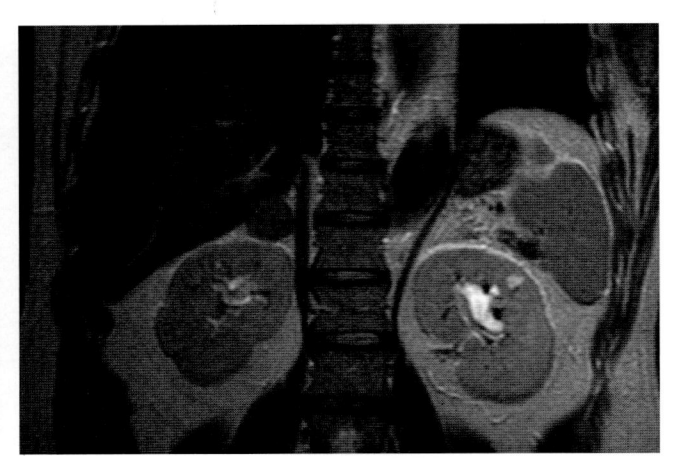

MRI（T2強調冠状断像）

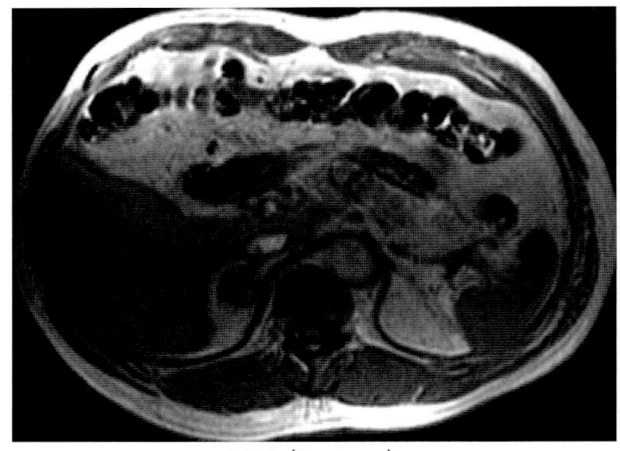

MRI（in phase）

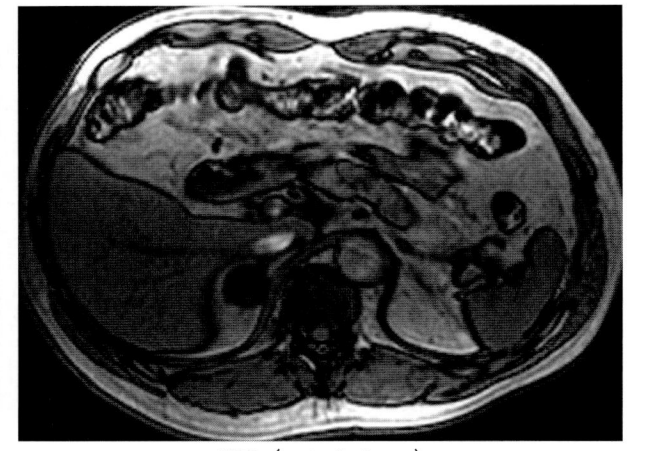

MRI（out of phase）

■ 臨床的事項 ■

- 副腎腺腫は，副腎腫瘍の中で最も頻度が高い．副腎皮質機能亢進をきたす機能性腺腫ときたさない非機能性腺腫に大別される．
- 機能性腺腫は，アルドステロン分泌過剰の原発性アルドステロン症や，ACTH分泌過剰のCushing症候群などがあり，ホルモン学的な検索が必要となる．
- 褐色細胞腫は副腎髄質腫瘍であり，褐色細胞腫の85％は副腎髄質発生である．古典的には10% diseaseと呼ばれ，副腎外や悪性，家族性，両側性，多発性が各々約10％に見られる．家族性発生は多発性内分泌腫瘍（MEN）や神経皮膚症候群などで見られる．
- 骨髄脂肪腫は，その名のとおり骨髄成分と脂肪成分からなり，副腎の非上皮性良性腫瘍の中で最も頻度が高く，通常は無症状である．

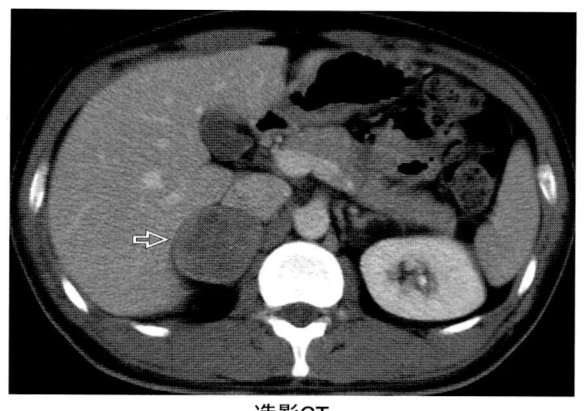

副腎腫瘍は偶発腫瘍が多い．

造影CT

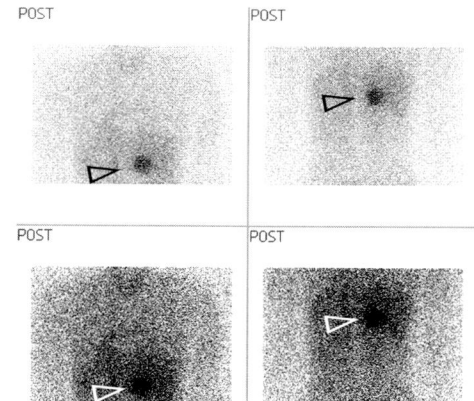

MIBGシンチグラフィ

症例2 31歳, 男性. 10年前より不整脈を自覚. 血圧145/98. 褐色細胞腫.
　右副腎に不均一な造影効果を示す腫瘍が見られる（⇨）. 副腎MIBGシンチグラフィにて, 右副腎部に一致する異常集積が見られ（▷）, 褐色細胞腫である.

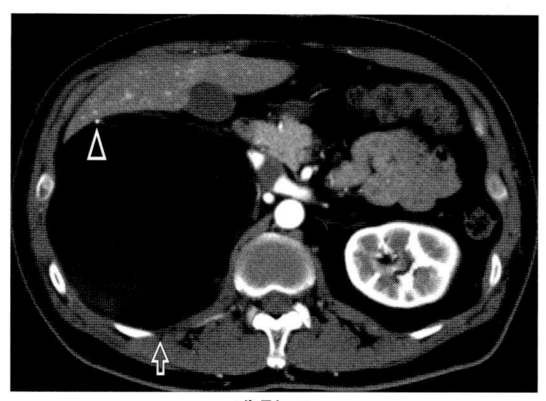

造影CT

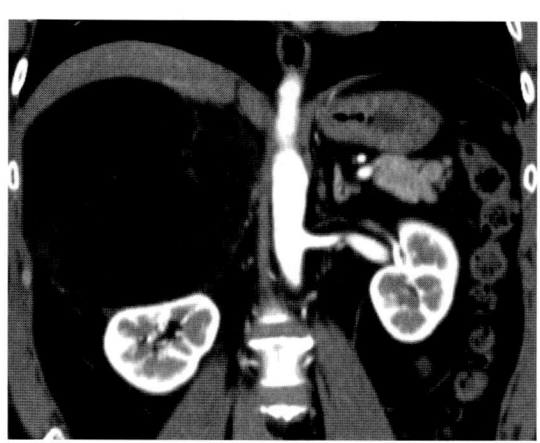

CT（MPR冠状断像）

症例3 48歳, 男性. 頻尿にて超音波検査を施行したところ, 右腹部に巨大腫瘤を指摘. 2～3年前より背中の張り感があった. 右副腎骨髄脂肪腫.
　肝右葉を腹側に圧排する巨大な低吸収腫瘍が見られる（⇨）. 冠状断像で見ると, 右腎も下方へ圧排されているのがわかる. 腫瘍内部は脂肪濃度を呈しており, 小さな石灰化を含んでいる（▷）. 骨髄脂肪腫である.

■ 画像検査のポイント ■

▶▶ 副腎腺腫の診断には単純CTでのCT値測定やMRIのchemical shift imagingが有用である ◀◀

・内分泌学的に諸症状を呈する場合は, 局在診断が重要であり, 超音波やCTで十分である.
・腺腫の中には小さな腫瘍もあり, 2～3mm厚のthin sliceでの撮影が望まれる.
・MRIのchemical shift imagingのout-of-phaseでの信号低下が少量の脂肪検出に役立つ.
・褐色細胞腫の患者へ非イオン性の造影剤投与は高血圧発作を惹起することがあり, 相対的禁忌とされている.

■ 画像診断のポイント ■

・非機能性腺腫は一般的にCTでは境界明瞭で内部均一な円型腫瘍として見られる. 単純CTでのCT値が0HU以下であれば腺腫の可能性が高い. MRIでは, T1, T2強調像ともに低信号を呈することが多い.
・褐色細胞腫は大きな腫瘍のことが多く, 血流豊富でよく染まる. 中心壊死や出血をきたしやすく, MRIのT2強調像での著明な高信号が特徴的とされる. 診断には[131]I-MIBGシンチグラフィが有用である.
・骨髄脂肪腫は, CTでは脂肪組織を反映して低吸収腫瘍として見られる. 石灰化や出血が見られることもある. MRIでは, T1, T2強調像ともに高信号を呈する. 腫瘍内の脂肪成分が少ない場合は, ほかの腫瘍との鑑別が困難なことがある.

腎尿路-10 腫瘍

精巣腫瘍 testicular tumor

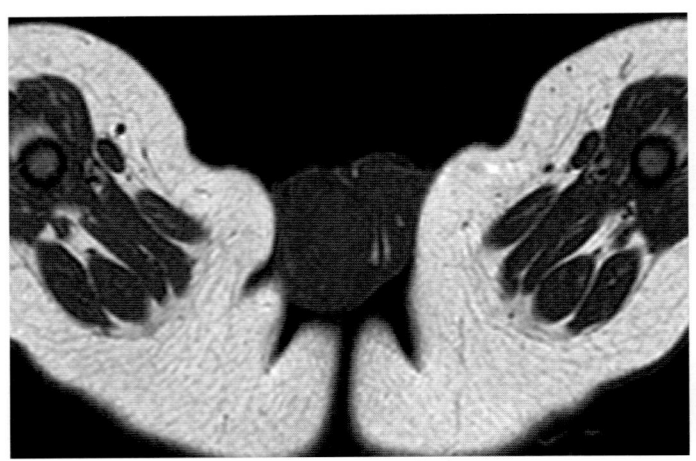

MRI（T1強調横断像）

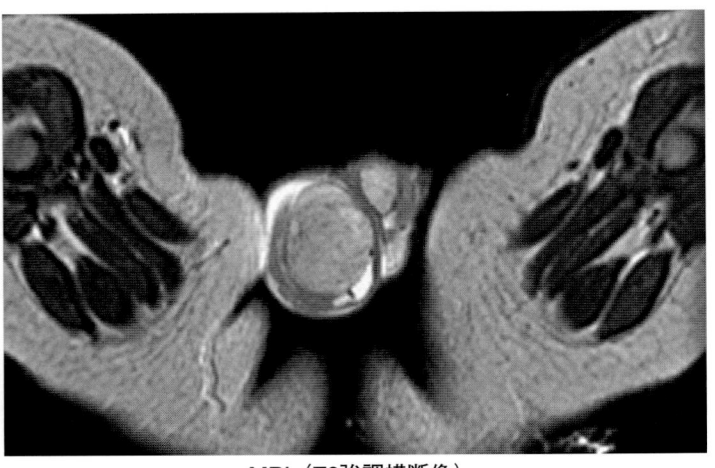

MRI（T2強調横断像）

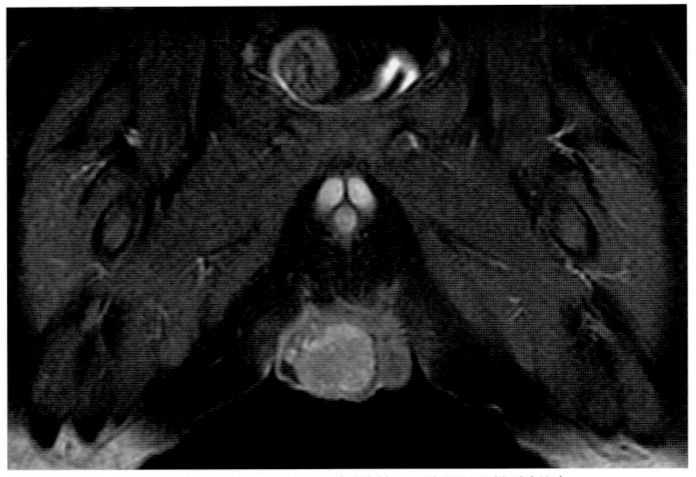

症例1 4歳，男児．右陰嚢腫張．セミノーマ．
　右精巣の腫大が見られ，T1強調像にて低信号，T2強調像にて高信号を呈する腫瘤性病変が見られる．脂肪抑制を併用した造影後T1強調像にて比較的均一な造影効果を有している．

MRI（脂肪抑制併用造影後T1強調冠状断像）

■ 臨床的事項 ■

- 精巣腫瘍には特徴的な三峰性があり，0～4歳と45～59歳の小ピークに挟まれ，25～34歳に大ピークが見られる．
- 無痛性陰嚢腫大を主訴とすることが多い．
- 精巣腫瘍の95％以上は悪性で，セミノーマ（精上皮腫）が約40％と最多である．
- 治療法が異なるため，セミノーマ以外の胚細胞腫瘍を非セミノーマとして一括しているが，2つ以上の組織型の混在も多い．
- HCGやAFPなどの腫瘍マーカーが高値を示す腫瘍もある．
- 精巣腫瘍の治療の第一選択は，高位精巣摘除術である．
- 停留精巣は悪性腫瘍発生率が高い．

精巣腫瘍の95%以上は悪性であり，青年期男性では最も多い悪性腫瘍である．

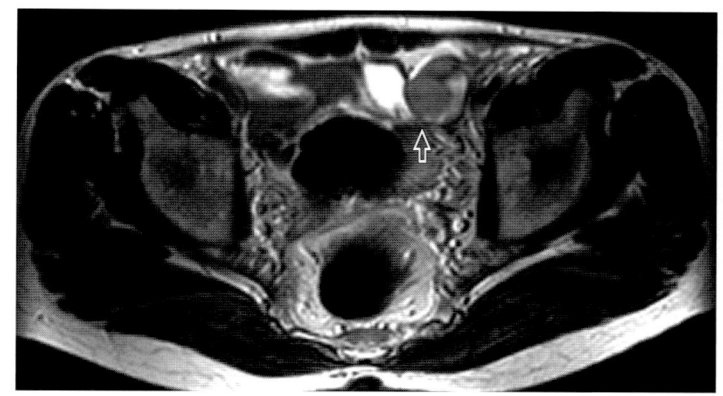

MRI（T2強調横断像）

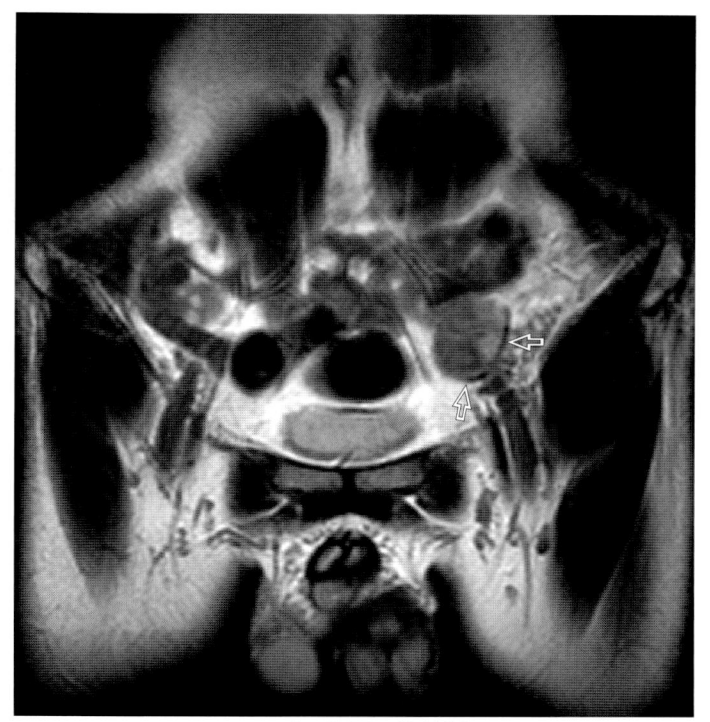

MRI（T2強調冠状断像）

症例2 40歳，男性．左鼠径部膨隆．小児期より停留精巣を指摘されている．セミノーマ．
　左骨盤腔内腹側に，T2強調像にて低信号と高信号が混在する腫瘤性病変が見られる（⇨）．陰嚢内に正常精巣が見られず，停留精巣に合併した精巣腫瘍である．

■ 画像検査のポイント ■

▷▶ 超音波検査にて存在診断は可能だが，内部評価には造影MRIが有用 ◀◁
・精巣腫瘍内の石灰化の有無評価や転移検索には造影CTが有用である．

■ 画像診断のポイント ■

・CTでのリンパ節評価が重要である．
・リンパ節転移は精巣静脈に沿うため，右精巣腫瘍の場合は右腎門部付近の右傍大動脈リンパ節に，左精巣腫瘍の場合は左腎静脈周囲〜左傍大動脈リンパ節に転移しやすい．
・青年期男性の腎門部周囲に腫瘤影が見られたら，精巣腫瘍のリンパ節転移の可能性も考慮する．
・精巣腫瘍では精巣を摘出するので，MRIでの性状評価や周囲への浸潤評価などはそれほど重要ではない．

腎尿路-11
腫瘍

リンパ節疾患 lymphatic disease

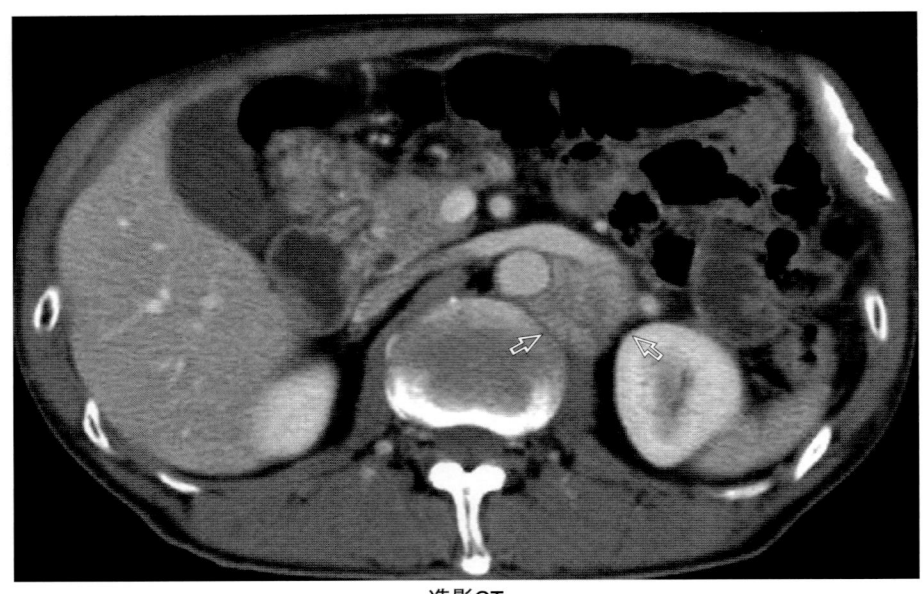

症例1 71歳，男性．胃癌術前．傍大動脈リンパ節転移．

左腎静脈レベルで，腹部大動脈左側に造影効果を有する腫瘤性病変が見られる（⇨）．リンパ節転移である．

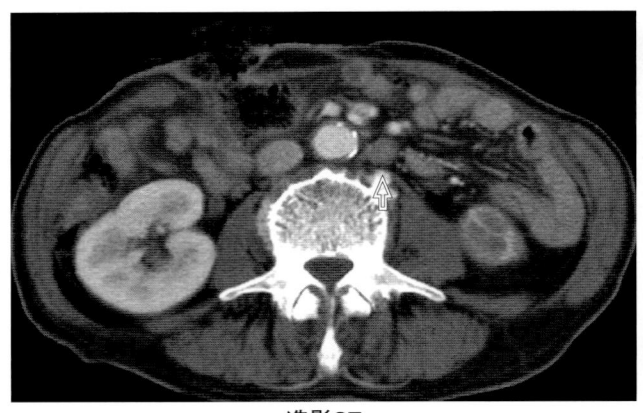

造影CT

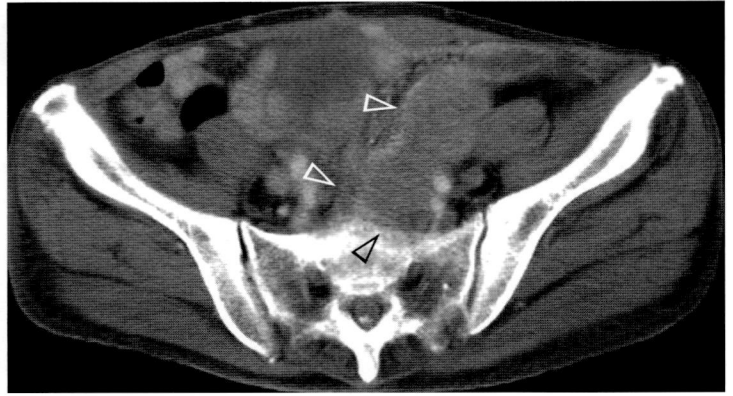

造影CT

造影CT

症例2 68歳，男性．直腸癌術後．

左傍大動脈には円型の低吸収腫瘤が見られ，リンパ節転移である（⇨）．右前腹壁には人工肛門が見られる．骨盤内では再発腫瘍と転移リンパ節が一塊となっている（▷）．

∥ 臨床的事項 ∥

- 後腹膜のリンパ節は傍大動脈リンパ節と呼ばれ，大動脈と下大静脈の周囲に分布している．
- 傍大動脈リンパ節はさまざまな疾患で腫大するが，悪性リンパ腫とリンパ節転移が代表的である．
- 傍大動脈領域は悪性リンパ腫の好発部位のひとつである．多くは非ホジキン型である．脾や肝，腎，肺など多臓器にわたる節外浸潤をきたす．
- 傍大動脈リンパ節転移は，消化器系や泌尿・生殖器系などの悪性腫瘍による転移が多い．リンパ節転移はリンパ流に沿って起きるので，リンパ流の理解が効率的な読影の助けになる．

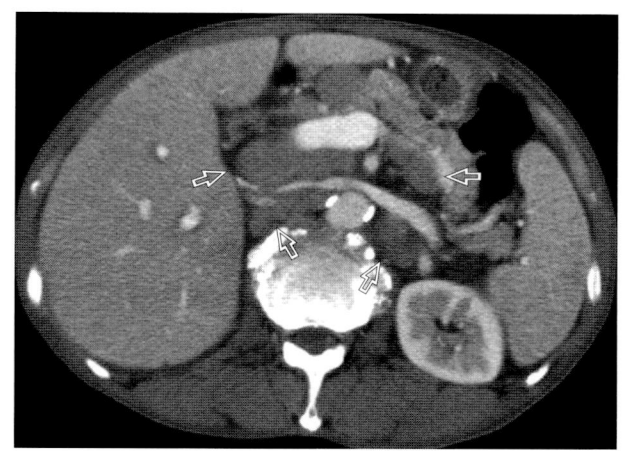

悪性リンパ腫とリンパ節転移が特に大切．

造影CT

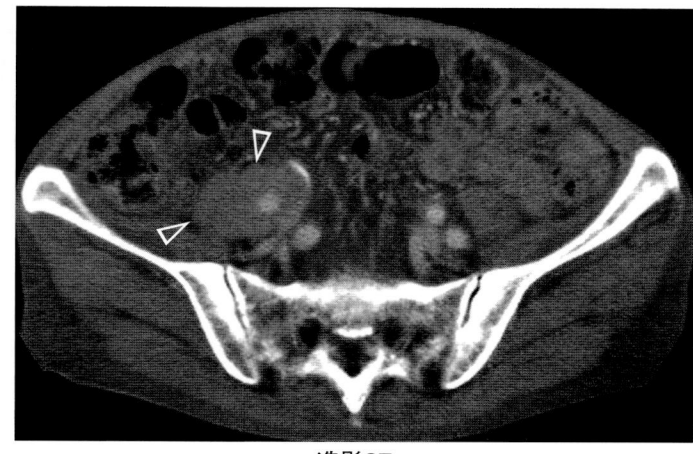

造影CT

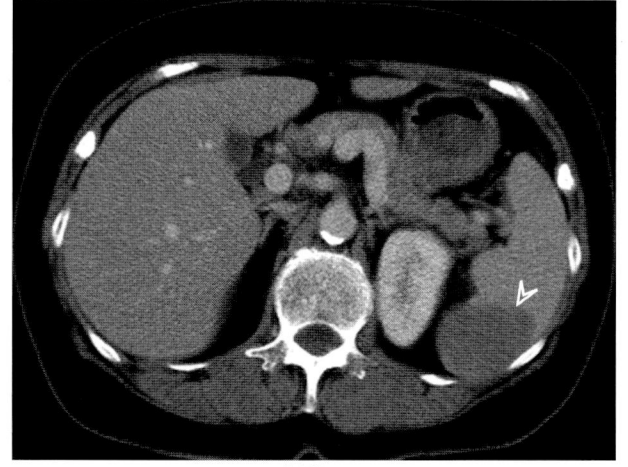

造影CT

症例3 76歳，男性．3か月位前から下肢浮腫出現．悪性リンパ腫．

傍大動脈および腹腔内に軟部腫瘤が多発している（⇨）．いずれも造影効果は均一である．右外腸骨動脈を取り囲むように同様の軟部腫瘤が見られる（▷）．外腸骨動脈には狭窄は見られない．柔らかい腫瘍である悪性リンパ腫に特徴的な像である．脾にも低吸収腫瘤が見られ（≻），脾浸潤である．

▌ 画像検査のポイント ▌

▷ リンパ節の評価には造影CTが有用である ◁

・CTでの傍大動脈リンパ節腫大の正診率は高い．
・若年男性の腎門部に腫大リンパ節を見たら，精巣腫瘍のリンパ節転移の可能性を考慮し，CTの撮影範囲を広くする．

▌ 画像診断のポイント ▌

・悪性リンパ腫は柔らかい腫瘍のため，かなり広範な病変でも血管閉塞はきたさない．造影CTでは内部濃度は均一なことが多い．大動脈背側のリンパ節腫大を伴っている場合には，リンパ節によって取り囲まれた腹部大動脈が椎体から浮かんでいるように見える．これをfloating aorta signと呼び，悪性リンパ腫に見られることが多い．
・悪性腫瘍のリンパ節転移では，内部は不均一になりやすい．原発巣の内部性状に似ることが多く，例えば壊死傾向の強い癌の場合は，リンパ節転移も内部に壊死を伴うことが多い．
・反応性のリンパ節腫大との区別は難しいが，短径10mm以上を転移と診断する．

Let's Try! 1

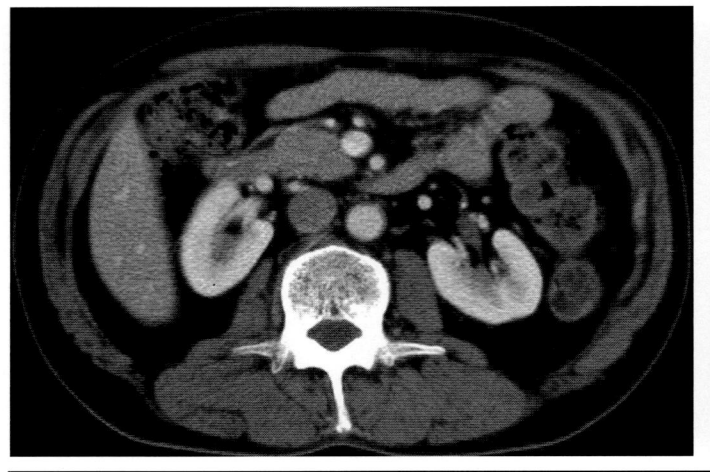

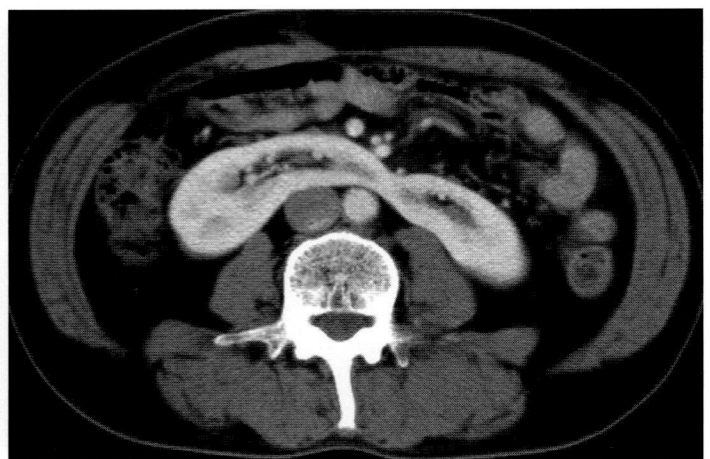

64歳，男性．大腸癌術前にて転移検索目的にて撮影．造影CTを示す．

Question　CT所見のうち正しいのはどれか？（正解は1個とは限らない，解答は次頁）

1. 水腎症が見られる．
2. 腎は上極で癒合している．
3. 尿路感染症をきたしやすい．
4. 尿管は1本である．
5. 腎長軸線が腎より尾側で交叉する．

画像所見

左右の腎実質が下極で癒合している．典型的な馬蹄腎である．水腎症はない．両腎の上極は左右対称である．

解説

左右の腎実質の一部が対側や中央部で癒合したものを癒合腎という．馬蹄腎は，癒合腎の中で最も頻度が高く，下極のみが癒合している．正常腎は，両側の腎の長軸線が頭側で交差する"ハの字"型をしているが，馬蹄腎はこの長軸線が腎の尾側で交差している．その解剖学的特徴から尿路感染症をきたしやすい．交叉性異所性腎は，一側の腎が対側へ変位して癒合している．水腎症や結石，腎盂腎炎などの合併症から発見されることが多い．

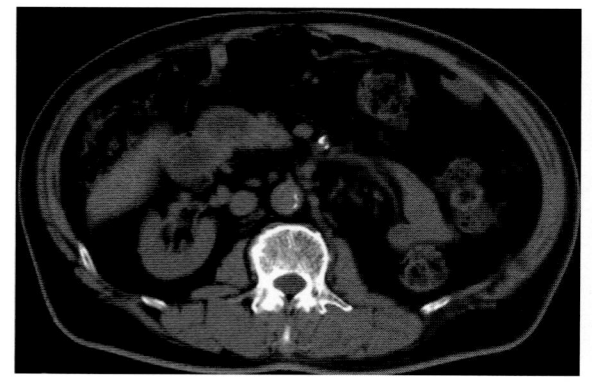

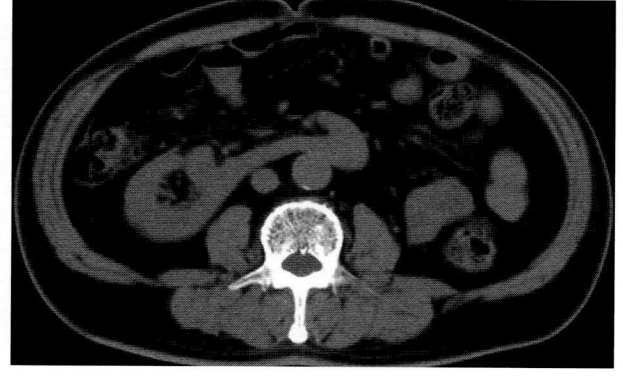

参考症例　右腎の位置は正常であるが，左腎が対側に変位し右腎下極と癒合している．交叉性異所性腎である．

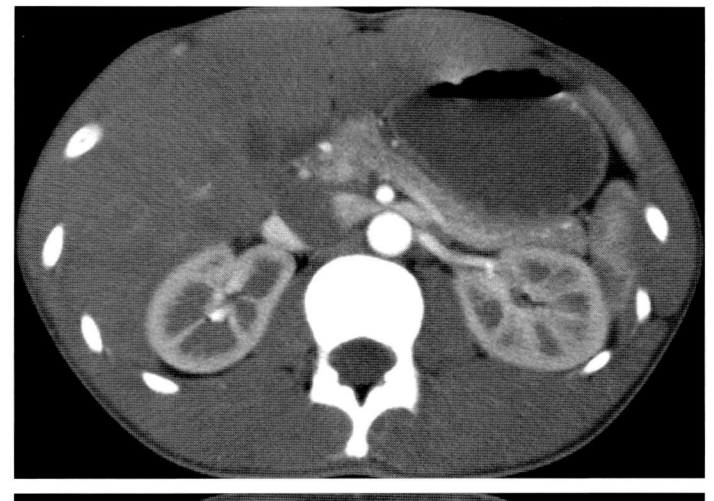

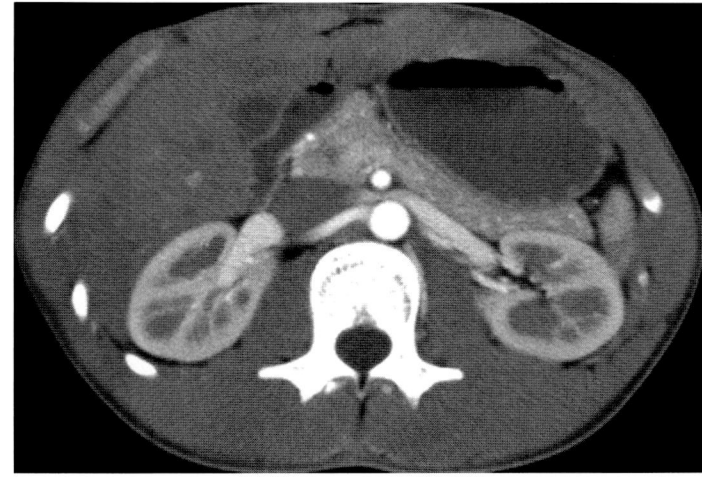

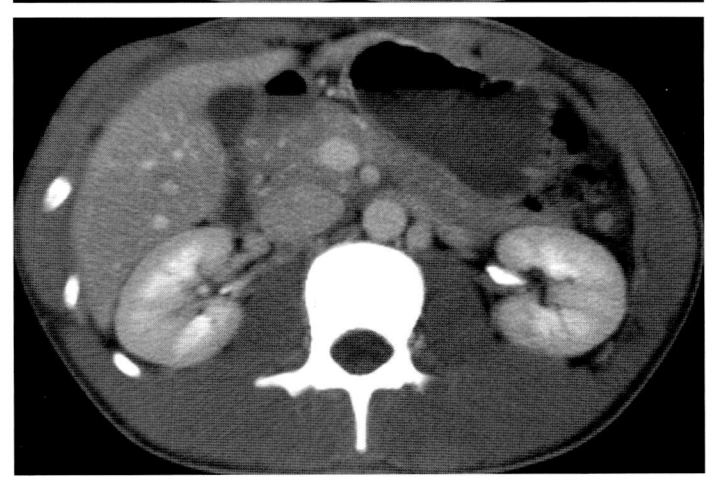

> 20歳，男性．健診にて尿潜血を指摘．自覚症状はなし．
> 尿細胞診class II．造影CTを示す．

Question CT所見のうち正しいのはどれか？（正解は1個とは限らない，解答は次頁）

1. 水腎症が見られる．
2. 傍大動脈にリンパ節腫大が見られる．
3. 血尿の原因になりうる．
4. 腹部大動脈と上腸間膜動脈の間に左腎静脈が挟まれている．
5. 上腸間膜動脈症候群の機序と類似する．

画像所見

腹部大動脈と上腸間膜動脈の間を走行する左腎静脈は，両者により挟まれ狭小化している．その結果，左腎静脈は拡張している．腹部大動脈左側には，側副路である拡張した後腹膜の静脈が見られる．ナットクラッカー症候群である．

解説

腹部大動脈と上腸管膜静脈の間を走行する左腎静脈が，両者の間で挟まれ腎静脈圧の上昇を引き起こす病態である．腎性血尿の鑑別疾患として重要で，造影CTのMPR法の矢状断像が左腎静脈と大動脈，上腸間膜動脈の関係の把握に役立つ．

前頁の解答　3，5

Let's Try! 3

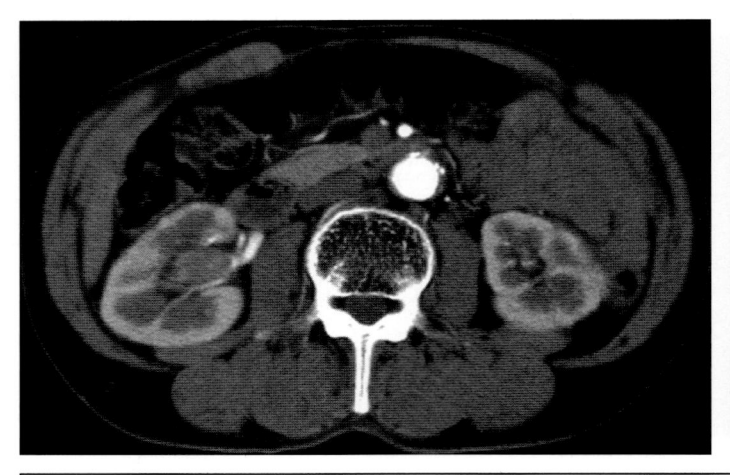

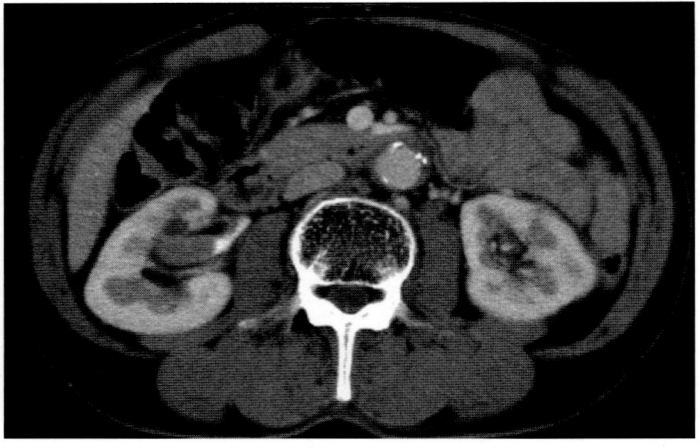

73歳,男性.肉眼的血尿.尿細胞診はclassⅢ.ダイナミックCT(動脈相および静脈相)を示す.

Question　CT所見のうち正しいのはどれか?(正解は1個とは限らない,解答は次頁)

1. 右腎結石が見られる.
2. 右腎盂内に腫瘍が疑われる.
3. 右腎盂腎炎が疑われる.
4. 右腎梗塞が疑われる.
5. 右腎癌が疑われる.

画像所見

右腎盂の拡張が見られ,内部には低吸収域がある.腎盂に発生した腫瘍性病変を疑う.動脈相にて淡い染まりが見られるが,hypervascularな腫瘍ではない.腎盂癌を疑う.

解説

腎盂由来の悪性腫瘍は尿路腫瘍の約5%である.腎盂癌の大部分は移行上皮癌である.CTでは腎盂外に浸潤した進行腎盂癌と腎癌の鑑別が困難な場合があるが,腎盂癌は腎実質の辺縁を越えることはない.腎盂内の凝血塊との鑑別は弱いながらも造影効果が見られることである.

前頁の解答　3,4,5

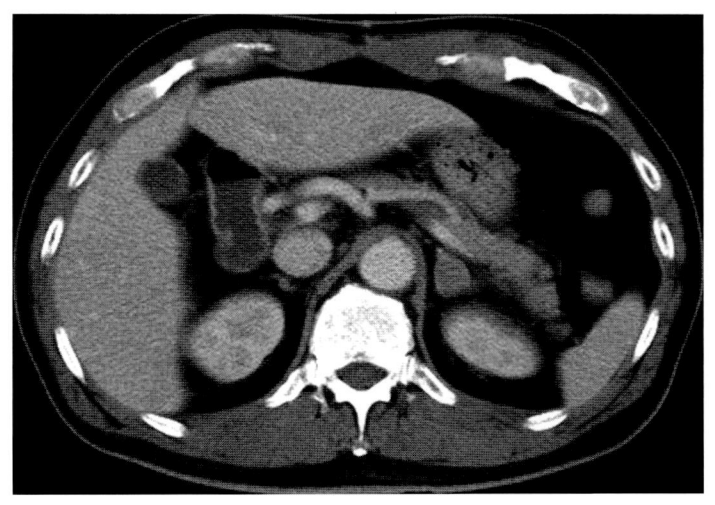

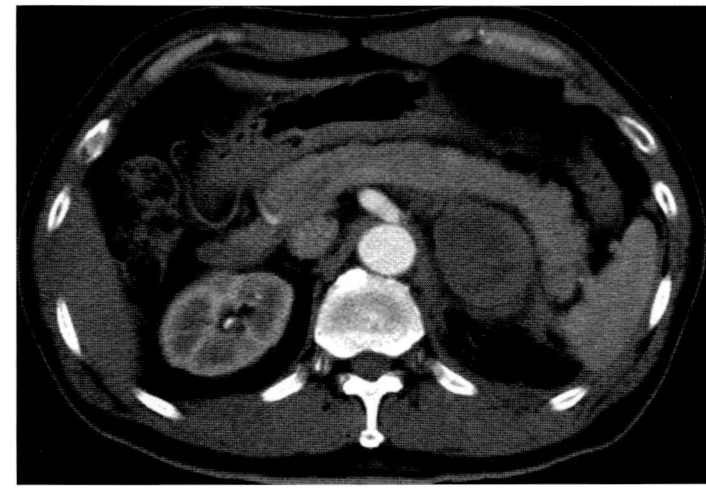

61歳，男性．肺癌にて放射線治療中．左側胸部から側腹部にかけて引きつれるような痛みが出現．叩打痛なし．尿所見も正常．腹部造影CTを示す（左側は1か月前のCT）．

Question　CT所見のうち正しいのはどれか？（正解は1個とは限らない，解答は次頁）

1. 左腎腫瘍の増大が疑われる．
2. 左副腎腫瘍の増大が疑われる．
3. 肺癌の転移を疑う．
4. 腎盂腎炎が疑われる．
5. 腫瘍の破裂が疑われる．

画像所見

1か月前のCTにて左副腎に腫瘍が見られる．1か月後のCTでは腫瘍は著明に増大し，腫瘍周囲に不整な低吸収域が拡がっている．腫瘍の短期間での増大と周囲の低吸収域から腫瘍破裂と考えられ，原疾患より副腎転移が疑われる．

解説

副腎は転移が起こりやすい臓器であり，時に肺癌（40％），乳癌（20％）での頻度が高い．ほかの副腎腫瘍との鑑別は困難な場合が多いが，両側性の腫瘍の場合，転移の可能性は高い．腫瘍内に脂肪成分の含有が証明されれば腺腫との鑑別が可能である．最も確実な診断は経皮的生検であるが，生検前に褐色細胞腫（生検は禁忌）や血管などの正常構造でないか確認しておく．

前頁の解答　2

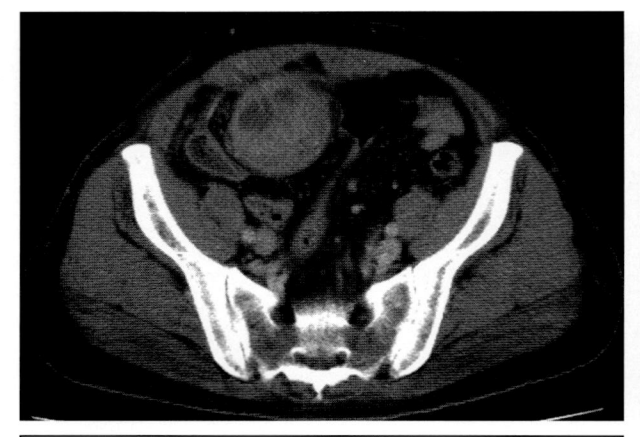

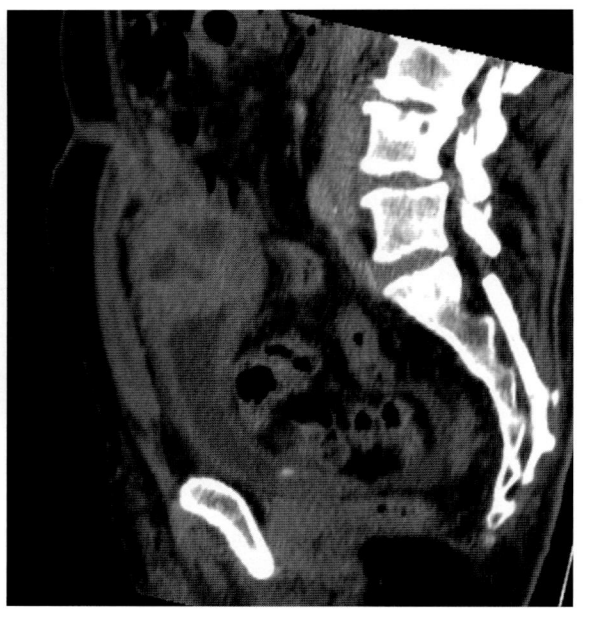

Let's Try! 5

62歳，男性．2週間前より右下腹部痛あり．排便や排ガスには問題なし．右下腹部に虫垂炎の手術痕あり．造影CTを示す．

Question CT所見のうち正しいのはどれか？（正解は1個とは限らない，解答は次頁）

1. 診断には大腸内視鏡が有用である．
2. 回盲部癌を第一に疑う．
3. 膀胱癌と鑑別が困難な場合がある．
4. 停留精巣の腫瘍化に典型的である．
5. 膀胱の変形を伴うことが多い．

画像所見

横断像にて，腹直筋に接して不均一に造影される腫瘤性病変が見られる．矢状断像では，臍部から連続性が見られる．尾側部分は水様の低吸収域で，変形した膀胱であることがわかる．臍と膀胱との連続性が見られ，尿膜管腫瘍である．

解説

尿膜管は臍と膀胱頂部を連絡する遺残管腔である．尿膜管は正常でも膀胱壁内から数cmに渡り存在している．尿膜管の上端は盲端となり，それより頭側は正中臍索と呼ばれる索状物となり臍と連絡している．尿膜管が膀胱側から臍部まで全長にわたり開存している場合は尿膜管瘻，膀胱側の内腔が拡張した場合は尿膜管憩室，臍側の内腔が拡張した場合は尿膜管洞，尿膜管の中央部が嚢状に拡張した場合は尿膜管嚢胞という．尿膜管癌の大部分は腺癌で，尿膜管膀胱移行部から発生する．血尿や下腹部腫瘤などを主訴に発見される．診断にはCT，MRIとも矢状断像が有用で，膀胱と連続性が見られる．

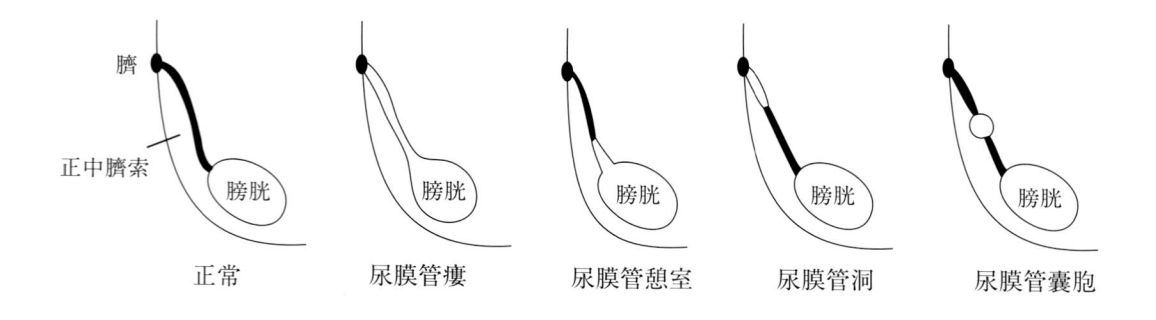

前頁の解答　2，3，5

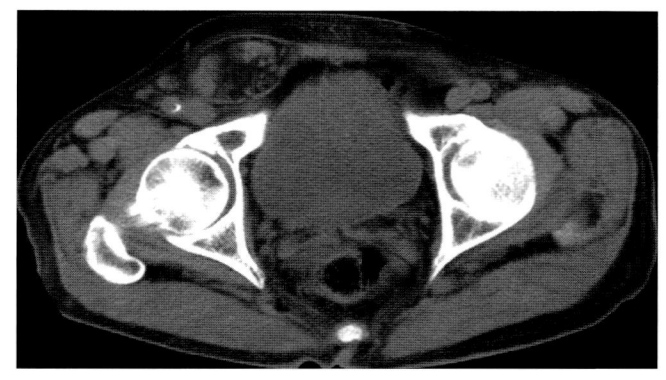

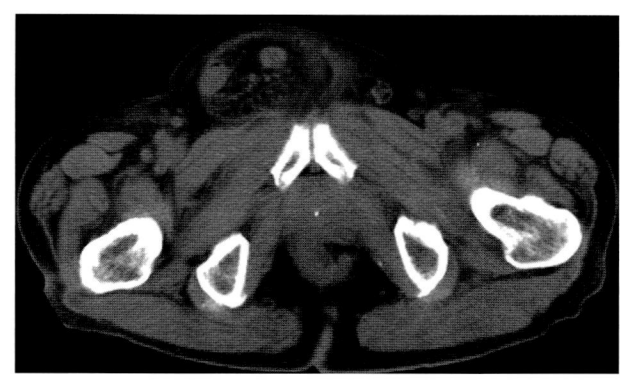

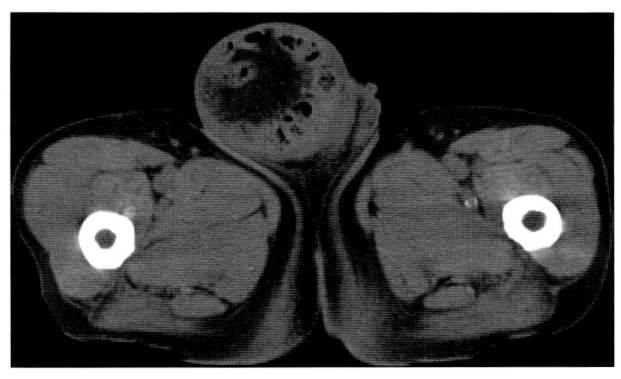

72歳，男性．右鼠径部膨隆あり．以前より，右鼠径部にときどき膨隆あり．腹痛はない．単純CTを示す．

Question CT所見のうち正しいのはどれか？（正解は1個とは限らない，解答は次頁）

1. 右鼠径部に腸管が見られる．
2. 右精巣腫瘍が見られる．
3. 確定診断のために生検を行う．
4. イレウスをきたすこともある．
5. 血尿が見られる．

画像所見

右鼠径部から大腿内側にかけて膨隆が見られる．下腹部前壁から大腿内側の皮下脂肪織内にヘルニア嚢を認め，内部に腸管を含んでいる．鼠径ヘルニアである．

解説

鼠径ヘルニアは，内鼠径ヘルニアと外鼠径ヘルニアの2型がある．ヘルニア門が下腹壁動静脈の内側か外側かで分けられている．内鼠径ヘルニアは高齢男性に多く，小児には少ない．外鼠径ヘルニアは先天性要因が多く，小児に多い．ヘルニア内容は，小腸や大腸のほか，大網や膀胱も見られる．脱出腸管が嵌頓し腸管壊死をきたすこともある．腹腔内に生理的に存在する，あるいは先天的異常によって腹膜や腸間膜の開口部に腸管が入り込む内ヘルニアとはまったく別である．

前頁の解答 3, 5

■■ 豆知識 ■■
―CT造影剤の副作用および禁忌について―

造影CT検査では非イオン性ヨード造影剤を静脈より注入し撮影する．日常診療では造影CTが頻繁に行われているが，約3％に副作用が見られ，まれではあるが死亡例も報告されている．以下に，非イオン性ヨード造影剤の副作用につき概説する．

造影剤の副作用は，嘔気や発疹などの比較的軽微なものから，腎不全やショックなどの重篤なものまで多岐に及ぶ．ほかの副作用として，悪心やくしゃみ，血管痛，動悸，顔面浮腫，呼吸困難などがあるが，上位5症状は，悪心，熱感，蕁麻疹，かゆみ，嘔吐である．まず大切なことは，副作用に対して速やかな対処ができる環境を整えることである．特に，ショックなどの重篤な副作用が出現した場合は，複数のスタッフによる迅速な対処が必要なので，院内に救急，麻酔科など，全身管理に精通したスタッフとのホットラインをつくっておくべきである．

ヨード造影剤の禁忌は，①ヨード，またはヨード造影剤の過敏症の既往，②重篤な甲状腺疾患，である．原則禁忌は，①一般状態の極度に悪い患者，②気管支喘息，③重篤な心疾患，④重篤な肝障害，⑤重篤な腎障害，⑥急性膵炎，⑦マクログロブリン血症，⑧多発性骨髄腫，⑨テタニー，⑩褐色細胞腫（疑いを含む），である．

また，慎重に投与すべきは，①アレルギー体質，②脱水症状，③高血圧，④糖尿病，⑤動脈硬化，⑥甲状腺疾患，⑦高齢者，⑧幼・小児，とある．しかし，上記に該当する例でも，日常診療において造影剤を使用せざるを得ないことも多いだろう．そういった点からは，造影剤の使用は最終的に主治医の判断に委ねられることになるが，造影剤について十分な知識を備えておくことが大前提となる．

副作用の約半数は造影剤注入中に出現し，約20％は注入後5分以内に起こる．多くは，患者がCT検査室にいる間に出現する即時型副作用であるが，検査室を離れてから出現する遅発性副作用の存在も忘れてはならない．遅発性副作用の出現時間は，造影剤注入後3時間以内が最も多く，続く3～6時間後を併せると約6割である．中には，数日してから症状を訴えることもある．症状としては，頭痛や嘔吐，全身倦怠感などの不定愁訴が多く，治療を必要としないことも多いが，まれに遅発性ショックという重篤な副作用が現れることもあるので，造影剤投与後も患者の状態観察は必要である．

前頁の解答　1，4

Ⅶ. 骨軟部

1　大腿骨頭壊死
2　関節リウマチ
3　骨腫瘍
4　脊髄腫瘍
5　後縦靱帯骨化症・黄色靱帯骨化症
6　椎間板ヘルニア
7　化膿性脊椎炎

序論
各種画像検査の役割と使い分け

整形外科領域の診療では理学的所見と画像検査所見により診断されることが多く，毎日非常に多くの骨関節画像が撮影されている．骨や関節の状態を客観的に把握できる単純X線写真は非常に重要な診断モダリティである．骨関節の単純X線診断の歴史は長く，先人たちにより多くの画像所見が解析されてきた．CTやMRIが発達した現在でも単純X線診断は決して色褪せることはなく，その重要性を軽視することはできない．

MRIは脊椎疾患やさまざまな関節疾患の質的診断を行うために強力な武器であり，機器，撮像方法，コイルなどの日進月歩の進歩によりMRI診断の発展は著しい．

CTは他のモダリティで描出できないような微細石灰化に有用であるが，マルチスライスCTが開発されてからは骨関節領域でも簡便に綺麗な再構成画像が得られるようになり臨床的有用性が増している．骨シンチは全身骨を一度に観察できる利点がある．

これらの多様な画像モダリティの利点や欠点を十分に理解していないと，余計な検査を行ってしまう危険性があり，このことは診断の遅れや適切な治療を早期に行えなくなる可能性も意味する．各患者，各病態において最も早く適切に診断することができる検査を選択できるよう研鑽しなくてはならない．以下に各診断モダリティの特徴を示す．

■単純X線写真

単純X線検査は骨関節病変の画像診断において最も簡便で重要なモダリティである．変性，骨折，骨破壊像，石灰化のパターン，骨膜反応などの描出に優れ，質的診断には欠かせない検査である．軟部病変では病変の石灰化や脂肪の評価が可能である．

■CT

CT検査は，骨折，石灰化，骨化，骨硬化，骨融解，病変の内部性状，病変の進展範囲の把握に優れる．以前

は横断面での評価が主であったが，最近ではthin sliceデータから多断面の画像再構成が行え，さらに三次元画像を作成することもできるようになり，病変を立体的に把握することが容易になった．

軟部組織の評価は，CTでは軟部組織コントラスト分解能が低いため困難である．

■MRI

骨関節軟部領域は，内臓臓器と異なり動きのアーチファクトがないのでMRIに適している領域である．MRIは組織コントラスト分解能，空間分解能ともに高い画像が得られ，さまざまな撮像法による任意の方向の描出が可能で，病変の描出，進展範囲，質的診断，治療効果判定に役立つ．

単純X線写真やCTで描出できなかった軟部組織，骨髄，靱帯，腱，半月板，椎間板，関節内の状態が容易に把握できる．その反面，骨化，石灰化，骨皮質の評価は困難なこともあり，CTや単純X線写真を参考にする必要がある．

腫瘍や炎症などの病変進展範囲の評価にはMRIは最適であり，病変と脈管，神経の関係や筋肉や筋膜への進展の状態，周囲浮腫など病変周囲の変化も知ることができる．関節領域においても優れた検査法で，微細な構造まで詳細に描出することができるようになった．

■シンチグラフィ

骨軟部領域では骨シンチグラフィと腫瘍・炎症シンチグラフィが主に行われる．

骨シンチグラフィの第一の適応は骨転移の検索である．そのほかにも原発性骨腫瘍，不全骨折，代謝性骨疾患，骨髄炎，骨壊死の診断に役立つ．これら疾患の拡がり，治療効果判定，経過観察が行える．

腫瘍シンチグラフィは^{67}Ga-citrateや^{201}TlClが主に施行される．

炎症シンチグラフィは主に^{67}Ga-citrateが施行され，急性炎症や膿瘍などに強く集積する．

骨軟部-1 壊死性疾患
大腿骨頭壊死 osteonecrosis of the femoral head

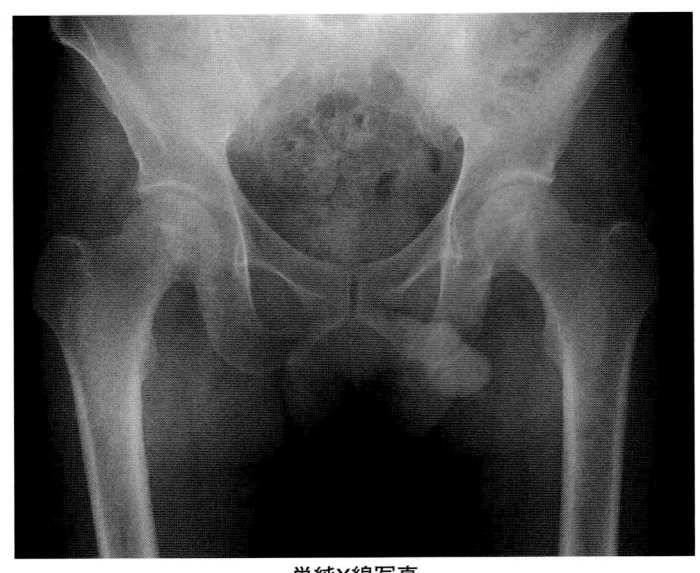

症例1 25歳，男性．膜性増殖性糸球体腎炎にてステロイド治療中．股関節痛あり．

単純X線写真では関節裂隙の狭小化や骨頭の圧潰の所見はない．

MRIでは帯状の低信号が認められ（⇨），典型的な骨頭壊死である．脂肪抑制像では帯状低信号周囲に高信号が認められる（▷）．

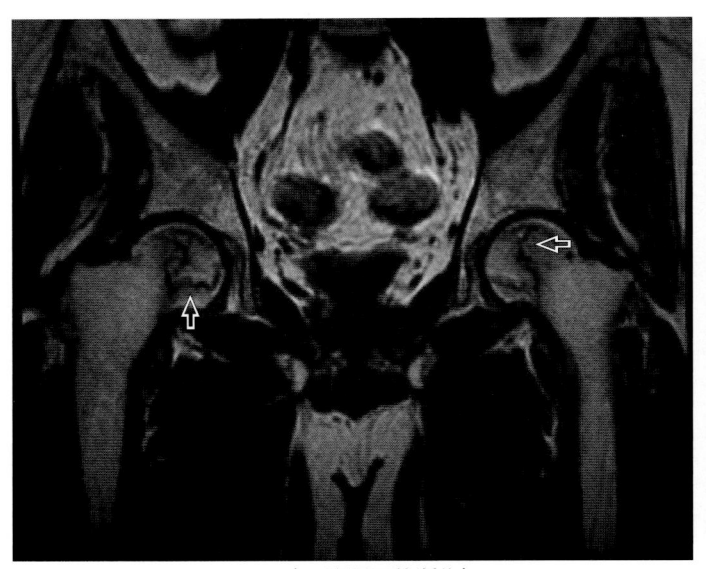

単純X線写真

MRI（T1強調冠状断像）

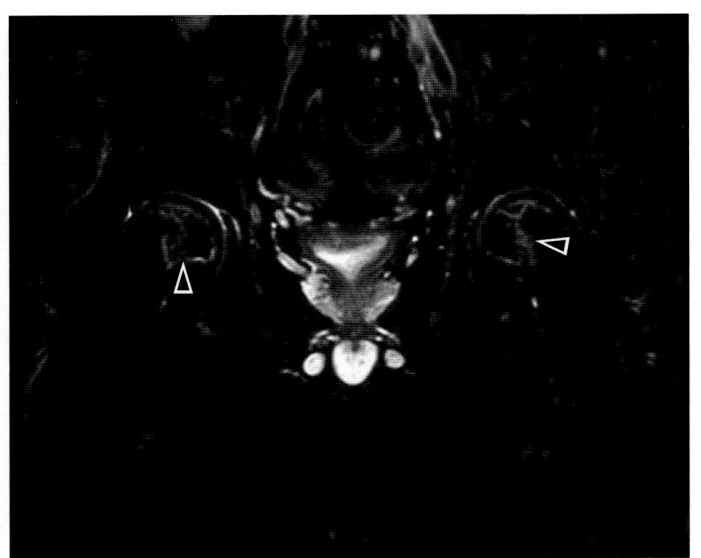

MRI（脂肪抑制T2強調冠状断像）

■ 臨床的事項 ■

- 原因のはっきりしている症候性と原因がわからない特発性とに分けられる．
- 症候性には外傷性，塞栓性，放射線照射術後，医原性などがある．
- 特発性はステロイド性，アルコール性，不明なものに分類される．
- stageⅠからstageⅣまでの病期分類と，type A，B，Cの病型分類がある．特に病型分類による壊死範囲の決定は治療，予後の予測に重要である．
- 病変部に荷重が加わることで圧潰をきたす．

大腿骨頭壊死の病期分類（単純X線写真）

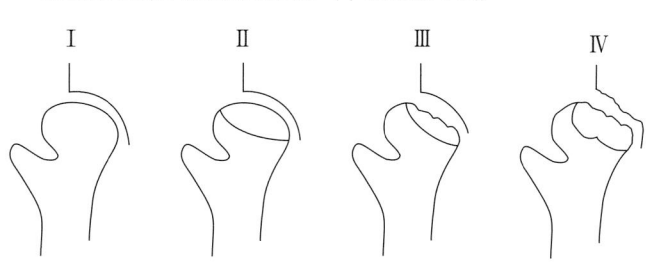

Ⅰ　Ⅱ　Ⅲ　Ⅳ

Ⅰ：明らかな異常はない．
Ⅱ：骨頭に帯状硬化像あり．骨頭の圧潰はない．
Ⅲ：骨頭に圧潰があるが，関節症変化はない．
Ⅳ：骨頭の圧潰が著明で，二次関節症となる．

症候性と特発性に分けられる．MRIでの骨頭の帯状信号が特徴的である．

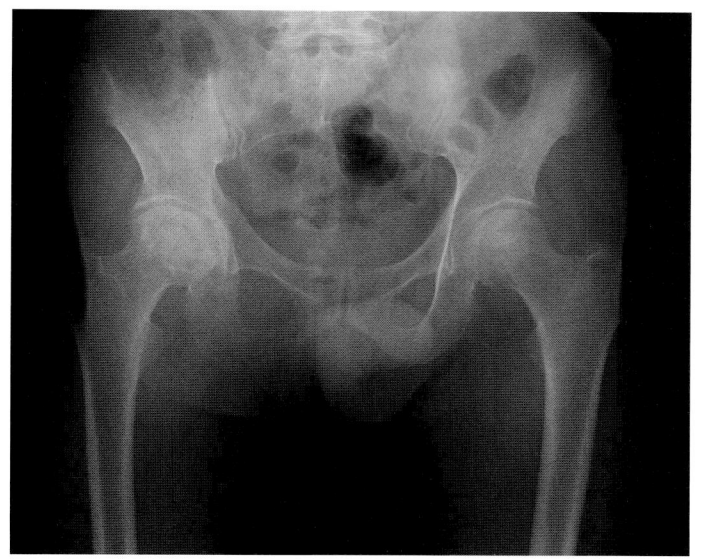

症例2 37歳，男性．股関節痛，歩行障害あり．大腿骨頭壊死．
単純X線写真では骨頭は圧潰しているが，関節裂隙の狭小化はない．
MRIにて骨頭には帯状の低信号が認められる（⇨）．

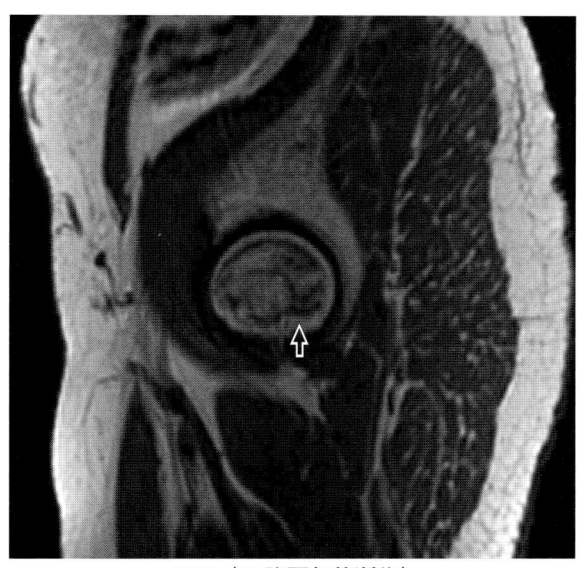

単純X線写真

MRI（T1強調矢状断像）

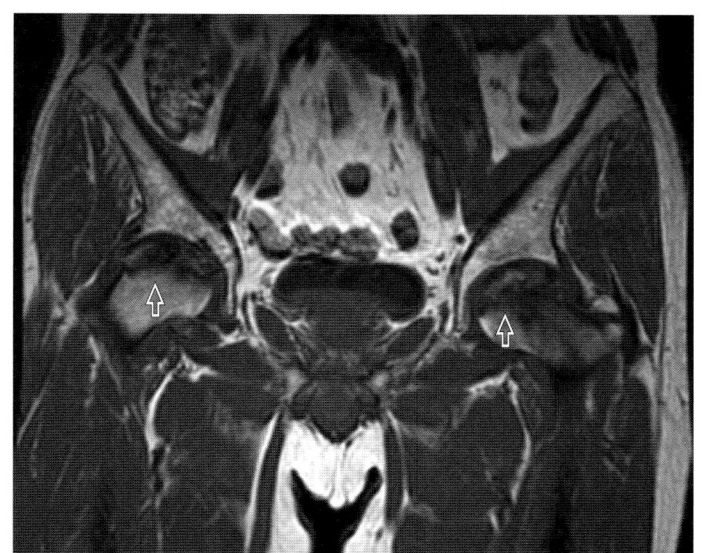

MRI（T1強調冠状断像）

∎ 画像検査のポイント ∎

- ほとんどの症例は単純X線写真で診断可能だが，早期はMRIが診断に役立ち，壊死の診断や範囲の判定も行える．
- 骨シンチグラフィも壊死の早期診断に役立つ．

∎ 画像診断のポイント ∎

- MRIのT1強調像では，壊死に陥った部位と正常部位との境目に帯状低信号が見られる．band patternと呼ばれ，骨頭壊死に特異的なサインである．また，T2強調像では高信号が伴走するため，double line signと称される．時間が経過するにつれ，壊死部は低信号化する．
- 骨シンチグラフィでは，壊死部の集積が低く，周辺部が高くなることより"cold in hot"と呼ばれる．

VII. 骨軟部

骨軟部-2 代謝変性 — 関節リウマチ rheumatoid arthritis

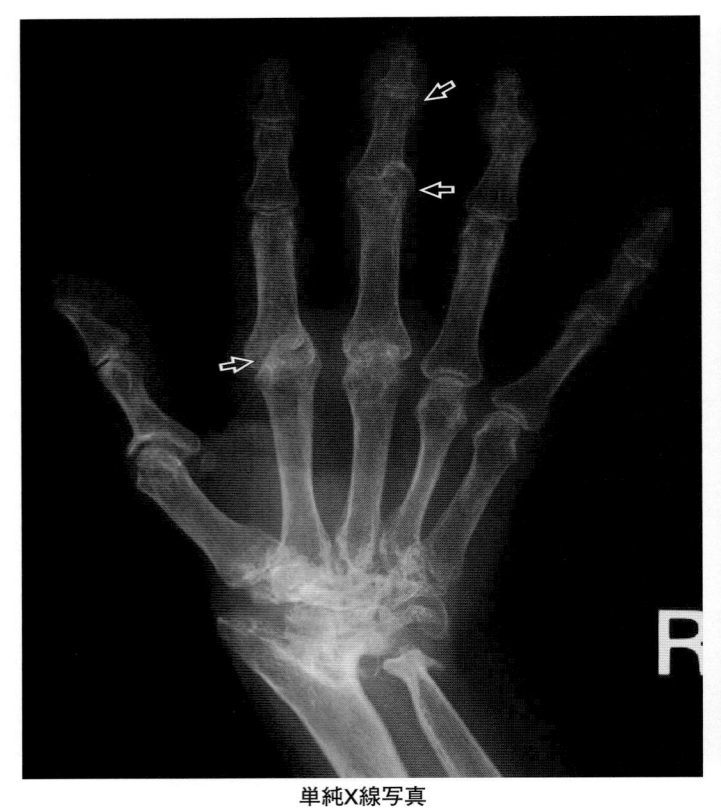

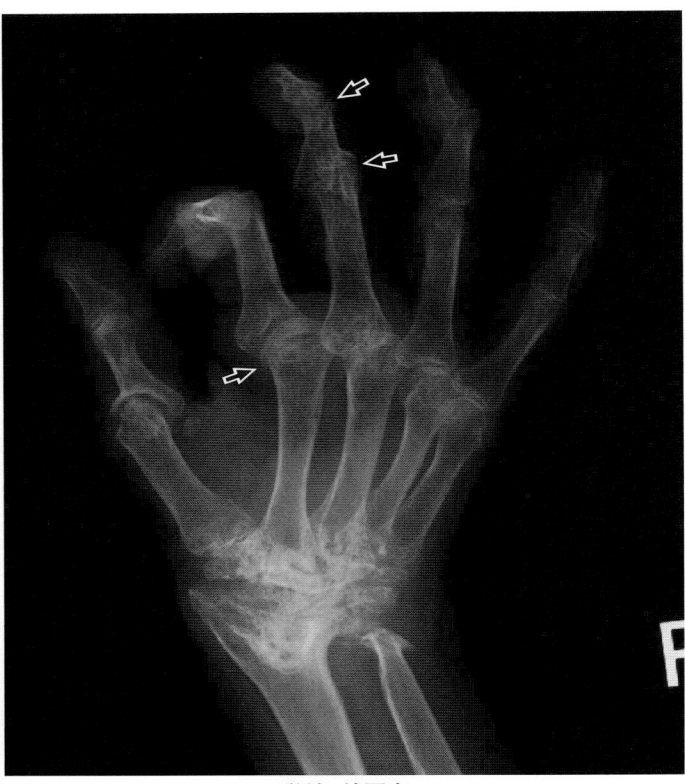

単純X線写真　　　　　　　　　　　　　　　　　　　単純X線写真

症例1　67歳，女性．関節のこわばり，変形がある．特に手指関節の変形が著明．
DIP，MP，手関節の骨浸食が目立ち（⇨），変形も認められる．関節裂隙は全体に狭小化している．

■ 臨床的事項 ■

- 全身の関節を侵す原因不明の疾患である．
- 滑膜の異常増殖に伴う骨と軟部組織の破壊を特徴とする．この増殖した滑膜をパンヌスと呼ぶ．
- 一般的に手指のPIP関節，MP関節に初発することが多く，DIP関節初発はまれである．
- 増殖した骨膜のため，環軸椎亜脱臼が生じることがある．環椎歯突起間距離が3mm以上で亜脱臼を疑う．
- 症候としては"朝のこわばり"が有名である．
- 疼痛，腫脹，可動域制限，変形をきたす．指の変形はスワンネック変形やボタンホール変形が有名である．
- 関節外症状ではリウマトイド結節が有名で，リウマチに比較的特異的な所見である．
- 間質性肺炎の合併に注意が必要である．

■ 画像検査のポイント ■

- 単純X線写真では関節や骨の状態を明瞭に把握でき診断に役立つ．
- CTによる再構成像も診断に有用である．
- 滑膜，軟骨，骨髄の評価には造影を含めMRIが役立つ．

■ 画像診断のポイント ■

- 単純X線写真では軟部組織の腫脹が見られ，関節裂隙の狭小化，びらん，関節面の破壊，脱臼を認める．
- MRI造影剤投与にて炎症滑膜の増強効果が得られ，診断に役立つ．

手指のPIP関節やMP関節が主に侵される原因不明の疾患.

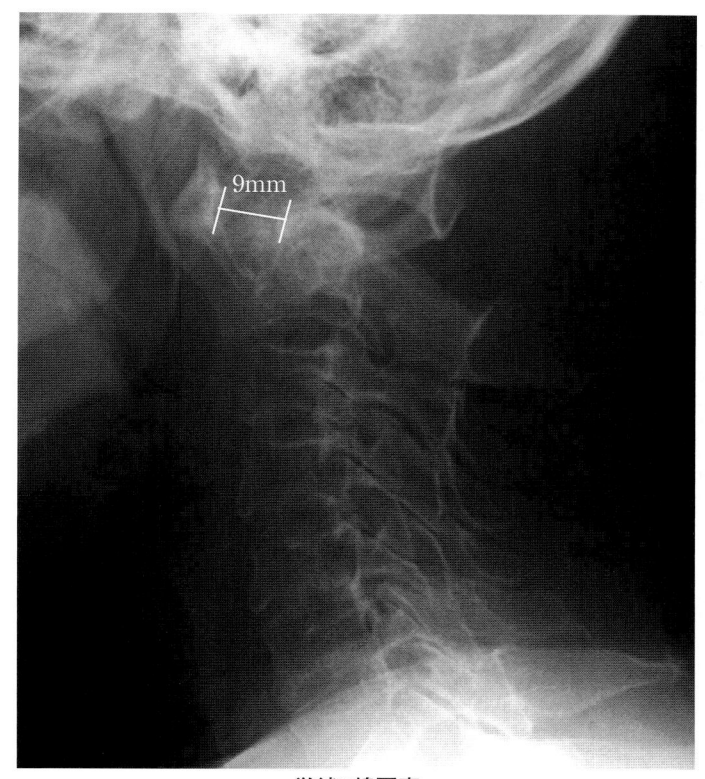

単純X線写真

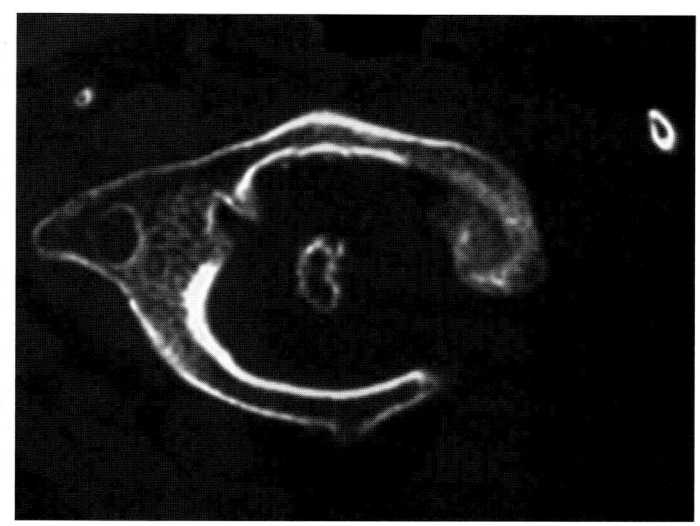

CT

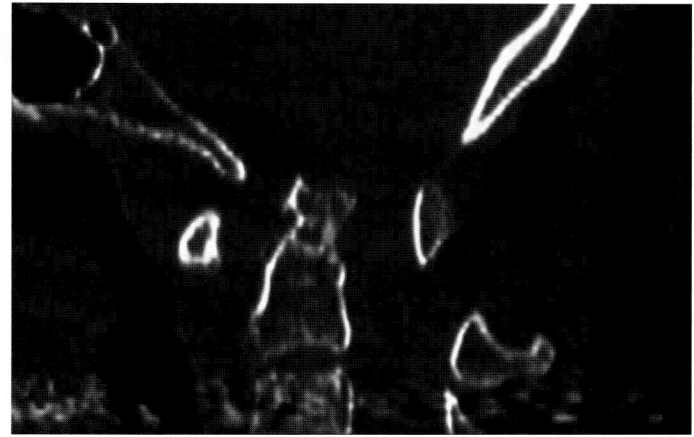

CT（MPR矢状断像）

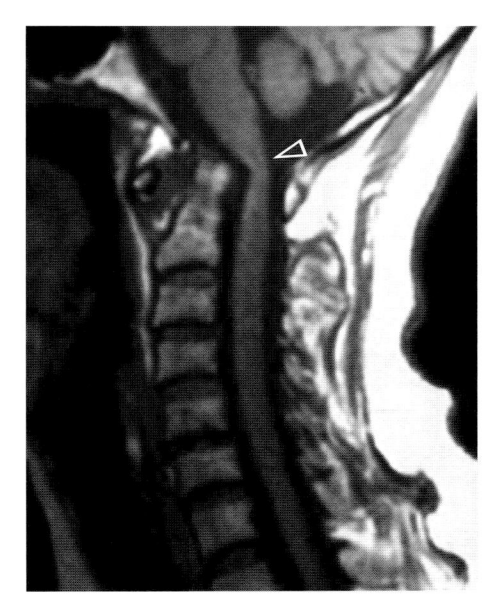

MRI（T1強調矢状断像）

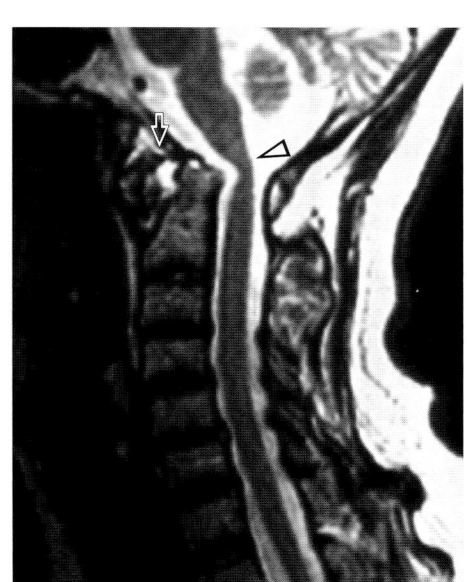

MRI（T2強調矢状断像）

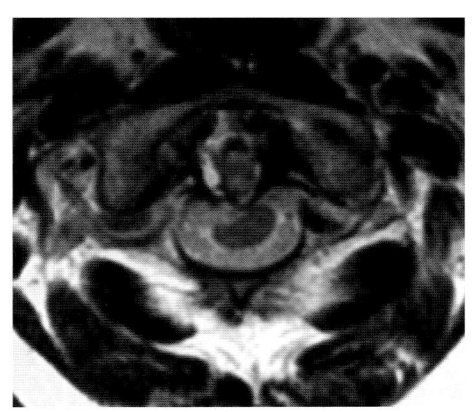

MRI（T2強調横断像）

症例2 72歳，女性．リウマチ関節炎にて治療中．両四肢の運動，知覚障害が次第に強くなってきた．環軸椎亜脱臼．
　単純X線写真，CTで，歯突起には骨破壊があり，環椎歯突起間距離が9mmと開大している．
　MRIでは環椎歯突起間にT1強調像で低信号，T2強調像で淡い高信号を呈する構造があり（⇨），増生した滑膜である．頸髄は歯突起の亜脱臼のため強く圧排され，屈曲している（▷）．

| 骨軟部-3 骨腫瘍 | **骨腫瘍** bone tumor |

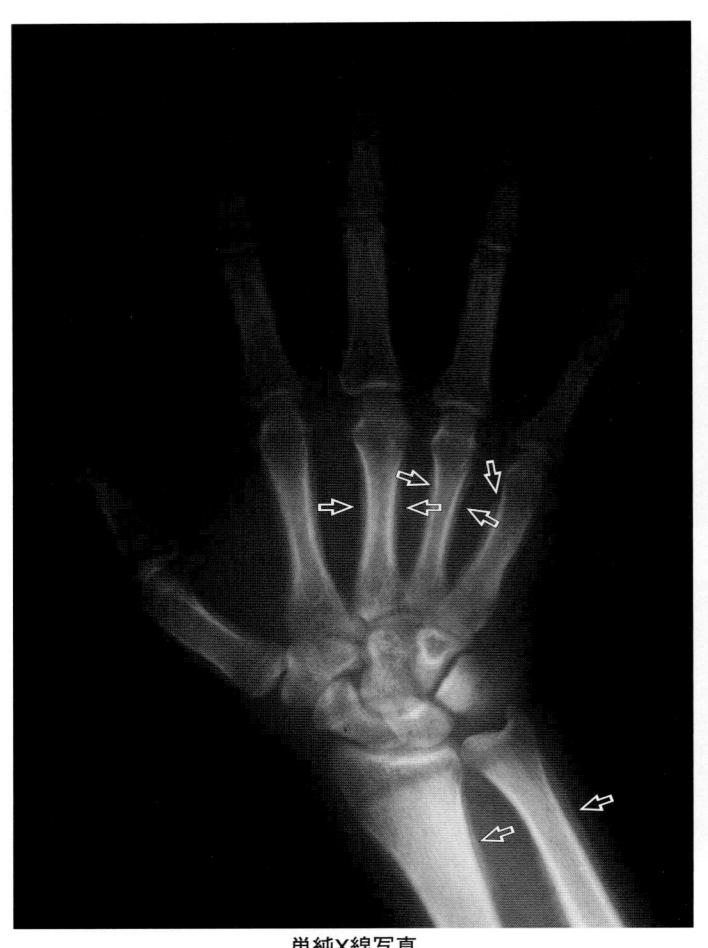

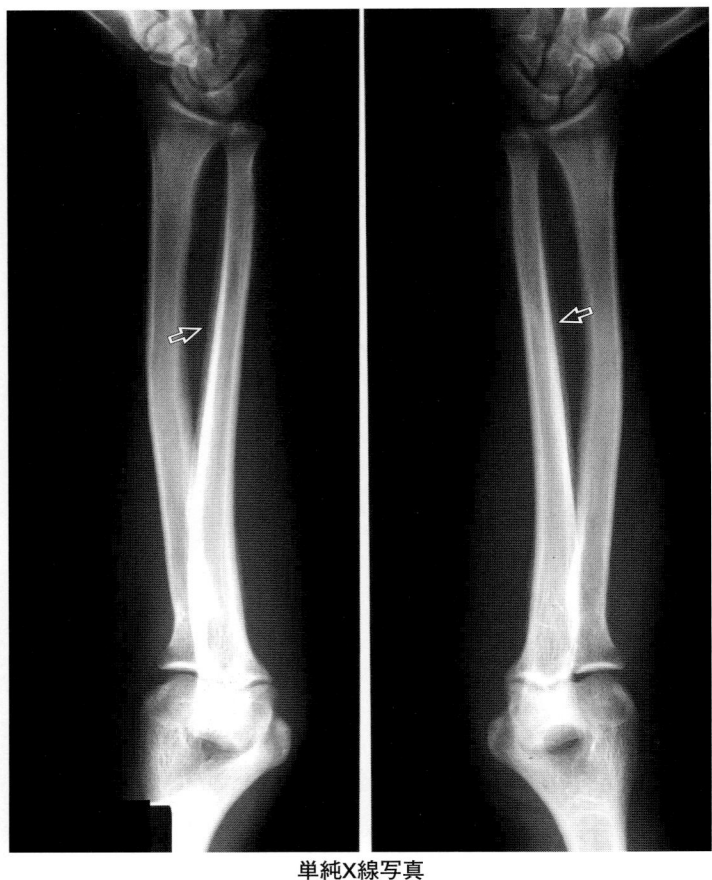

単純X線写真

単純X線写真

症例1 68歳，女性．右上葉の肺癌治療中に転移検索で施行した骨シンチグラフィにて四肢骨の異常集積を指摘された．
　橈骨，尺骨，手指骨に比較的均一で厚い骨膜反応を認める（⇨）．層構造やスピキュラは明らかでない．肺癌に伴う肥厚性骨関節症である．

■ 臨床的事項 ■

- 原発性骨腫瘍，続発性骨腫瘍，腫瘍類似疾患に大別する．
- 骨腫瘍には好発年齢，性差，好発部位がある．
- 辺縁が明瞭で周囲の反応性骨硬化が強い場合，地図状の浸潤像は良性または低悪性度の腫瘍．浸潤性で境界が不明瞭なものは悪性が多い．
- 骨膜反応は4つの型に大別する．一層の厚い骨膜反応は良性疾患に多い．Codman三角，スピキュラ，玉ねぎ皮様骨膜反応は悪性に多いとされる．
- 多くの骨腫瘍は単発である．

■ 画像検査のポイント ■

- 単純X線写真では骨破壊像，骨膜反応，石灰化など観察できる．
- CTは単純X線写真では評価できない細かい所見を観察できる．
- MRIは腫瘍の描出，進展範囲の把握，質的診断，治療効果の判定に役立つ．単純X線写真やCT像を参考にすることでさらに診断に役立つ．

骨膜反応は良性疾患でも生じる．

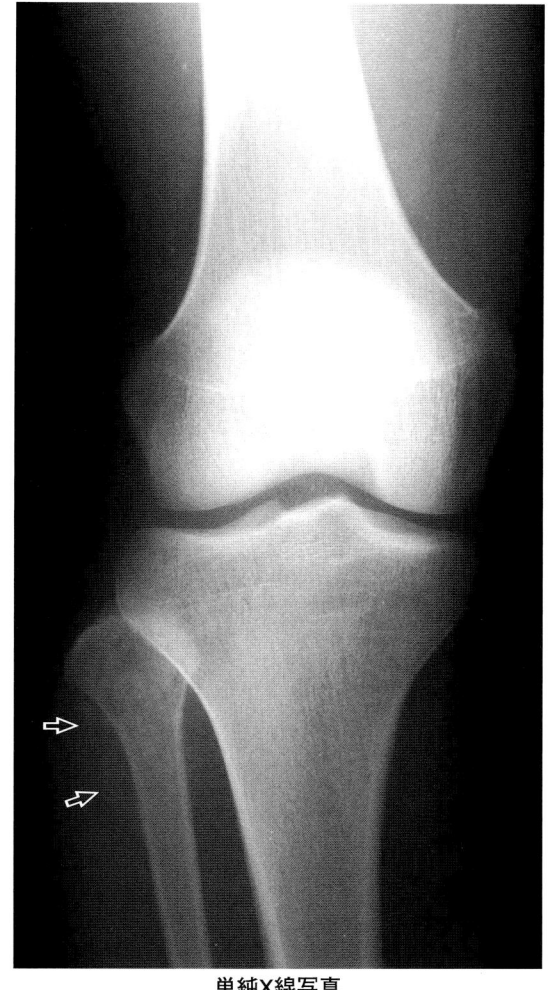

単純X線写真

症例2 22歳，女性．数か月前から右膝に痛みがあり，増強してきた．骨肉腫．
　腓骨近位端部にヨットの帆のような三角形の骨膜反応を見る（➡）．Codman三角である．

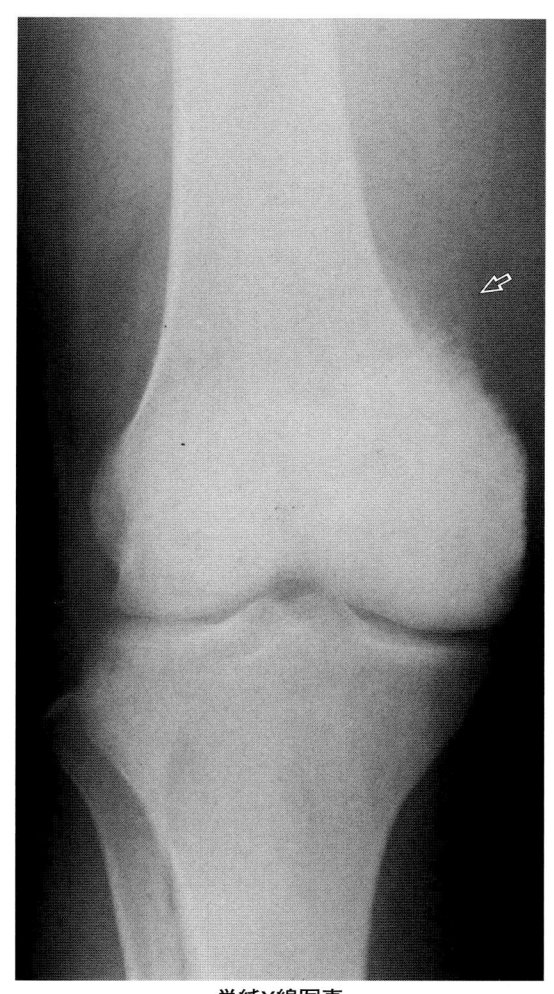

単純X線写真

症例3 32歳，男性．以前より膝痛があったが，放置していた．次第に疼痛部の腫脹が認められるようになる．骨肉腫．
　大腿骨遠位部に骨膜反応のCodman三角（➡）が認められる．

■ 画像診断のポイント ■

▶ 骨膜反応 ◀

- 一層の厚い骨膜反応は浸潤力が弱い腫瘍によって形成される．良性腫瘍や骨髄炎で見られる．
- 玉ねぎの皮様骨膜反応は骨膜が段階的に押し上げられたときに見られる．Ewing肉腫や悪性リンパ腫などで見られる．
- スピキュラは骨膜を破って成長した場合に，腫瘍に対して放射状，平行に反応骨を形成する．骨肉腫やEwing肉腫に特徴的である．
- Codman三角は腫瘍が骨膜を押し上げて成長し，両端の骨膜下には反応骨が形成される．骨肉腫などで見られる．

| 厚く肥厚 | 玉ねぎ皮様 | スピキュラ | Codman三角 |

VII．骨軟部

骨軟部-4 骨髄腫瘍
脊髄腫瘍 spinal cord tumor

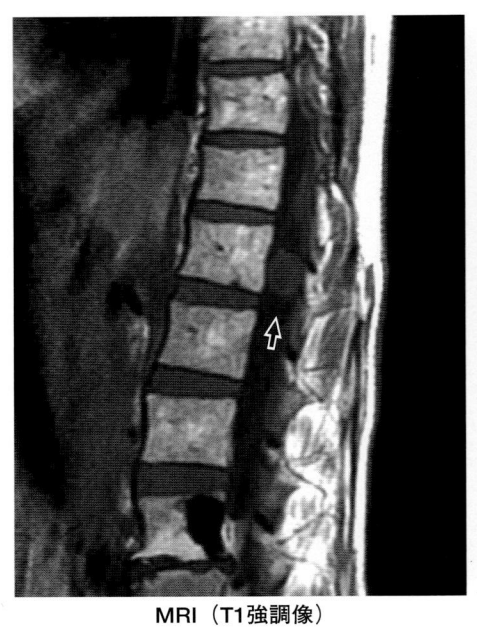

MRI（T1強調像） 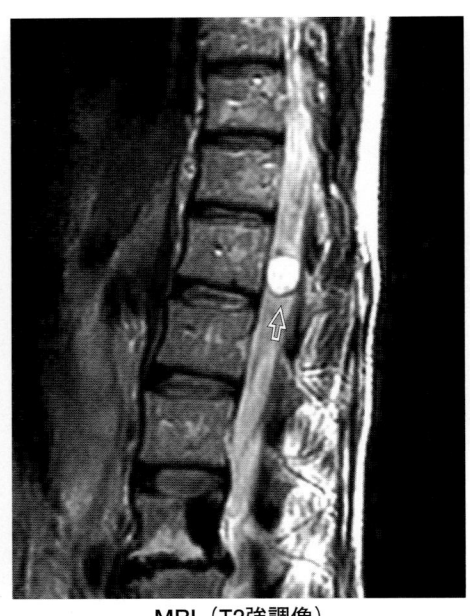　　MRI（T2強調像） 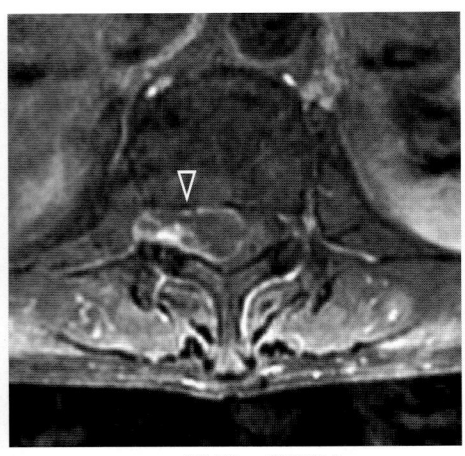　　MRI（造影T1強調像）

症例1 45歳，男性．右下肢麻痺．
脊柱管内右側にT1強調像にて低信号，T2強調像にて高信号，造影剤で増強される腫瘤があり（⇨），神経根に沿った発育を示している．ダンベル型を呈している（▷）．脊髄は左に圧排されている．硬膜内髄外腫瘍で，比較的典型的な神経鞘腫の所見である．

■ 臨床的事項 ■

- 髄内腫瘍が15％，硬膜内髄外腫瘍が55％，硬膜外腫瘍が30％である．
- 硬膜外腫瘍：全脊髄腫瘍の約11％を占める．大部分が椎体由来で，転移性腫瘍が最も多い．悪性リンパ腫，多発性骨髄腫も頻度が高い．原発腫瘍では神経鞘腫，脂肪腫などがある．
- 硬膜内髄外腫瘍：脊髄と硬膜の間に存在する．腫瘍に隣接したくも膜下腔が拡大する．全脊髄腫瘍の65％を占める．大部分が神経鞘腫または髄膜腫である．そのほかに神経線維腫，くも膜嚢胞，脊髄動静脈奇形，などもある．
- 髄内腫瘍：脊髄実質に発生した腫瘍で，脊髄は外方に腫大する．そのほとんどが上衣腫と星細胞腫である．次に多いのが血管芽腫である．

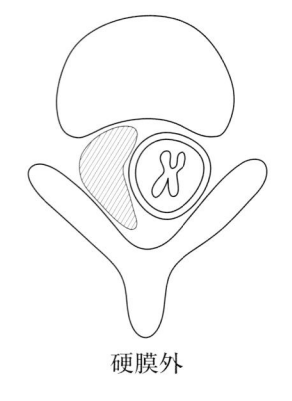

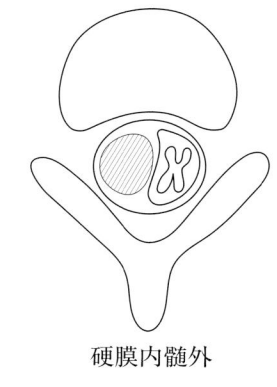

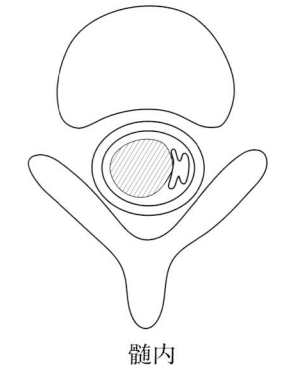

硬膜外　　硬膜内髄外　　髄内

硬膜外腫瘍，硬膜内髄外腫瘍，髄内腫瘍に大別される．

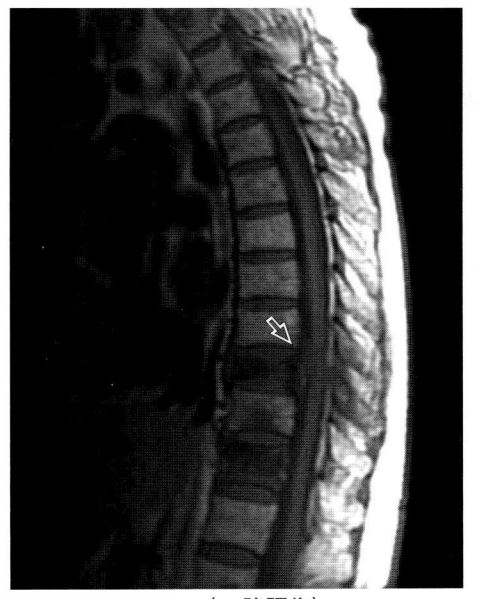

MRI（T1強調像） 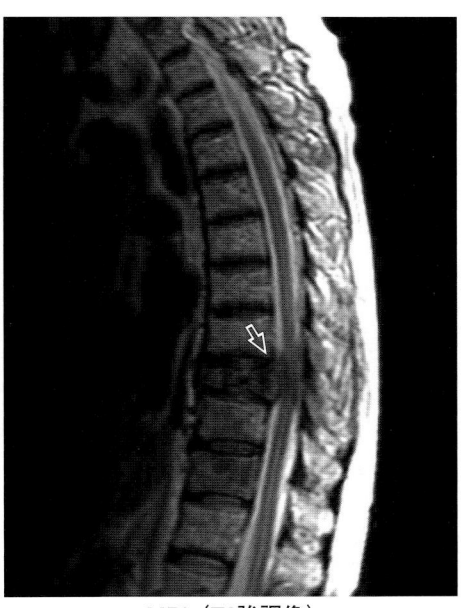　　　　　MRI（T2強調像） 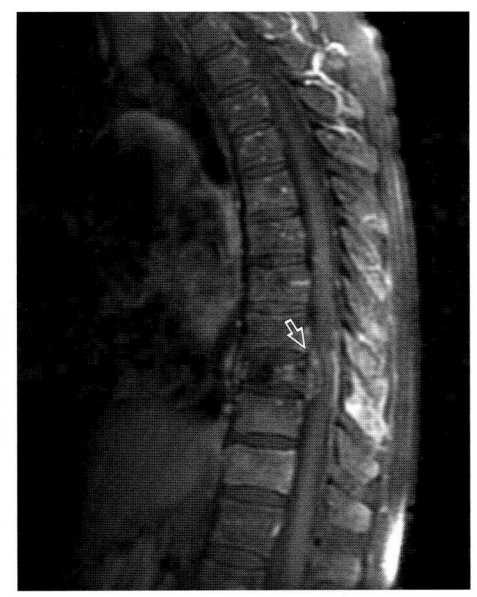　　　　　MRI（造影T1強調像）

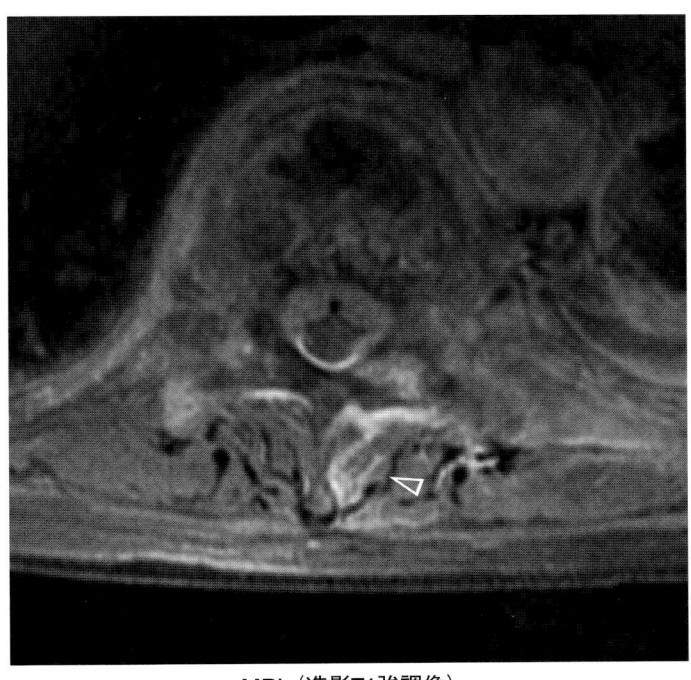

MRI（造影T1強調像）

症例2 69歳，女性．背部痛．左下葉に肺癌があり，治療中である．
Th9椎体にはT1強調像にて低信号を示す病変があり（⇨），腫瘤を形成している．造影剤にて増強効果があり，椎体外にも造影効果が拡がっている（▷）．腫瘍により胸髄は圧排されている．骨転移による硬膜外腫瘍である．

■ 画像検査のポイント ■
▶ **MRIが最も有用な検査法である** ◀
・MRIは脊髄腫瘍の中心的画像検査法であり，所在診断や質的診断に役立つ．

■ 画像診断のポイント ■
・単純X線写真では椎弓根間の拡大やerosion，椎体後面の圧排が見られることがある．
・MRIではT1，T2強調像でそのほとんどの腫瘍の描出が見られるが，造影剤投与にてより明瞭になることがある．

| 骨軟部-5 代謝変性 | **後縦靱帯骨化症・黄色靱帯骨化症** |

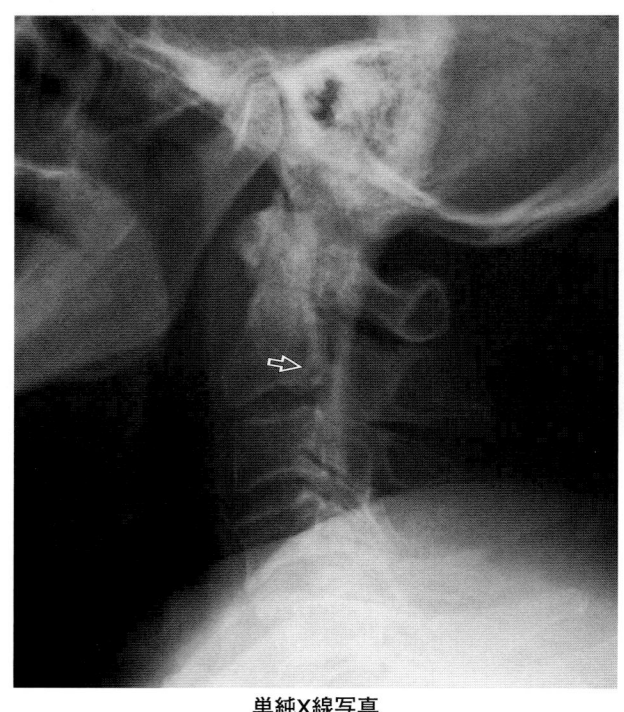

単純X線写真

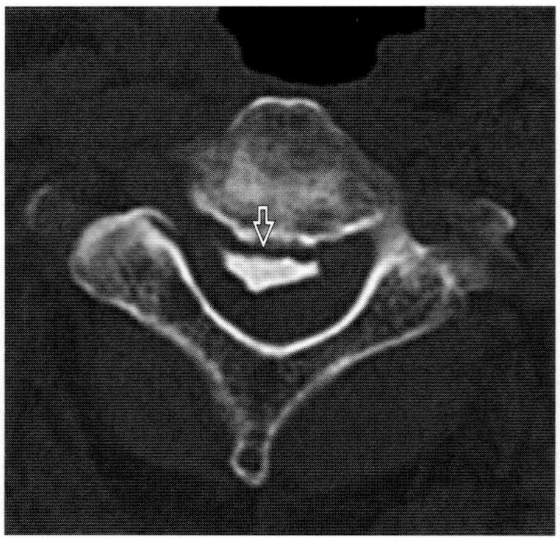

単純CT

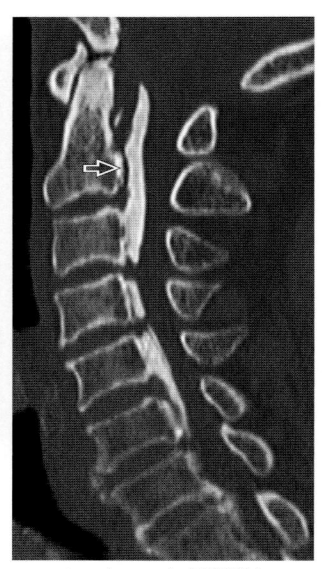

CT（MPR矢状断像）

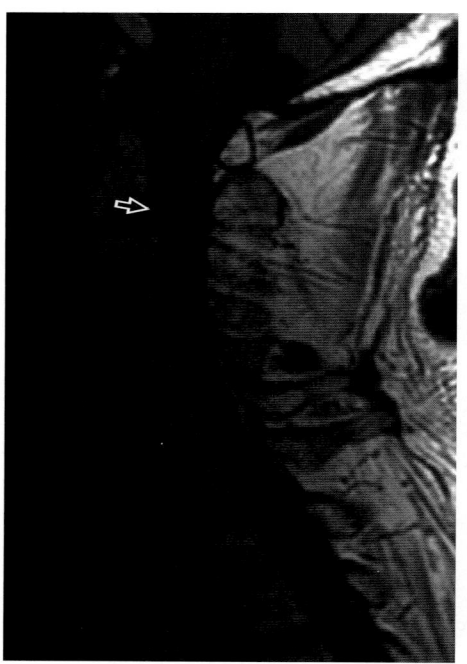

MRI（T1強調像）

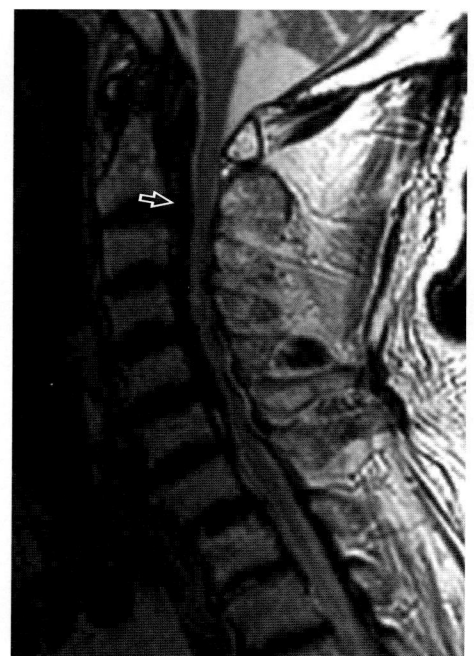

MRI（T2強調像）

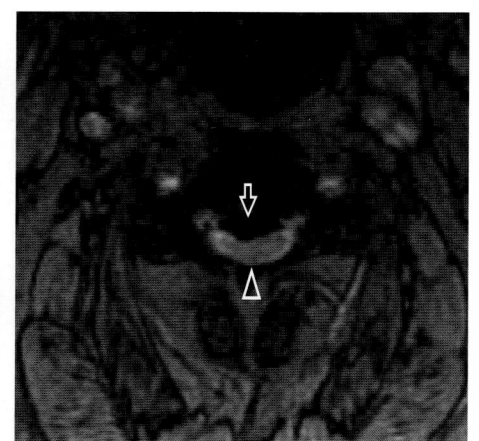

MRI（T2強調像）

症例1 65歳，男性．6年前より首，肩の痛みがあった．次第に腕や指先に痛みと痺れが拡がり，下肢にも痺れが認められるようになった．徐々に足が思うように動かなくなり，両手の細かい作業が困難になるようになった．

　単純X線写真では椎体背側に縦走する石灰化像が認められる（⇨）．
　CTでは石灰化の状態がより明瞭に描出されている（⇨）．
　MRIでは石灰化は無信号帯として描出されている（⇨）．T2強調像にてC3/4レベル髄内に高信号があり（▷），脊髄の変性を示唆する．

ossification of posterior longitudinal ligament, ossification of yellow ligament

靱帯の骨化が原因で脊柱管狭窄をきたす．MRIでは肥厚した靱帯が無信号になる．

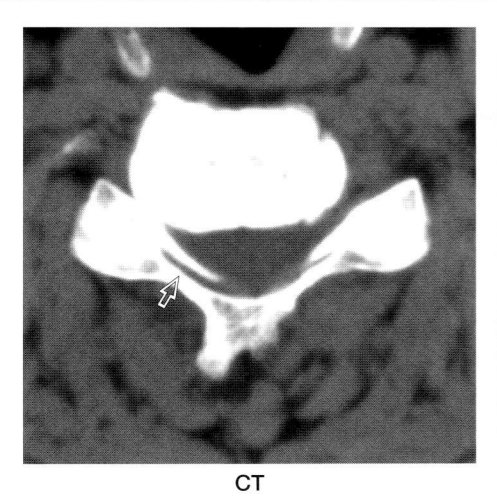

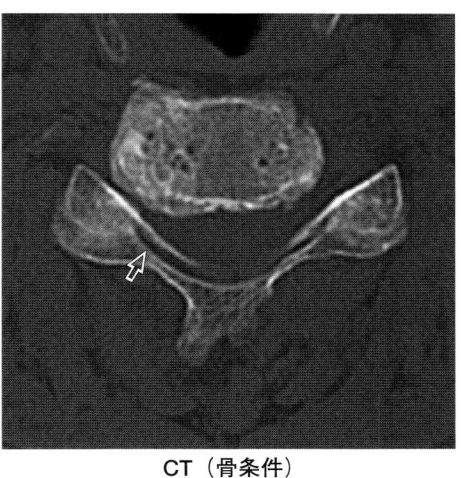

CT

CT（骨条件）

CT（MPR矢状断像）

症例2 74歳，男性．頸部痛があり，上肢脱力のため箸が持てなくなった．

C7/Th1レベルで脊柱管背側に「逆ハの字」型の石灰化がある（⇨）．黄色靱帯の骨化である．このため脊柱管および椎間孔は狭小化している．

■ 臨床的事項 ■

- 脊柱管内には後縦靱帯と黄色靱帯とがある．これらの靱帯が骨化し脊髄を圧迫する．
- 外傷を契機に急速に症状が進むことがある．

後縦靱帯骨化症
- 好発部位は頸椎である．
- 黄色靱帯骨化症の合併も高頻度に認められる．
- 脊柱管前後径の40％以上の減少で症状が出現するといわれる．
- 分節型，連続型，混合型に分類される．

黄色靱帯骨化症
- 下部胸椎から上部腰椎が好発部位である．

■ 画像検査のポイント ■

- 単純X線写真やCTが病変の描出には優れている．特にCT myelographyは脊椎管内の情報も得られ役立つ．
- MRIは脊髄など髄膜嚢内の状態を把握するのに役立つが，肥厚した靱帯の描出には適していない．

■ 画像診断のポイント ■

後縦靱帯骨化症
- 椎体背側に縦走する石灰化が見られる．CTでも同様の所見が認められる．
- MRIは骨化した靱帯が無信号となり，検出が難しい．
- 後縦靱帯骨化症に合併する髄内のT2強調像での高信号は圧迫による脊髄浮腫である．

黄色靱帯骨化症
- 脊柱管背側に認められる石灰化で，CTでは椎間関節から椎弓前縁に沿った骨化として認められる．
- MRIでは後縦靱帯骨化症同様に無信号として描出され，ヘルニアの合併や髄膜嚢内の評価に留まる．CT画像を参照する必要がある．

椎間板ヘルニア　herniated intervertebral discs

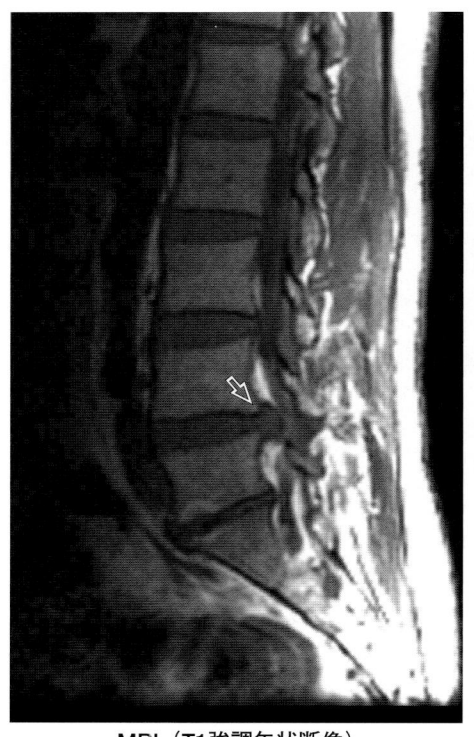

骨軟部-6
代謝変性

MRI（T1強調矢状断像） 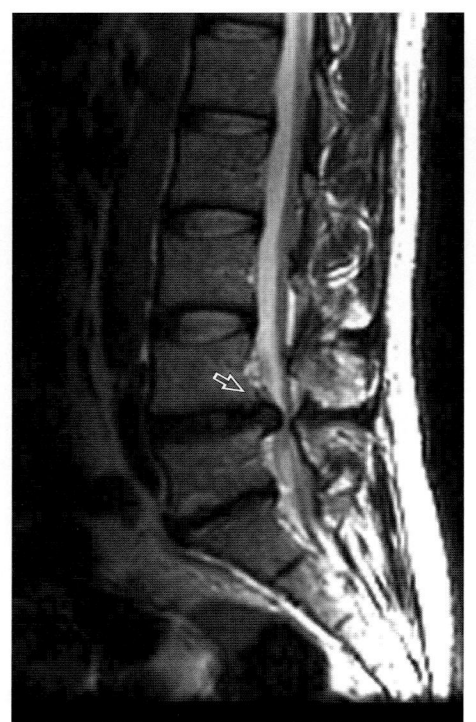　　MRI（T2強調矢状断像） 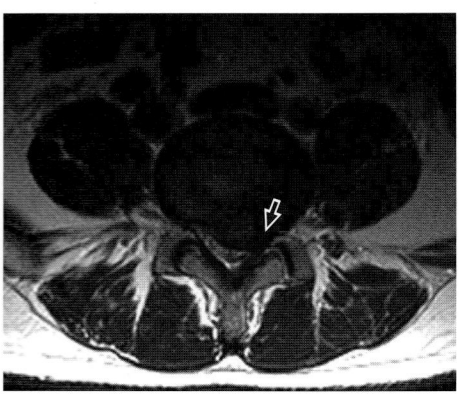　　MRI（T2強調横断像）

症例1　35歳，男性．強い腰痛と左下肢の知覚障害，筋力低下あり．

　L4/5レベルでは椎間板が後方正中から左に脱出し（⇨），正中から傍正中型のヘルニアである．後縦靭帯は断裂し，左の神経根を圧排している．

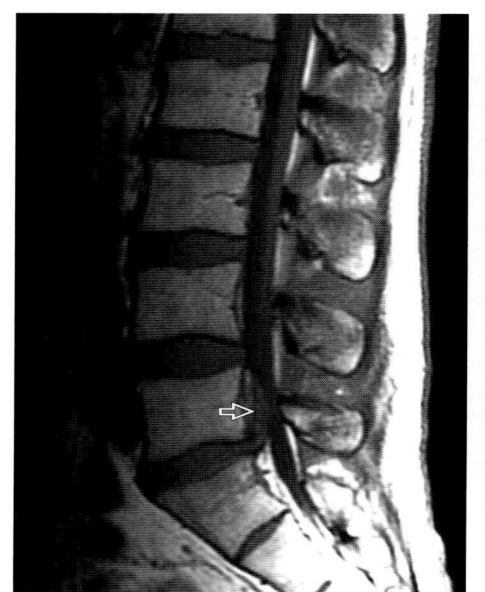

MRI（T2強調矢状断像） 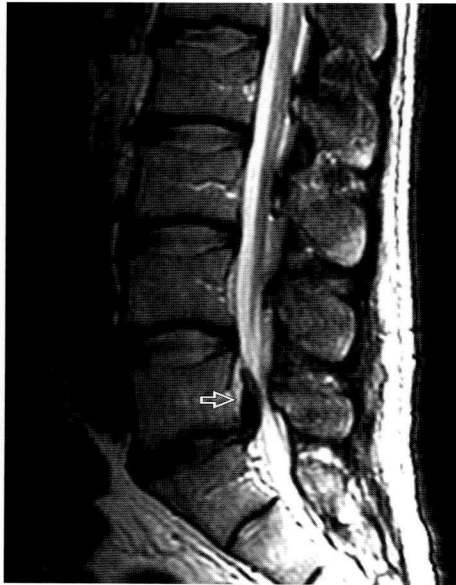　　MRI（T2強調矢状断像） 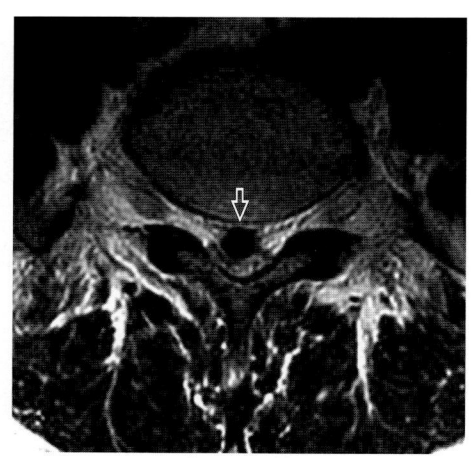　　MRI（T2強調横断像）

症例2　24歳，男性．持続する強い腰痛があり，下肢の知覚障害と筋力低下が出現した．

　L5/S1では，椎間板が椎体後縁に沿って上方に脱出している（⇨）．この椎間板はT2強調像で低信号を呈しており，変性がある．後縦靭帯の断裂が認められる．

髄核の突出により生じる．

■ 臨床的事項 ■

- 椎間板の髄核が線維輪を破って突出することで，髄膜嚢や神経根を圧迫すると臨床上問題となる．
- 頸椎ではC5/6，C6/7，腰椎ではL4/5，L5/S1に好発する．胸椎での発生頻度は低い．
- 線維輪の断裂や後縦靱帯の破綻の程度で，突出，脱出，遊離と分類される．
- 脱出方向により"正中型"，"傍正中型"，"椎間孔内側型"，"椎間孔外側型"に分類される．

■ 画像検査のポイント ■

- 以前はmyelographyが主流であったが，現在はMRIが第一選択である．

■ 画像診断のポイント ■

- 断裂した線維輪はT2強調像にて高信号を示し，造影剤投与にて増強効果がある．
- 後縦靱帯は線状の低信号と描出され，連続性がなければ破綻を疑う．
- 遊離すれば，椎間板との連続性はなく，硬膜外腫瘤として描出される．

▷ 補足事項 ◁

線維輪膨隆：線維輪が全体に膨隆した状態で，髄核の脱出はない．椎間板の椎体からの張り出しは2.5mm以内とされている．

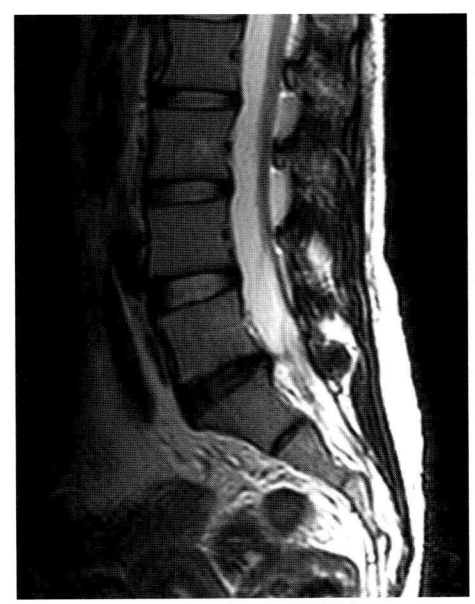

MRI（T2強調矢状断像）

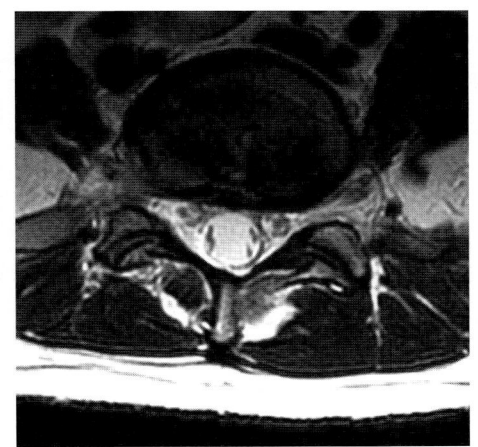

MRI（T2強調横断像）

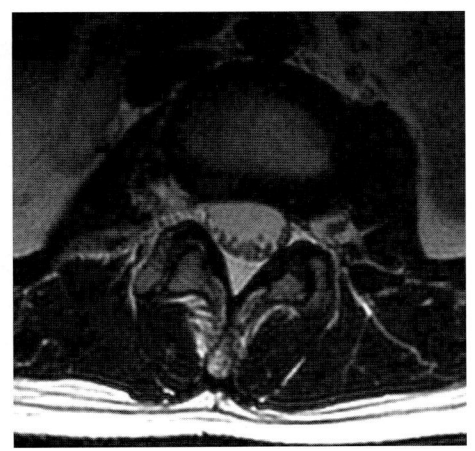

MRI（T2強調横断像）（正常）

骨軟部-7 感染症　化膿性脊椎炎　septic spondylitis

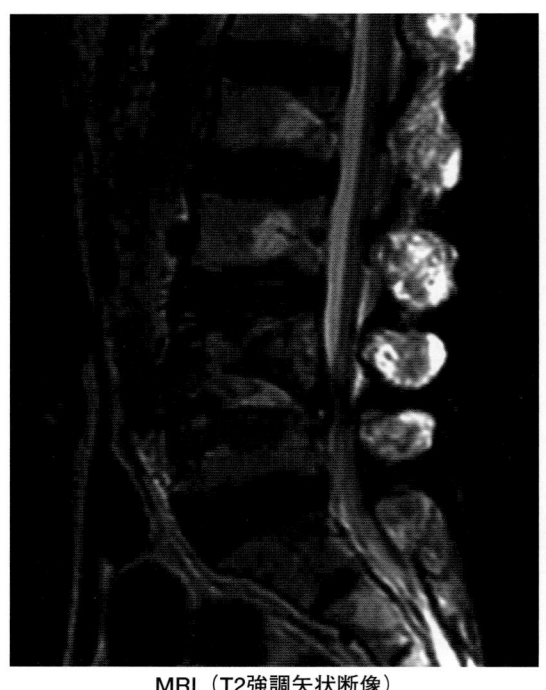

MRI（T2強調矢状断像）

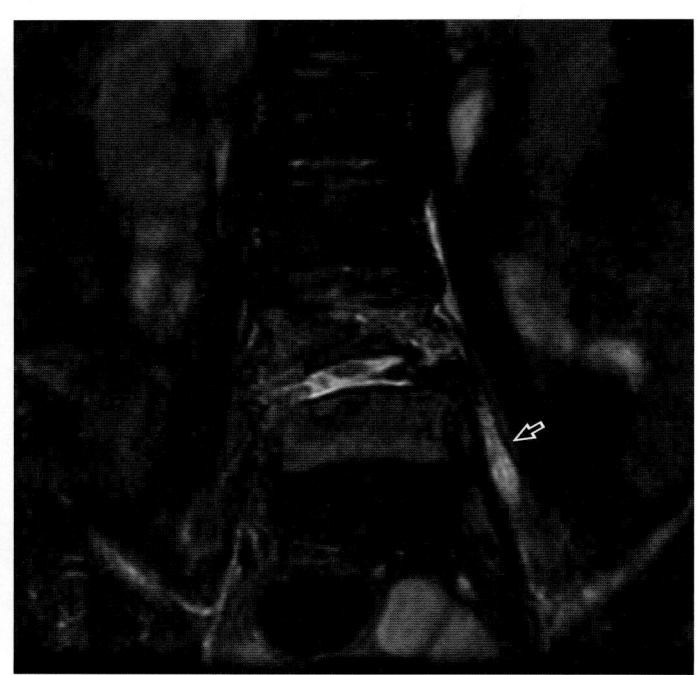

MRI（T2強調冠状断像）

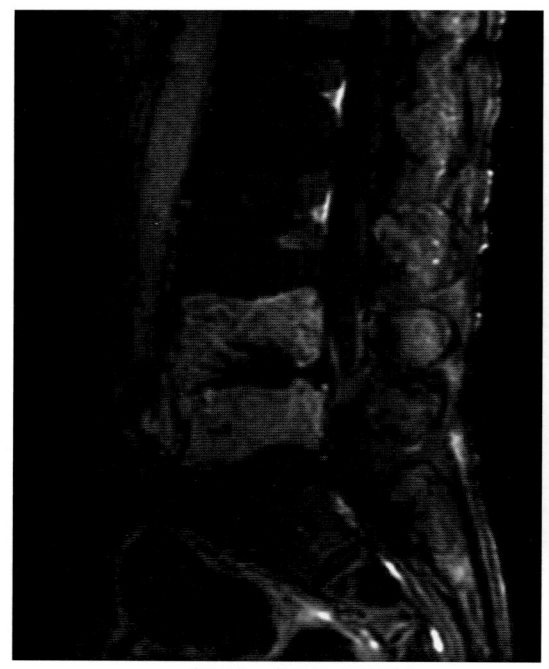

MRI（造影T1強調矢状断像）

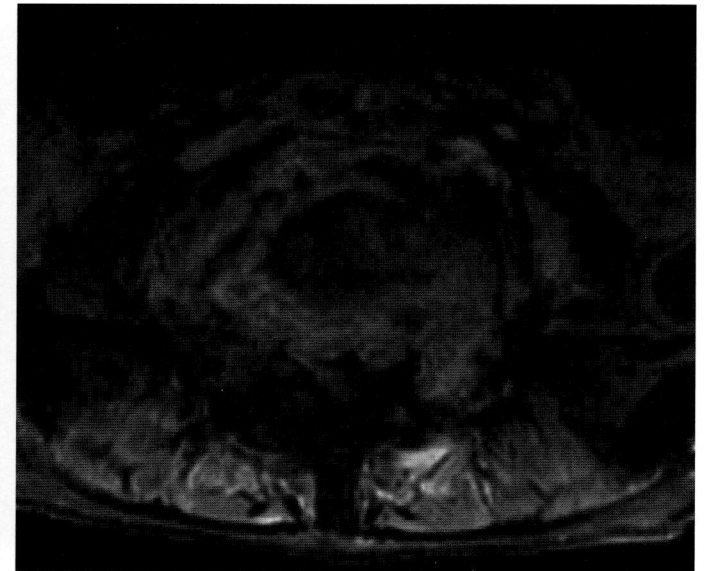

MRI（造影T1強調横断像）

症例1　78歳，女性．

　L4，5椎体終盤は破壊され，T2強調像にて高信号を示す．介在する椎間板にも高信号が見られ，造影すると椎間板辺縁だけが造影される．椎体の造影効果は比較的均一である．左腸腰筋内側に液貯留があり，膿瘍形成である（⇨）．

■ 臨床的事項 ■

- 起炎菌は黄色ブドウ球菌が多く，感染経路は脊椎の栄養血管を介した血行性が大半を占める．医原性や外傷，傍脊椎筋・腸腰筋・咽後膿瘍からの波及もある．
- 椎間板を挟んで2椎体に及ぶことが多い．
- 炎症所見に腰背部痛や強直を伴えばこの疾患を疑う．
- 腰椎が好発部位で，次いで下部胸椎に多い．

血行性感染が多く，椎間板を挟む2椎体に及ぶことが多い．

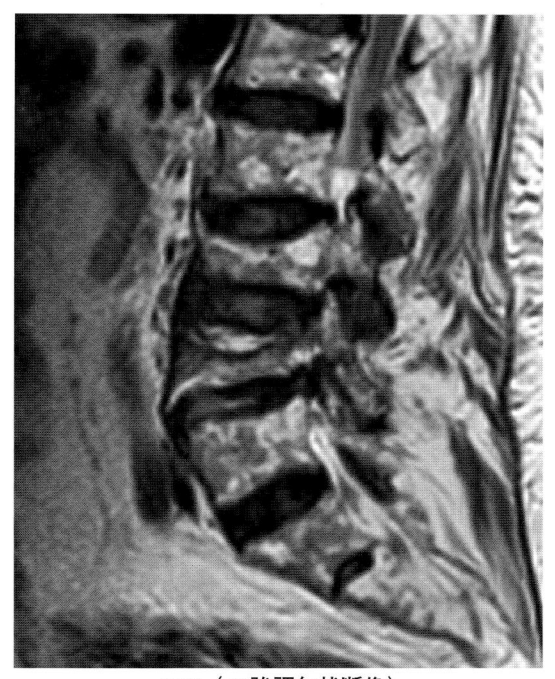

MRI（T1強調矢状断像）

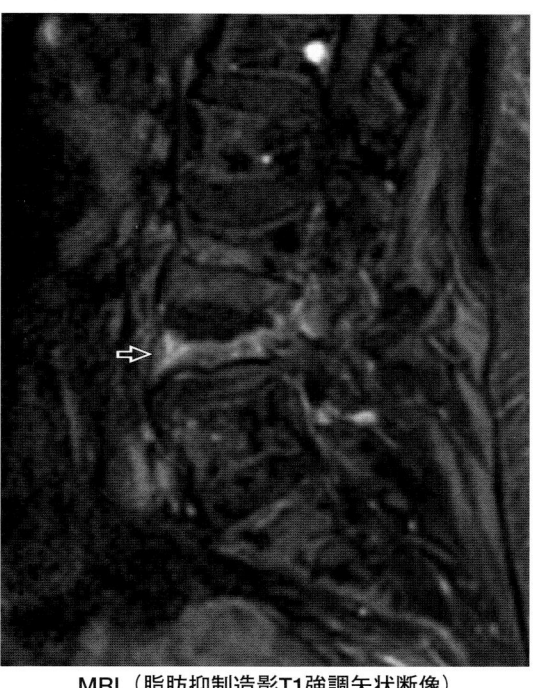

MRI（脂肪抑制造影T1強調矢状断像）

症例2 75歳，男性．増強する腰痛と炎症所見が見られた．

L3，4椎体の破壊とL4終板にはT2強調像にて高度高信号がある（⇨）．

造影T1強調像では椎体の増強効果がある（▷）．挟まれた椎間板の増強効果はない．接する腸腰筋にもT2強調像にて高信号が認められ（⇨），炎症の波及が見られる．

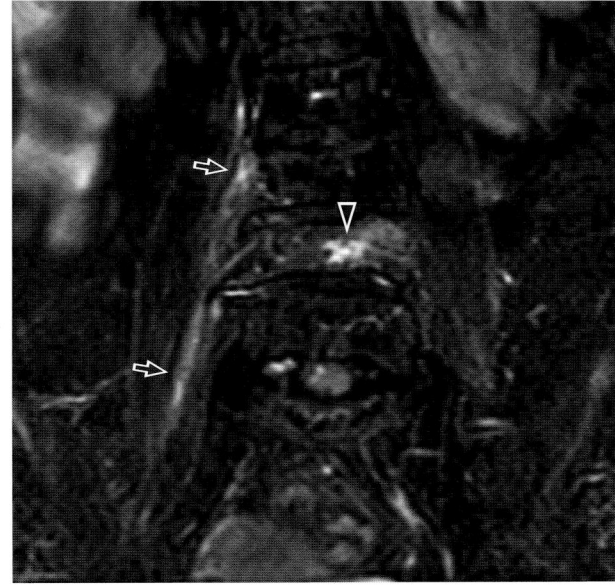

MRI（脂肪抑制T2強調冠状断像）

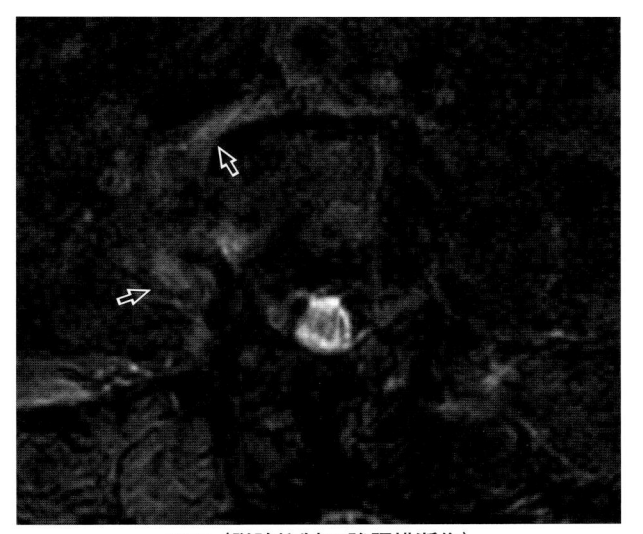

MRI（脂肪抑制T2強調横断像）

∎ 画像検査のポイント ∎

- 化膿性脊椎炎にはMRIが最も優れた検査であり，早期診断も可能である．脂肪抑制造影T1強調像にて強く増強される．
- CTは診断には必須ではないが，椎周囲の膿瘍の評価が可能．

∎ 画像診断のポイント ∎

- MRIにて病変椎体終板の不明瞭化や破壊が認められ，骨髄信号がT1強調像にて低信号，T2強調像にて高信号を呈する．
- 椎間板の炎症もT2強調像にて高信号となる．
- 造影剤投与にて，椎体・椎間板にはさまざまな造影効果が認められる．椎間板では辺縁に造影効果を認めることが多い．

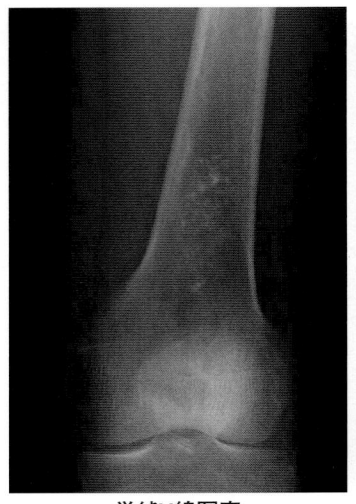

Let's Try! 1

単純X線写真 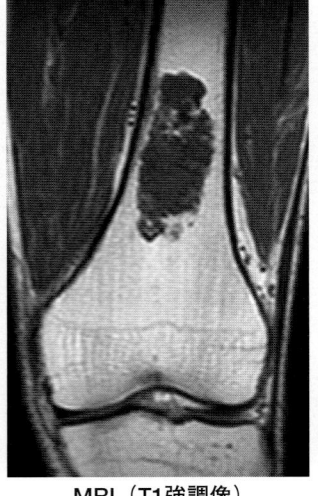　　　MRI（T1強調像） 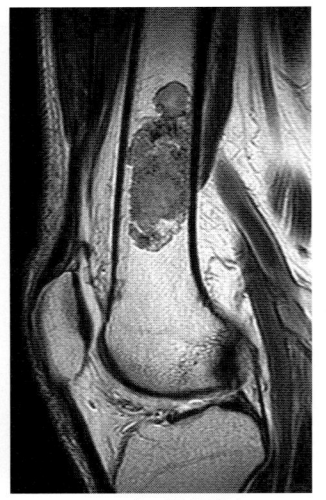　　　MRI（T2強調像）

41歳，男性．外傷で単純X線写真を撮影したところ，大腿骨に異常が指摘され，精査でMRIが撮像された．

Question　画像所見のうち正しいのはどれか？（正解は1個とは限らない，解答は次頁）

1. 病変は骨端部に見られる．
2. 病変内に石灰化はない．
3. 手指では病的骨折のために発見されることもある．
4. 骨外進展が見られる．
5. 長管骨に好発する．

画像所見

　単純X線写真では，大腿骨骨幹端から骨幹にかけて境界明瞭な骨透亮像があり，内部に不整な石灰化を伴っている．MRIでは分葉状の構造が認められ，T1強調像で低信号，T2強調像にて高信号を呈しており，T2強調像で隔壁が低信号に見られる．内軟骨腫である．

解説

　硝子軟骨基質が分葉状に増殖する病変である．幅広い年齢層に見られ，約40％が手足の短管骨に好発し，次いで大腿骨，上腕骨，下腿骨などに発生する．無症状のことが多く，偶発的に発見されるが，手指骨では病的骨折で発見されることもある．内軟骨腫が多発したものをOllier病，血管腫を合併したものをMuffucci症候群と呼ぶ．

　単純X線像では骨幹端から骨幹に骨皮質の菲薄化と膨隆を伴った境界明瞭な透亮像として見られる．腫瘍内にはさまざまな程度の石灰化を見る．MRIでは軟骨成分を反映して分葉はT1強調像で中等度から低信号，T2強調像で高信号，造影はされず，分葉間の隔壁様構造が造影される．通常，隔壁はT2強調像では低信号を呈する．

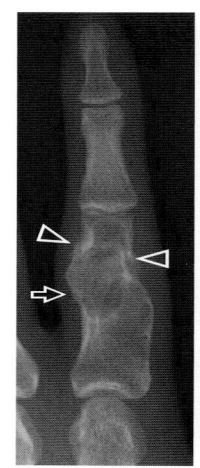

単純X線写真 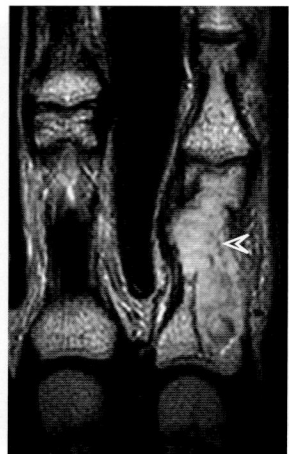　　　MRI（T2強調像） 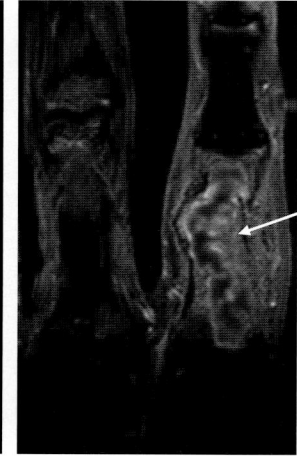　　　造影MRI

参考症例　24歳，男性．バスケットボール中に左第2指の激痛が出現．

　単純X線像で，左第2指基節骨に骨皮質の膨隆と菲薄化が見られた（⇨）．淡い不整な石灰化があり，骨折が見られた（▷）．MRIでは，T2強調像で高度高信号，隔壁様構造と思われる低信号を伴っており（▷），造影MRIでは隔壁の増強効果が見られた（⟶）．内軟骨腫であった．

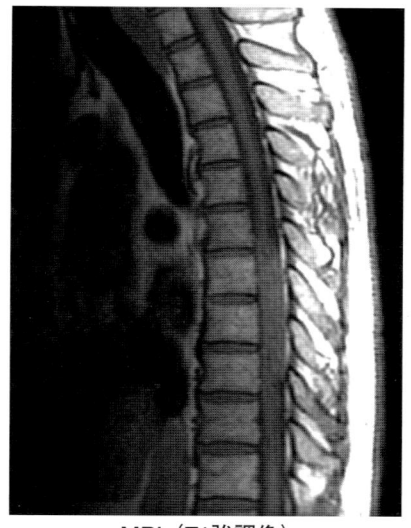

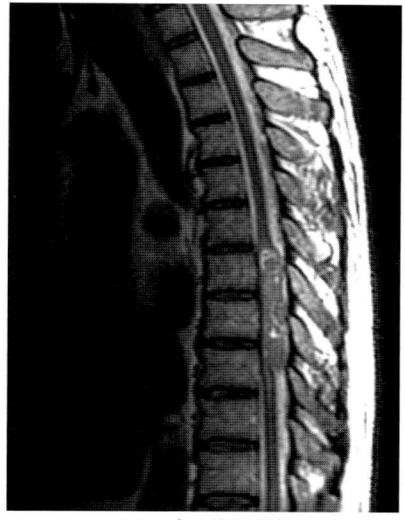

MRI（T1強調像）　　　MRI（T2強調像）　　　MRI（造影T1強調像）

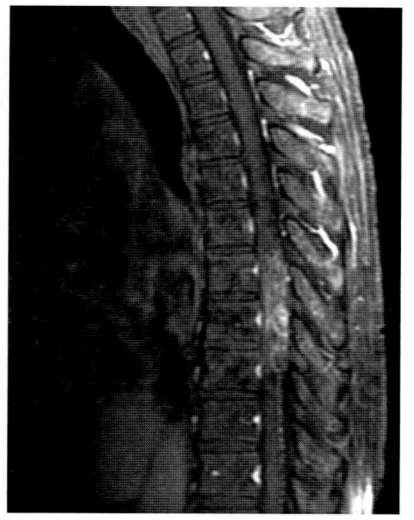

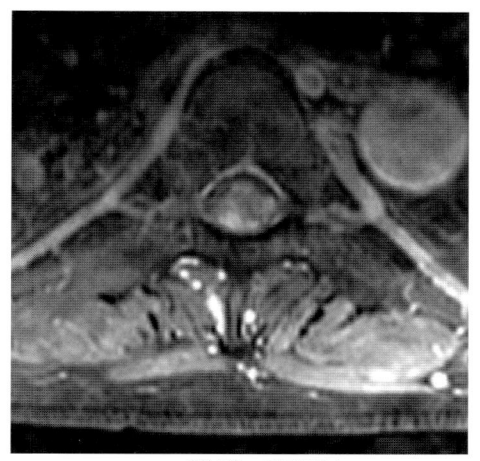

MRI（造影T1強調像）

57歳，男性．4年前より下肢痛が認められた．最近1週間で急激に症状が進行し，歩行困難となった．

Question 以下のうち正しいのはどれか？（正解は1個とは限らない，解答は次頁）

1. 病変は硬膜外に存在する．
2. 骨破壊が見られる．
3. 脊髄空洞症を合併することがある．
4. CT像で石灰化を認める．
5. 小児に多い．

画像所見

Th7-9にかけて髄内に腫瘍が認められる．T1強調像では脊髄とほぼ同信号，T2強調像では不均一な高信号を呈しており，造影剤で増強される．髄内腫瘍で上衣腫に典型的である．

解説

脊髄では最も多い腫瘍である．細胞性上衣腫と粘液乳頭状上衣腫に分類される．前者は頸髄発生が最も多い．後者は円錐部や終糸に後発し，大きなソーセージ状の形態をとる．共に境界は比較的明瞭で，囊胞変性や辺縁に出血を伴うことがある．

画像所見では脊柱管，椎間孔の拡大が見られる．出血，壊死，囊胞変性を伴えば，T1強調像でさまざまな信号が混在する．MRIでは比較的高信号で，出血のため辺縁に低信号を伴う．造影剤にて強い増強効果が認められる．

前頁の解答　3

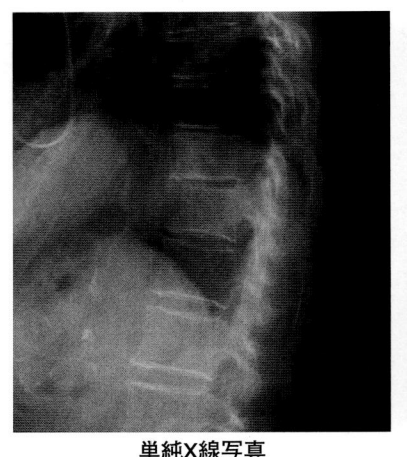

Let's Try! 3

| 単純X線写真 | 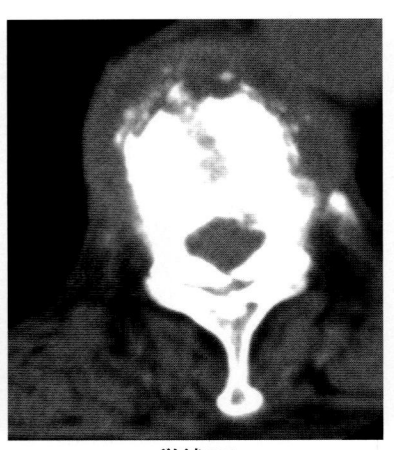 単純CT | 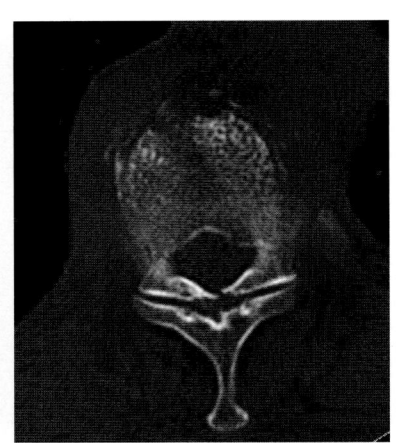 単純CT |

| 単純CT（MPR） | 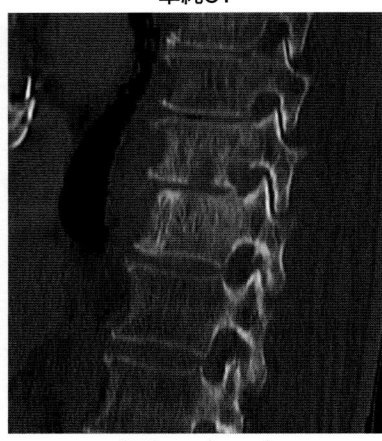 単純CT（MPR） |

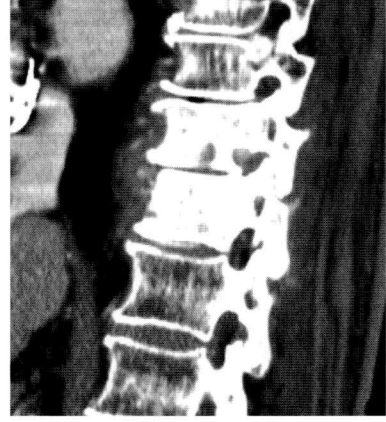

> 72歳，女性．2か月前より背部痛が持続．炎症所見は軽度．

Question 次のうち間違っているのはどれか？（正解は1個とは限らない，解答は次頁）

1. 椎体には骨硬化像がある．
2. 骨破壊像は明らかでない．
3. 椎周囲に膿瘍形成がある．
4. 3椎体以上に及ぶことがある．
5. 念のため肺の検索を行ったほうがよい．

画像所見

Th10, 11椎体にはまだらな骨硬化像と椎間関節の狭小化が認められる．椎周囲には軟部組織影があり，膿瘍を認める．結核性脊椎炎である．

解　説

他部位の一次感染巣より血行性感染により生じる．ほとんどが下部胸椎，腰椎に発生する．病変は椎体の終板に虚血や炎症反応をきたし乾酪変性を起こす．その後融解し膿瘍を形成する．臨床症状に乏しく，疼痛や熱感などの症状を欠くことがあり，気付いた時点で病変が進行していることもある．膿瘍は抵抗性の減弱した部位に拡がる特徴があり，これを流注膿瘍という．

膿瘍形成や壊死した海綿骨はCTや単純X線写真にて評価できる．病変の拡がりや膿瘍の検出は造影MRIが最も役立つ．陳旧化した病変の石灰化がCTや単純X線写真にて描出されることがある．椎周囲に膿瘍形成が高頻度で，化膿性脊椎炎と異なり病変が3椎体以上に及んだり，正常椎体を挟んで病変が及ぶ"skip lesion"を見ることがある．造影MRIにて腐骨周囲の造影効果"rim enhancement"を見る．椎体の後方要素に病変が及ぶことがあるが，椎間板の変化が軽いことがある．

前頁の解答　3

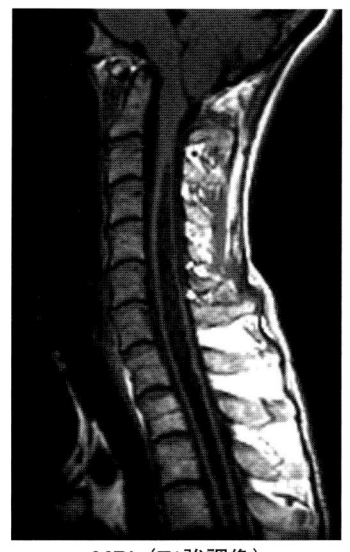

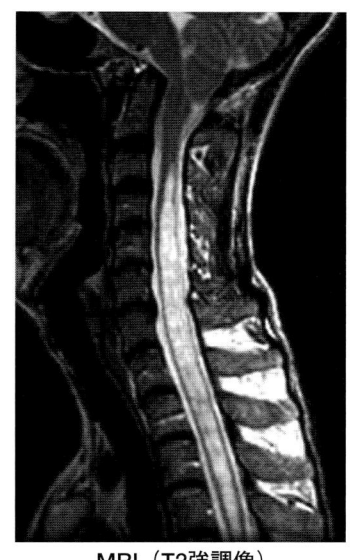

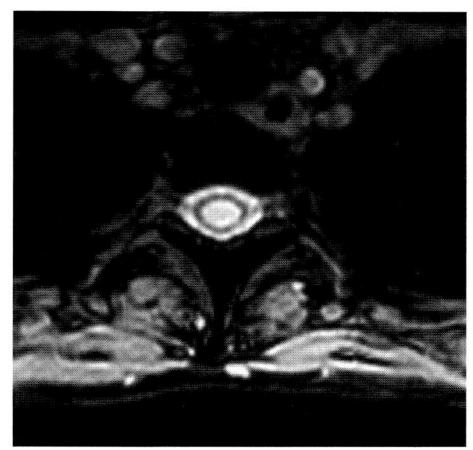

MRI（T1強調像）　MRI（T2強調像）　MRI（T2強調像）

54歳，女性．20年前より左上肢の知覚障害を認めていた．最近つまずくことが多くなり，知覚障害が右上肢にも出現したため受診．上肢の腱反射は低下している．明らかな病的反射はない．

Question　以下のうち間違っているものはどれか？（正解は1個とは限らない，解答は次頁）

1. 小脳扁桃が下垂している．
2. 脊髄の空洞は正常でも見られる．
3. 空洞症を見たときは，脊髄腫瘍の検索も行うべきである．
4. Chiari奇形に合併することがある．
5. 偶発的に発見されることもある．

画像所見

C3レベル以下で髄内に空洞が認められる．空洞周囲の脊髄は保たれ，腫瘍は見られない．小脳扁桃が大孔より下垂しており，ChiariⅠ型奇形を疑う．

解説

脊髄空洞症とは，脊髄の中心管が囊胞状に拡大したものを指す．二分脊椎，Chiari奇形などの先天性疾患，外傷，腫瘍性病変に合併することが知られている．MRIにて髄内を縦走する囊胞性病変で，内部は脳脊髄液と同信号を呈することがほとんどである．MRIは空洞症のみならず，原因疾患の描出にも役立つ．

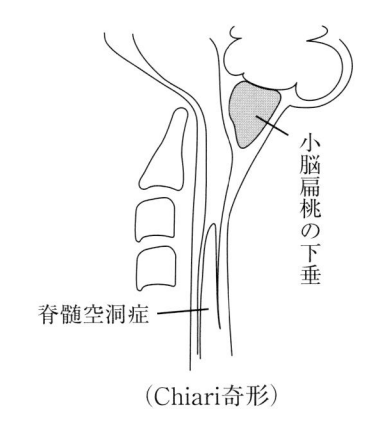

小脳扁桃の下垂
脊髄空洞症
（Chiari奇形）

前頁の解答　2

■■ 豆知識 ■■
―装置のあゆみ―

1895年物理学者のWilhelm Conrad Röntgen（1901年にノーベル物理学賞を受賞）によるX線の発見以来，さまざまな医療診断装置が開発されてきた．その中でもCT，MRIの発明は医療現場では画期的で，医療の質を高めた．日本はCTやMRIの保有が世界一で，CTが1万台超で世界の1/3を占めている．

X線CTは英国EMI社のHouncefieldによって開発された．1971年に第1号CT機がAtkinson Morleys Hospitalに設置された．日本での1号機は，1975年東京女子医大にEMI MK-1が設置された．医療機器産業において，まったくの無名であったEMIという会社が，高価なCT装置を商品化できたのは，レコード部門においてビートルズが莫大な売り上げを上げていたからである．そのことにより，資金的に商品化が難しかったCTに莫大な資金を投入することができた．ちなみに濃度の指標であるCT値の単位は開発者の名に因んで，HU（Houncefield unit）と表す．

CTは当初，1断面ずつしか撮影できず，1つの断面に4分程度の時間を要し（シングルスライス）たため，頭部専用であった．1990年にX線管球が休みなく回転し続けながら撮影することができるヘリカルCTが，1998年には多列の検出器からのデータを同時に収集することで，同時多断面のスキャンを可能にするマルチスライスCT（MDCT）が開発された．マルチスライスCTでは，スキャン時間はさらに短縮され，撮影時の息止め時間を短くすることができる．さらに，従来に比べて薄いスライスで撮ることができるようになり，輪切りの断面像のデータをもとにして体の縦切りや斜め切りの断面像を再構成することができる．これにより，骨や脈管など，長い構造の再構成が容易にでき立体画像を作成できるようになった．

nuclear magnetic resonance（NMR）は，ある種の原子核は磁場中で固有の周波数を吸収したり放出したりする現象のことを指し，NMRによる最初の画像は1973年にCT画像の再構成法をもとに示された．これが磁気共鳴画像magnetic resonance imaging（MRI）の誕生である．1980年に体の画像が初めて撮像された．当時は1イメージにつき5分も時間がかかっていたが，1986年には画質の変化なく5秒にまで縮められた．その後，MRA，EPIの開発と続き現在に至っている．

生体を静磁場（大きな磁石）内に置き，電磁波（ラジオ周波数帯域の高周波）を与え，生体に存在する原子核の自転軸の向きを変化させることによって発生する信号をコイル（アンテナ）で受信し，コンピュータ画像処理を行って画像を得る．現在，MRIが基本的に対象としているのは体内に最も多く分布し，かつ検出率の良い水素原子（人間の体の約63％は水素原子）の原子核中の陽子（プロトン）である．

検査時に「ガンガン」という大きな音がするのは，撮影時に傾斜磁場コイルを働かせたとき（MRIでは画像を得るために，磁石を微妙に変化させる必要がある），磁場のなかを電流が断続的に流れることによって生じる力が（ファラデーの左手の法則），傾斜磁場コイル自身を振動させて，その振動エネルギーが磁石本体などの構造物全体に伝播することによって，装置そのものから大きな音が発生している．この音は一般的に，きれいな画像が得られる磁場の強い装置ほど大きくなる．

X線CT	X線の発見 1895		CTの開発 1971			ヘリカルCTの開発 1985	MDCTの開発 1990	1998	
MRI		1946 NMRの発見	1970 MRIの誕生	1973	1980 初の人体画像	1988 MRAの開発	1989 EPIの開発		2000

ノーベル賞受賞者と項目

X線CT			MRI		
受賞年	受賞者	項目	受賞年	受賞者	項目
1901	Röntgen	X線の発見	1952	BlochとPurcell	NMRの発見
1979	Houncefield	CTの開発	1991	Ernst	位相・周波数エンコーディング
			2003	Louterbur	最初のMRIの開発
			2003	Mansfield	EPIの開発

前頁の解答　2

VIII. 外傷

1 急性硬膜外血腫
2 急性硬膜下血腫
3 慢性硬膜下血腫
4 脳挫傷
5 頭蓋骨骨折
6 内頸動脈海綿静脈洞瘻
7 顔面骨骨折
8 肺挫傷，肺裂傷と外傷性血気胸
9 肝損傷
10 腎損傷
11 舟状骨骨折
12 肩関節脱臼
13 半月板損傷，靭帯断裂
14 大腿骨頸部骨折
15 骨盤骨折
16 脊髄損傷
17 頸椎損傷
18 脊椎分離・すべり症
19 脊椎圧迫・粉砕骨折

序論

各部位の外傷に応じた診断は本章の症例に譲り，ここでは外傷にアプローチする際の考え方を述べたい．

■ 各検査の特徴と注意点

単純X線写真

最初に行われることが多い．手軽であり，状態が不安定な患者にも負担が少ない．ポータブル写真は再現性，画質が不安定なため，それを踏まえて評価する．

後で述べるが，部位により病変の診断能はさまざまである．大まかな状態把握や経過観察といった目的で胸，腹部の単純X線写真が多用される．

CT

マルチスライスCTの出現以来高速化，高精細化が進んだ．三次元方向いずれも等方向の解像力で胸腹部全体を20〜30秒で撮影可能となった．撮影後のデータから各方向の断層像再構築，スライス厚の変更，軟部組織と骨条件の作成などができる．現時点では脳の評価をMRIに譲るものの，画像診断機器の主力といってよい．特に，疾患の有無もわからない状態で広範囲な検索が可能な点が強みである．

MRI

MRIは強磁場を使用するので特別な注意が必要である（図1）．

外傷患者の場合意識がない，十分な問診が取れないといった場合が多々ある．問診が取れないとMRIの禁忌かどうか判定できない．特に，磁性体の金属片は磁場により移動することがあるため，周囲組織を損傷する可能性があり危険である（図2）．金属片の存在が否定できない場合はMRIでなく，CTによる検査を行うべきである．

急変した場合，MRI検査室には持ち込めない機材が多く，十分な処置ができないおそれがある．急変時に誤って酸素ボンベ（鉄製）を持ち込むと酸素ボンベで殴るに等しいほどの打撃を患者，スタッフに及ぼすといった危険が生じる．検査時間が長いといった面からも状況のはっきりしない患者に最初にMRIを行うのは考えものである．

撮像法と機械の構成より，広い範囲を疾患不明なまま探すといった用途には向いていない．的を絞るほどよい結果が得られる．

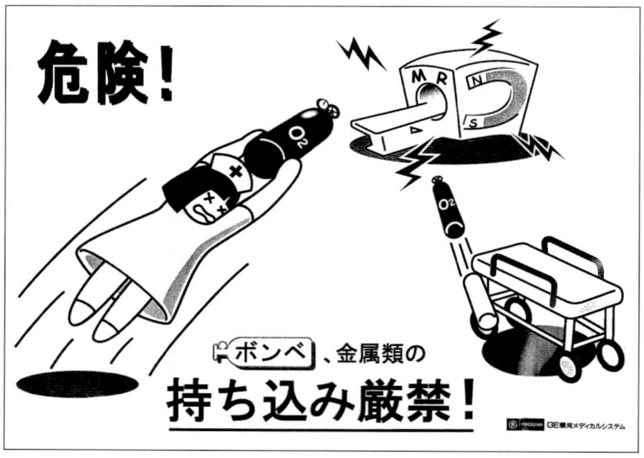

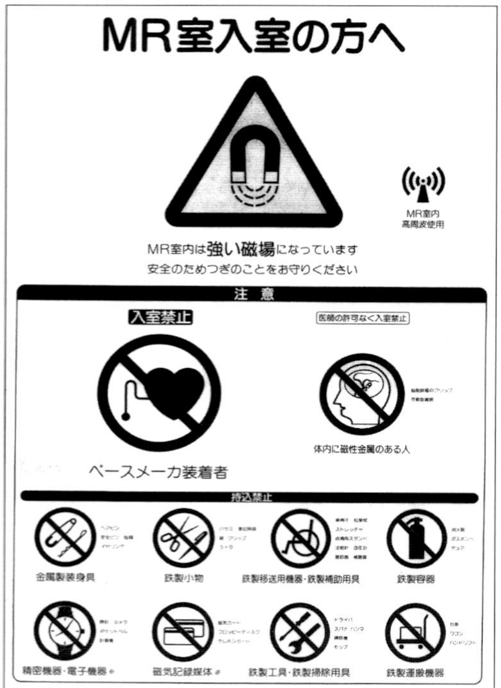

図1　MRIの注意を記したポスター

■想定疾患によるアプローチの仕方

骨折

部位を問わず，骨折の診断には単純X線写真が有用である．症状より骨折を疑った場合は最初に行われる検査である．方向によっては骨折線が観察できないこともある．顔面外傷，手根骨や足根骨，関節内骨折などでは三次元方向に高い解像力を有するヘリカルCTが有用である．注意が必要なのは頭部であり，頭蓋内構造を十分なコントラストで描出するため，通常は1スライスごとの撮影が施行される（コンベンショナルスキャン）．この場合，断層面に平行に近い骨折線の検出が難しくなる．乳突蜂巣の含気低下，気脳症のような骨折の関節所見が見つかった場合は，薄いスライスやヘリカル撮影といった追加検査が必要となる．

骨折線が不明瞭だが骨折が疑われるとき（大腿骨頸部骨折など）や，脊椎の圧迫骨折の多発などでどれが新しいものか不明な場合はMRIが有用である．骨髄内の信号変化により潜在する骨折や骨折の新旧が判別可能となる．特にMRIでは，周囲の筋腱損傷や血腫も観察可能である．

臓器損傷

頭蓋内では前述の注意点に配慮しつつ，CT，MRIによる検査が行われる．MRIが特に優れているが，くも膜下出血の検出が困難なこともあり，通常はCT→MRIの順で行われる．

頭頸部では骨，軟部組織が複雑に入り組んでおり両者の評価が必要となる．通常CTによる検索が行われ，軟部組織と骨条件の両者が観察可能である．

胸部では単純X線写真で気胸，胸水，皮下気腫が検出可能である．縦隔内構造は検出能が下がる．少量の気胸，胸水，縦隔内病変，初期の肺挫傷の検出にはCTが有用である．

腹部臓器の検索にはCTが優れる．単純X線写真は腸管ガスの状態や大まかな骨の状態の観察に限られる．腹腔内遊離ガスも微量なものは検出困難である．超音波検査も相当の情報が得られるが，CTによれば20〜30秒で胸腹部の撮像が可能であり患者の状態に応じて使い分ける．MRIは目指す疾患が不明な場合，撮像シーケンスの選択に難渋する．外傷の有無の検索には向いていない．

関節，軟部損傷

骨折自体は描出されないが，随伴する骨髄内出血を検出することで不全骨折の診断が可能である．骨折以外の損傷（半月板，靱帯）や周囲の筋腱の評価といった関節機能に関わる部分についてはMRIが優れている．機器の性能にもよるが，手関節，足関節までは良好な画像が得られる．手指の関節は症例により画質が不安定となる．

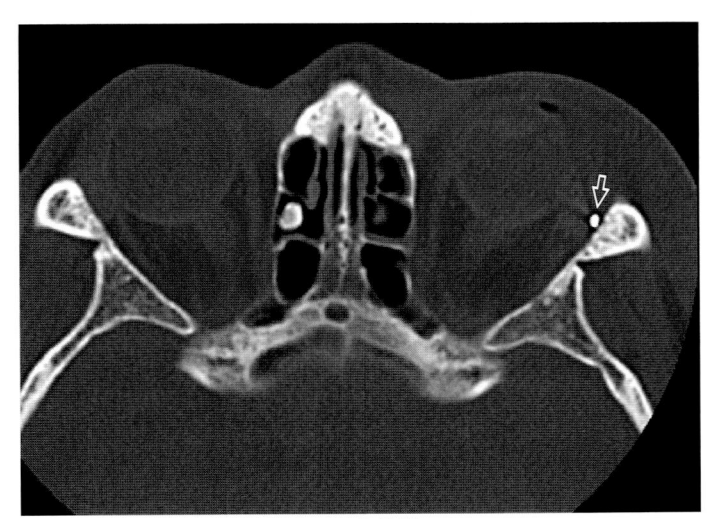

図2　眼窩単純CT
左眼窩内金属異物（⇨）．このまま眼球損傷の確認のためMRIを行うと，重大な事故が生じうる．金属異物が否定できなければMRIは禁忌である．

外傷-1
脳

急性硬膜外血腫 acute epidural hematoma: AEDH

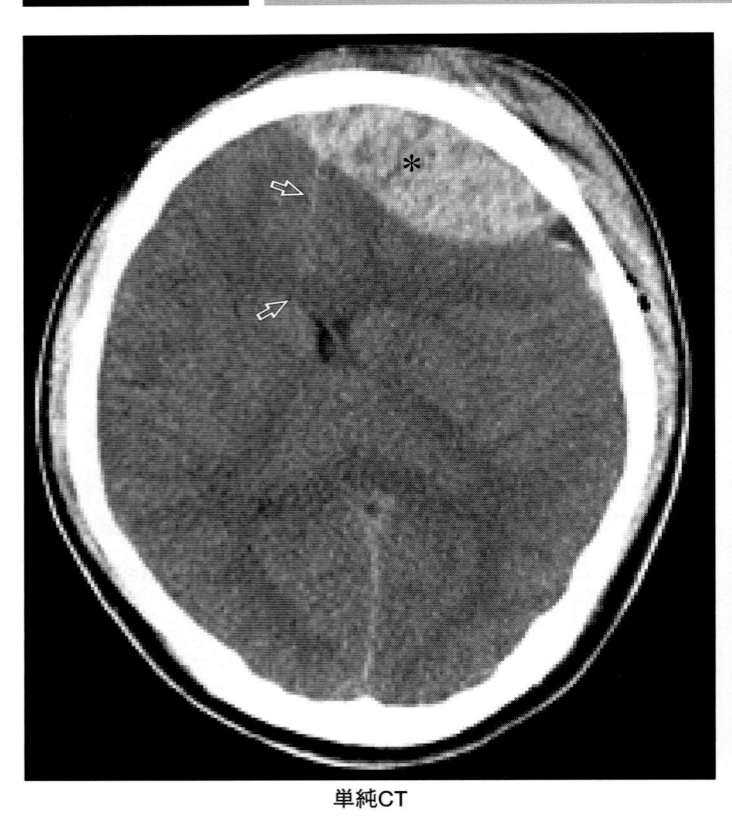

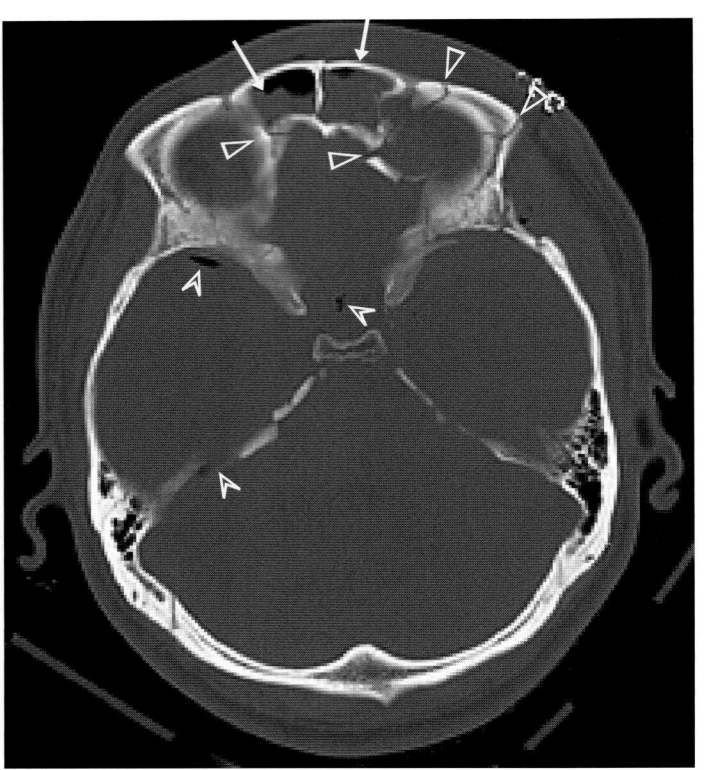

単純CT　　　　　　　　　　　　　　　単純CT（骨条件）

症例1　19歳，男性．オートバイにて走行中，トラックと衝突，転倒（ヘルメットなし）．急性硬膜外血腫．

単純CTでは，左前頭部に凸レンズ状の不規則な高吸収の血腫が見られる（＊）．全般的に脳浮腫が生じ，脳室や脳溝が狭小化している．正中構造は血腫に圧排され右側に偏倚している（⇨）．急性硬膜外血腫，外傷後のびまん性脳腫脹，脳ヘルニアの合併である．左前頭部を中心に大きな皮下血腫がある．

骨条件CTでは，左前頭蓋底を中心に多発骨折が見られる（▷）．頭蓋内には空気を示す濃度（≻）が複数観察され，両側の前頭洞に含気不良が見られる（→）．頭蓋底骨折に伴う気脳症の合併である．

■ 臨床的事項 ■

- 外傷側に生じ，線状骨折を伴う．
- 脳実質障害がなければlucid intervalを伴うことがある．ただし純粋な意識清明期はまれで，情緒不安定，不穏が見られることも多い．
- 特に中硬膜動脈の破綻例では，急速に増大することがある．
- ほかの損傷（脳挫傷，外傷性くも膜下出血，気脳症，反対側の硬膜外血腫など）を合併することがある．

■ 画像検査のポイント ■

▷▶ **単純CTを撮影し，骨条件処理を追加する** ◀◁

- 骨折線が明らかで骨折部直下の血腫がはっきりしない場合は，6時間後にCTの再撮影を行う．6時間以内でも急激に中枢神経障害が増悪すれば，ただちにCTでの再評価を行う．
- 通常骨折線はCTで検出可能だが，中硬膜動脈溝に沿う骨折など，CTでは検出困難な骨折も時に見られる．単純X線写真の必要性については議論も多いが，現状では撮影するのが無難である．
- 急速に増大する血腫は中硬膜動脈の破綻を示唆し，緊急手術の適応となる．
- 治療成績は頭蓋内合併損傷の有無に左右される．術後経過が思わしくない例では，状況に応じMRIを撮影するのも一法である．
- MRIのFLAIR法やT2*強調像も血腫を明瞭に示し，CTでは診断が難しい外傷性病変の検出に役立つことがある．

硬膜外腔の出血，血腫．通常は頭蓋骨骨折を伴う．

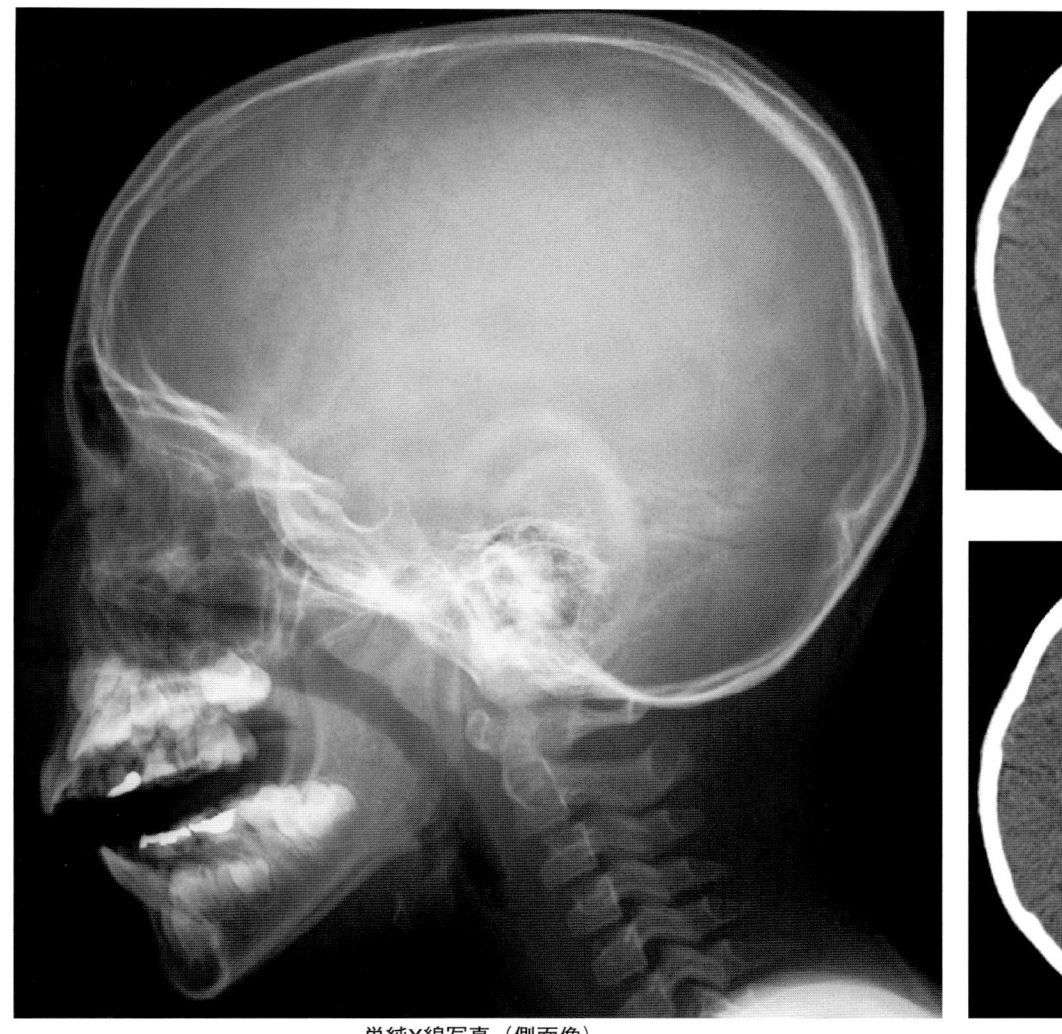

単純X線写真（側面像）

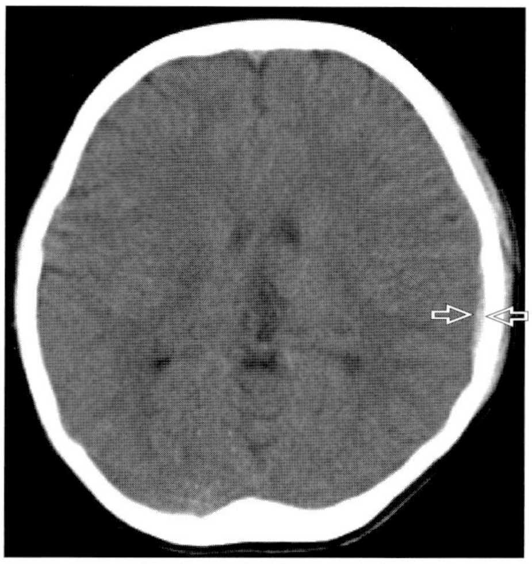

単純CT（受傷30分後）

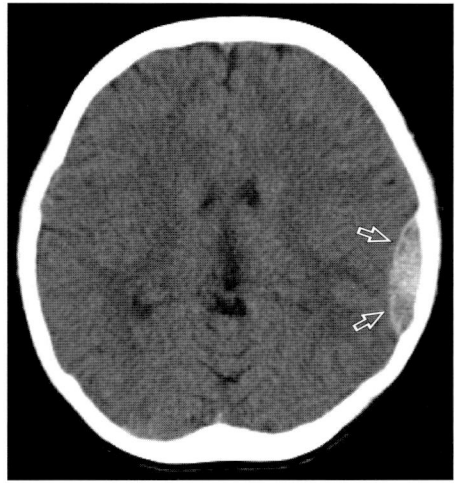

単純CT（受傷6時間後）

症例2　6歳，男児．遊具より転落．急性硬膜外血腫．
　単純X線写真では，頭蓋骨骨折はない．単純CTでは，左側頭部に淡い層状の血腫が見られる（⇨）．
　受傷6時間後では，5時間前に比べ血腫が増大し，明瞭な凸レンズ状の高吸収として見られる（⇨）．

■ 画像診断のポイント ■

- CTで血腫は通常凸レンズ状，隣接する頭蓋に骨折を伴う高吸収域を示す．
- 血腫がはっきりしない，または血腫が小さいなどの理由で保存的療法を行う際にも，急激な血腫の増大に注意が必要である．
- 硬膜外血腫は急速に増大し，診断の遅れは予後に重大な影響を及ぼす．意識清明期を伴う急性意識障害をきたした際はすぐにCTによる再評価を行う．
- 硬膜外腔は左右連続し，血腫は時に対側の脳表へ進展する．
- 頭蓋内合併損傷がないか注意深い観察が重要である．
- 小児は骨が柔らかく，骨折を伴わない硬膜外血腫も生じうる．

| 外傷-2 脳 | **急性硬膜下血腫** acute subdural hematoma: ASDH |

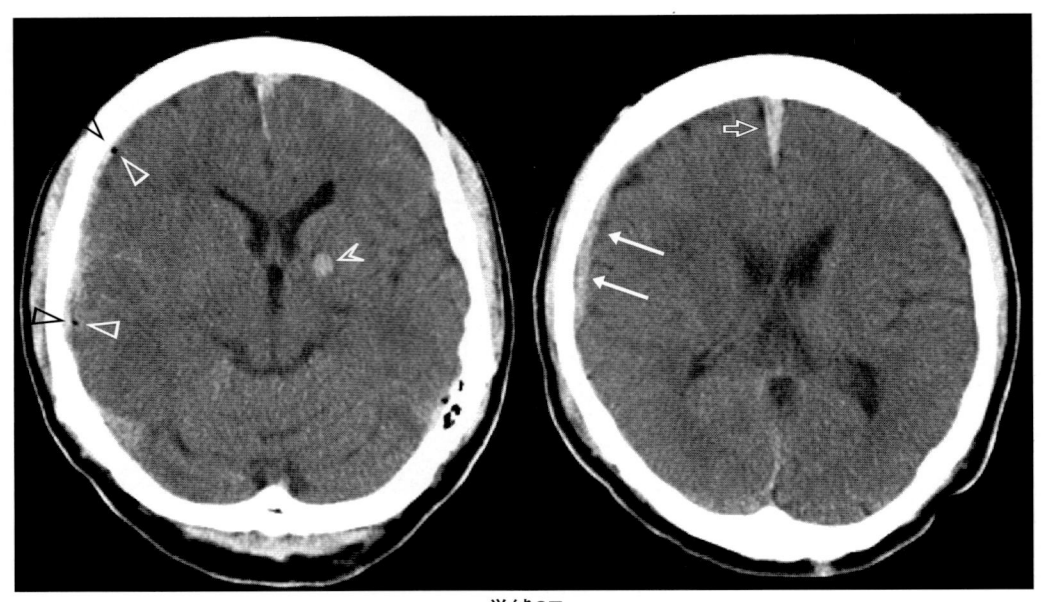

症例1 53歳，男性．右側頭部打撲．左急性硬膜下血腫，脳挫傷，気脳症，右急性硬膜外血腫，びまん性軸索損傷．

単純CTにて左前頭部に急性硬膜下血腫が見られる（⇨）．右側頭部には脳挫傷によるわずかな血腫，および空気を示す濃度があり，気脳症の合併である（▷，右側頭骨骨折を合併していた）．右側には扁平な急性硬膜外血腫が見られる（→）．左レンズ核内側の高吸収は，びまん性軸索損傷に伴う出血斑である（▷）．

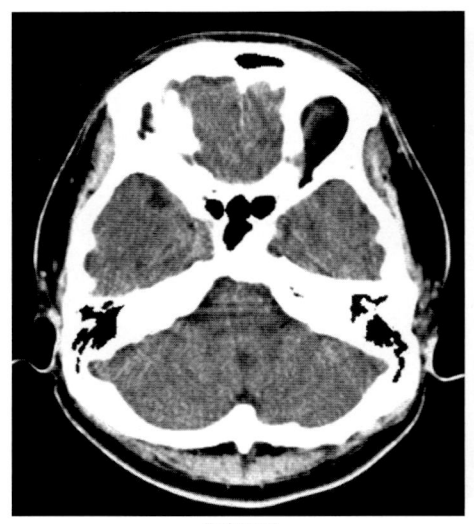

単純CT

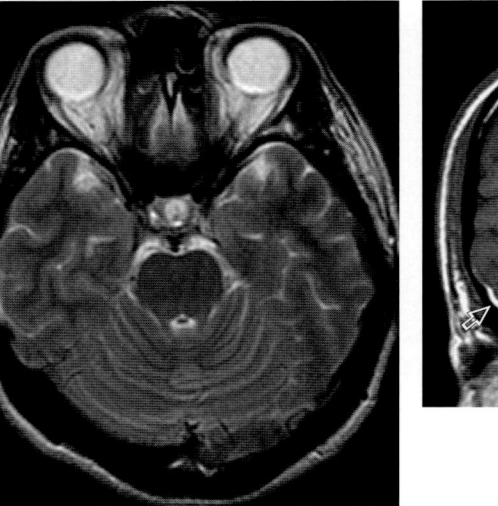

単純CT　　MRI（T2強調像） 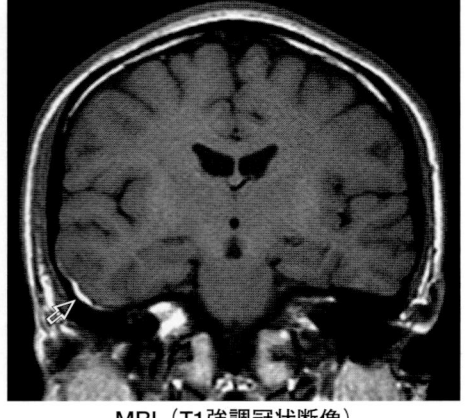　　MRI（T1強調冠状断像）

症例2 44歳，男性．交通外傷による頭部打撲．頭部CTと引き続き施行された頭部MRI．

CTでは脳表部に血腫を指摘できない．

MRIのT2強調像で右側頭葉に接し脳実質周囲腔に層状高信号が見られる．T1強調冠状断像では，右側頭葉下外側部を中心に扁平な高信号が見られ（⇨），急性硬膜下血腫である．

■ 臨床的事項 ■

- 硬膜外血腫に比べ重篤な脳損傷が多く，受傷後早期から強い意識障害や片麻痺，瞳孔不同をきたすことがある．
- 受傷側にも反対側にも発生する．
- CTでの初期変化は軽微でも，短時間で急速に血腫が増大し重篤化することがある．
- 脳ヘルニアの合併がしばしば見られ，早急に診断，治療が必要となることが多い．
- ほかの損傷（特に脳挫傷，ほかに外傷性くも膜下出血，頭蓋骨骨折，気脳症など）を合併することがある．
- 乳幼児の急性硬膜下血腫は，被虐待児症候群の可能性がある．
- 乳幼児では架橋静脈の破綻が多く，脳挫傷の合併は少ない．

外傷による硬膜下腔（硬膜とくも膜の間）の出血．主に脳表面動静脈，架橋静脈の破綻が原因である．

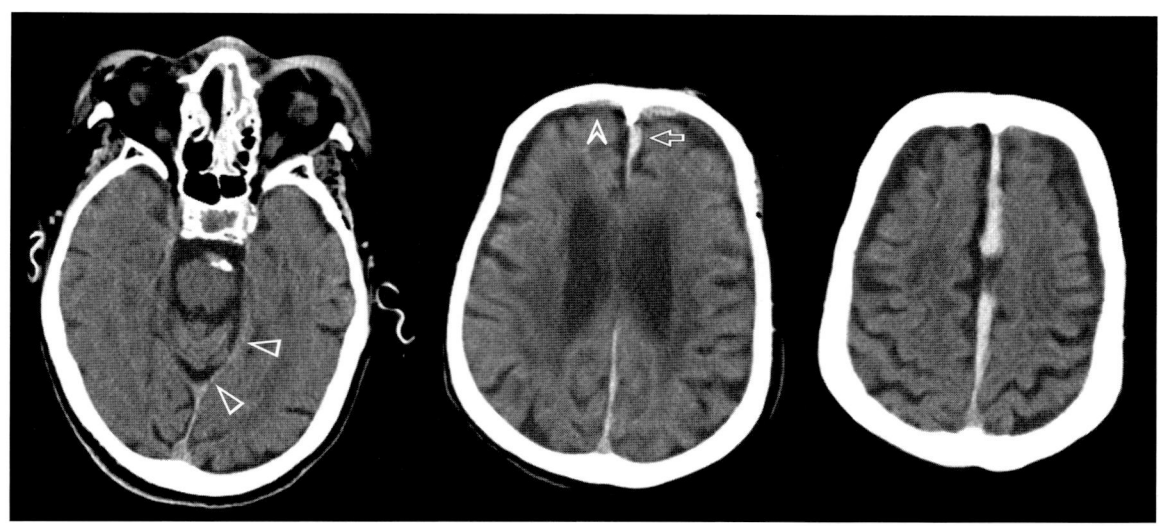

単純CT

症例3 78歳，男性．酔って階段から転落．両上眼瞼皮下血腫が見られ，頭痛あり．

大脳鎌左側に層状の高吸収が見られる（⇨）．よく見ると左側の小脳テントに沿った層状の淡い高吸収も見られる（▷）．非典型的だがこれも急性硬膜下血腫である．もともと脳萎縮があるので，実質の圧排はあまり目立たない．対側の前頭部に小さな硬膜下血腫が生じている点にも注意（▶）．

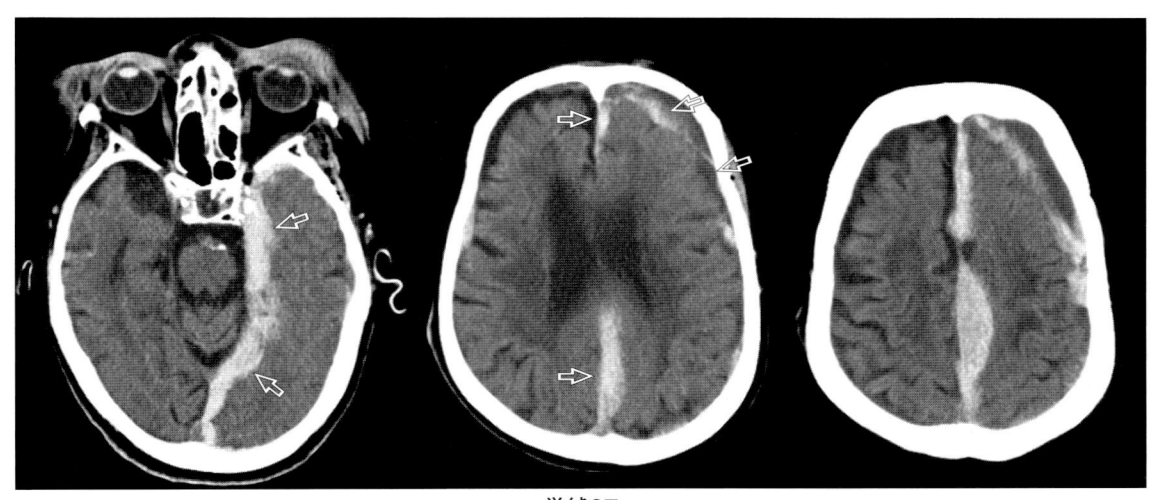

単純CT

参考画像　症例3の4時間後．

左側の血腫の増大が明らかで（⇨），緊急手術が施行された．

■ 画像検査のポイント ■

▷ **単純CTを撮影し，骨条件処理を追加する** ◁

- 小脳テントに沿った扁平な血腫や前頭側頭葉下面の血腫は，CTでは検出できないことも多い．その際はMRIのT1強調冠状断像が有用である．
- 急性硬膜下血腫の治療成績は，合併する脳損傷の程度に依存する．CTをこまめに撮るのも一法だが，状態に合わせ一度MRIを行っておくとよい．

■ 画像診断のポイント ■

- CTで血腫は通常三日月状，まれに凸レンズ状の高吸収域となる．
- 新鮮血腫はしばしば不均一な高吸収域だが，数時間で均一な高吸収になる．
- 保存的療法を行う場合にも，血腫の急な増大に注意．必要に応じCTを再撮影．
- 硬膜下腔は左右別々に存在するので，血腫は骨縫合を越えるが対側へは進展しない．
- 脳挫傷，びまん性脳腫脹などの合併も多いので，CTで実質障害の有無を細かく評価することが大切である．

外傷-3 脳 — 慢性硬膜下血腫 chronic subdural hematoma: CSDH

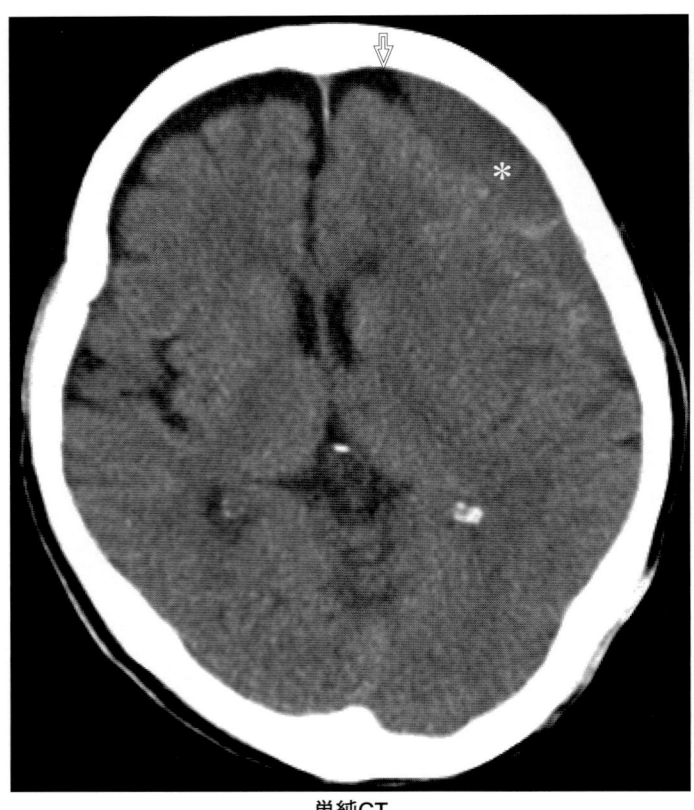

単純CT

症例1 90歳，女性．頭痛，食欲不振．左慢性硬膜下血腫．
　左前頭側頭部の脳表に三日月状の灰白質よりやや吸収値の低い構造が見られ，内部に灰白質と同等のやや吸収値の高い構造が混在している（＊）．教科書的な慢性硬膜下血腫である．この前部に見られる脳表の低吸収（⇨）は，脳の萎縮に伴うくも膜下腔の拡大を示す．

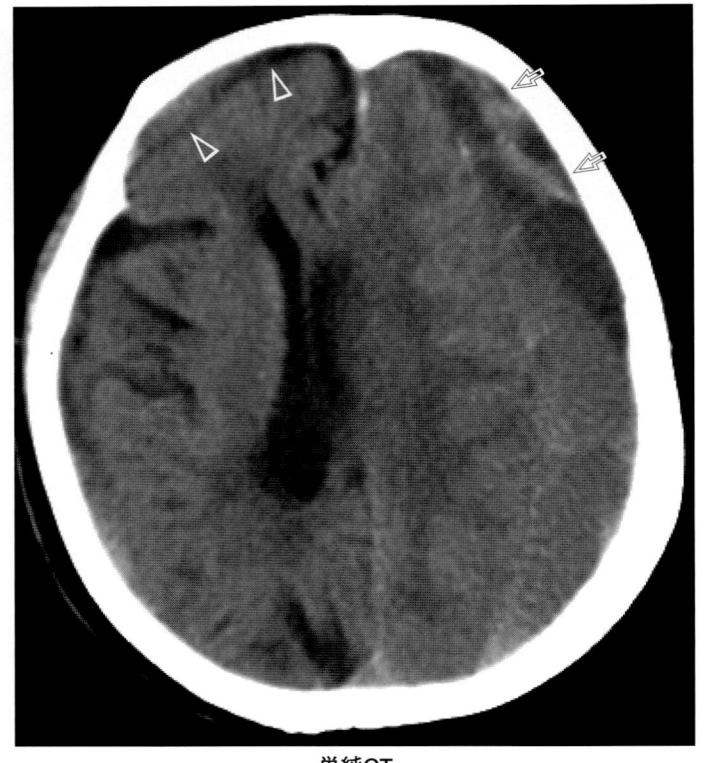

単純CT

症例2 87歳，女性．左不全片麻痺，認知症．両慢性硬膜下血腫．
　一見先の症例によく似ているが，血腫内の吸収値がかなり不規則で，実質に比べ高吸収の部分もある（⇨）．繰り返す硬膜下腔への出血が示唆され，比較的新しい血腫の混在も考えられる．対側の前頭葉の脳表に扁平な慢性硬膜下血腫が見られる（▷）．このような例に限らず，術後に対側の硬膜下血腫が生じたり急速に増大することがあり，注意が必要である．

■ 臨床的事項 ■

- 軽微な頭部外傷に続発するものが多い．
- 中高年，男性，アルコール多飲者に多い．
- 外傷を契機に架橋静脈，そのほかの血管が破綻し硬膜下腔に出血→血腫周囲に被膜を形成（反応性変化）→被膜に新生血管が増生→新生血管からの繰り返す出血→血腫の増大，により発症．
- 外傷後早期に硬膜下水腫が発生→水腫周囲に被膜を形成→被膜からの出血により血腫へ移行．
- 頭蓋内圧低下症に続発することがある（しばしば両側性）．
- 初発症状は頭痛，性格変化，片麻痺，認知症など，血腫の部位，大きさにより多彩．

■ 画像検査のポイント ■

▶単純CT◀

- 原則MRIは不要．
- 血腫被膜や隔壁の描出には造影MRIが適しているが，治療方針の決定にはほとんど寄与しない．

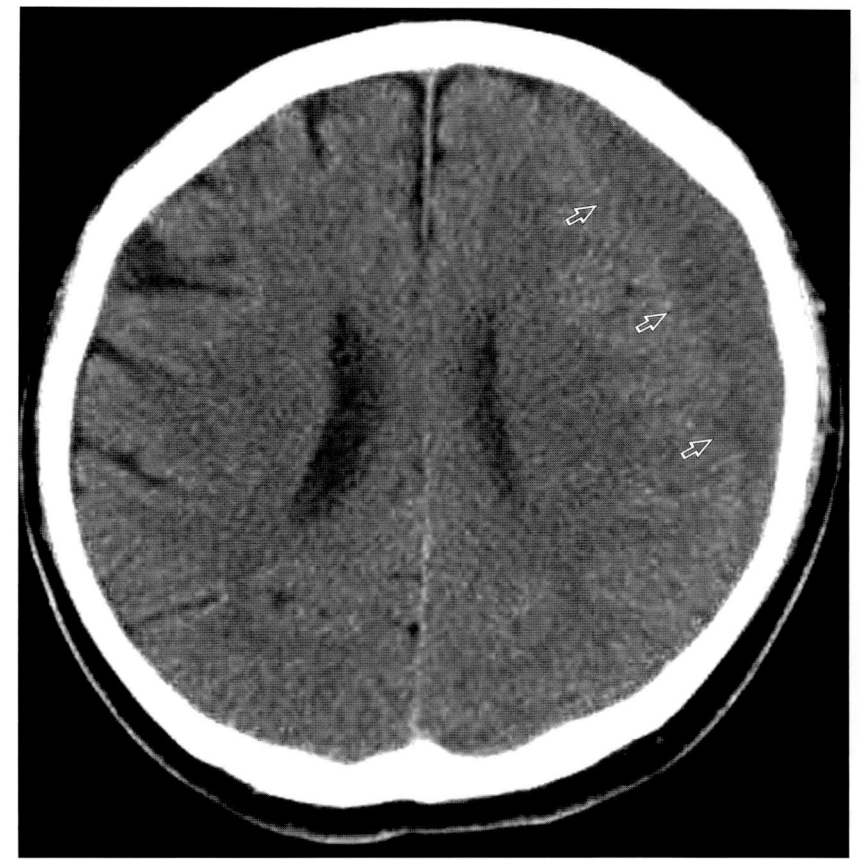

主に頭部外傷後慢性期に生じる硬膜下腔への出血．

単純CT

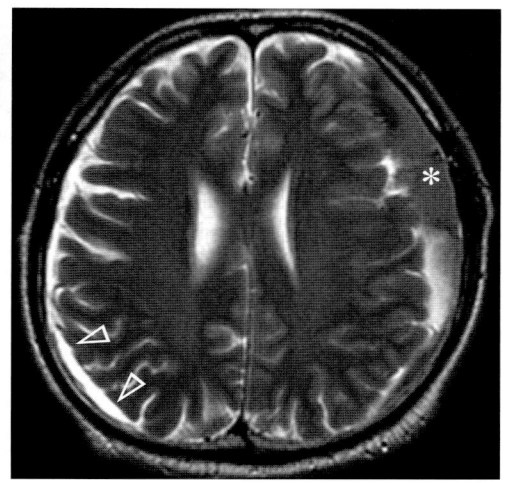

MRI（T2強調像）

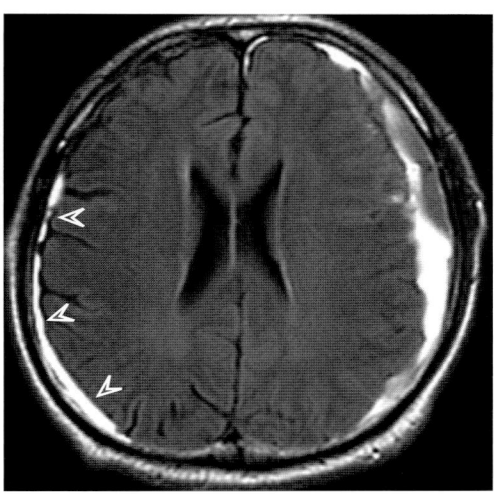

MRI（FLAIR法）

症例3 61歳，男性．頭痛，嘔吐，右不全片麻痺．左慢性硬膜下血腫．

単純CTでは，左側に大部分灰白質とほぼ等吸収の三日月状の慢性硬膜下血腫が見られる（⇨）．右側に異常はない．

同時期に撮影されたMRIのT2強調像で左側の慢性硬膜下血腫（＊）は数回にわたる出血を反映し不規則な信号を示す．右側の脳実質周囲腔がわずかに拡大している（▷）．FLAIR法では，右頭頂部を中心に三日月状の扁平な高信号が見られ（▶），両側性の硬膜下血腫である．

硬膜下血腫は症状がなければ手術対象とはならない．本例でも経過観察により血腫は両側とも徐々に縮小した．原則慢性硬膜下血腫の画像診断にMRIは不要だが，CTでは少量の血腫が描出されないこともあり注意が必要である．

▌画像診断のポイント▐

- 血腫は通常三日月状，時に凸レンズ状で，正常はCTで高～低吸収とさまざまである．時相の異なる血腫が混在する例ではCTで不規則な吸収値を示し，MRIでは撮像法により多彩な信号変化を示す．
- 長期経過例では血腫の被膜に石灰化による高吸収を認めることもある．
- 約10～15％は両側性である．大きな血腫に気をとられ，対側の小さな血腫を見逃さないよう注意が必要である．
- たとえ少量でも骨折部に隣接する脳表の血腫を否定できないときは，急性硬膜外血腫の可能性を考え厳重な経過観察が必要である．

外傷-4 脳
脳挫傷 cerebral contusion

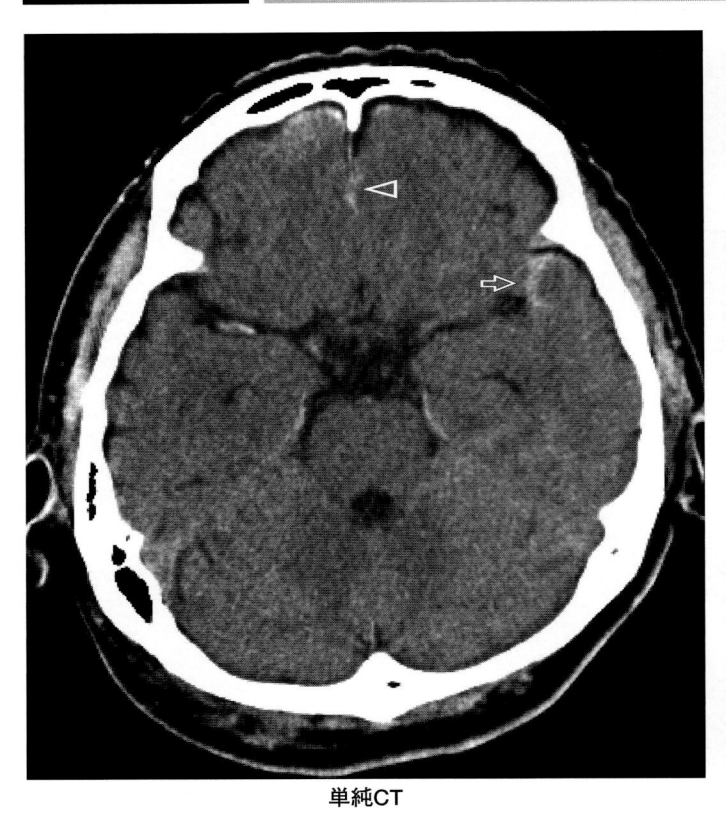

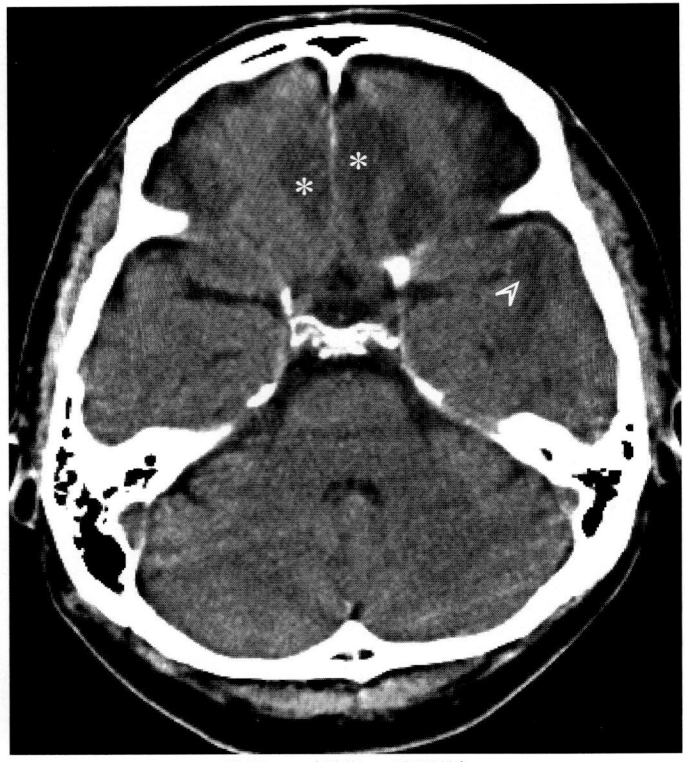

単純CT　　　　　　　　　　　　　　　　単純CT（受傷23時間後）

症例1　40歳，男性．右頭頂部の打撲．脳挫傷，外傷性くも膜下出血．

　単純CTでは，左Sylvius裂（⇨），および前大脳縦裂近傍に少量の血腫が見られ（▷），外傷性くも膜下血腫である．右後頭部の軟部組織には皮下血腫による腫脹がわずかに見られる．

　受傷23時間後の単純CTでは，両側の前頭葉下面を中心に不規則な低吸収（＊）が見られる．やや左優位で，左側頭極にも低吸収域がある（▷）．

　いずれも脳挫傷である．脳挫傷は受傷直後はしばしば不明瞭である．特に前頭葉下面や側頭葉先端部は脳挫傷をきたしやすく，経過観察CTで病変が明瞭となることも多い．

■ 臨床的事項 ■

- 回転性の加速外傷によるものが多い．直達外力でも生じうる．
- 外力の結果，脳組織に歪みが生じ，穿通枝の破綻に伴う出血，血管壁からの血液漏出による点状出血が出現し，それらが集塊となる．
- 損傷部は浮腫を伴い，時に血腫と浮腫があいまって頭蓋内圧亢進症状を示すことがある．この際は緊急手術の適応となる．

■ 画像検査のポイント ■

▶**単純CTを撮影し，骨条件処理を追加する．挫傷が見られれば，24時間以内の再検査が原則である**◀

- 挫傷による血腫，浮腫とも受傷後早期は時に不明瞭である．血腫は通常24時間以内に完成し，CTで容易に観察できることも多い．より小さな血腫にはMRIのT2*強調像が，病期によっては拡散強調像やFLAIR法が有効である．

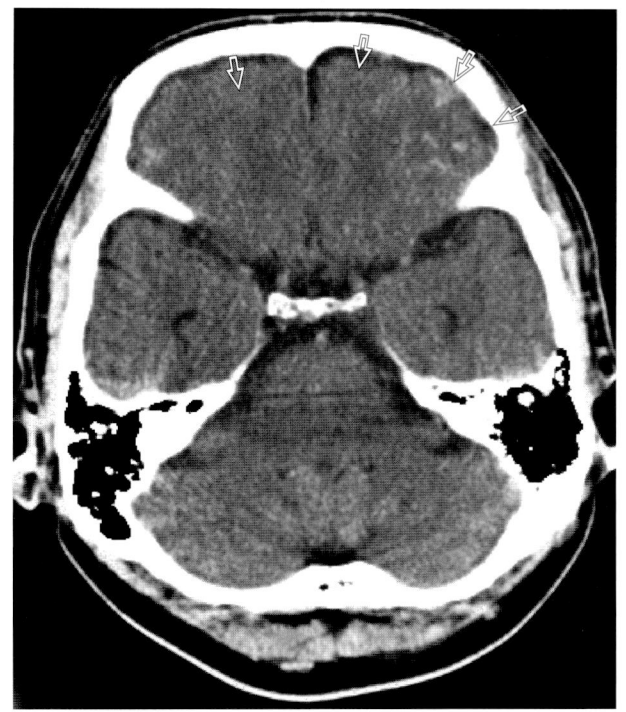

回転性の加速度外傷や直達外力により生じる脳組織の損傷．

単純CT

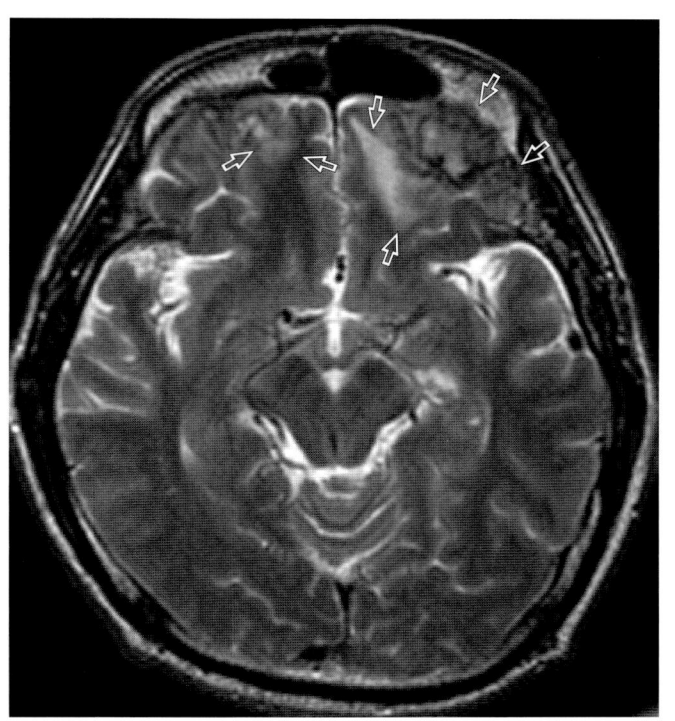

MRI（T2強調像）

症例2 61歳，男性．路上で倒れていた．脳挫傷．

単純CTでは，両側の前頭葉下面，特に脳表近傍の吸収値が左優位に不規則となり（⇨），血腫を思わせる高吸収の混在が疑われる．

T2強調像では，両側前頭葉下面に血腫を示唆する不規則な低信号，および脳挫傷による高信号が混在している（⇨）．挫傷は左優位の変化である．T1強調像では，両側前頭葉下面に左優位の高信号が見られ（▷），脳挫傷を示す．

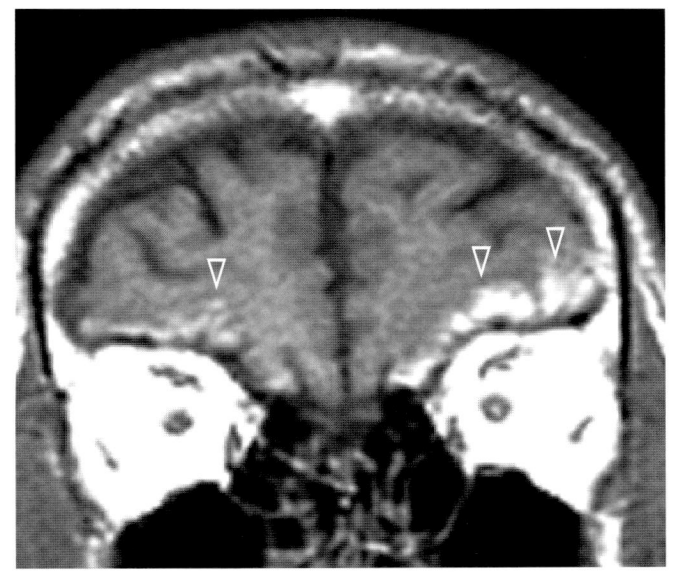

MRI（T1強調冠状断像）

■ 画像診断のポイント ■

- 病巣は大脳の脳表近くに多く，CTでは浮腫による低吸収域の内部に血腫による点状の高吸収が混在する．病変部は浮腫状で，特に挫傷が高度な例では脳ヘルニアを合併することもある．
- 病変の浮腫が高度な例，開頭減圧術を行った例，および合併損傷がある例は経過観察に十分な注意が必要である．

Ⅷ．外 傷 247

外傷-5 脳　頭蓋骨骨折　skull fracture

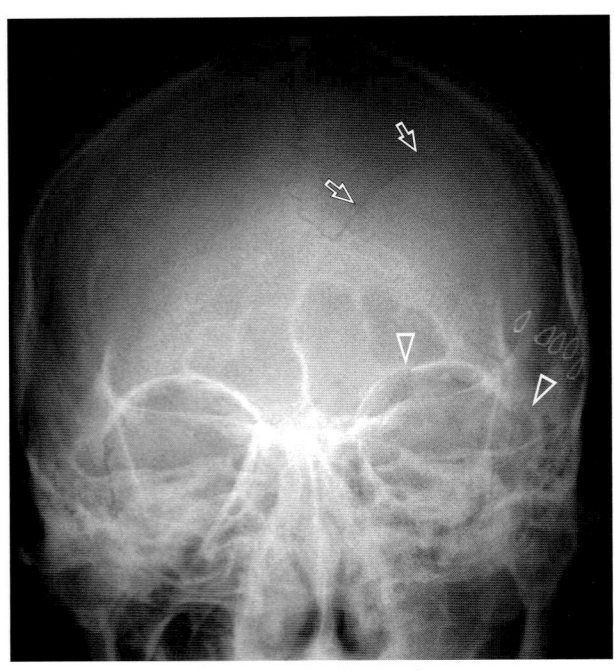

症例1（外傷1症例1と同一） 19歳，男性．

左前頭部に斜走する骨折線が見られる（⇨）．左眼窩上縁を中心に骨の連続性が破綻し，骨偏倚を伴う複数の骨折線が認められる（▷）．

頭蓋底の多発骨折である．

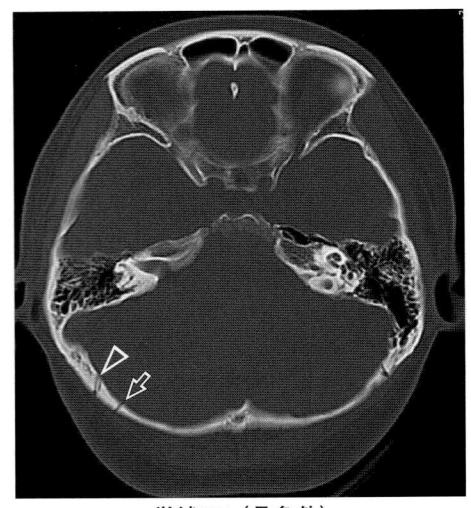

単純X線写真（正面像）

単純CT（骨条件）

症例2 25歳，女性．てんかん発作のため転倒．後頭骨骨折．

右後頭骨に骨折線（⇨）が見られるが，注意しないと隣接する側頭後頭縫合（▷）と紛らわしい．

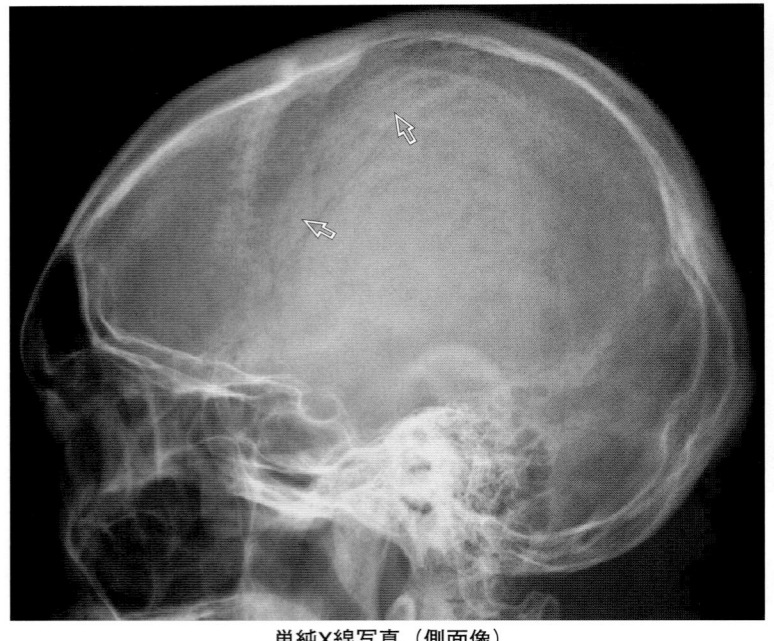

単純X線写真（側面像）

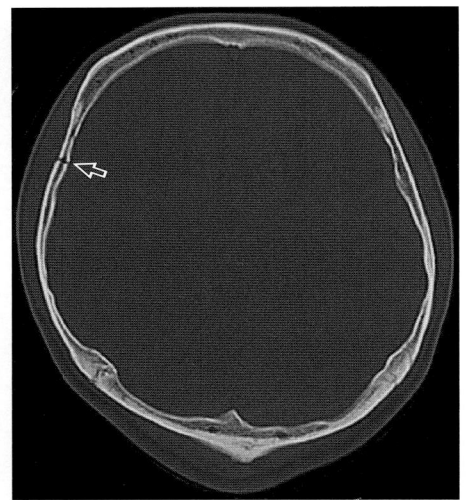

単純CT（骨条件）

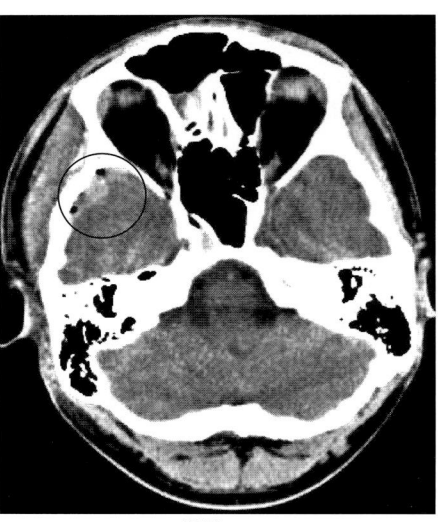

単純CT

症例3 28歳，男性．工事中，鉄材による右側頭部打撲．頭蓋骨骨折．

単純X線写真では，中硬膜動脈溝に沿うように線状の透瞭像が見られ，骨折である（⇨）．動脈溝など血管溝に隣接する骨折線は単純X線写真で同定しがたいこともある．

単純CTでは，右側頭部に境界明瞭な線状の透瞭像があり，骨折である（⇨）．また右側頭葉の脳表に少量の血腫と空気を示す濃度が見られる（○）．脳挫傷および外傷性硬膜下血腫，頭蓋底骨折による気脳症の合併であった．

頭蓋骨骨折単独では経過観察となるが，頭蓋内損傷や頭蓋底骨折があれば慎重な経過観察，時に治療の対象となる．頭蓋骨骨折におけるCTの目的は骨折線の同定ではなく，頭蓋内合併症の検索である．

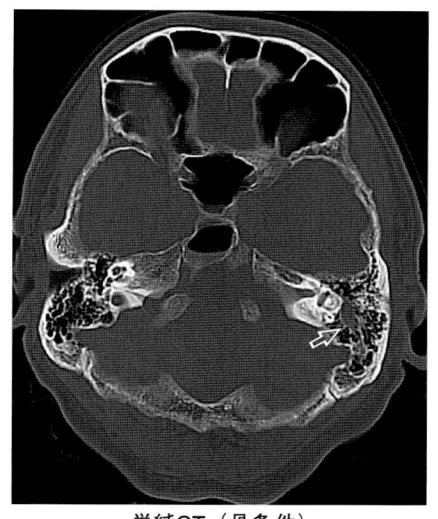

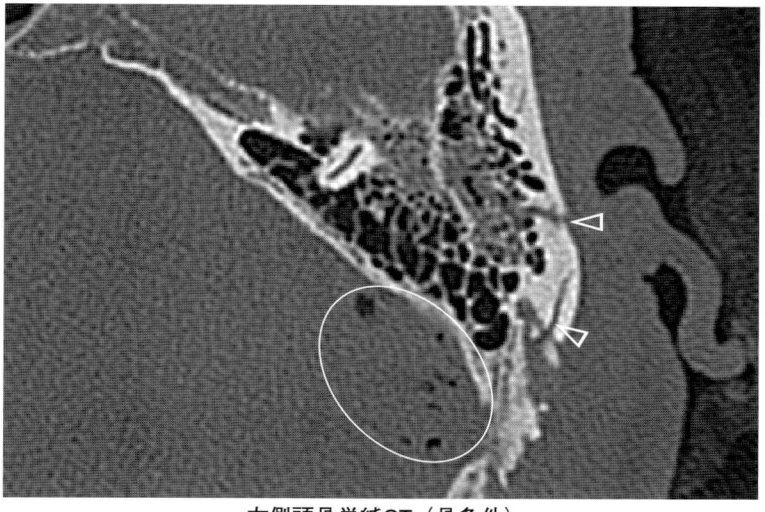

外傷に伴い生じる頭蓋の骨折．頭蓋内合併損傷の有無が重要．

単純CT（骨条件）　　　　　　　　　左側頭骨単純CT（骨条件）

症例4　71歳，女性．交通外傷による頭部打撲．左側頭骨骨折．

単純CTで，左乳突蜂巣の含気がやや悪い（⇨）．

左側頭骨単純CTで，側頭骨に混合型骨折（縦骨折＋横骨折）が見られ（▷），乳突蜂巣内の軟部組織濃度は血腫を示唆する．側頭後頭縫合も離解し，気脳症の合併が見られる（○）．

特に受傷機転のわからない例では含気腔のわずかな左右差から骨折が明らかとなることもあり，骨条件の注意深い観察が必要である．

∥ 臨床的事項 ∥

- 骨折のタイプと合併する頭蓋内損傷，頭蓋内感染の有無が重要．
- 開放骨折や頭蓋底骨折では髄膜炎など頭蓋内感染症の合併が問題となる．
- 硬膜血管走行部を横切る線状骨折は急性硬膜外血腫をしばしば合併する．縫合線の離開も硬膜外血腫の原因となりうる．
- 小児では頭蓋骨が柔らかいため，骨折線がなくとも頭蓋内に血腫や挫傷を生じることがある．

∥ 画像検査のポイント ∥

▷（頭部単純X線→）頭部単純CT，骨条件処理を追加◁

- 単純X線写真の必要性については，特に欧米を中心に否定的な意見が多く聞かれる．頭蓋内損傷の有無は単純X線写真では評価できないし，また単純X線写真を撮る手間が治療開始の遅れを招くこともありうる．しかしCTの断層面に平行する骨折線の検出は，単純X線写真，特に側面像でしかわからないこともある．CTは頭蓋骨骨折が疑われる症例において必須の検査であるが，現状では単純X線写真の併用が無難である．
- 慢性期に頭蓋内合併症の精査目的でMRIが施行されることはあるが，少なくとも急性期にMRIのみで検出可能な病変が，ただちに積極的治療の対象となることはない．

∥ 画像診断のポイント ∥

- 線状骨折は頭尾方向の断層面を詳細に観察することで，ほとんどの例において縫合や血管溝と鑑別可能である．
- 線状骨折，陥没骨折とも，高吸収を示す骨の直下に血腫による高吸収が混在していないか慎重に観察する（ウインドウ幅，ウインドウレベルを変更すると，骨と血腫の識別が容易となる）．
- 開放性骨折や頭蓋内骨折では，気脳症のチェックがきわめて重要で，前，中頭蓋窩前縁，後頭蓋窩の小脳テント近傍などを特に注意深く観察する（診断が難しい例では肺野条件での観察も役立つ）．

外傷-6 脳

内頸動脈海綿静脈洞瘻　carotid cavernous fistula: CCF

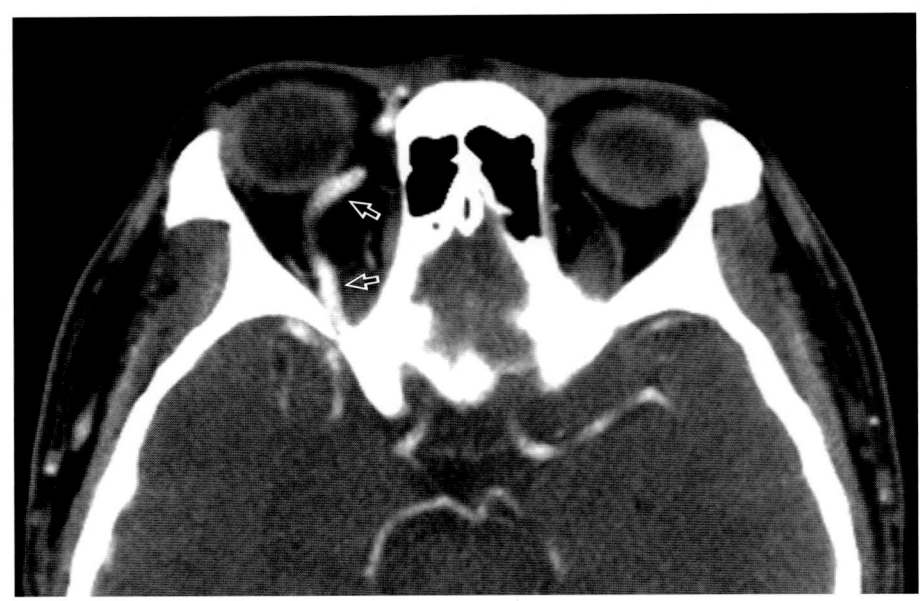

症例1　36歳，女性．顔面外傷後の右拍動性眼球突出．内頸動脈海綿静脈洞瘻．

　眼窩ダイナミック造影CTでは，右眼窩上部にS字状に蛇行する血管が見られ，早期相より強く濃染している（⇨）．

　MPR法による冠状断像では，問題となっている血管は右上直筋と内直筋の間に見られ（▷），拡張した上眼静脈である．対側の上眼静脈は拡張なく，造影剤による早期濃染もない（▷）．

　右眼窩を中心とした三次元再構成画像では，拡張蛇行する右上眼静脈および海綿静脈洞（▶）との関係を示す．

　MRAでは，右上眼静脈が脳動脈と同等に描出され（⇨），右海綿静脈洞（→）も対側に比べ目立つ．

　典型的なCCFではこのようにMRAで診断できるが，交通がわずかなものでは上眼静脈の異常もとらえられないことがある．現状ではMDCTによる造影CTが第一選択の画像検査と考えるべきであろう．

眼窩ダイナミック造影CT（早期相）

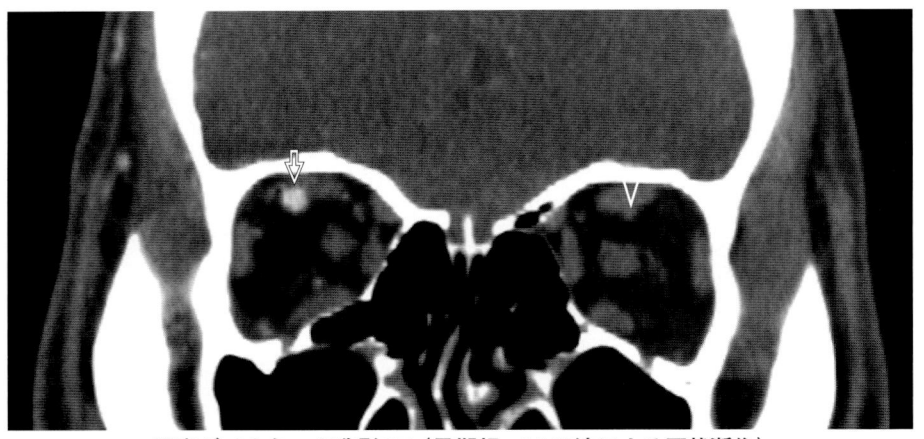

眼窩ダイナミック造影CT（早期相，MPR法による冠状断像）

■ 臨床的事項 ■

- 外傷型，特発性に分かれる．
- 外傷型は重症の頭部外傷，特に頭蓋骨骨折を伴う例での頻度が高い．受傷後約1/3は24時間以内に発症するが，外傷後1週間以上経過した後に発症するものが過半数を占め，外傷性動脈瘤の海綿静脈洞への破綻が原因と考えられている．
- 特発性では硬膜動静脈瘻での破綻や動脈硬化，そのほかさまざまな要因がある．
- 拍動性の眼球突出，結膜充血，拍動性の雑音（bruit）が3徴だが，すべてが揃わない例も多い．
- 自然治癒は困難である．
- 治療はカテーテルおよび離脱式バルーン，時にコイルなどによる血管内治療が優先される．

■ 画像検査のポイント ■

▷ **眼窩～海綿静脈洞を中心とした造影CT，冠状断再構成画像，および単純MRA** ◁

- 造影CTでは特に急速静注法を併用する．横断像で上眼静脈，海綿静脈洞は同定可能だが，MPR法による冠状断像や三次元再構成画像を併せ作成すれば全体像が容易に観察でき，患者や患者家族へ病態を説明する際にも有用性が高い．
- 上眼静脈は動静脈短絡により流速が上がり，通常の3D-TOF法による脳動脈MRAで無侵襲に評価できる．

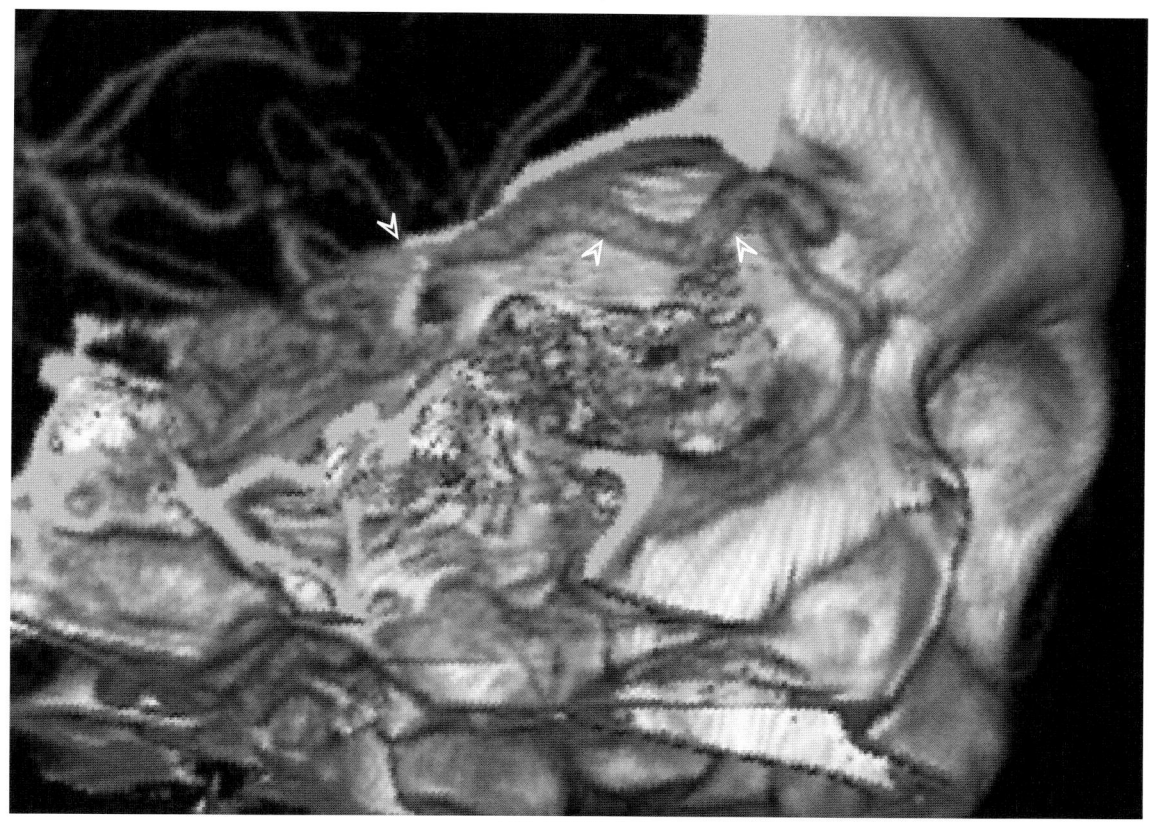

内頚動脈と海綿静脈洞が交通し，動脈血が静脈洞内に流入し特異な症候を示す．

三次元再構成像

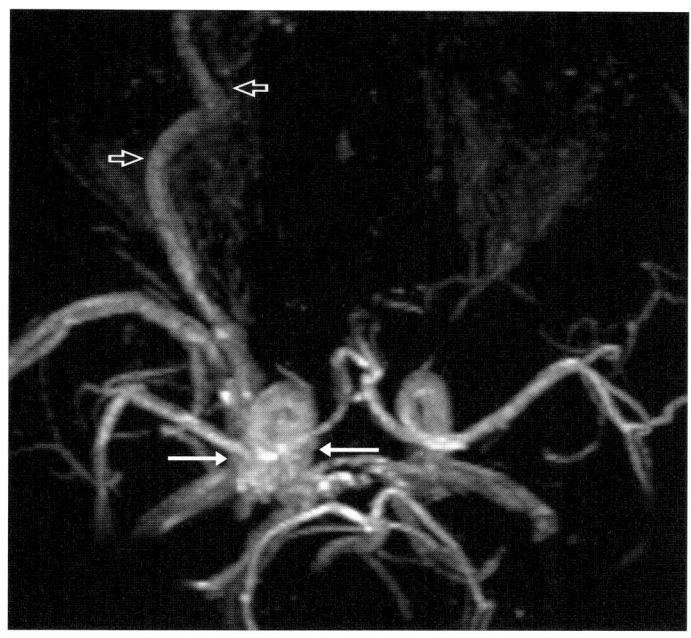

MRA（3D-TOF法）

■ 画像診断のポイント ■

- 動脈相における拡張した上眼静脈の描出，および動脈と同等の造影効果が見られればきわめて診断的である．
- 3D-TOF法によるMRAでは，拡張した上眼静脈のみならず，下垂体静脈洞などの流出路も描出されることがある．
- 短絡量が乏しいと上眼静脈の拡張などがはっきりしないこともあり，診断に注意が必要である．

外傷-7 頭頸部 顔面骨骨折 facial bone fracture

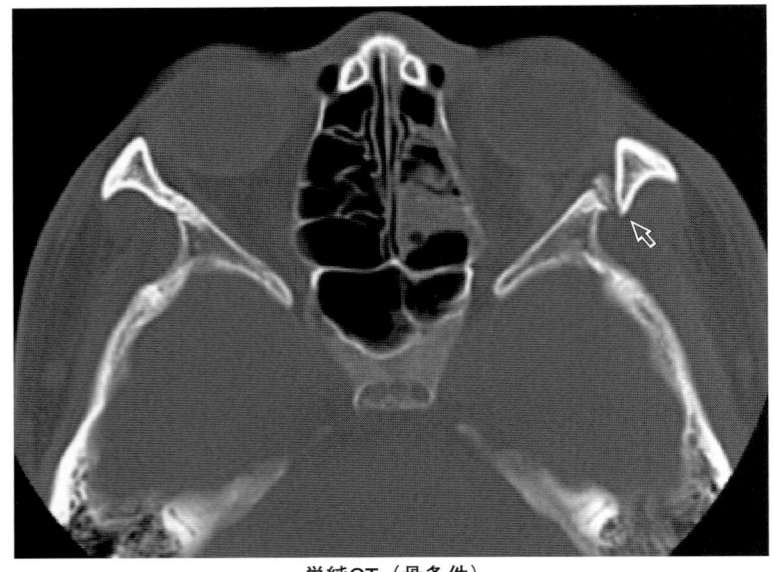

症例1 38歳，男性．交通外傷で左上顎部を強打．多発顔面骨骨折．

単純CTでは，上顎洞前壁，後壁，眼窩外側壁および頬骨弓に骨折が見られる（⇨）．特に上顎洞前壁の上顎洞内への嵌入が目立つ．

MPR法による冠状断像では，眼窩下壁に引き戸（trap door）状の骨折が見られ（▷），骨折部に眼窩内脂肪が嵌入している（▶）．典型的な眼窩吹き抜け骨折だが，本例のように横断像のみでは診断困難なことが多く，外傷後の複視を認めた場合は，CTの冠状断像による観察が必要である．

三次元再構成像は概観の把握に適している．直感的でわかりやすい画像は，ムンテラにも有効である．

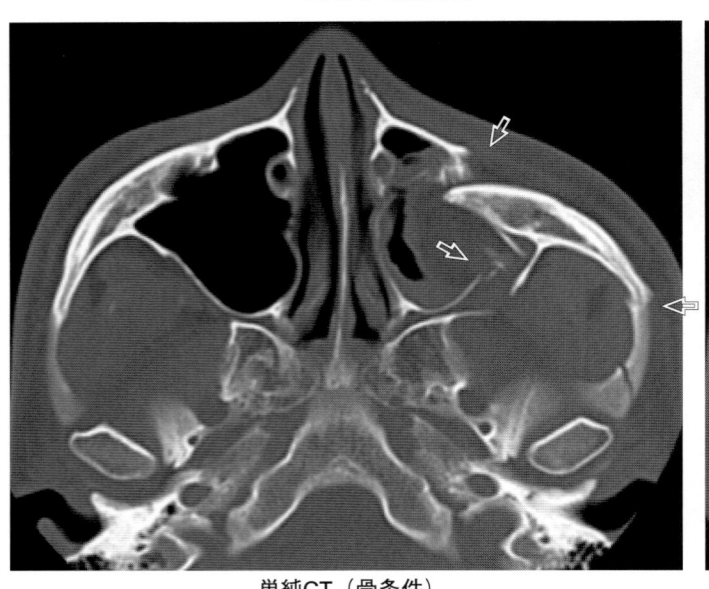

単純CT（骨条件）

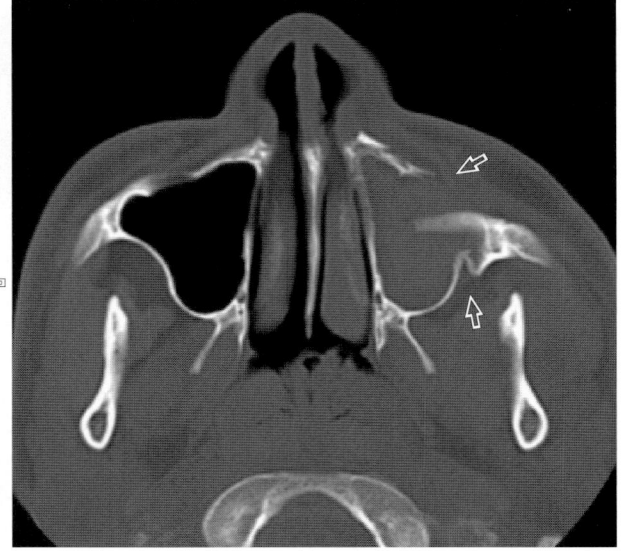

単純CT（骨条件）　　　単純CT（骨条件）

■ 臨床的事項 ■

- 鼻骨，上顎，眼窩，LeFort骨折など，多種の骨折があり，数種の骨折が混在することも多い．
- 顔面骨骨折では頭蓋底骨折，側頭骨骨折などの合併にも留意する．
- 眼窩骨折は底部，内側に多い．外側単独の骨折はまれで，常にほかの合併骨折を考慮する．
- LeFort骨折はⅠ〜Ⅲ型に大別され，特にⅢ型は頭蓋と顔面骨の完全な遊離をきたし重篤である．
- 多発顔面骨骨折，特に上顎骨骨折や眼窩底骨折では，外力が放散し，視神経管骨折をきたすことがある．視覚障害を伴う例ではしばしば緊急減圧術が必要となる．

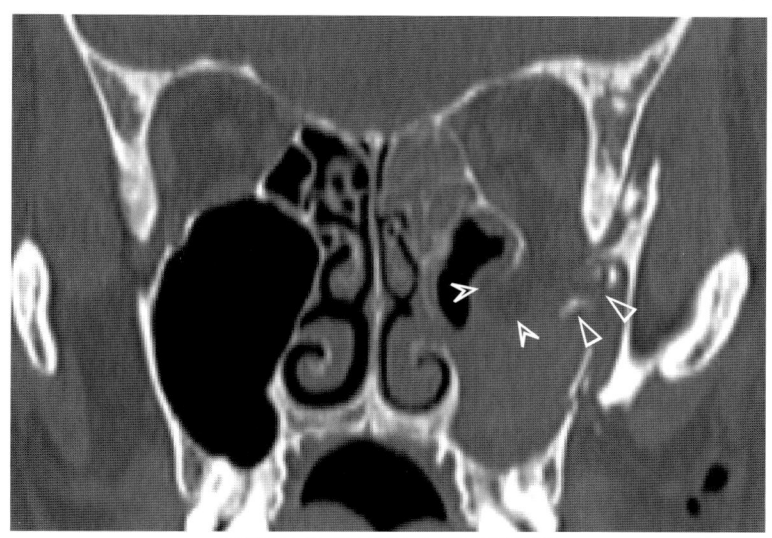

外傷に起因する顔面構成骨の骨折.

単純CT（MPR法による冠状断像）

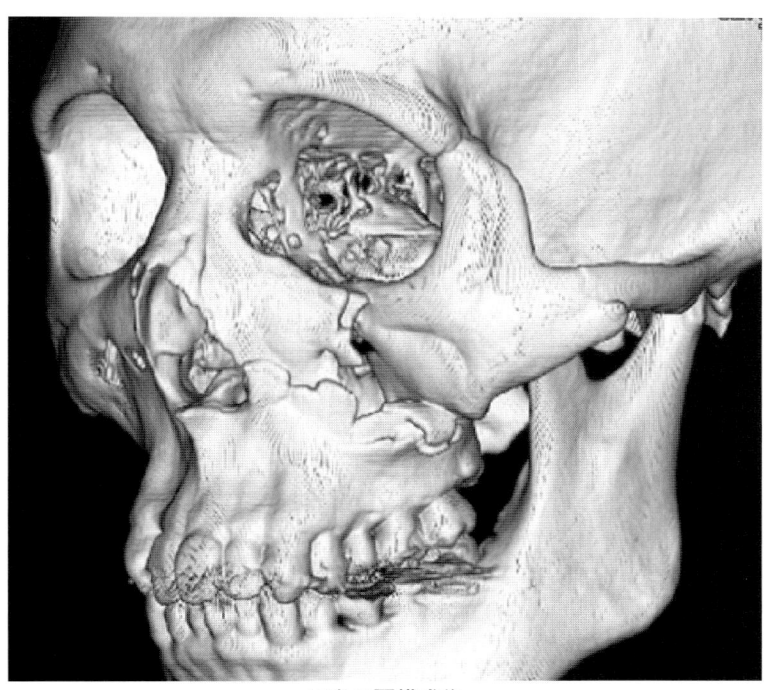

三次元再構成像

■ 画像検査のポイント ■

▷ 単純CT，骨条件を追加．冠状断像の骨条件も必須 ◁

・緊急時，MRIの必要性はない．
・多発骨折例，骨偏倚の評価には，三次元再構成像が有用なことも多い．

■ 画像診断のポイント ■

・眼窩底，内側壁骨折は，冠状断像での評価が必要で，骨折部への外眼筋の嵌入を詳細に観察する．
・骨折の程度に関わらず，頭蓋底骨折など頭蓋内損傷の有無にも注意が必要である（必要に応じ頭部単純CTを追加する）．
・表在性損傷がなく皮下軟部組織に空気を示す濃度があれば，骨折がどこかに隠れている．

| 外傷-8 胸部 | # 肺挫傷，肺裂傷と外傷性血気胸 |

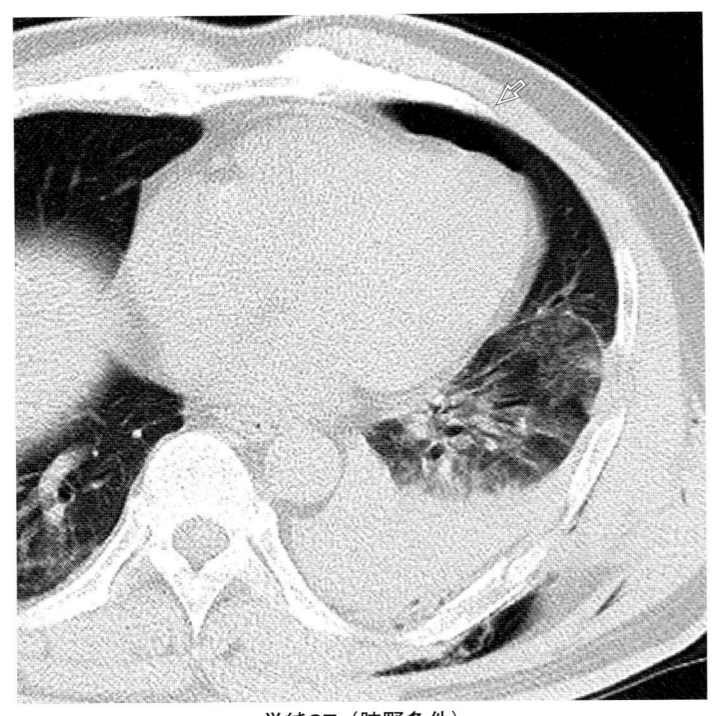

単純CT（肺野条件）

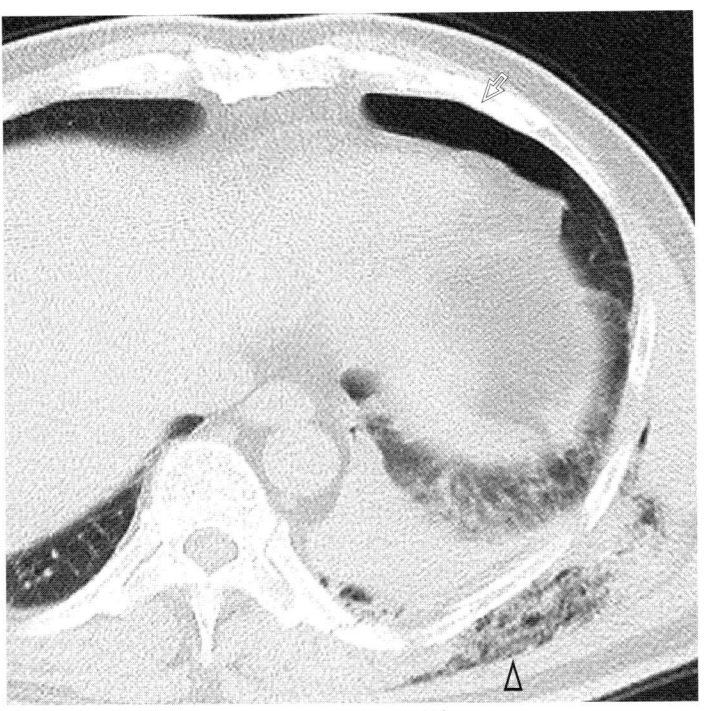

単純CT（肺野条件）

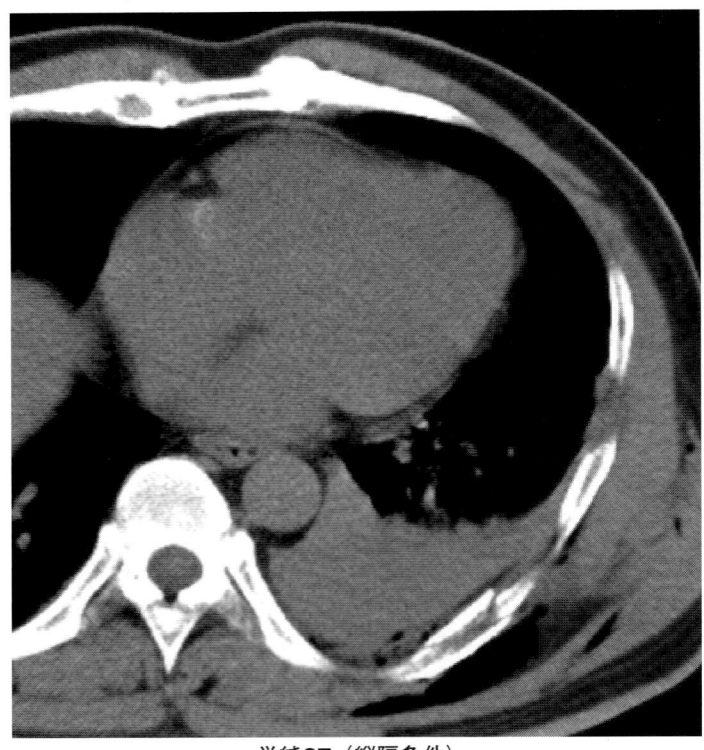

単純CT（縦隔条件）

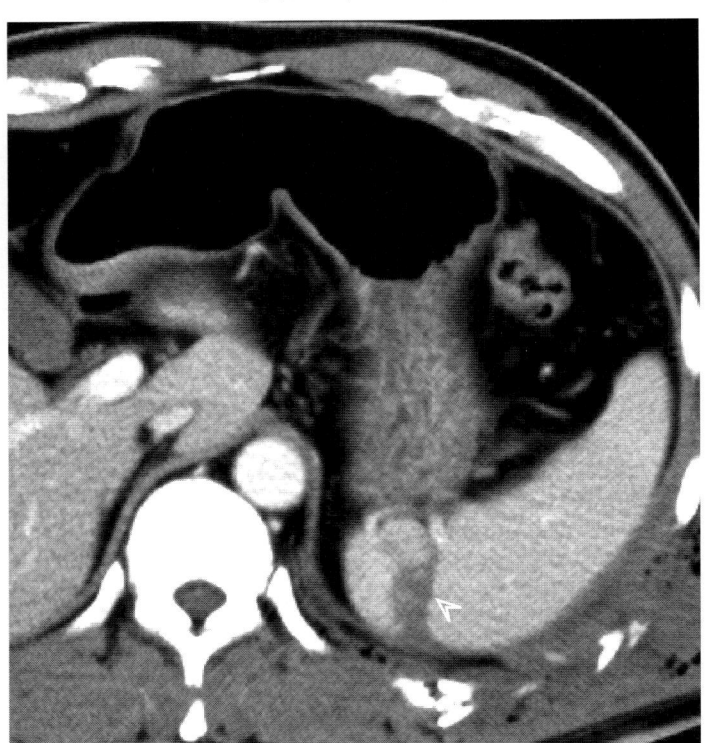

造影CT

症例1 33歳，男性．交通事故にて受傷．肺挫傷，血気胸，多発肋骨骨折，脾損傷．

　肺野条件では左肋骨の多発骨折が認められ，左下葉にすりガラス影が拡がっている．左気胸も認められる（⇨）．皮下気腫も合併している（▷）．縦隔条件では胸水の吸収値はやや高く見られ，血性胸水が示唆される．

　造影CTでは左下部肋骨の骨折が認められ，骨折部に接する脾にも損傷が認められる（▷）．

lung contusion, laceration and traumatic hemopneumothorax
外傷による肺実質の損傷，気胸，血性胸水．

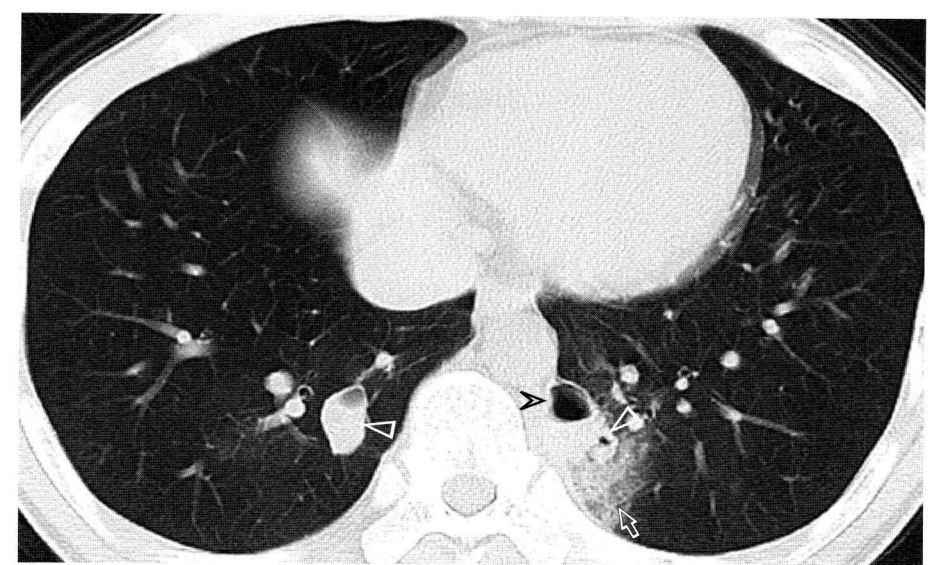

単純CT（肺野条件）

症例2　22歳，男性．落馬にて受傷．肺挫傷，肺血腫，外傷性肺囊胞．

肺挫傷によるすりガラス影（⇨），血腫による楕円形陰影（▷），外傷性肺囊胞（≫）などが見られる．

■ 臨床的事項 ■

- 肺挫傷は，外傷による肺の出血性浮腫である．
- 肺裂傷は，肺の裂傷部に血腫を生じる．
- 外傷部位の直下に生じることが多いが，対側に生じることもある（contra coup injury）．
- 肺血腫が吸収される過程で裂傷部が円形囊胞として見られ，外傷性肺囊胞と呼ばれる．
- 外傷性気胸は，肺実質の損傷や気道損傷などで胸腔内に空気が漏出．
- 胸部外傷では，肋骨骨折がよく見られるが，肺，心大血管，気管気管支，腹部臓器など合併する臓器損傷を見逃してはならない．

■ 画像検査のポイント ■

単純X線写真（ポータブル写真）
- 外傷患者のスクリーニング検査として重要．経過観察にも必要な検査．

CT
- 受傷直後の詳細な状態把握に行うべき検査．血管損傷や腹部臓器損傷の合併をチェックするためにも造影CTが望ましい．

■ 画像診断のポイント ■

- 単純X線写真では，骨折の有無と程度，肺挫傷や肺裂傷によるコンソリデーション，気胸の有無と程度（緊張性気胸の有無など），胸水量．
- CTでは，肺実質病変はコンソリデーションまたはすりガラス影として見られる．
- 肺裂傷による血腫は円形または楕円形の軟部影として見られ，肺癌との鑑別が問題になるが経時的に吸収されることで鑑別可能である．血腫吸収後には囊胞化する．
- 肺実質陰影の吸収遅延例や増悪例では，感染や肺水腫を疑う．
- 血性胸水はCT値が水濃度より高い．

外傷-9 腹部 肝損傷 liver injury

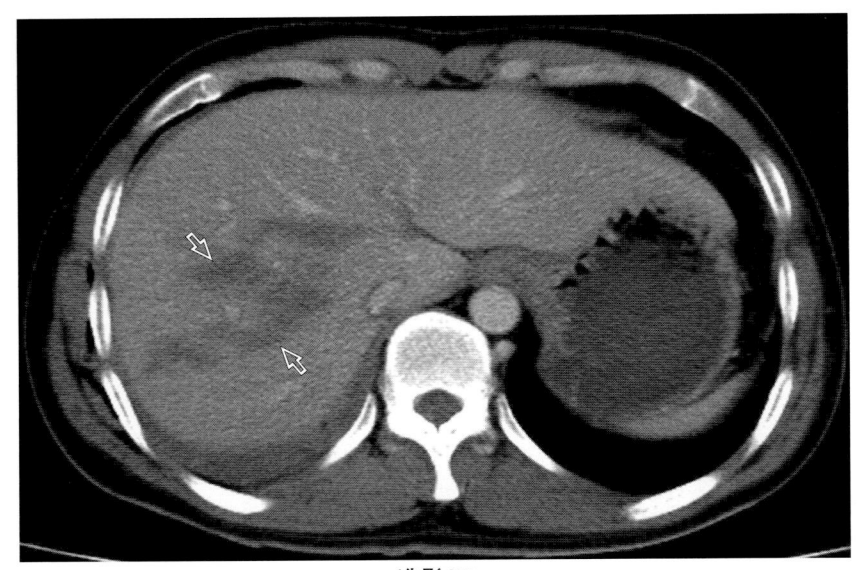

症例1 34歳，男性．交通外傷．ハンドルに右腹部を強打し右季肋部に圧痛あり．肝損傷（Ⅰb）．

肝右葉に不整な低吸収域が拡がり，肝損傷である（⇨）．肝表面にはわずかな液体貯留がある．明らかな血管外漏出はない．右胸水，右肋骨骨折が見られる（▷）．

Ⅰb型（中心性破裂）の肝損傷である．

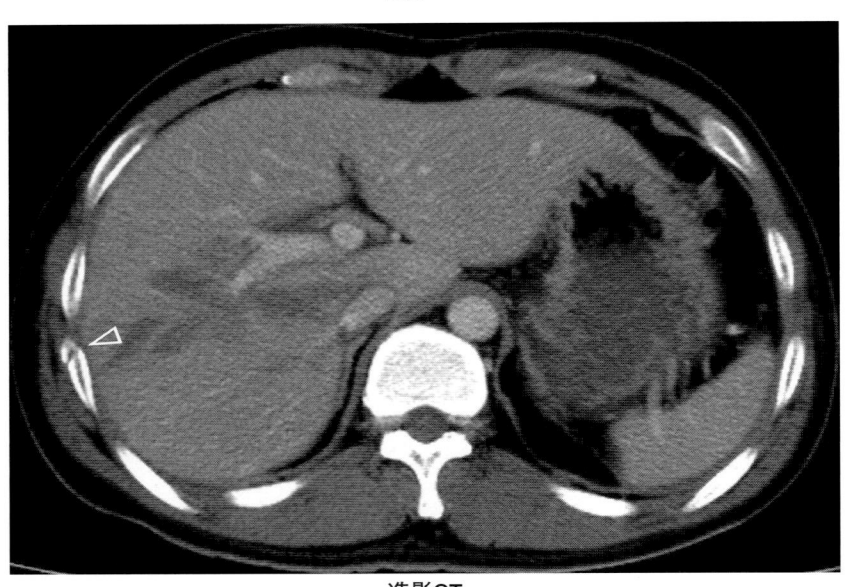

造影CT

造影CT

∥ 臨床的事項 ∥

- 肝損傷は腹部鈍的外傷で，脾損傷に次いで多い．鋭的外傷では最多である．
- 肝損傷の分類は，日本外傷学会肝損傷分類が用いられており，肝被膜下損傷（Ⅰ型），肝表在性損傷（Ⅱ型），肝深在性損傷（Ⅲ型）に分類されている．さらに，Ⅰ型は被膜下血腫（Ⅰa型）と中心性破裂（Ⅰb型）に，Ⅲ型は単純型（Ⅲa型）と複雑型（Ⅲb型）に分けられる．
- 治療法は状況によりさまざまであるが，保存的治療，TAE（動脈塞栓術），手術療法のいずれかが選択される．
- 保存的治療は，循環動態が安定している場合のみ適応となり，日本外傷学会分類Ⅰ型とⅡ型では基本的には選択可能である．
- 日本外傷学会分類Ⅲ型ではさまざまな治療が行われている．

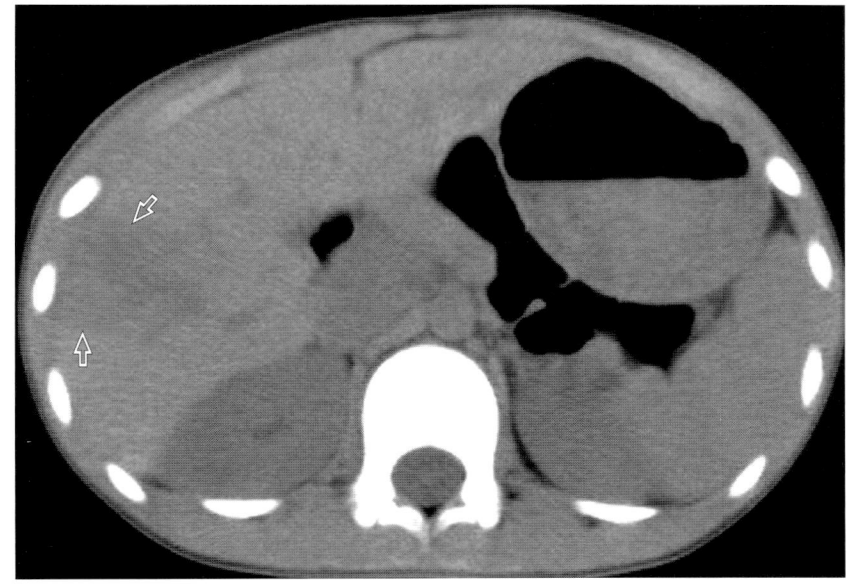

鈍的外傷では脾損傷に次いで多く見られる．

症例2 12歳，男性．自転車運転中に転倒．ハンドルが右季肋部を強打．肝損傷（Ⅲb）．

単純CTにて肝右葉に淡い低吸収域が拡がっている（⇨）．

造影CTにて肝表面から連続する帯状の低吸収域が見られる．

肝表面から3cm以上の深さに達しており，Ⅲb型（深在性損傷）の肝損傷である．

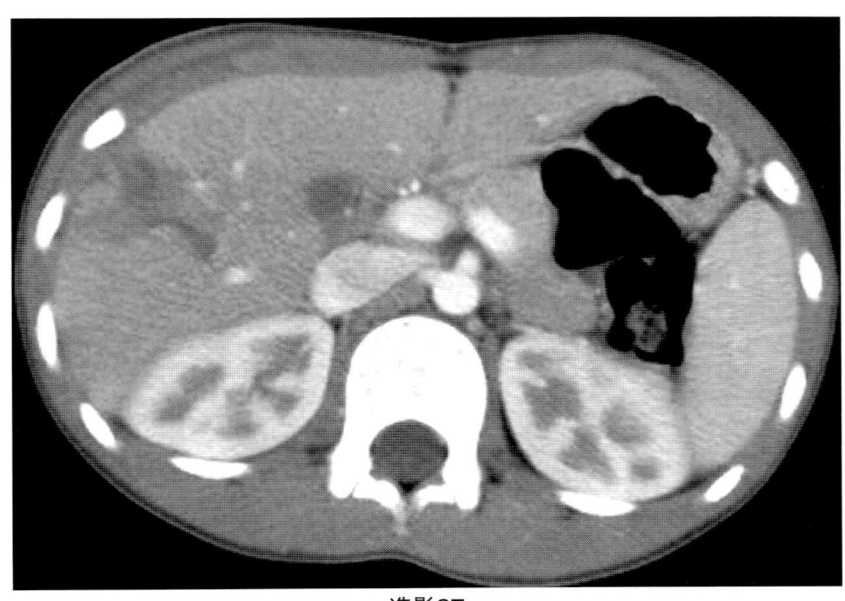

単純CT

造影CT

▌▌ 画像検査のポイント ▌▌

▷▶ **造影CTが必須である** ◀◁

- 単純CTにて血腫の有無評価は可能だが，ダイナミックCTにて，造影剤の血管外漏出や動静脈シャント，仮性動脈瘤などの検索が必要である．

▌▌ 画像診断のポイント ▌▌

- 肝被膜下血腫は，凸状の肝辺縁部を平坦化させたり窪ませたりするようにして存在し，不均一な低吸収域として見られる．
- 中心性損傷は，肝実質内の不均一な染まりとして見られる．限局脂肪肝や像影前の肝静脈などと間違えないように注意する．
- 表在性損傷は，肝表面から深さ3cm以内の損傷，深在性損傷は肝表面から深さ3cm以上の損傷である．
- 肝損傷では門脈周囲を取り囲む低吸収域，いわゆるperiportal low densityもしばしば見られる．

外傷-10 腎　腎損傷 renal injury

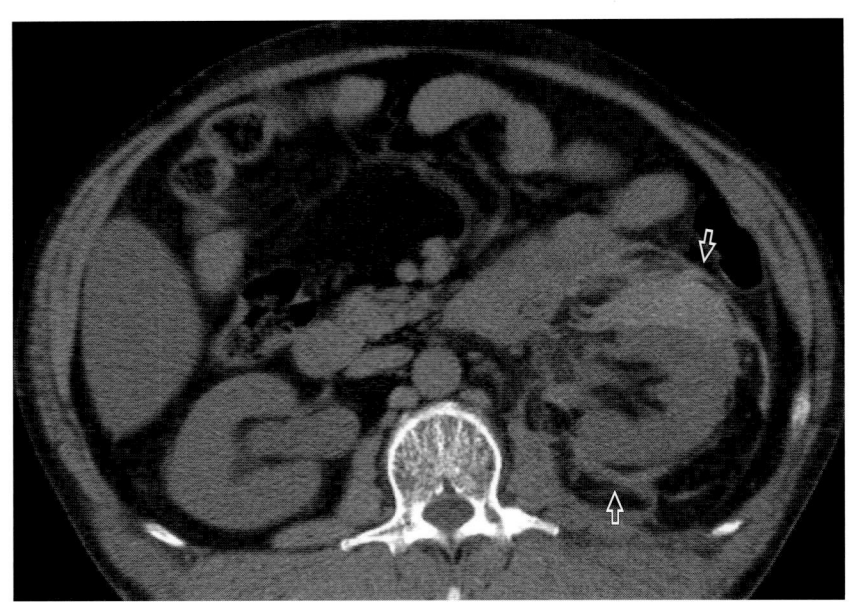

症例1　58歳，男性．路上で左腰部を蹴られた．左背部に自発痛あり．左腎損傷．

左腎周囲腔に不整な高吸収域が拡がっている（⇨）．

腎損傷に伴う腎周囲腔の血腫である．

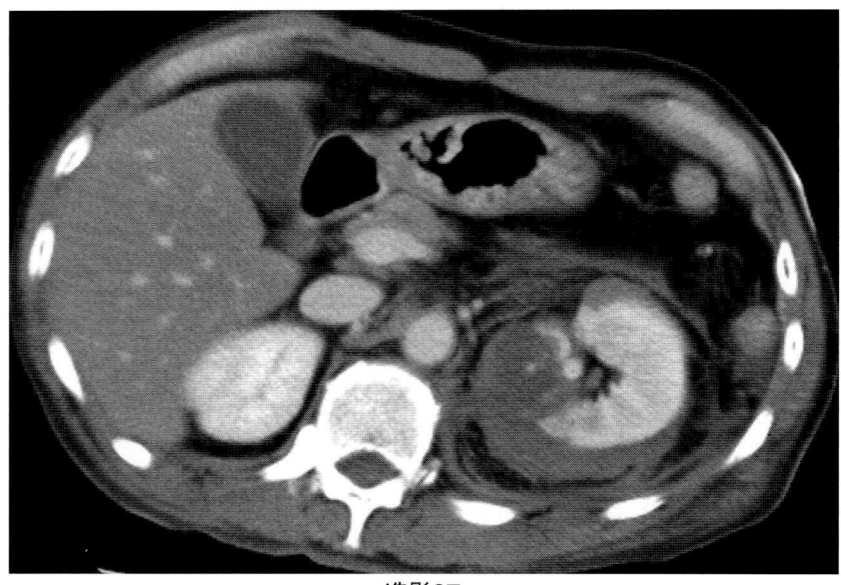

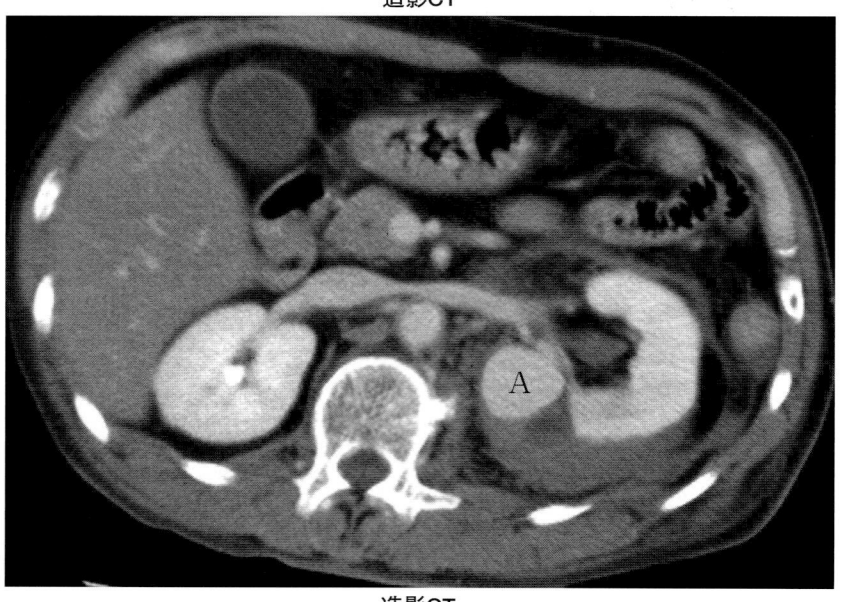

単純CT

症例2　54歳，男性．転倒にて腰部を打撲．左腎損傷に仮性動脈瘤を合併．

左腎は腫大している．造影効果が不良な領域が見られる．腎周囲腔には低吸収域が拡がり，腎損傷とそれに伴う血腫である．血腫は腎筋膜を越えて，前腎傍腔にも及んでいる．

さらに本例では，受傷に伴い左腎門部背側に大きな仮性動脈瘤（A）が生じている．

仮性動脈瘤は経過中に突然破裂し，しばしば致死的である．本例では，CT所見からIVRにて動脈瘤の塞栓術を行った．

造影CT

造影CT

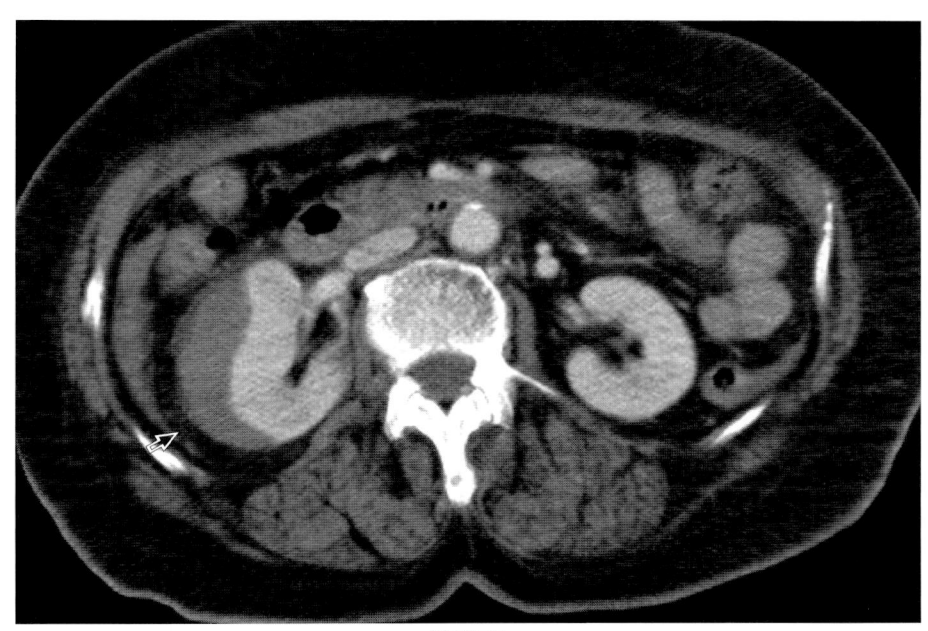

外傷に伴う腎の損傷，ほとんどが鈍的外傷による．

症例3　66歳，女性．オートバイ乗車中に乗用車と接触し，2m飛ばされた．
右腎表面に三日月状の低吸収域が見られ，被膜下血腫である（⇨）．

造影CT

▌ 臨床的事項 ▌

- 腎損傷は鈍的外傷が圧倒的に多く，腹部外傷の約10%に見られる．
- 外傷後の血尿は腎損傷を考慮する必要があるが，肉眼的血尿の有無は腎損傷の程度と一致しない．
- 腎損傷の分類には，日本外傷学会腎損傷分類が用いられ，腎被膜下損傷（Ⅰ型），腎表在性損傷（Ⅱ型），腎深在性損傷（Ⅲ型），腎茎部血管損傷（Ⅳ型）に分類されている．
- 腎は強靱なGerota筋膜に覆われている後腹膜臓器であるため，ある程度の出血はタンポナーデ効果により自然止血も可能である．
- 治療には，保存的治療，経カテーテル的動脈塞栓術（TAE），手術療法がある．
- 保存的治療は，循環動態が安定している場合のみ適応となり，日本外傷学会分類Ⅰ型とⅡ型では適応となることが多い．
- 造影剤の血管外漏出が見られる場合は，TAEの適応，Ⅳ型は手術療法が選択されるが，いずれも患者の状態と合わせた治療が選択されるべきである．

▌ 画像検査のポイント ▌

▶ 造影CTが必須である ◀

- 緊急疾患であり，単純CTでは腎損傷の診断は困難なため割愛してもよい．
- 腎損傷が単独で起こる外傷は少ない．多臓器損傷にも留意する．
- 遅延相の撮影にて尿漏の評価も必要である．

▌ 画像診断のポイント ▌

- 腎被膜下損傷は，単純CTにて，被膜下血腫が腎辺縁に沿い三日月状の高吸収域として見られる．
- 腎表在性損傷は，腎辺縁の連続性が絶たれ，その部位に血腫の低吸収域が見られる．
- 腎深在性損傷は，腎辺縁の連続性が絶たれ，表在性損傷よりも広範な損傷であり，collecting systemに達し尿漏を伴うことが多い．
- 腎茎部血管損傷は，腎動静脈起始部から腎実質に入るまでの血管損傷で，動脈損傷の場合は多量な出血による重篤なショック状態に陥っていることが多い．

外傷-11 手関節 舟状骨骨折 scaphoid fracture

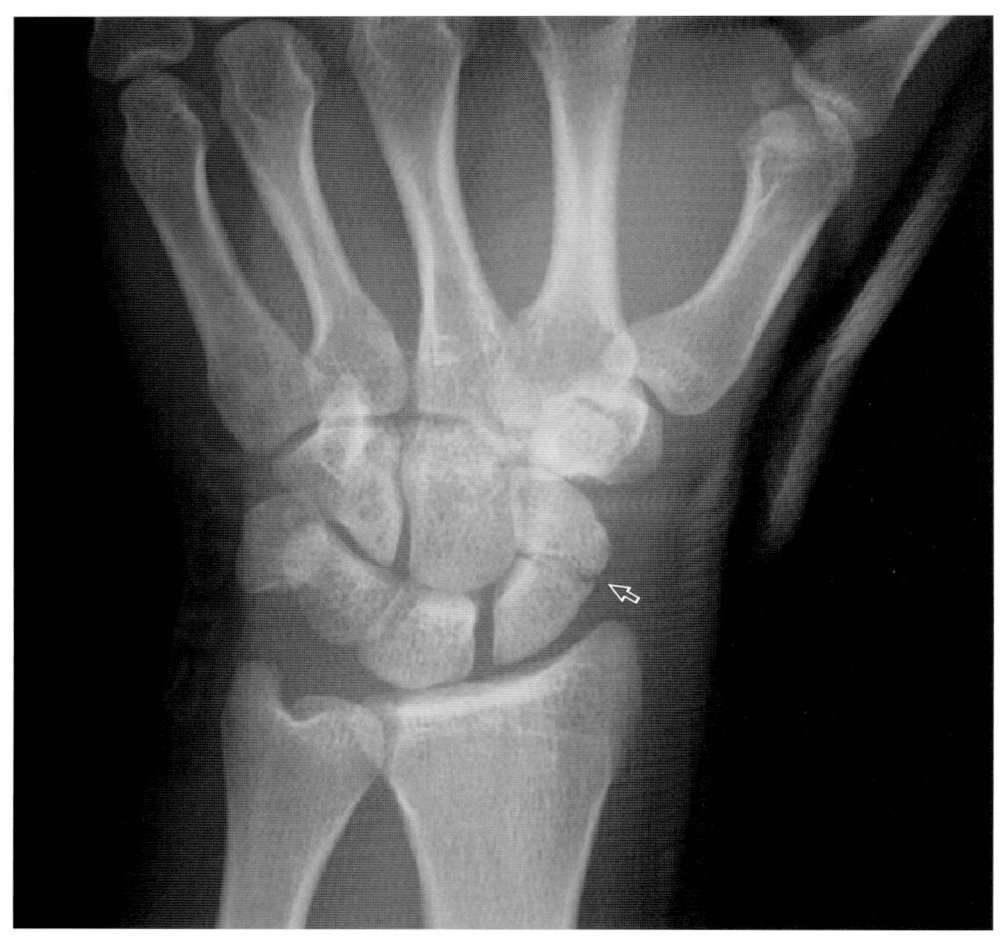

単純X線写真

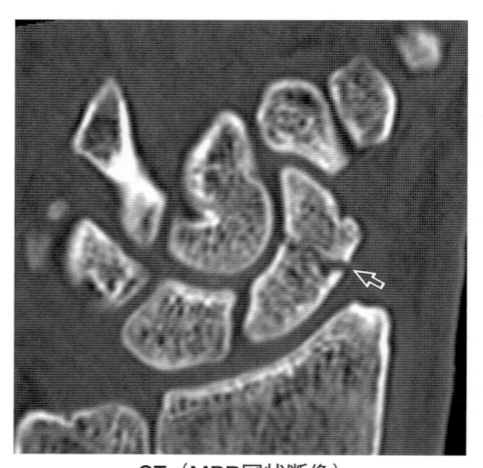

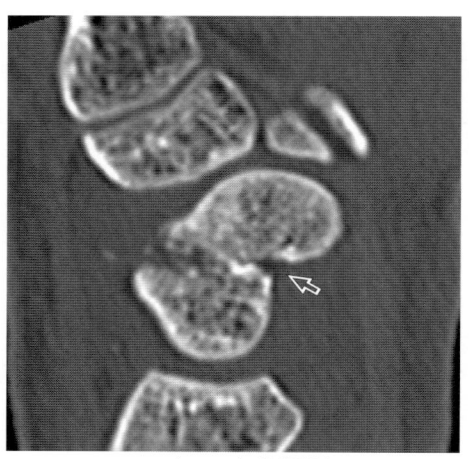

CT（MPR冠状断像）　　　CT（MPR矢状断像）　　　CT

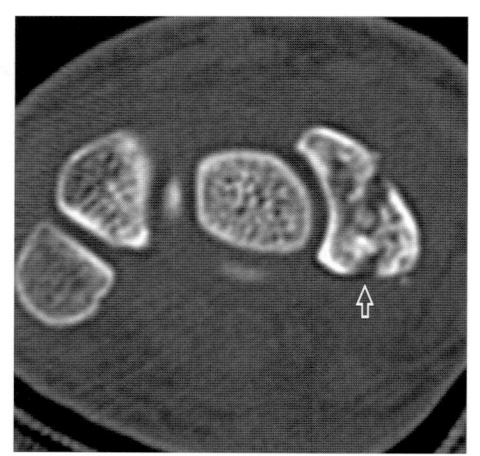

症例1 18歳，男性．バレーボールで地面に手をついて転倒．手関節を屈曲強制され受傷．手首の痛みは軽度だが，握力低下あり．舟状骨骨折．

単純X線写真にて舟状骨ほぼ正中に骨折線が認められる（⇨）．骨片の転位はない．
CTのMPR法による再構成画像でも同様の所見が認められ（⇨），典型的な舟状骨骨折である．

■ 臨床的事項 ■

- 転倒した際に手首の背屈が強制され，有頭骨と橈骨茎状突起が衝突して骨折が生じる．
- 捻挫や打撲として経過観察されることがあり，単純X線写真2方向撮影でも見逃されることが多い．
- 舟状骨の血流は遠位から近位に向かうので，舟状骨骨折では約30％に骨壊死を合併する．

転倒時，手をついたとき手首の背屈が強制され生じる．

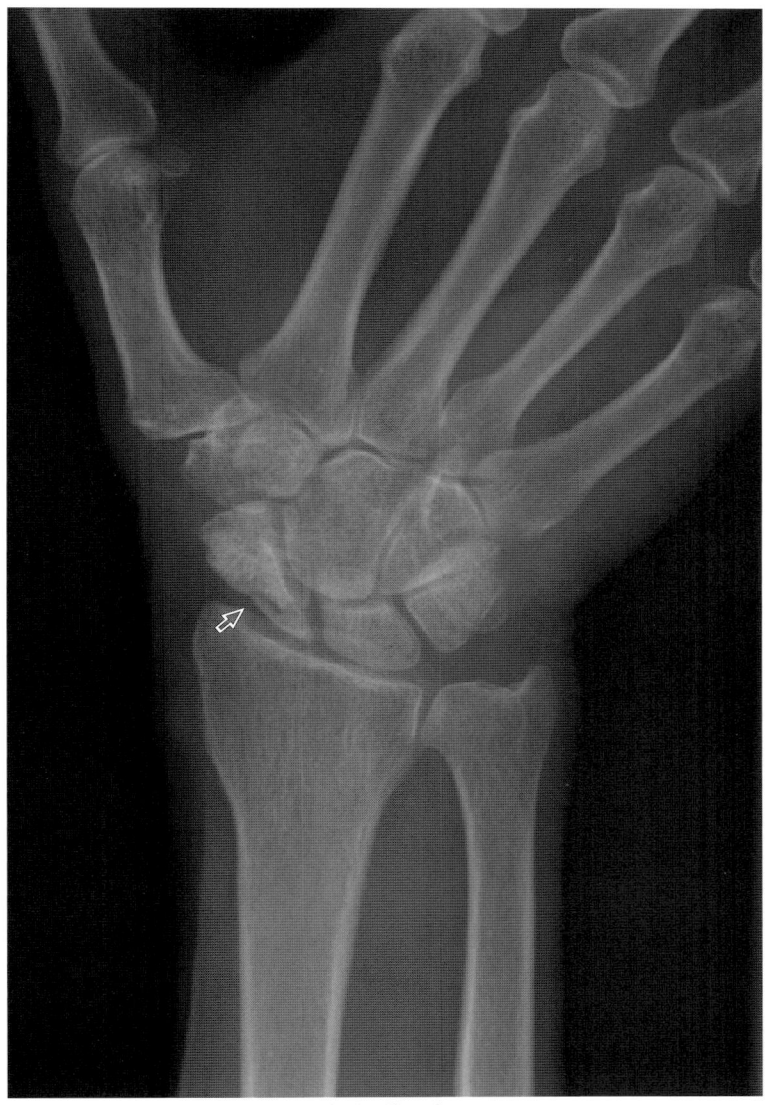

単純X線写真

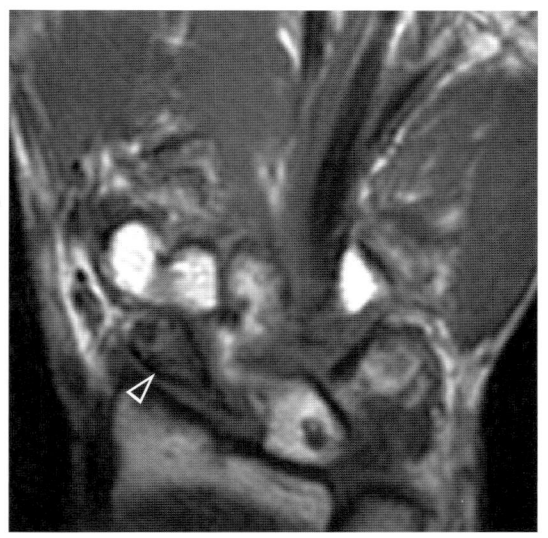

CT（T1強調冠状断像）

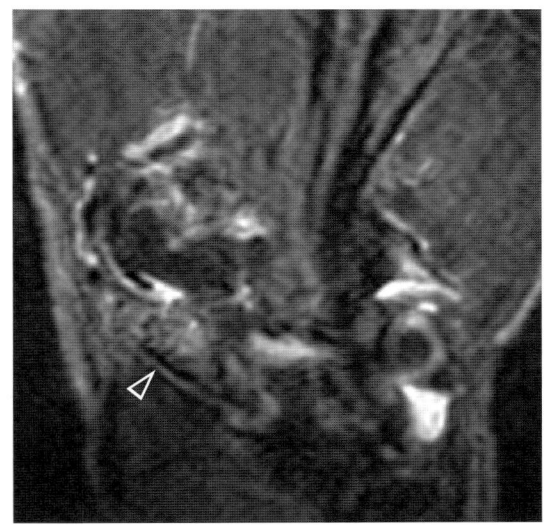

CT（脂肪抑制T2強調冠状断像）

参考症例 72歳，女性．誘因は明らかではないが，手関節痛が増強．疼痛強く，握力低下がある．舟状骨の骨壊死．
単純X線写真にて舟状骨に骨折線（⇨）が見られ，圧潰や硬化を伴う．
MRIのT1強調像で舟状骨は低信号を呈し，脂肪抑制T2強調像で軽度高信号である（▷）．骨壊死である．

▌▌ 画像検査のポイント ▌▌

▷▶ 単純X線写真が第一選択となる ◀◁
- 単純X線写真2方向で異常がなくとも，多方向からの撮影にて骨折がわかることがある．
- CTのMPR法，骨条件での再構成画像が診断に役立つ．
- 骨壊死を合併することがある．診断にはMRIのT1強調像，脂肪抑制T2強調像やSTIR像，造影MRIが役立つ．

▌▌ 画像診断のポイント ▌▌

- 骨壊死は近位側に多く，舟状骨の圧潰と硬化像として見られる．
- 骨壊死はMRIのT1強調像で低信号，T2強調像で病期に応じ，さまざまな信号信号を呈する．造影MRIで初期に増強効果が見られるが，壊死が進行すると増強効果が乏しくなる．

外傷-12 肩関節 — 肩関節脱臼 dislocation of shoulder

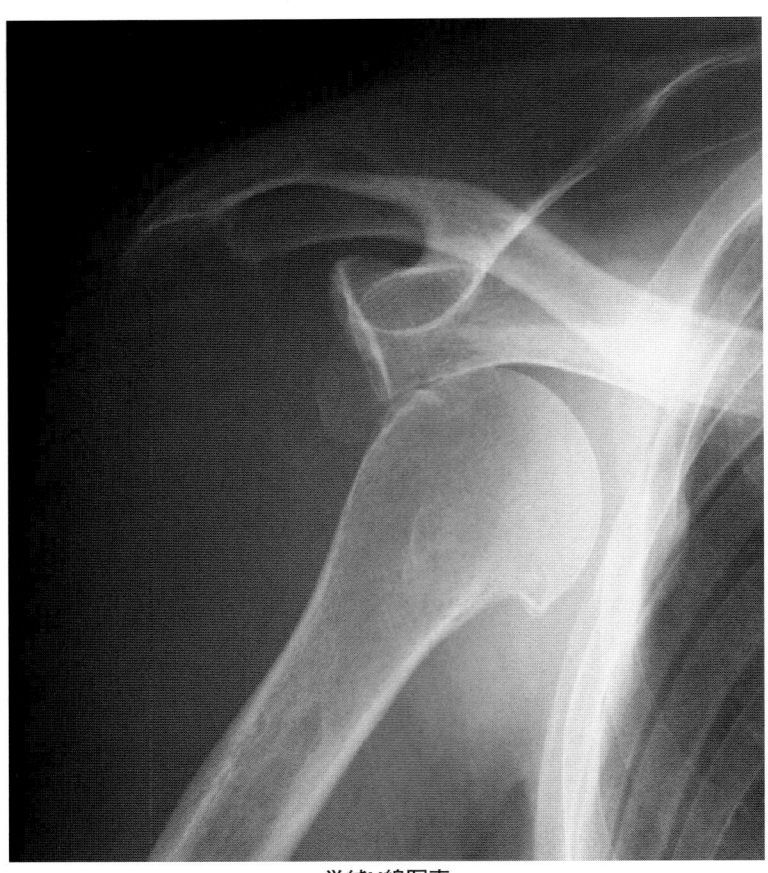

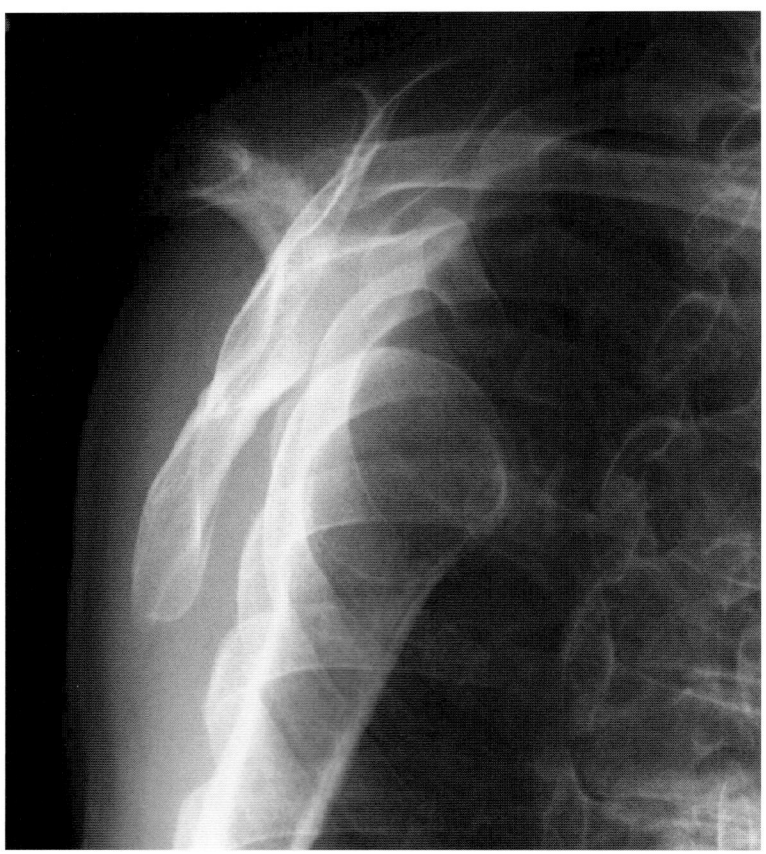

症例1　70歳，女性．ベッドより転落し，右肩を強打．右肩関節脱臼．

上腕骨頭が関節窩より下方前方に大きく偏倚している．

単純X線写真

単純X線写真

前方脱臼が多く，Hill-Sachs lesionやBankart lesionを見る．

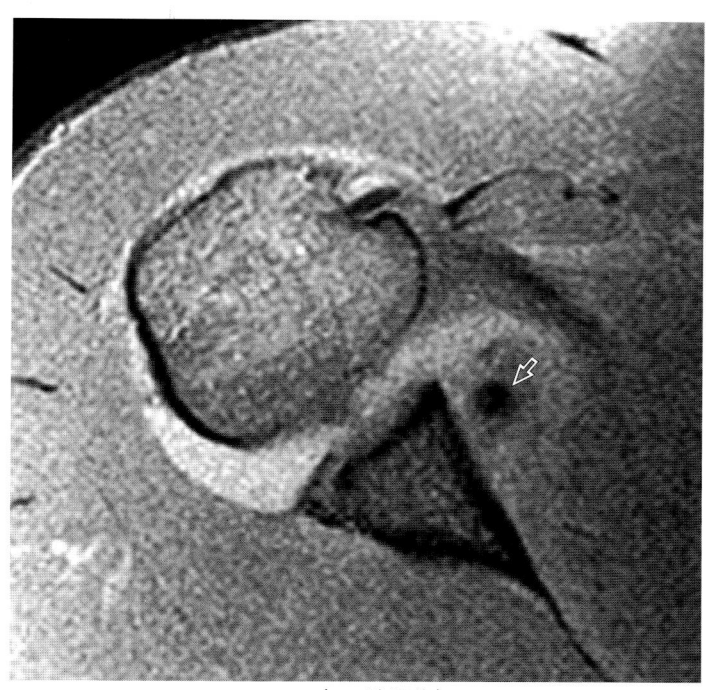

MRI（T2*強調像） 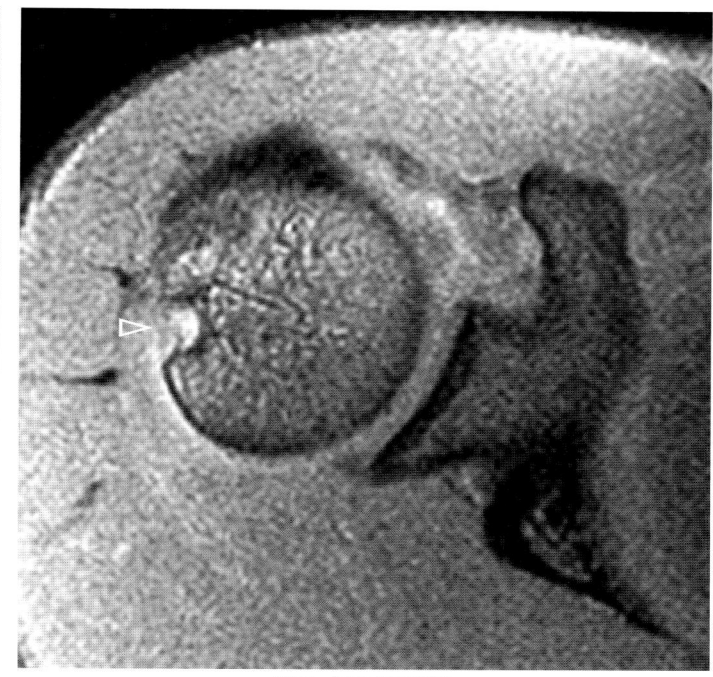　　　　　　　　　　　　MRI（T2*強調像）

症例2　16歳，男性．野球の投球にて受傷．右上肢は痛みのため動かない．
関節唇は内側に偏倚し（⇨），Bankart lesionを認める．上腕骨頭の後外側にHill-Sachs lesionを認める（▷）．

∎ 臨床的事項 ∎

- 外傷性脱臼のほぼ半数を占める．
- 骨頭の位置により，前方と後方とに分類され，前方脱臼が全体の約9割を占める．
- 初回の脱臼によって引き起こされる関節前方の関節唇，間接包，靱帯，筋腱などの破綻が反復性肩関節脱臼の原因となる．
- 重大な合併症として上腕骨頸部骨折がある．

∎ 画像検査のポイント ∎

- 脱臼の有無には単純X線写真のみで診断可能である．
- 骨頭の転位は上腕骨頸部骨折の合併を示唆する．
- 前方脱臼時の上腕骨頭の後外側の陥没骨折をHill-Sachs lesionといい，関節窩前部の骨性欠損や関節唇損傷をBankart lesionと呼ぶ．これらの評価にはMRIが役立つ．

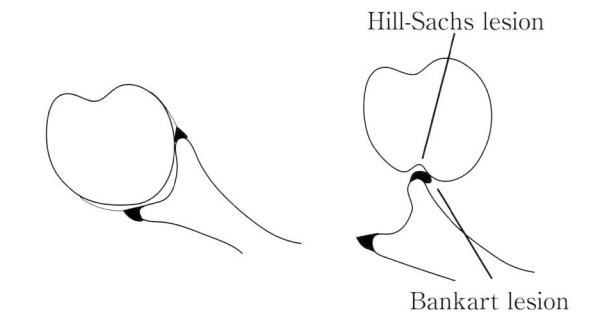

Hill-Sachs lesion

Bankart lesion

∎ 画像診断のポイント ∎

- 通常関節唇はT2*強調像にて低信号である．高信号を呈する場合や欠損があればBankart lesionを疑うが，健常者でも見られることがある．この場合，関節内に造影剤を注入してMRIを撮像する"MR arthrography"を行うと関節唇の評価に役立つ．
- 上腕骨頭の後外側の高信号はHill-Sachs lesionを疑う．

外傷-13 膝関節　半月板損傷，靭帯断裂　meniscal injury, rupture of ligament

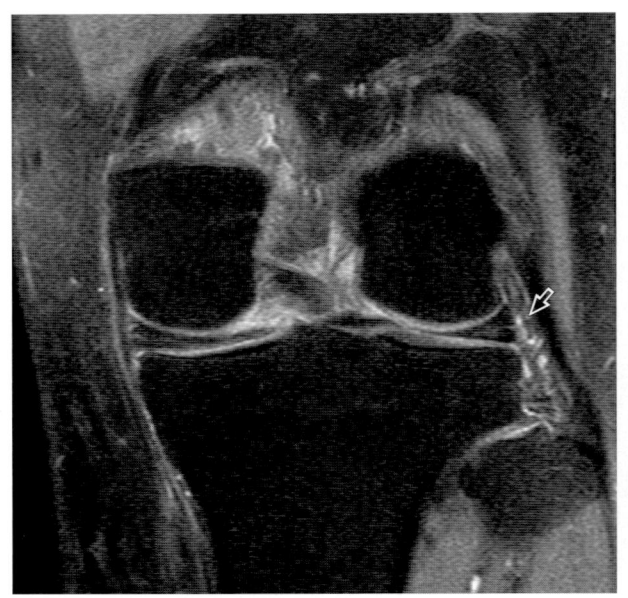

MRI（脂肪抑制プロトン強調冠状断像）

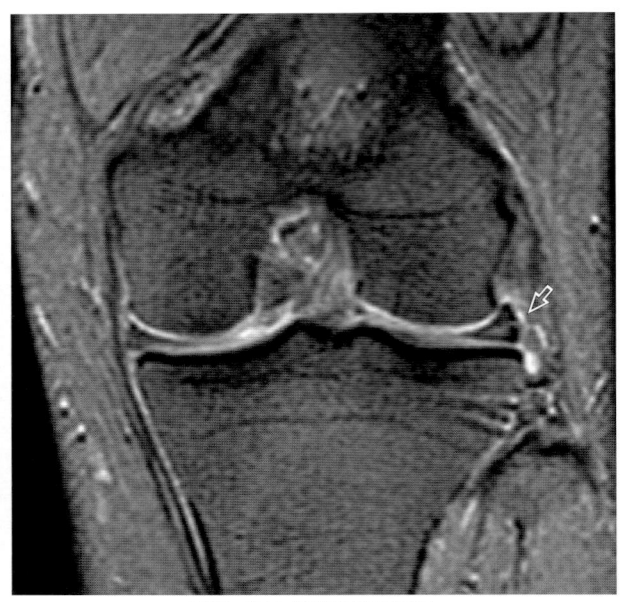

MRI（T2*強調冠状断像）

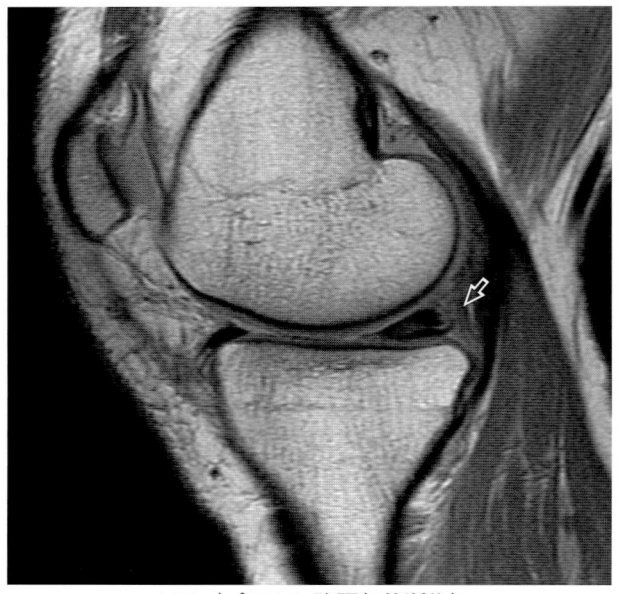

MRI（プロトン強調矢状断像）

症例1　20歳，女性．バスケットボール中に足を捻り受傷．荷重歩行痛があり，膝関節の軽度腫脹が認められた．外側半月板断裂．

外側半月板後角に関節面に達する高信号が認められ（⇨），水平断裂の所見である．明らかな骨挫傷や靭帯損傷はない．

▋ 臨床的事項 ▋

半月板損傷

- 異常な回旋が加わることで，脛骨と大腿骨に半月板が挟まれて生じる．
- 中央から後方にかけての断裂が多い．
- 形態より，縦断裂，横断裂，水平断裂，L字状断裂に分類される．縦断裂は外傷に多く，水平断裂は変性に多い．
- 断裂が表面に達すると関節内血腫を生じる．

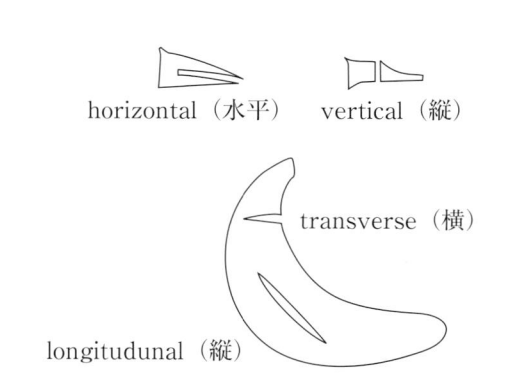

靭帯断裂

- 膝関節に直達外力が加わることで生じる．
- 最も頻度が高いのは内側側副靭帯損傷である．
- 関節内血腫，半月板損傷，骨挫傷を合併することがある．

horizontal（水平）　vertical（縦）

transverse（横）

longitudunal（縦）

主に外傷が誘因となる．それぞれを合併することもある．

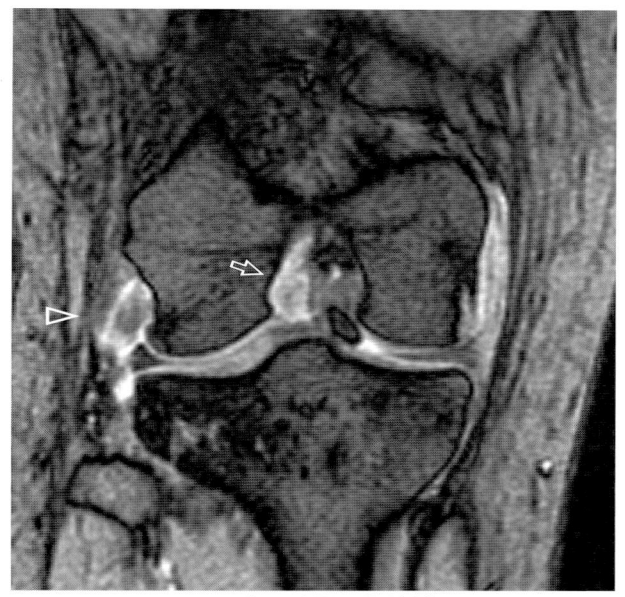

MRI（T2*強調冠状断像）

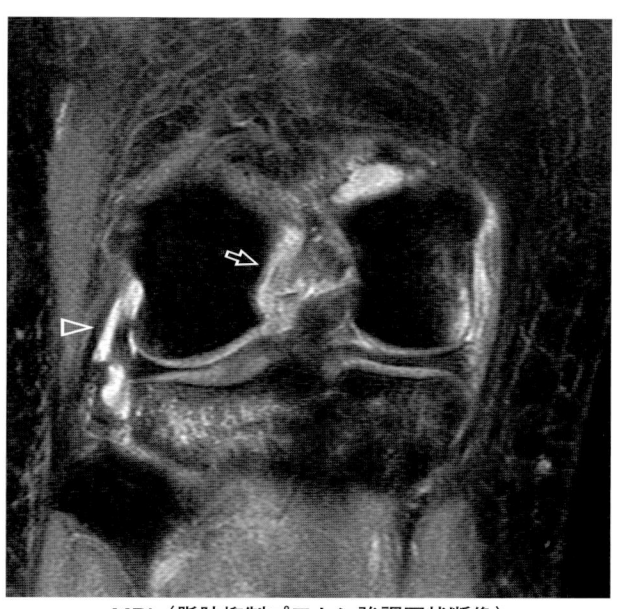

MRI（脂肪抑制プロトン強調冠状断像）

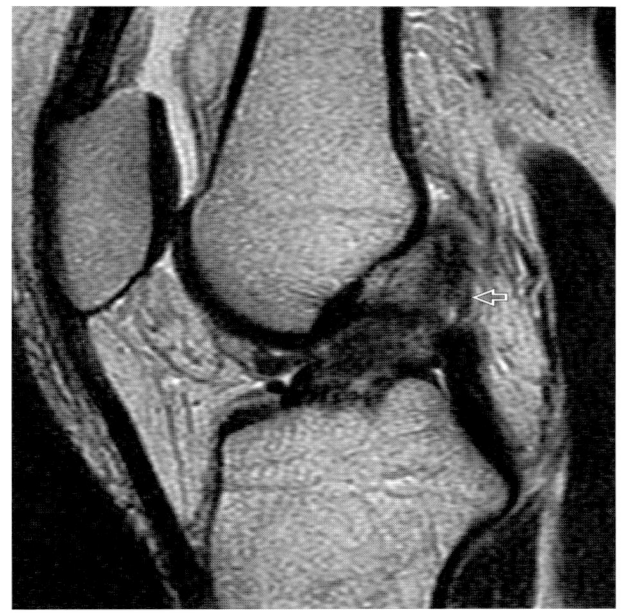

MRI（プロトン強調矢状断像）

症例2　34歳，男性．スキーで転倒し受傷．その際，断裂音がしたような気がした．翌日になり膝が腫れ，歩行困難となる．

　前十字靱帯は腫脹し，連続性がはっきりしない．内部には高信号があり（⇨），断裂である．外側側副靱帯周囲に液貯留があり，内部に高信号が認められ（▷），損傷が示唆される．外側高原部にT2*強調像やプロトン密度強調像にて高信号があり，骨挫傷の合併である．

▌▌ 画像検査のポイント ▌▌

▷▶ MRIが有用な検査となる ◀◁

・半月板断裂や，変性の有無はMRIで詳細に評価できる．

▌▌ 画像診断のポイント ▌▌

半月板損傷

・T1強調像，プロトン強調像，T2*強調像で断裂は高信号に描出される．

靱帯断裂

・単純X線写真では異常ないことが多い．
・MRIでは直接所見と間接所見として描出される．
　直接所見：靱帯の不連続，たわみ，腫大，靱帯内のT2強調像での高信号など．
　間接所見：半月板・靱帯損傷，骨挫傷，関節内血腫など．

外傷-14 骨盤股関節　大腿骨頸部骨折　fracture of femoral neck

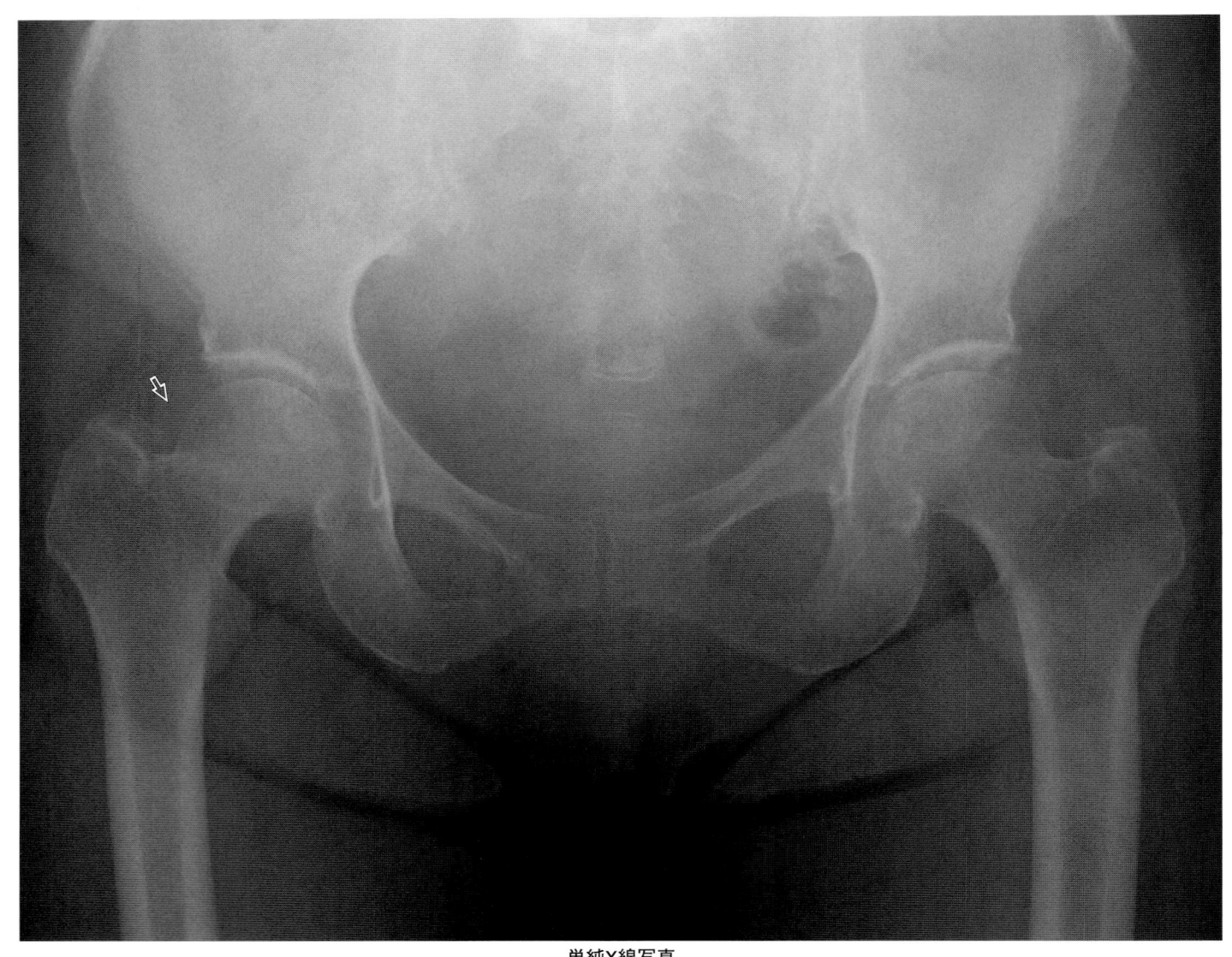

単純X線写真

症例1　67歳，女性．段差につまずき転倒後より歩行困難となる．右大腿骨頸部骨折．
　単純X線写真にて右大腿骨頸部に骨折が認められ，骨頭は偏倚している（⇨）．
　MRIでは骨折部周囲にT1強調像で低信号，脂肪抑制併用T2強調像で高信号が認められ，骨折に伴う浮腫を示す（▷）．周囲の筋組織にも高信号があり，筋の挫滅が示唆される（≽）．

■ 臨床的事項 ■

- 骨粗鬆症を持つ高齢者，特に女性に好発する．
- 小さな外力でも生じうる．
- 起立不能となり，疼痛を訴える．患肢は短縮し，自動運動が不能となる．
- 関節包内に外骨膜がないため，骨膜性仮骨が形成されず，難治性である．
- 骨頭への血流は頸部側から供給されるので，骨頭側は阻血状態となり，骨頭壊死を生じやすい．

骨粗鬆症を有する高齢者の転倒など外傷にて生じる．

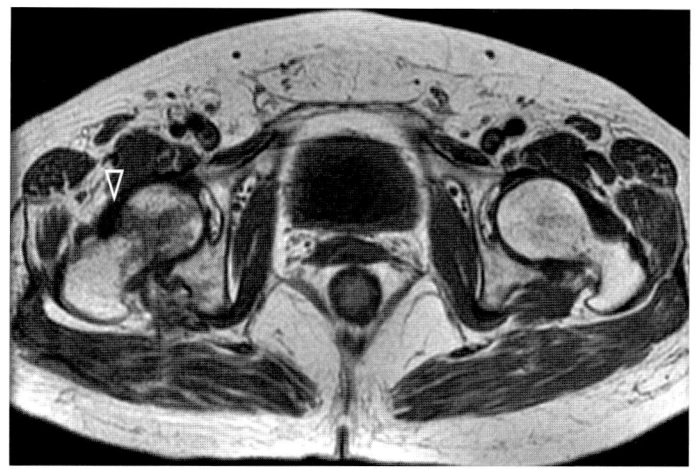

MRI（T1強調像）

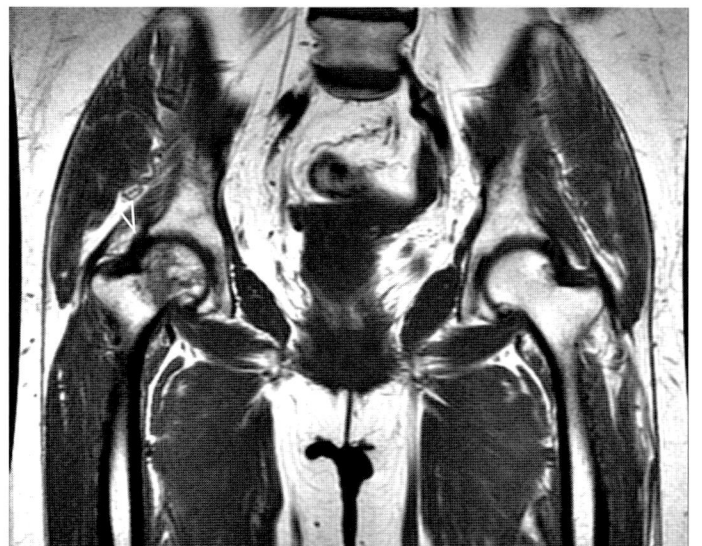

MRI（T1強調冠状断像）

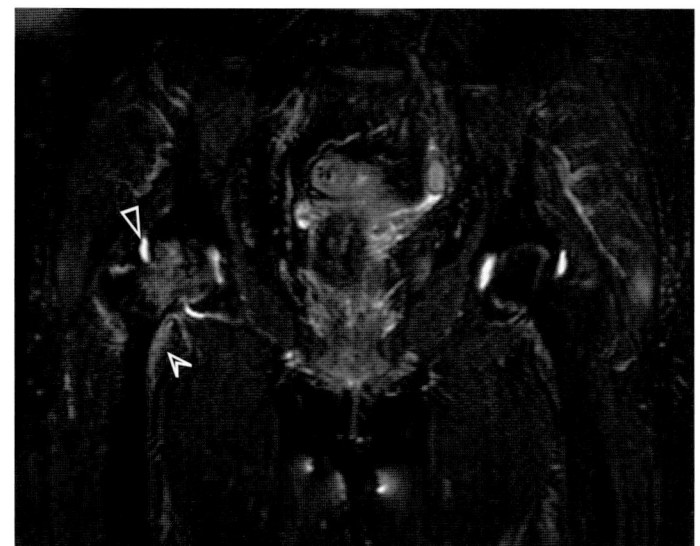

MRI（脂肪抑制併用T2強調冠状断像）

▌▌ 画像検査のポイント ▌▌

- 骨折線がはっきりしており，偏倚もあれば単純X線写真で十分診断可能であるが，これらの所見がはっきりしないものもある．
- MRIは脂肪抑制法併用T2強調像やSTIR法が微細な骨折の検出に役立つ．MRIは骨髄浮腫，軟部組織，滑液包の状態も確認でき，骨頭壊死の有無も診断できる．

▌▌ 画像診断のポイント ▌▌

- 単純X線写真で骨折線，偏倚があれば，きわめて診断的である．骨折線が明らかでなく，臨床症状や経過から骨折が疑われる場合は，MRIを施行する必要がある．
- MRIでは，T2強調像やSTIR像で骨折に伴う骨髄浮腫が高信号を示す．また関節包内にT2強調像にて高信号があれば，出血や侵出液の貯留を疑う．関節周囲筋の挫滅もT2強調像にて高信号に描出される．

Ⅷ．外傷

外傷-15 骨盤股関節　骨盤骨折　pelvic fracture

症例1　24歳，男性．自宅マンションより転落．骨盤の動揺が認められる．血色素の低下が著明で，血圧の低下もあった．

両側恥骨上下枝，左仙腸関節部に骨折がある（⇨）．骨盤輪は破綻している．骨折部周囲に多量の血腫が認められる（▷）．血管造影では，左内腸骨動脈に血管外漏出が認められた（➢）．

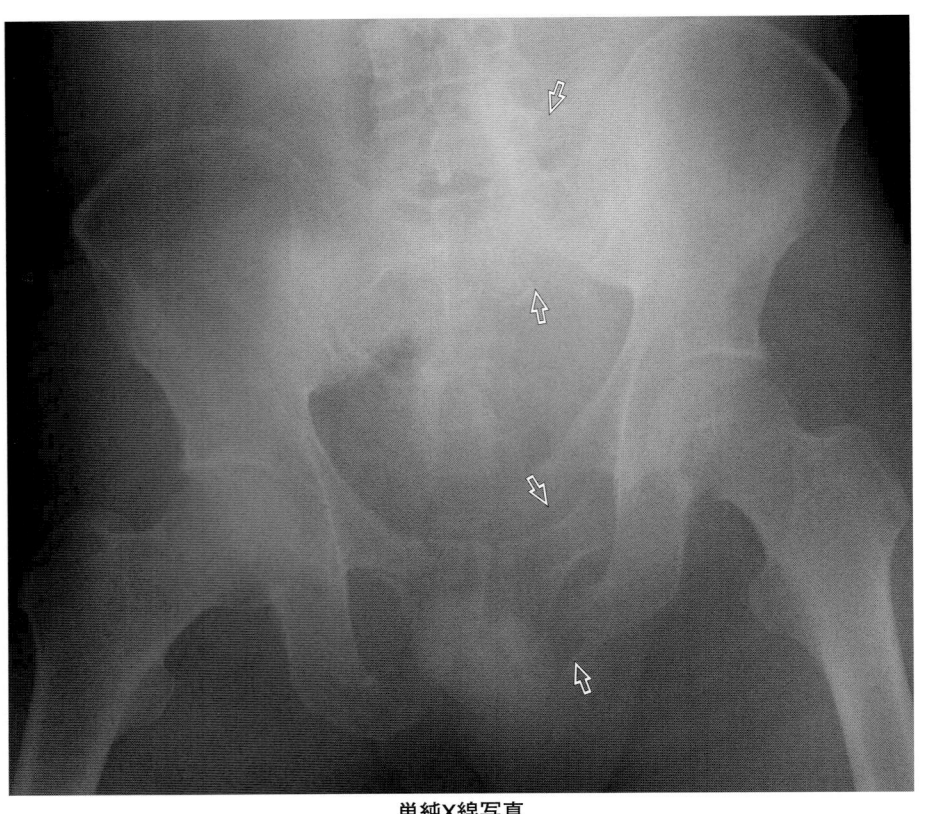

単純X線写真

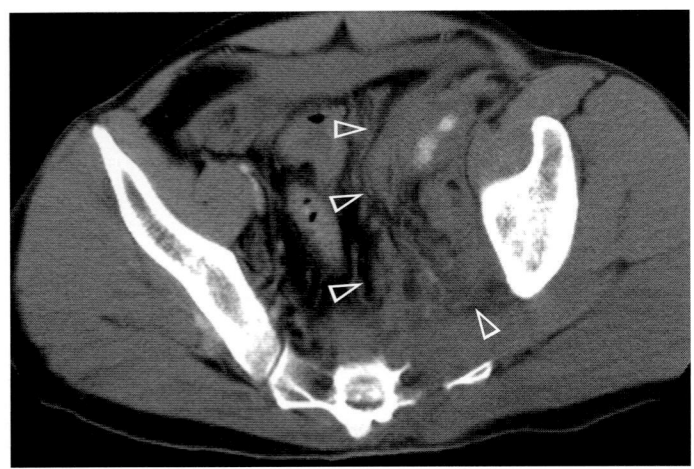

造影CT

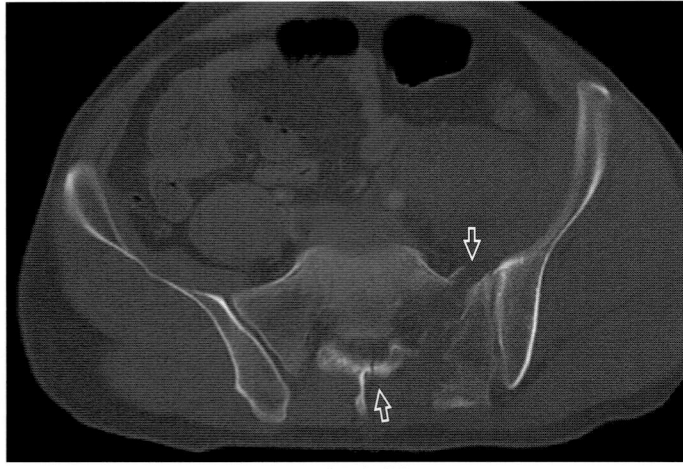

CT（骨条件）

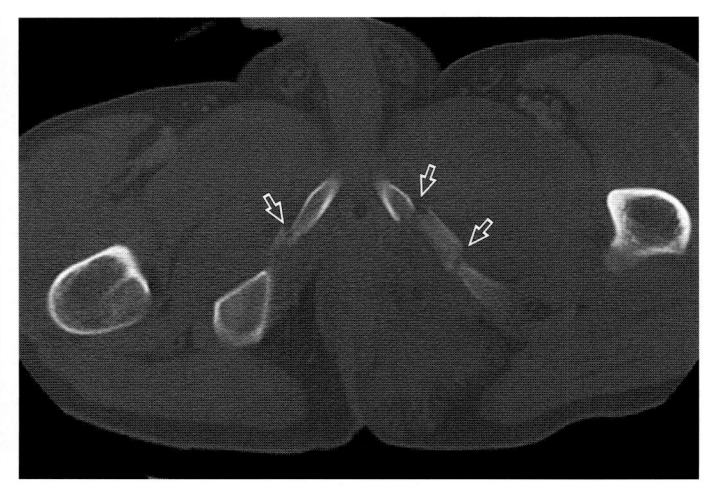

CT（骨条件）

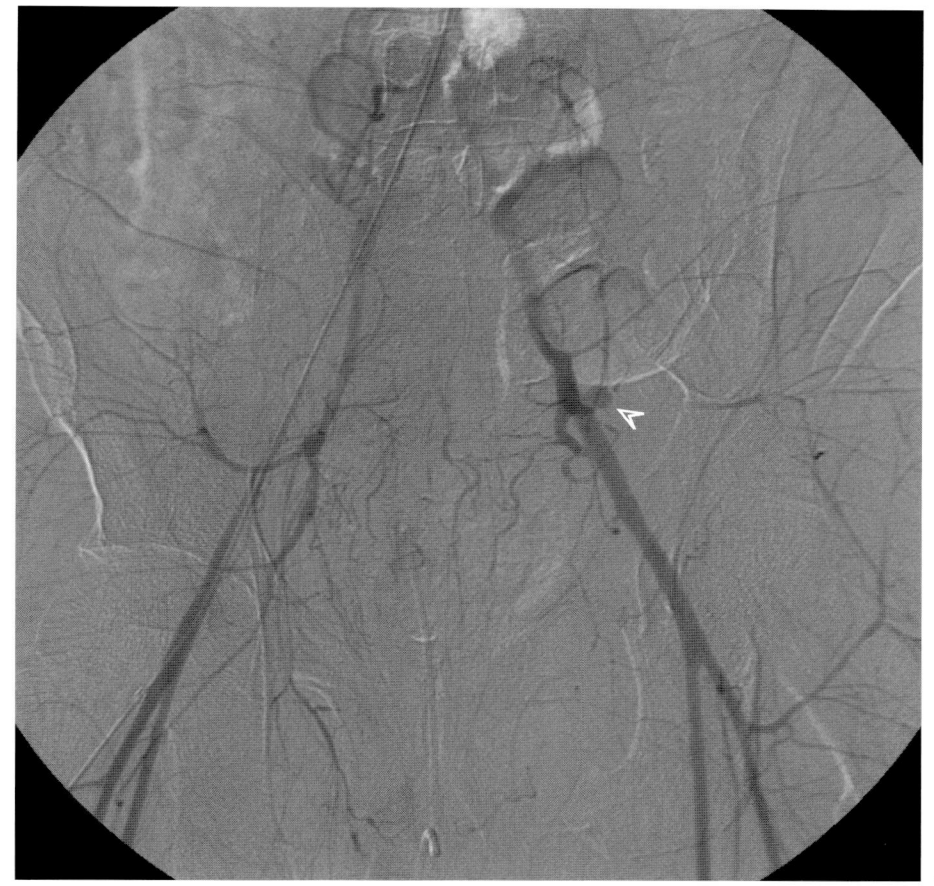

外傷が誘因となり，骨盤内出血を伴うことが多い．

血管造影

■ 臨床的事項 ■

- 骨盤は仙骨→腸骨→恥骨結合と骨盤輪を形成している．骨盤輪の破綻は重篤な損傷を示唆する．
- 交通事故や転落による直達外力によるものが成因のほとんどである．
- 骨盤輪の連続性が破綻するものとして，恥骨・坐骨骨折が最も多く，次いで恥骨上下枝が縦に骨折するもの，骨盤の前後2か所で骨折するものの順に多い．
- 骨盤臓器の損傷がなくとも大量出血をきたし致死的なことがある．

■ 画像検査のポイント ■

- 単純X線写真のみで診断可能な場合がほとんどだが，仙尾骨や仙腸関節などの後方構造の診断が困難な場合があるので，CTでの評価が有用である．
- 骨折による骨盤臓器の損傷や出血の評価には単純＋ダイナミック造影CTが有用である．

■ 画像診断のポイント ■

- ダイナミック造影CTにて造影剤の血管外漏出が見られれば，活動性の出血が考えられる．輸血や輸液によってもショック症状が改善しない場合，経カテーテル動脈塞栓術（TAE）の適応となる．
- CTや血管造影での活動性出血の検出にも限界があり，少量の持続的出血は同定できないことがある．この場合，動脈造影にて造影剤の血管外漏出がはっきりしなくても，塞栓を行うことで症状が安定することがある．

外傷-16 脊椎

脊髄損傷 spinal cord injury: SCI

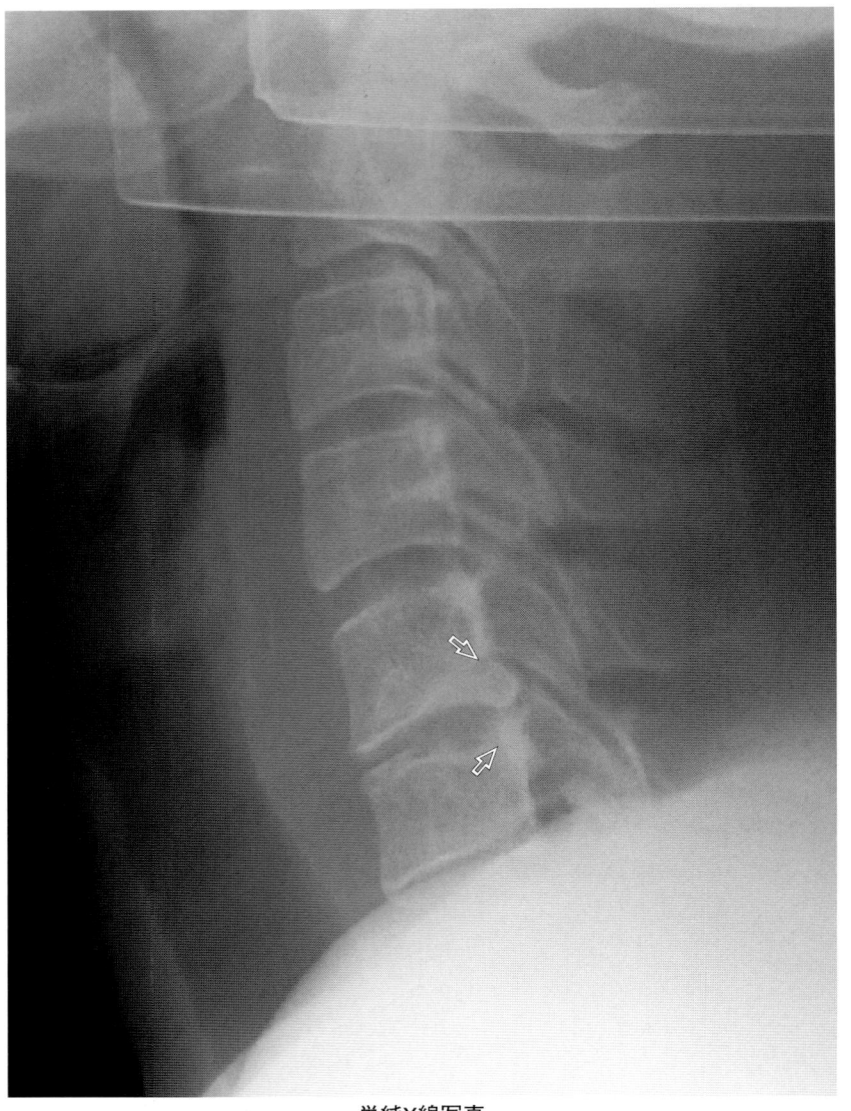

症例1 31歳，男性．仕事中に脚立から転落し，後頸部を打撲した．後頸部痛と，両上肢の知覚障害が出現．頸髄損傷．

単純X線写真で，C5/6の椎間腔狭小化が見られる．C5，C6椎体に骨折があり（⇨），脊柱管方向に骨片が見られる．

MRIではC5/6レベルで脊柱管は狭小化し，頸髄は圧迫されている（▷）．髄内にはT2強調像にて高信号があり（❯），脊髄損傷である．棘突起にも骨折が見られる（⇨）．

椎周囲筋群にT2強調像にて高信号が混在し（❯），挫傷である．

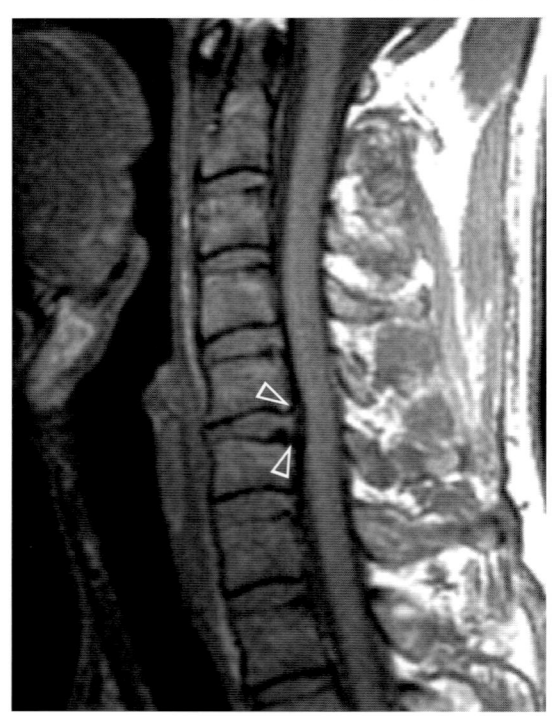

単純X線写真

MRI（T1強調矢状断像） 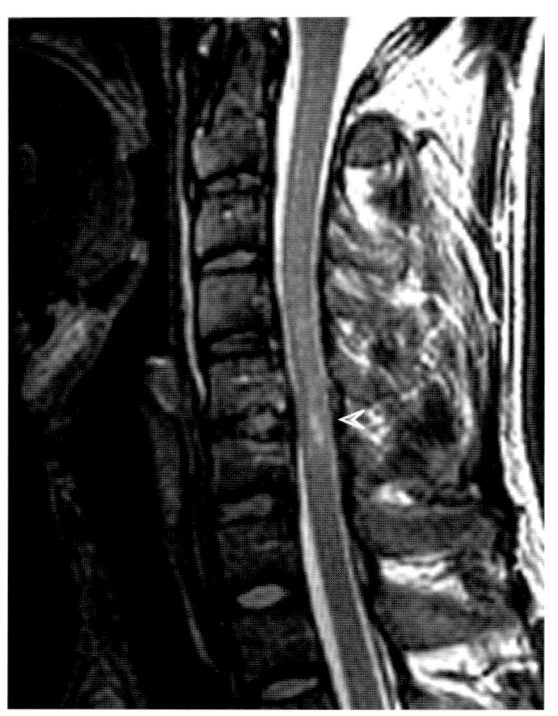　　　MRI（T2強調矢状断像）

主に外傷により生じる．直接的変化の一次性病変と続発する循環障害による二次性病変に分けられる．

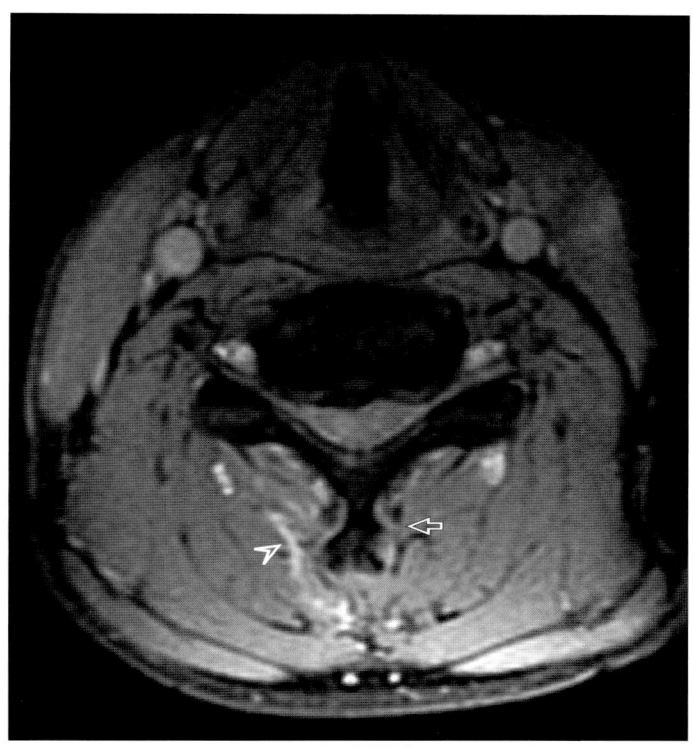

MRI（T2強調像）

▎臨床的事項 ▎

- 交通外傷，高所からの転落などによるものが多い．
- 好発部位は下部頸椎と胸腰椎移行部．
- 脊椎の骨折や脱臼がなくとも，脊髄損傷を生じることがある．
- 重度の場合は損傷部以下の脊髄に脊髄性ショックを生じる．ほとんどが24時間以内に離脱するが，変化がなければ改善は見込めない．

▎画像検査のポイント ▎

- 骨折，脱臼の有無など，概観は単純X線写真にて評価できるが，骨折が不明瞭ならCTの追加が役立つ．
- MRIは脊髄損傷を確認する唯一の画像検査で，骨片，血腫，椎間板，骨化などによる脊髄の圧迫の程度も評価できる．

▎画像診断のポイント ▎

- 急性期において，MRI T2強調像での脊髄内の高信号は浮腫，低信号は出血を示す．T2*強調像での出血巣は明瞭な低信号として描出される．

外傷-17 脊椎 頸椎損傷 injury of the cervical spine

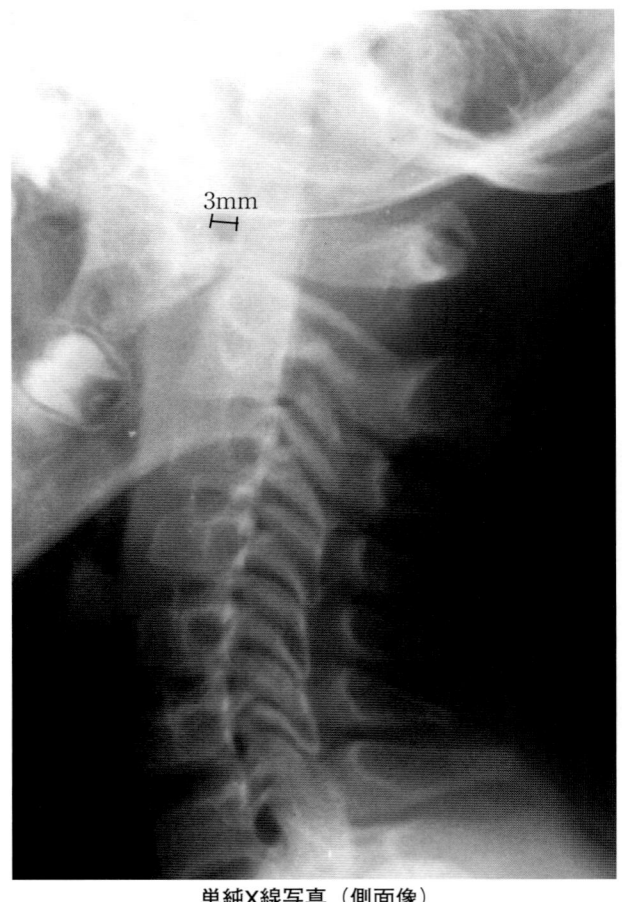

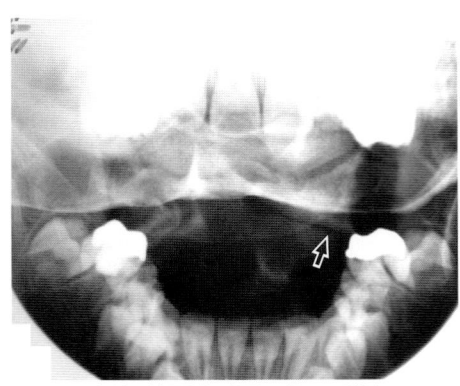

単純X線写真（側面像）

単純X線写真（開口位正面像）

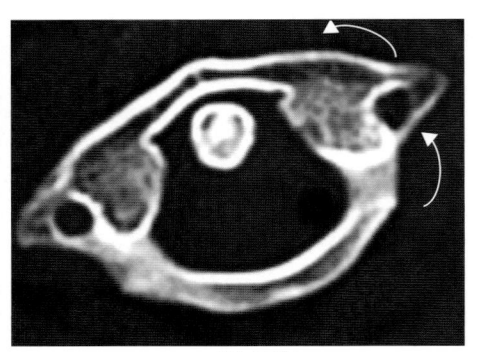

CT（骨条件）

症例1　7歳，女児．滑り台より頭部から転落．転落直後より頸部痛と頸部の偏倚が認められた．神経症状や運動障害は見られなかった．環軸関節回旋位固定typeⅠ．

単純X線写真側面像で，骨折は明らかではなく，環椎歯突起間距離（├┤）は3mmと正常である．開口位像で歯突起の右側偏位と環軸椎関節の軽度離開が見られる（⇨）．CTで環椎の前方転位はないが，反時計回りに回旋が見られる．

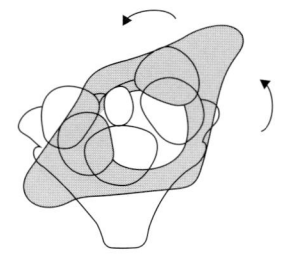

環軸関節回旋位固定（typeⅠ）

▮ 臨床的事項 ▮

- 環椎後頭関節脱臼，環椎骨折，軸椎骨折，環椎関節脱臼，teardrop骨折，圧迫・破裂骨折など．
- 環椎関節脱臼
  1) 前方脱臼：最も多く，過屈曲による外力で横靱帯が断裂する．
  2) 後方脱臼：歯突起骨折に伴うがまれ．環軸椎間の過伸展損傷で全靱帯の断裂が見られる．
  3) 回旋性脱臼：C1がC2に対して45°以上回旋する．環椎外側塊が関節面を越えlockingする．
  4) 環軸関節回旋位固定：環椎が軸椎に対して比較的正常位置に近い状態で固定されるか，亜脱臼程度の状態．typeⅠ：3mm未満の環椎前方転位で最も多い．typeⅡ：3〜5mmの片側性の環椎前方転位で，健側が回転軸になる．typeⅢ：5mm以上の環椎前方転位，両側性である．typeⅣ：歯突起の欠損による後方転位．
- 環椎骨折
  1) 環椎破裂骨折（Jefferson骨折）：垂直方向の力が軸椎に加わり，前弓と後弓が両側性に骨折する．
  2) 後弓骨折：伸展圧迫力により生じる．
  3) 外側塊骨折：側屈圧迫力により生じる．
- 軸椎骨折
  1) 歯突起骨折：過屈曲，過伸展，水平方向への剪断力により生じる．骨折部位によりⅠ型（歯突起上部），Ⅱ型（歯突起基部），Ⅲ型（軸椎体に及ぶ）に分類される．Ⅱ型が最多で，Ⅰ型はまれである．
  2) 軸椎関節突起間骨折（hangman骨折）：過伸展，過屈曲にて軸椎の関節突起間骨折を生じる．両側の椎弓根が骨折して椎体と椎弓とが離開する．最近では高速道路での交通外傷に伴うものが多い．
- teardrop骨折（涙滴骨折）：頸椎の屈曲位に軸圧が加わることで生じる．単純X線側面像で椎体前下部に三角形の骨片teardrop fragmentが生じる．

脊髄圧迫症状を生じることがあり，急激な脳幹部圧迫では突然死の危険性がある．

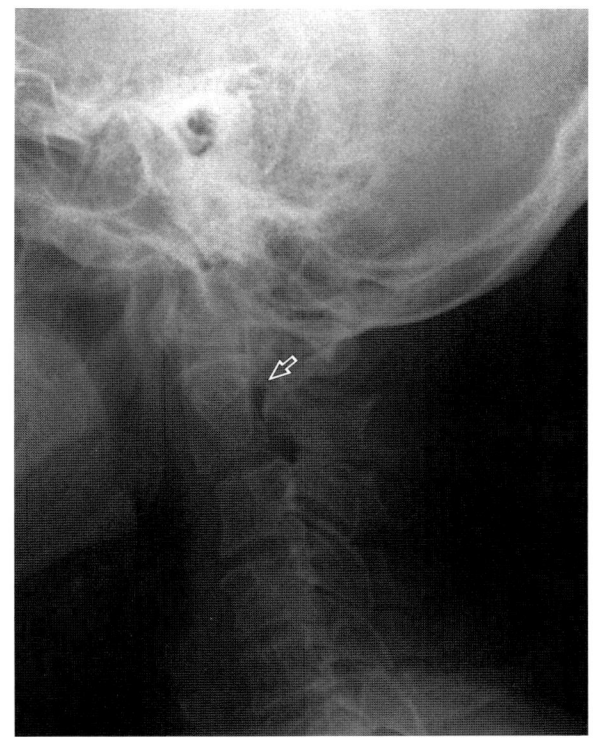

単純X線写真（側面像）

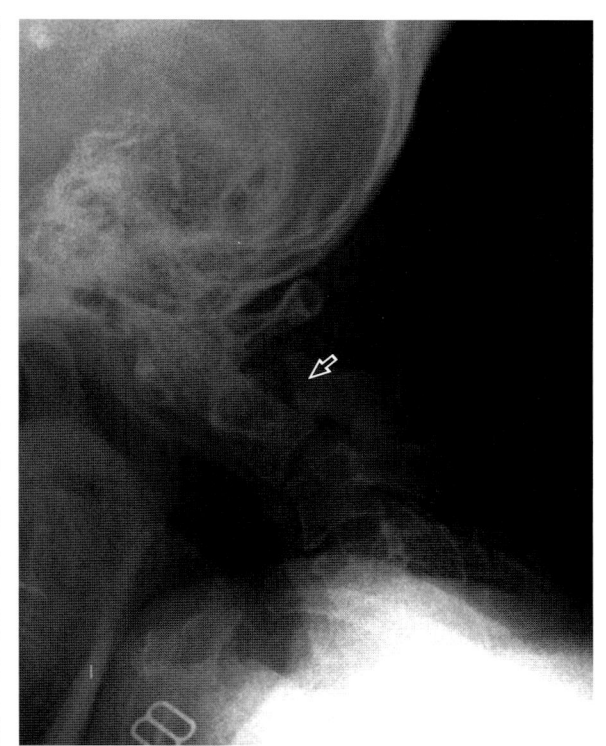

単純X線写真（側面像）

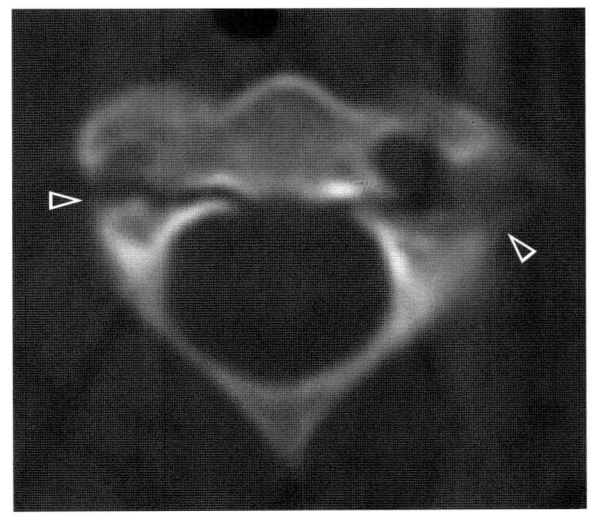

CT（骨条件）

症例2 55歳，女性．交通事故時，シートベルトにて絞扼され受傷．頸部痛があったが，神経症状はなかった．Hangman骨折．
　単純X線写真側面像にて，軸椎の椎弓根部に骨折が認められる（⇨）．
　CTで椎体と椎弓に離開が認められる（▷）．単純X線写真前屈位側面像では，椎弓根部の骨折がより明瞭となっている．

■ 画像検査のポイント ■

- 単純X線写真側面像の前後屈動態撮影による評価も有用だが，脳幹部圧迫の危険があり注意が必要である．
- 単純X線写真開口位正面像での歯突起の偏位や骨折，環椎外側塊の離開の程度を見ることができる．
- CTでは偏倚，骨折，脱臼の程度がMPR像や三次元再構成画を用いることで把握しやすくなる．
- MRIでは関節の破壊，頸髄の圧迫や損傷の有無を知ることができる．

■ 画像診断のポイント ■

- 頸椎単純X線側面像における環椎歯突起間（環椎前弓後縁と歯突起前縁）距離は3mm（小児は5mm）を越えない．
- 頸髄損傷はMRIのT2強調像で高信号として見られる．

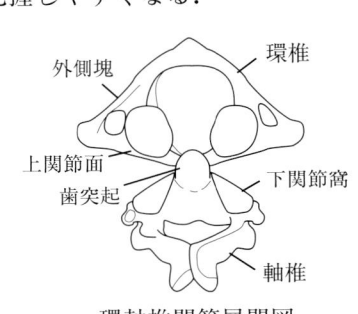

環軸椎関節展開図

外傷-18 脊椎　脊椎分離辷り症　spondylolytic spondylolisthesis

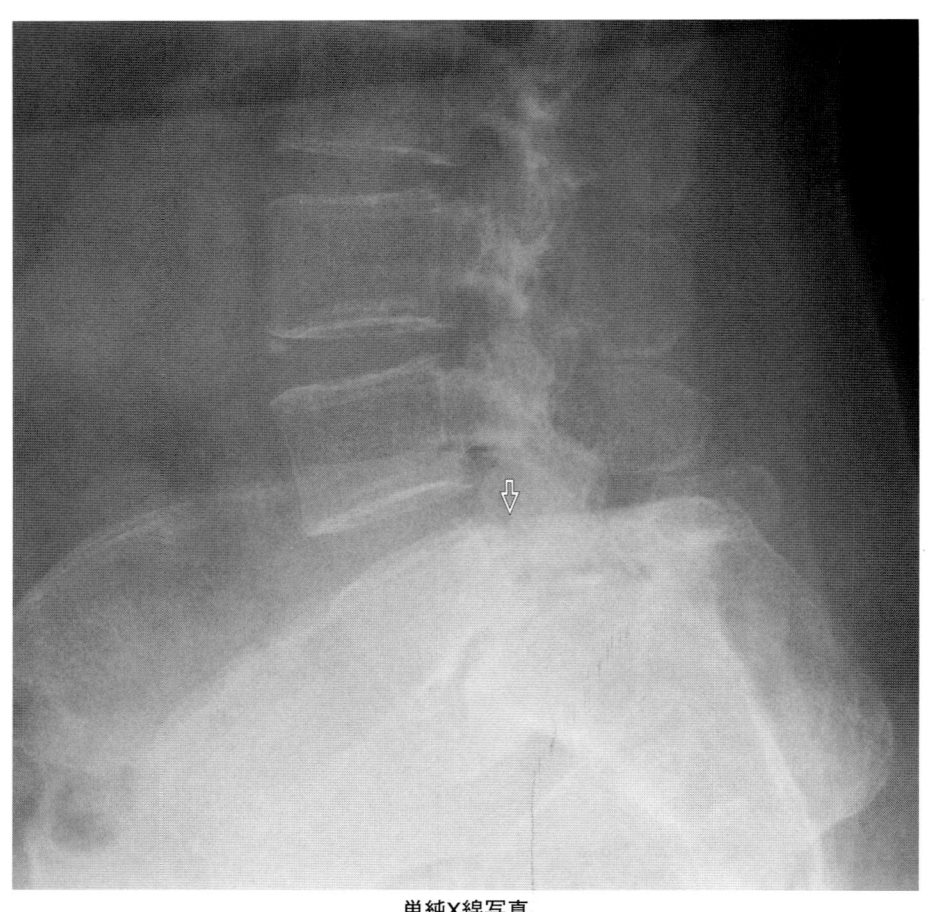

症例1　21歳，男性．バスケットボール中，突然の腰痛を訴える．痛みのため歩行困難になる．脊椎分離辷り症．

単純X線写真では，L5椎弓に分離が認められる（⇨）．また，L5椎体は前方に辷っている．

MRIではT2強調横断像にて椎弓に線状の低信号が認められる（▷）．分離による信号変化である．T2強調矢状断像では，L5椎体の前方辷りが明瞭に認められ，椎間板は後方に突出している（▶）．

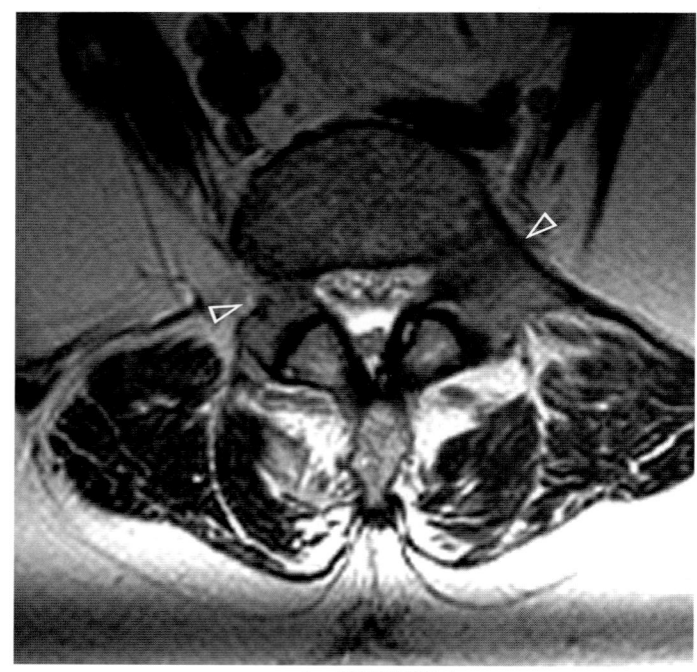

単純X線写真

MRI（T2強調横断像）

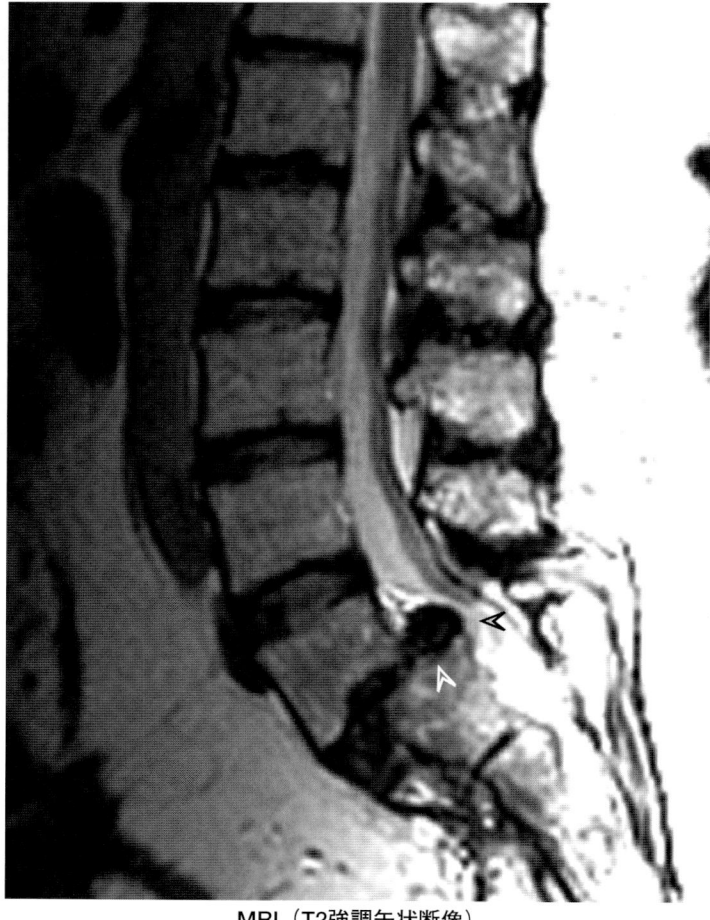

MRI（T2強調矢状断像）

関節突起幹部の分離は椎体の前方辷りを生じる．

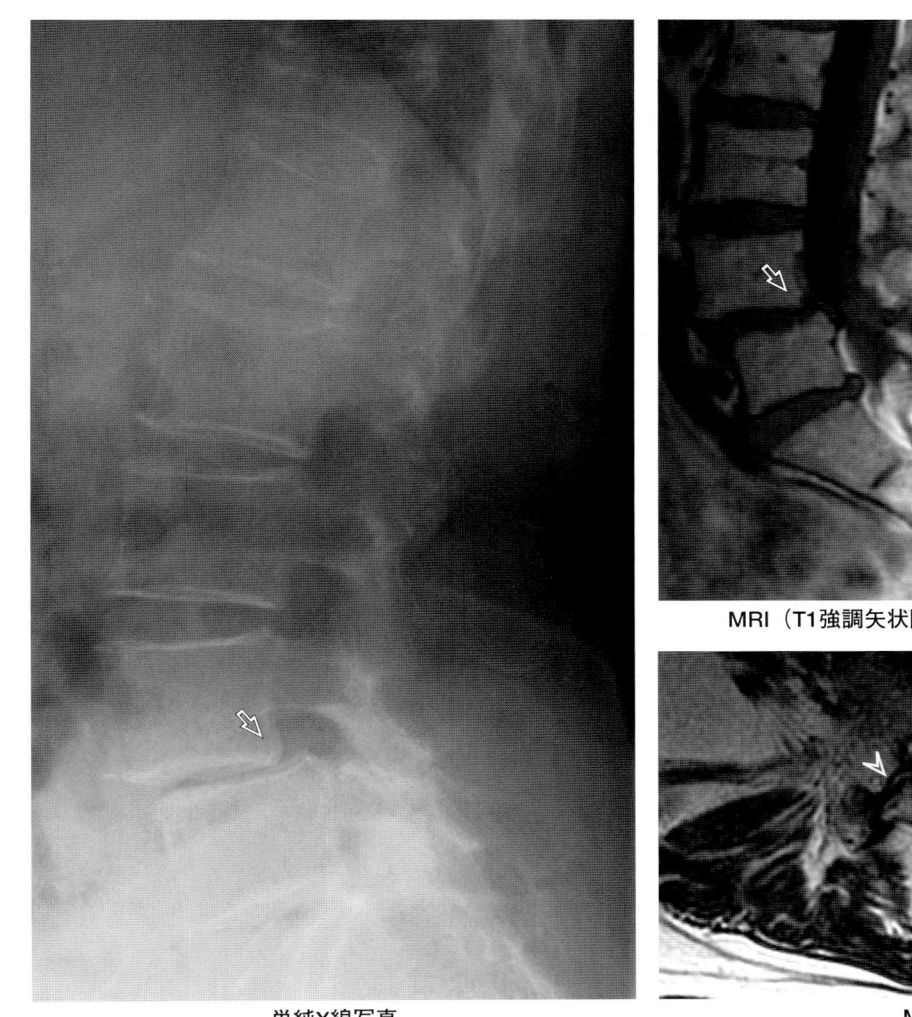

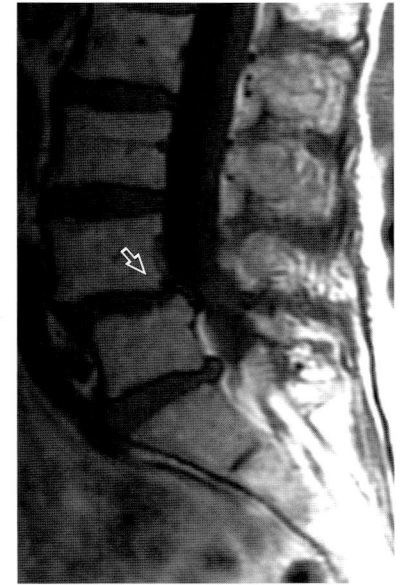

MRI（T1強調矢状断像） 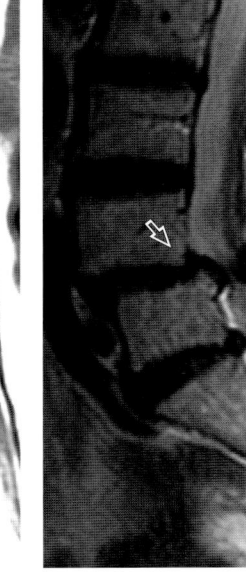 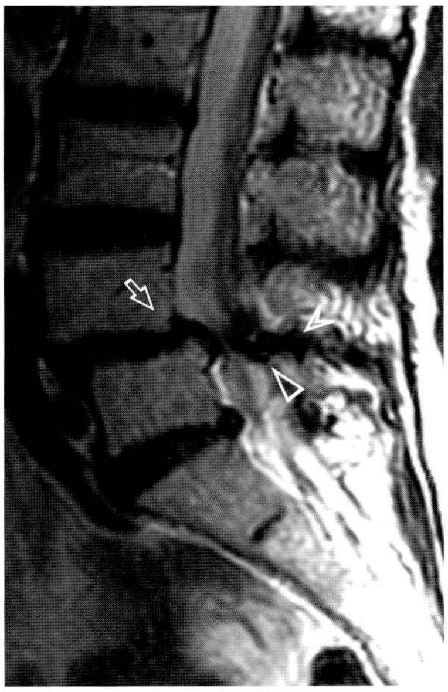　　MRI（T2強調矢状断像）

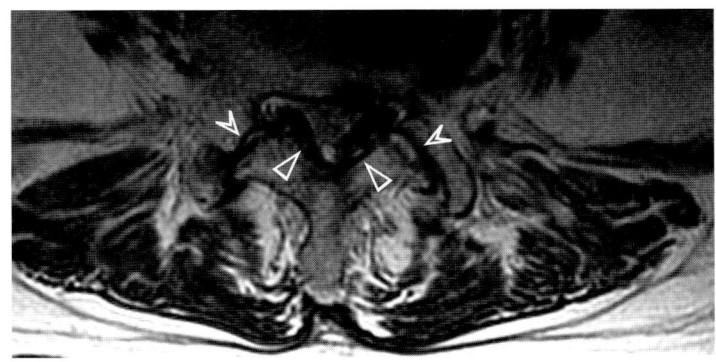

MRI（T2強調横断像）

単純X線写真

参考症例　75歳，女性．以前より腰痛があったが，最近，疼痛の増強と下肢の知覚，運動障害を自覚する．変性辷り症．
　単純X線写真で，L4椎体の前方辷りが認められる（⇨）．明らかな分離は指摘できない．
　MRIでもL4椎体の前方辷りが確認できる．L4/5椎間板の後方突出を伴っている．黄色靱帯の肥厚（▷）と椎間関節の肥厚（≻）を認める．

▌▌ 臨床的事項 ▌▌

- 脊椎分離症とは関節突起幹部の分離を示し，好発部位は下部腰椎である．
- 分離した椎体と椎弓は不安定なため，椎体が前方に偏倚し辷り症となる．

▌▌ 画像検査のポイント ▌▌

- 単純X線写真で診断可能だが，MRIを併用すると脊柱管や椎間孔の状態，神経根の圧排なども細かく評価できる．

▌▌ 画像診断のポイント ▌▌

- 脊椎分離症では，単純X線写真の斜位像にて"スコッチテリアの首"と呼ばれる関節間突起間部の欠損が認められる．
- 単純X線写真の側面像で辷りを認めた場合は，棘突起の偏倚に注目すれば，分離辷りと変形辷りを容易に鑑別できる．
- MRIでは椎弓の信号変化をとらえることができるが，分離自体の描出は困難なことも多い．

Ⅷ．外傷

外傷-19 脊椎　脊椎圧迫・粉砕骨折

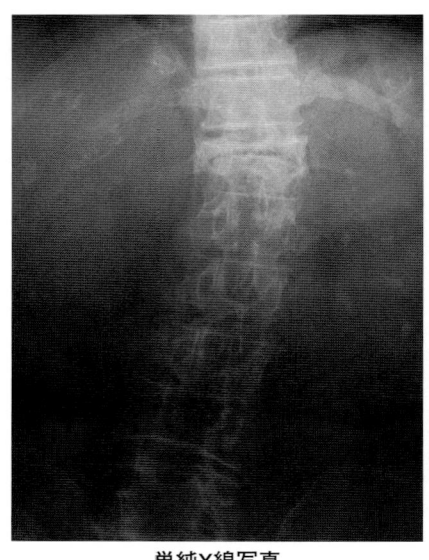

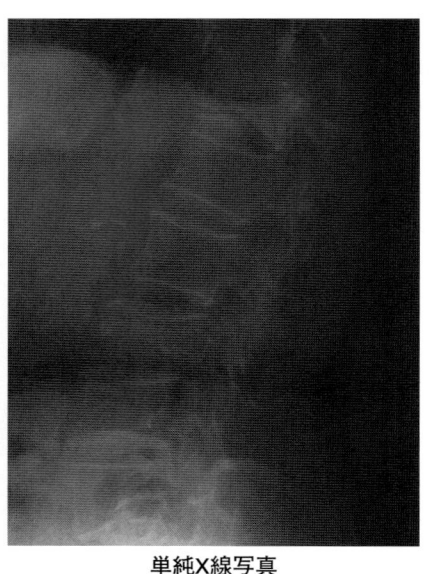

症例1　86歳，女性．近医にて骨粗鬆症を指摘されている．以前より腰痛がある．

単純X線写真ではTh12椎体が扁平化している．L3の椎体高も減少している．

MRIではT1，T2強調像ともにTh12椎体の圧迫骨折部は低信号を示す．

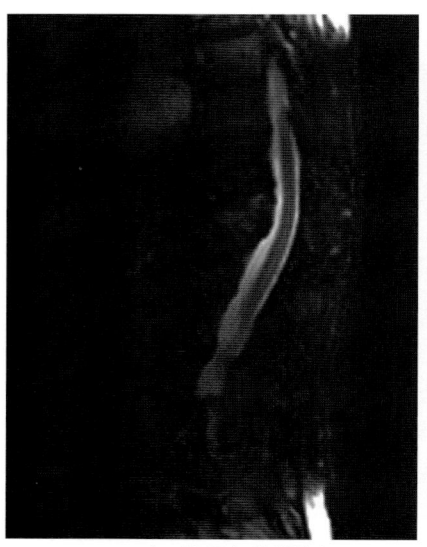

単純X線写真

単純X線写真

MRI（T2強調矢状断像）

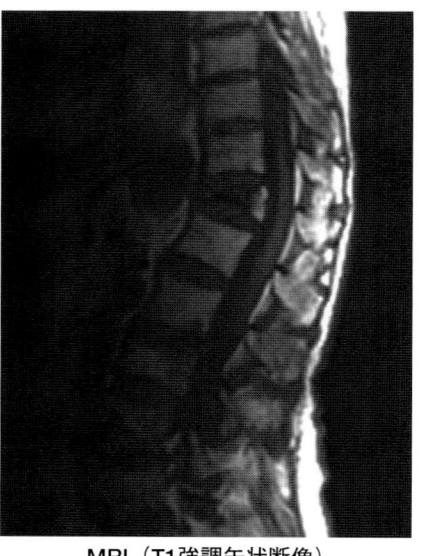

MRI（T1強調矢状断像）

▮▮ 臨床的事項 ▮▮

- 圧迫骨折には骨粗鬆症によるもの，外傷性，腫瘍性とがある．
- 骨粗鬆症によるものは胸腰椎移行部が好発部位である．
- 外傷では通常くさび形変形が認められる．生理的後彎があるため，胸椎で最も多い．後縦靱帯の損傷がなければ，脊柱管は保たれる．
- 垂直圧迫により圧潰，粉砕された場合を粉砕骨折という．骨片が周囲に圧出され，脊髄を圧迫することがある．胸腰椎移行部や腰椎に多い．

▮▮ 画像検査のポイント ▮▮

- 骨粗鬆症による圧迫骨折は単純X線写真では診断が難しいこともあり，この場合はMRIで早期診断が可能である．

▮▮ 画像診断のポイント ▮▮

- 骨片の有無や椎体配列の評価を行う．
- 早期の骨折は浮腫を伴うので，T1強調像で低信号，T2強調像で高信号となる．慢性期になると正常脂肪髄と等信号になる．
- 後縦靱帯は椎体後方に縦走する低信号として見られる．低信号の骨折部での途絶は，断裂を示唆する．
- 多発性骨折で，特に隣接する椎間板が保たれている場合は，腫瘍がなくとも転移性骨腫瘍による病的骨折を考慮しておく．

compression fracture of spine, burst fracture of spine
外傷や腫瘍，骨粗鬆症などにより生じ，骨折および椎体高の減少が認められる．

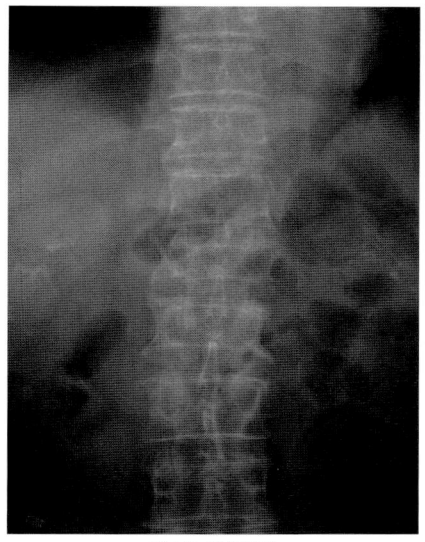

単純X線写真

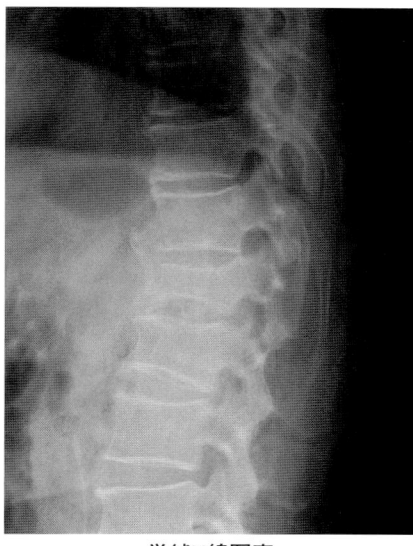

単純X線写真

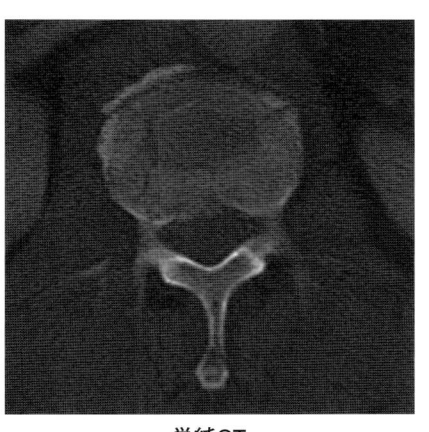

単純CT

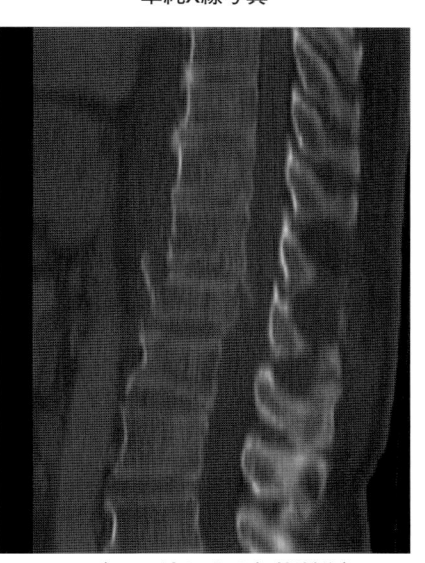

CT（MPR法による矢状断像）

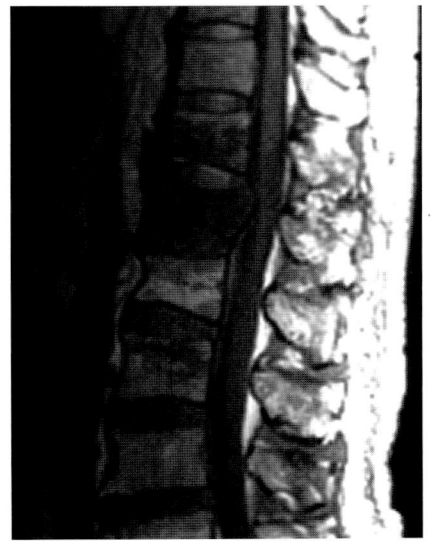

MRI（T1強調像）

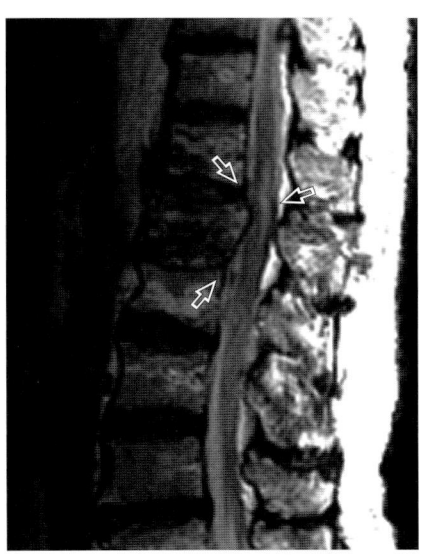

MRI（T2強調像）

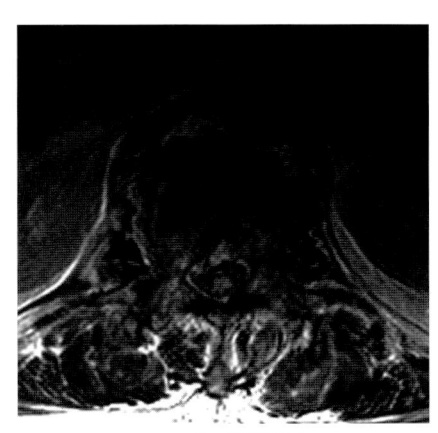

MRI（T2強調像）

症例2 68歳，男性．脚立から転落し受傷する．受傷後より歩行不能となる．

単純X線写真では，L1に骨折が認められ，椎体が変形し周囲に圧出されている．

CTでは椎体に骨折があり，粉砕しているのがよくわかる．骨片も前後方向に転位している．

MRIではL1は後方に突出しており，後縦靱帯の断裂も認められる．T1，T2強調像で椎体はともに低信号を呈している．椎体により脊髄は圧迫され，髄内に浮腫と思われるT2強調像での高信号がある（⇨）．

Let's Try! 1

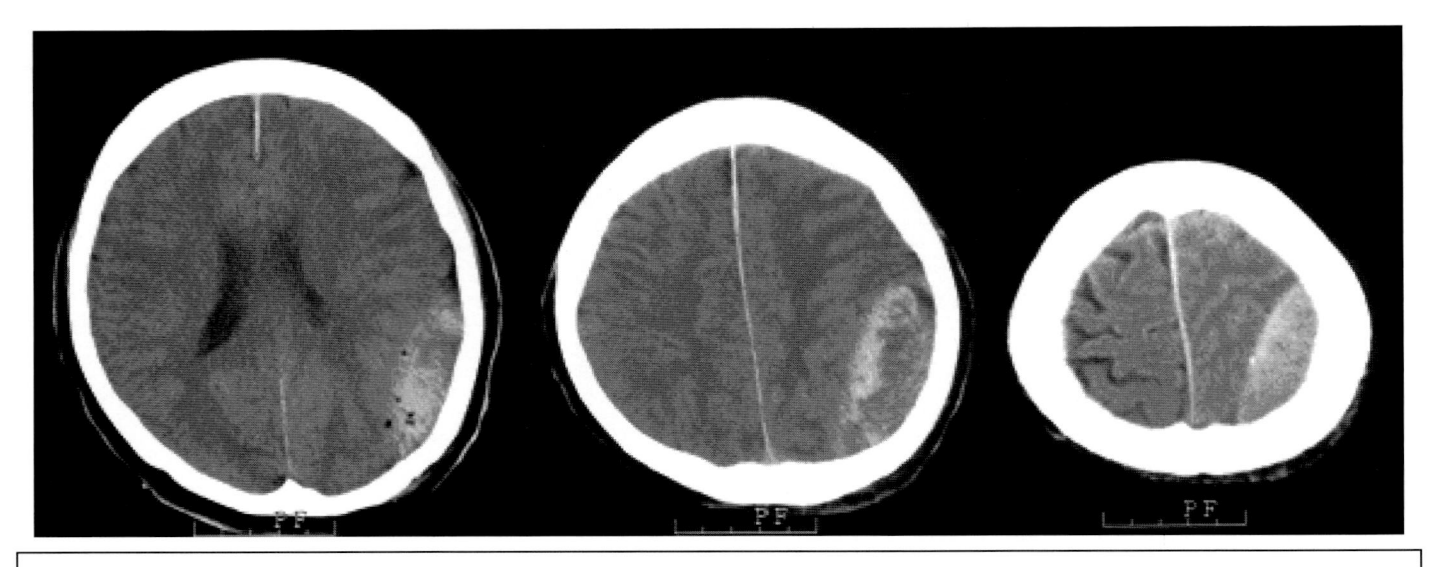

> 58歳，男性．深夜に道路を横断中，トラックにはねとばされ救急車で来院．受傷直後は意識があったが，入院時は意識不明．左前頭部に挫創が見られ，高度の左眼瞼腫張あり．鼻出血，左上腕骨骨折，左下腿骨解放骨折あり．血圧128/68．頭部単純CTを示す．

Question CT所見のうち正しいのはどれか？（正解は1個とは限らない，解答は次頁）

1. 急性硬膜下血腫がある．
2. 急性硬膜外血腫がある．
3. 外傷性くも膜下出血がある．
4. 脳ヘルニアを認める．
5. 気脳症がある．

画像所見

左頭頂部の脳表に凸レンズ状の高吸収が見られ，急性硬膜外血腫である．内部の吸収値はやや不均一だが，超急性期血腫はしばしばこのような吸収値を示す．血腫の辺縁や右中頭蓋窩前縁に点状の低吸収が散在している．空気の濃度を示し，頭蓋内への空気の侵入を示唆する．気脳症と呼ばれ，頭蓋底骨折による副鼻腔や乳突蜂巣の空気が流入が多い．臨床的には髄液鼻漏や髄膜炎，顔面神経麻痺などの合併と関連が深い．

解説

頭部外傷の診断では受傷機転や打撲部位，意識や神経学的症状の確認が重要である．しかし本例のように，受診時はすでに意識がなく，多発外傷のため神経学的所見をとりにくいことも少なくない．さらに高度の損傷ではしばしば複数の頭蓋内損傷が存在し，診断が混乱することがある．画像からひとつの異常を見つけるとほかの所見を見逃しやすい．常に複数の損傷の可能性を念頭におき，迅速かつ正確に所見をまとめ，救命のため最善の処置を迅速にプランしなければならない．

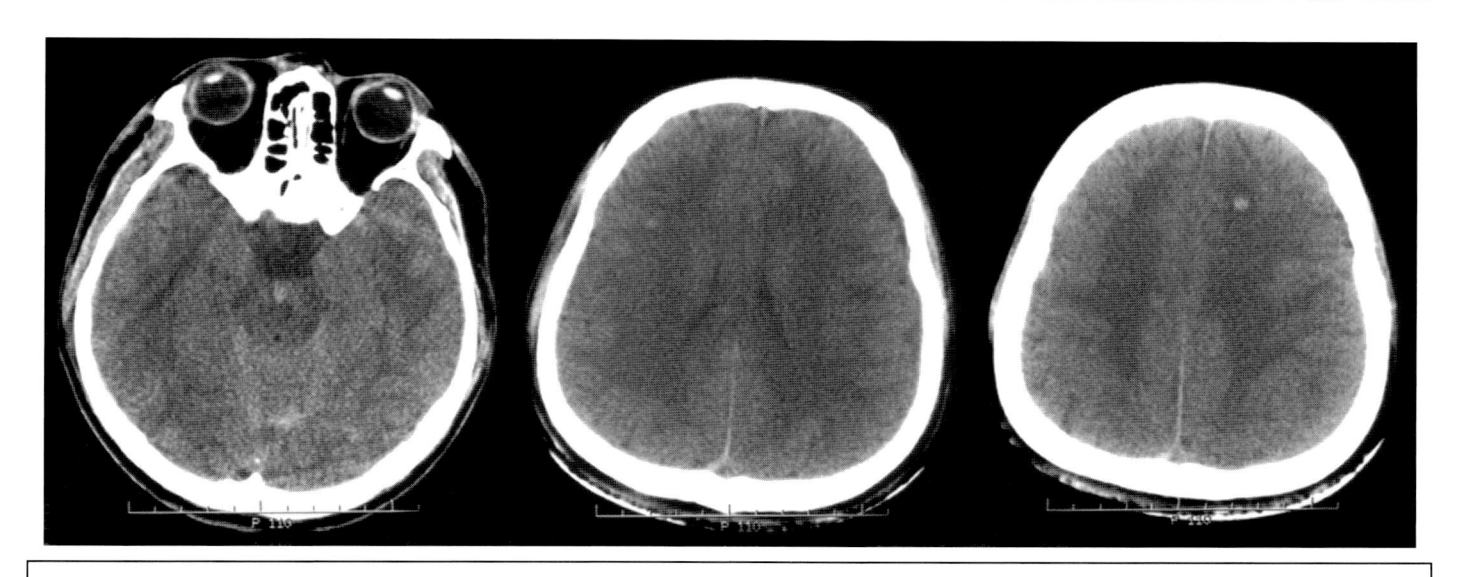

32歳，男性．オートバイで高速道路走行中，トラックと中央分離帯の間をすり抜けようとして接触転倒し，路上に放り出された．ヘルメットは着用していたが，搬送時に意識はなく四肢軀幹に多発骨折あり．血圧102/60．心拍92/分．下顎呼吸気味．頭部単純CTを示す．

Question CT所見のうち正しいのはどれか？（正解は1個とは限らない，解答は次頁）

1. 外傷性くも膜下出血がある．
2. 脳挫傷がある．
3. びまん性軸索損傷がある．
4. 脳ヘルニアがある．
5. 急性硬膜外血腫がある．

画像所見

全体を見渡すと脳室や脳溝が非常に不明瞭である．大脳の皮髄境界も不鮮明で，脳浮腫が生じている．次に大脳脚の間に注目．この部分は脚間槽と呼ばれ，正常では脳脊髄液が灌流しているため低吸収である．しかし本例では逆三角形の高吸収が見られ，血腫，すなわち外傷性くも膜下出血であることがわかる．さらに両大脳半球の皮髄境界に斑点状の高吸収が複数見られる．白質線維の断裂時に生じた小出血で，びまん性軸索損傷の典型例である．

解説

高速時の交通外傷では複雑，高度の外力により，重篤な脳損傷がしばしば見られる．外傷性くも膜下出血は脳表の細動脈の断裂が原因で，脳動脈瘤破裂例に比べ血腫は少なく，経過観察となることが多い．びまん性軸索損傷は，"DAI"のほうがなじみ深いかもしれない．本態は白質軸索の損傷で，受傷直後より高度の意識障害が生じ，CTでは皮髄境界や脳梁，基底核などに小さな出血巣が高吸収として見られる（ただしCTで出血を示すものは，全病変の1/3に過ぎず，MRIでより詳細な診断が可能である）．脳腫脹は大孔ヘルニアなどの致死的合併症を招くので，急性期は脳圧および全身状態の管理がきわめて重要である．

前頁の解答　2, 5

Let's Try! 3

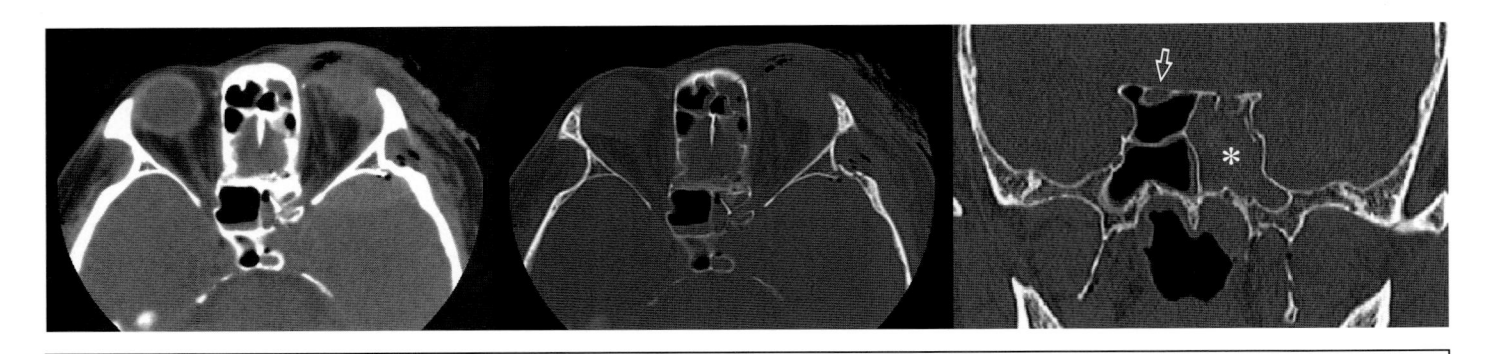

41歳，男性．自転車にて走行中，交差点でスクーターと接触転倒し，救急車にて搬送された．左眉毛部に割創があり，上眼瞼に大きな皮下血腫がある．意識レベルはE3V4M5で，左前腕に開放骨折がある．患側の視力は光覚弁で，頭部CTにて頭蓋骨骨折，急性硬膜外血腫，気脳症，両前頭葉の脳挫傷を認めた．頭蓋底骨折精査のため追加撮影された顔面骨レベルでの単純CT（眼窩上縁レベルの横断像，軟部組織条件および骨条件，MPR法による骨条件冠状断像）を示す．

Question 以下のうち正しいのはどれか？（正解は1個とは限らない，解答は次頁）

1. ⇨は視神経管である．
2. ＊は蝶形骨洞である．
3. 患側の直接対光反射が消失する．
4. 患側の間接対光反射が消失する．
5. 左中頭蓋窩前縁にも骨折が見られる．

画像所見

左視神経管の内側および下壁に骨折が見られ，視神経管骨折である．左蝶形骨洞の含気はなく，血腫の可能性が高い．横断像では合併する頭蓋骨骨折や急性硬膜外血腫，気脳症も認められる．

解説

視神経管は4〜10mm長の細長い骨性の管状構造で，眼窩尖部と頭蓋内を交通する．くも膜下腔はこの管を貫通し眼球後部に達している．通過する主要構造は視神経，眼動脈である．内側は蝶形骨洞骨壁からなり，その厚さは通常0.5mm，ないしそれ以下ときわめて薄い．視神経管の正常像を下図に示す（⇨，◯）．視神経管骨折は前頭蓋底骨折の重大な合併症で，特に前頭部外側の打撲で生じやすい．骨折は視神経管の上壁や内側壁に多く，患側の視力障害，直接対光反射が消失するが，動眼神経の障害はないので間接反射が保たれることが特徴である．

CTが骨折部の描出に適しているが，視神経は眼窩〜視神経管へ入る部分で急に内側へ向きを変えるので，通常の撮影では骨折部を描出できないことがある．頭部外傷後の視力障害では積極的に本症を疑い，より薄い断層面での再構成や冠状断像での視神経管の観察が重要である．骨折部による視神経の圧迫が疑われれば，受傷後早期なら視神経管開放術で障害が軽減することもある．また，症状軽減のためステロイド剤などの神経浮腫改善剤の投与を積極的に行う．

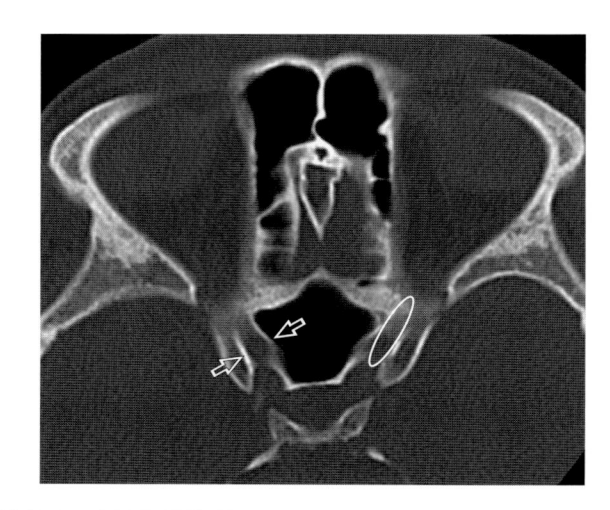

前頁の解答　1，3

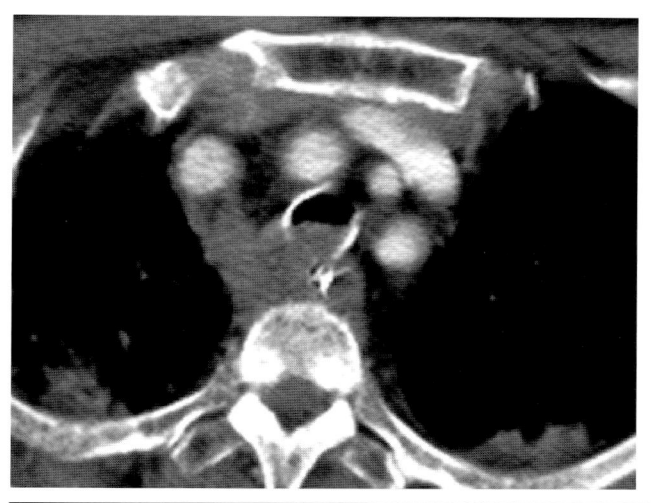

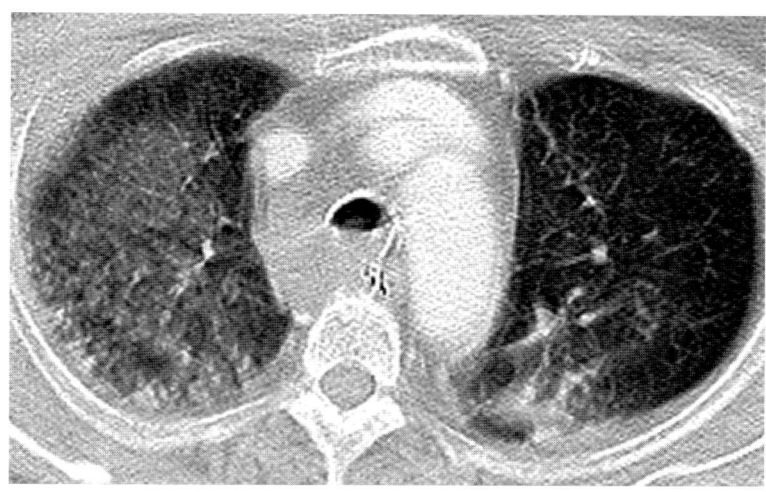

77歳，女性．交通事故にて来院．呼吸苦あり．来院時の造影CTを示す．

Question　CT所見のうち正しいのはどれか？（正解は1個とは限らない，解答は次頁）
1. 気管内に液面形成を認める．
2. 気管周囲に血腫を認める．
3. 気胸を認める．
4. 肺挫傷を認める．
5. 血管損傷を認める．

画像所見

　造影CT縦隔条件で，気管後方にやや高吸収の領域が拡がっている．気管支内にも同様の吸収値の病変が見られ，気管内では液面が形成されている．血腫を疑う性状である．気管右後壁は左後壁に比べ連続性がはっきりせず，断裂が疑われる．

　CT肺野条件で，両側肺野にすりガラス影が拡がり，肺挫傷の所見である．気胸や食道破裂はない．

　診断は，外傷による気管断裂（不完全断裂）および肺挫傷である．

解説

　気管気管支断裂は，交通事故などの高エネルギー鈍的損傷で生じることが多い．胸郭上部の骨折に合併することが大多数である．気管損傷は気管分岐部直上に多い．気管支の完全断裂では，単純X線写真で体位変換により虚脱肺の位置が移動して見られる肺落下徴候（fallen lung sign）が特徴的である．気胸，縦隔気腫，肺挫傷を合併することが多い．血管損傷の合併は少ない．

前頁の解答　1，2，3，5

Let's Try! 5

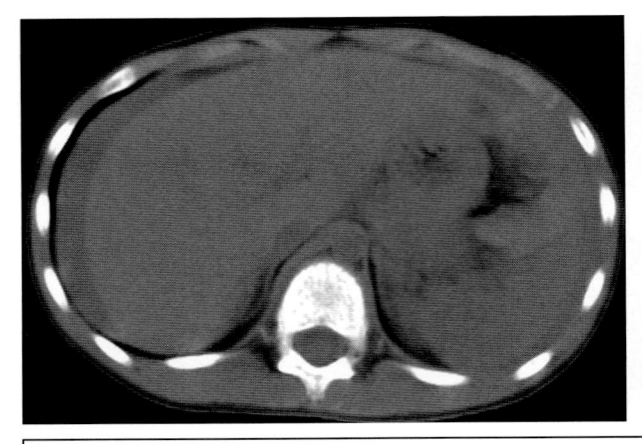

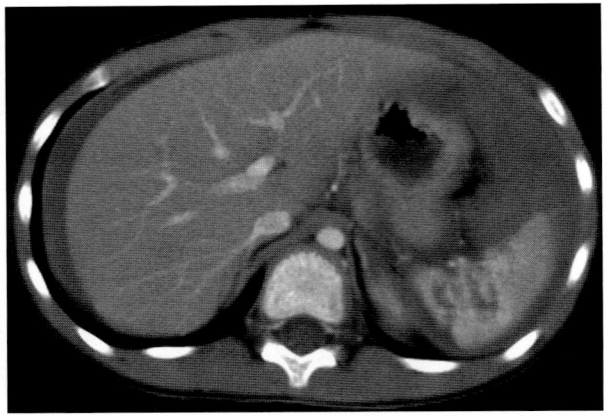

9歳，男児．自転車運転中に転倒．前胸部から左側腹部を強打．外傷後より腹痛と嘔気が出現．腹部単純および造影CTを示す．

Question　CT所見のうち正しいのはどれか？（正解は1個とは限らない，解答は次頁）

1. free airが見られる．
2. 血性腹水が疑われる．
3. 肝損傷が見られる．
4. 脾損傷が見られる．
5. 造影剤の血管外漏出が見られる．

画像所見

単純CTにて肝辺縁部に液体の貯留が見られる．水に比べ高吸収で血性腹水を疑う．造影CTにて脾臓の染まりが不均一で，帯状の低吸収域が見られる．脾損傷Ⅲ型である．

解説

腹部鈍的外傷において，脾は腹部臓器の中で最も損傷を受けやすい臓器である．日本外傷学会脾損傷分類が用いられており，被膜下損傷（Ⅰ型），被膜損傷（Ⅱ型），実質損傷（Ⅲ型），脾門部血管損傷（Ⅳ型）に分類されている．外傷後数日から数週に遅発性破裂をきたすことがあるため，経過観察が必要である．ダイナミック造影CTでは，早期相において，正常脾実質の造影効果はきわめて不均一なので，この所見を脾損傷と見間違えないように注意が必要である（静脈相で脾の吸収値が正常なら，脾損傷は否定的である）．

前頁の解答　1, 2, 4

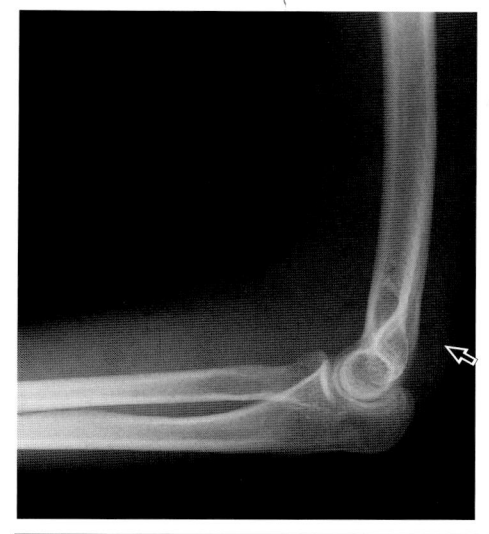

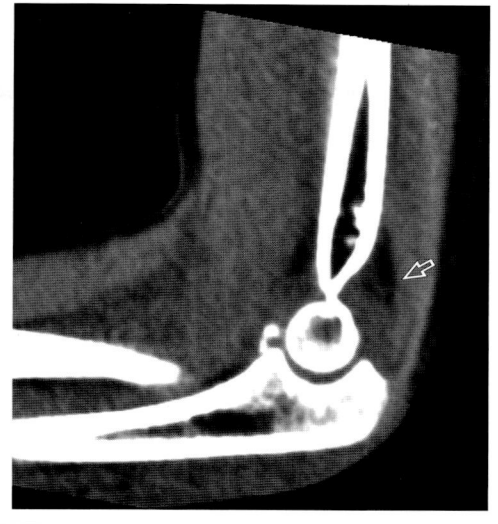

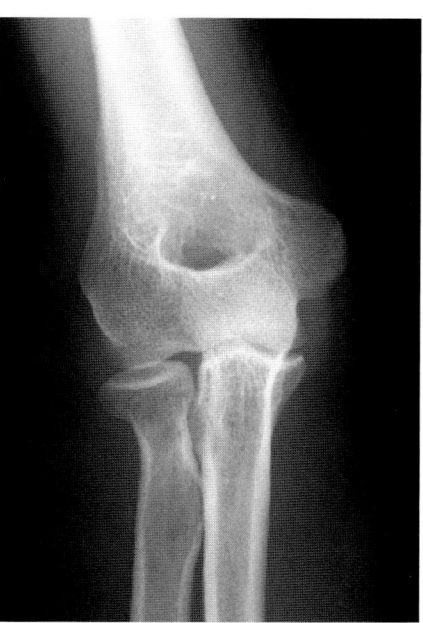

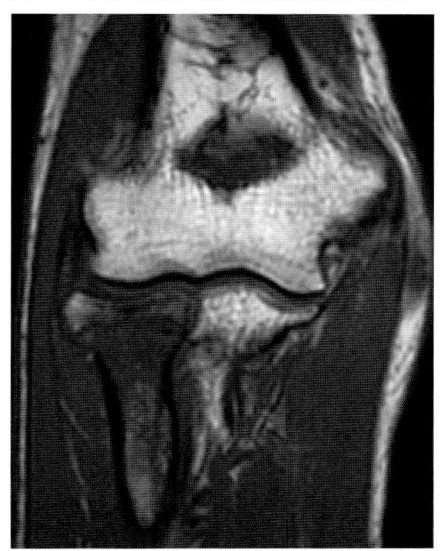

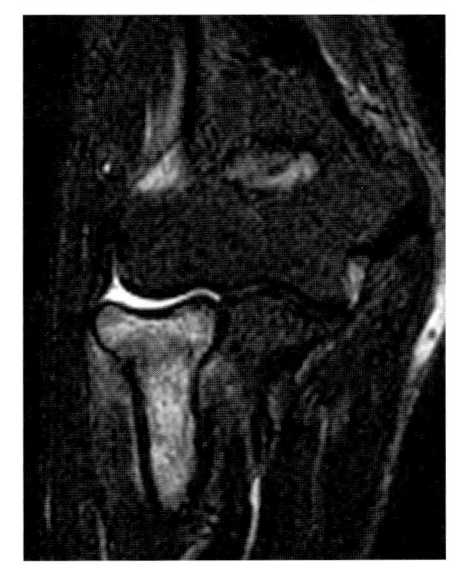

42歳，男性．脚立より転落，手をつき受傷．肘の痛みと腫れがあり，異常可動性が認められる．循環障害や知覚障害はない．

Question
次のうち正しいのはどれか？（正解は1個とは限らない，解答は本頁下）

1. 肘関節の前方のfat padは正常でも認められる．
2. 肘関節の後方のfat padは正常でも認められる．
3. 関節内血腫を疑う所見である．
4. 骨折線ははっきりしない．
5. 小児に多い．

画像所見

posterior fat pad signが認められ（→），関節内血腫を示唆する所見である．橈骨近位端部に骨折あり，MRIでは骨浮腫と思われる．T2強調像での高信号と骨折線が見られる．

解　説

小児で最も頻度の高い骨折である．肘関節を進展した状態で転倒したときに生じる．肘関節部の強い疼痛，圧痛，腫脹，自動運動不能などの症状があれば，本症を疑う．肘関節の前後にはfat padがある．anterior fat padは健常者でも認められるが，posterior fat padが認められれば，関節内液貯留を疑う．この場合，anterior fat padは下から圧迫され，ヨットの帆の形に形状が変形するため，sail signと称されることもある．ほとんどが単純X線写真にて診断可能だが，骨折が不明瞭な場合はCTの再構成画像も診断に役立つ．

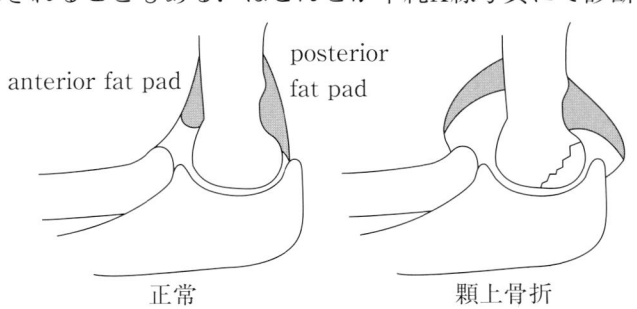

前頁の解答　2, 4

本頁の解答　1, 3, 5

VIII. 外傷　283

IX. 小 児

1 低酸素性虚血性脳症
2 細菌性髄膜炎，硬膜外膿瘍
3 扁桃膿瘍，咽後膿瘍，縦隔膿瘍
4 円形肺炎
5 肺分画症
6 被虐待児症候群
7 輪状膵

序論

詳細については各項に譲り，ここでは小児における画像診断の特殊性とアプローチ法を中心に簡単に述べる．

■成長に伴う正常像の変化

小児期には程度の差こそあれ全身の各臓器が発達過程にあり，年齢に応じて正常像はめまぐるしく変化する．22週の胎児脳にはSylvius裂以外の脳溝はないが，40週では浅いものの成人とほぼ同等の脳溝が形成される．副鼻腔は一部を除き鼻腔の憩室状の陥凹として形成され，前頭洞を最後に15歳頃までに完成する．10歳までの副鼻腔の成長は個人差が大きく，含気不良があっても必ずしも病的とはいえない．骨端核の大きさや形態からは，骨年齢の判定が可能で，低身長時の成長ホルモン療法の指標になっている．胎児の子宮は妊娠後期に母体由来のホルモンのため一過性に大きくなるが，出生後は縮小し7歳以降に子宮体部が再び増大していく．このように年齢ごとに正常所見が変化することが，小児領域の画像診断を少しばかり難解にしている感もある．

■小児特有の疾患についての理解

先天奇形，発育障害，遺伝性疾患，小児がん等々，多数の小児特有の疾患が存在する．さらに新生児，乳児，幼児期から思春期まで，罹患する疾患も年齢ごとにさまざまである．だからどんなに頑張っても限られた研修期間中に，小児放射線医学のすべてが身に付くとは到底思えない．とはいうものの代表的な疾患くらいは知っておかないと，いざ患児を前にしても検査の選択，組み立てさえできない．とりあえず頻度が高い疾患から理解していく（例えば小児がんなら，白血病が30〜35%，神経芽腫が20%，悪性リンパ腫が8%など，ある程度ゴールを絞り，次に個々の病態の特徴と症状，診断法，画像所見などをまとめる）のも効率的な勉強法のひとつかもしれない．

■放射線感受性の差異

これはCTに限った話になるが，一般に小児では成人ほど鮮明なCT画像は得られない．小児は臓器間の脂肪が少なく，各臓器も小さいことが主な原因である．CTは単純X線写真の数十倍の放射線量が必要なうえ，小児

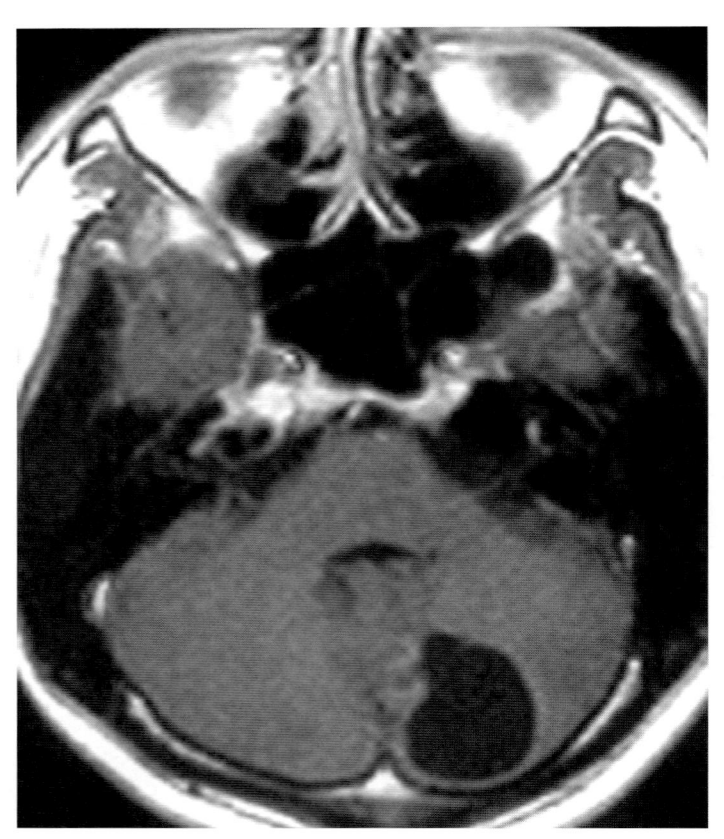

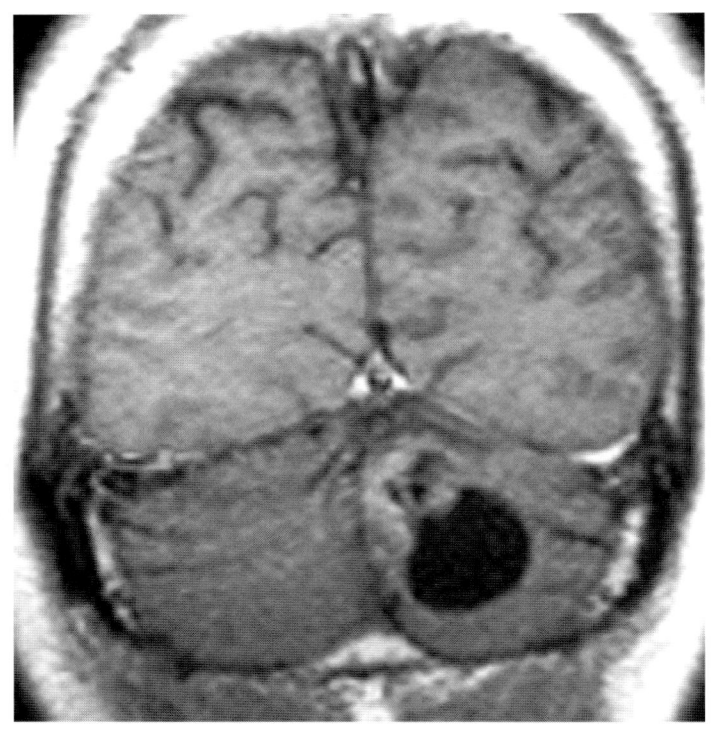

症例1 6歳，女児．小脳の毛様細胞性星細胞腫．
この腫瘍は小児の小脳，脳幹，視神経に好発する．大多数は囊胞と壁在結節を持ち，血管芽腫との鑑別が重要．予後は星細胞腫のなかではきわめて良好．

は成人よりも放射線に対する感受性が数倍高い．女児の胸部CTでは乳腺の被ばくを避けられない．撮影時の線量を増やすと画質は改善するが，被ばく線量も増加する．成人と同じ条件で小児にCTを施行すると，臓器あたりの被ばく量は実に成人の2～5倍になる．

このため小児にCTを施行する場合は，適応を厳密に吟味し，小児のためのプロトコールを整えておく必要がある．また医師はCTの施行にあたり，患児や家族に検査の必要性を十分に説明しなければならない．さらに被ばくを少しでも減らすために，"単純も造影も必要か…よく考えたら造影だけでも診断に十分ではないか？"，"撮影範囲は上腹部から骨盤まで必要か…肝胆道さえ撮影すればよく，無用な生殖腺被ばくは避けるべきじゃないか？"など，ポイントを押さえた患児に優しいオーダーを組んでほしい．

■ 小児だから…

学童期ならともかく，脳MRIを受ける乳児に"検査中は頭を動かさないでください"と言っても，聞いてくれるはずもない．幼児に"息を吸って，はい止めまーす"と言ったら，呼気時の胸部単純X線写真になっていた，など，年齢が低下するほど小児の検査は難しくなる．特にMRIやCTなどは体動などがあると検査がきちんと行えない．必要があれば十分な鎮静をする，検査室内に家族に入ってもらい協力を得るなどの工夫で，スムースに完璧な画像検査が可能となることも多い．

また，乳幼児が医師に主訴をうまく伝えられない，(家族も含め) 誰も現病歴がわからない，など臨床情報を引き出しにくいことが多いのも，小児科の特徴のひとつであろう．右前腕に皮下血腫があり，高度の腫張と変形，疼痛を伴えば，何も聞かなくとも骨折を考え単純X線写真を撮影すると思う．しかしただ腹部を押さえて泣きじゃくり，どこを圧迫しても"イタイー！"と叫ばれるだけでは，画像検査もどこから手を付けていいかわからなくなってしまうかもしれない．すべてに共通するわけではないが，"痛くない"，"すぐ終わる"をキーワードに情報量の多い検査から選択していくと，効率的に診断が進むことが多いようである．

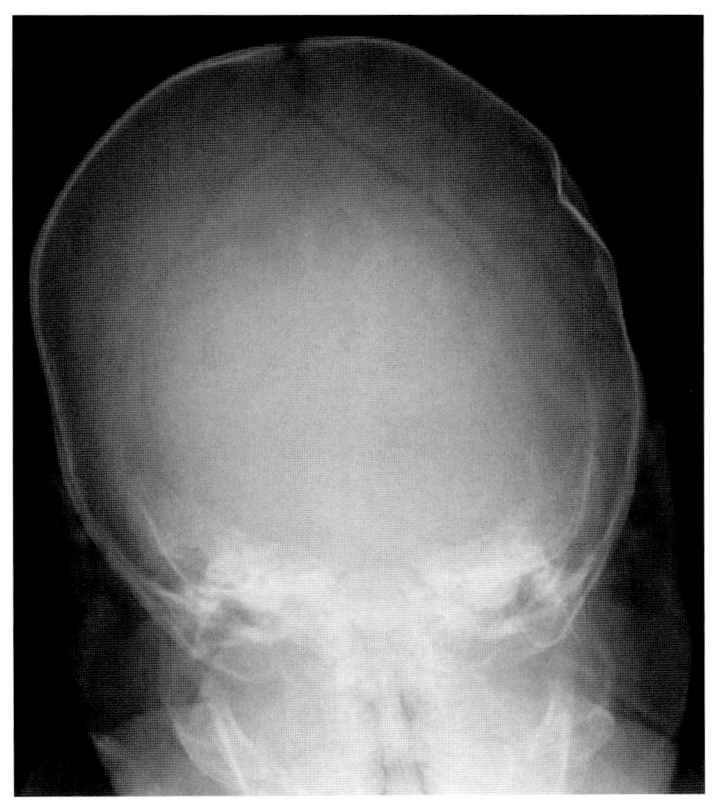

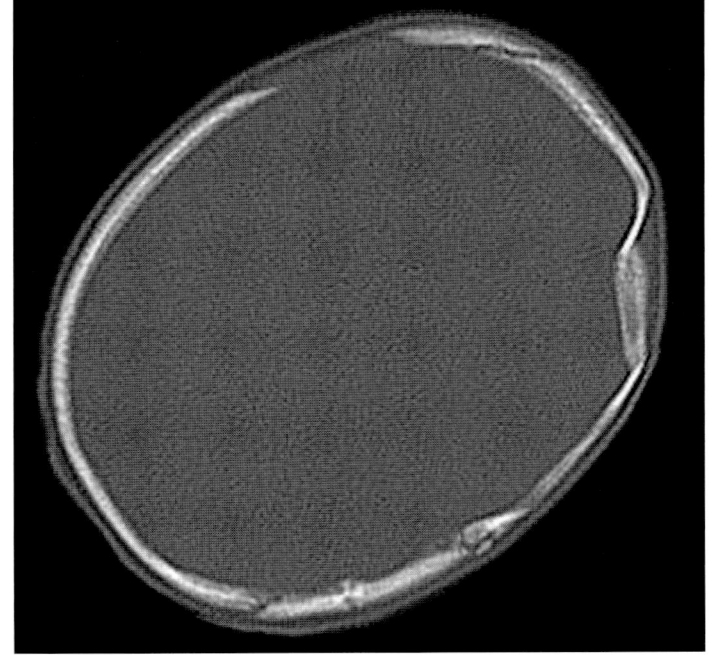

症例2　1歳，男児．頭蓋陥没骨折．
単純X線写真，骨条件CTとも頭部が傾いてしまいベストの画像とはいえないが，診断には十分なのでこれで良しとすべきである．

| 小児-1 新生児 | **低酸素性虚血性脳症** hypoxic ischemic encephalopathy: HIE |

MRI（T1強調像）

MRI（T2強調像）

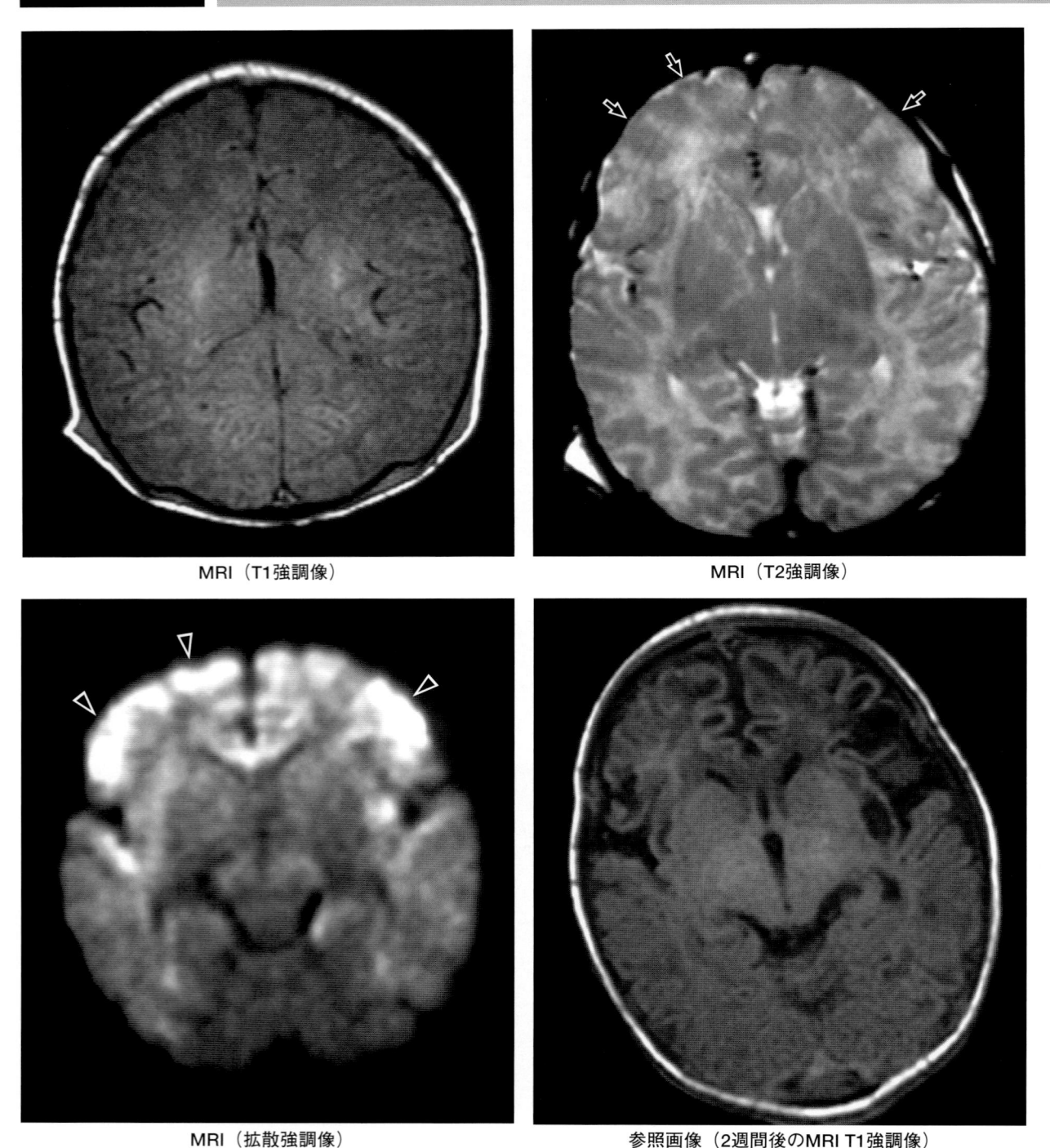

MRI（拡散強調像）

参照画像（2週間後のMRI T1強調像）

症例1 生後4日，男児．正常満期産．Apgar score 3．低酸素性虚血性脳症．

　T1強調像では特に異常ない．T2強調像で前頭葉の皮質の描出が不明瞭だが，異常はとらえにくい（⇨）．拡散強調像で両側前頭葉の皮質，皮質下白質に斑状の高信号がほぼ対称性に多発し（▷），満期産新生児における低酸素性虚血性脳症に典型的である．

　乳児は成人と異なり，虚血後の脳実質は急速に細胞脱落をきたすので，短期間で本例のように脳実質の障害部位に一致して円形～類円形の実質欠損を生じる．障害部位は在胎週数により異なり，成熟児では両側前頭葉皮質下，未熟児では両側脳室周囲白質に脳症による障害が生じやすい．原因は胎生期～成熟期における脳血流分布の急激な変化によるところが大きい．

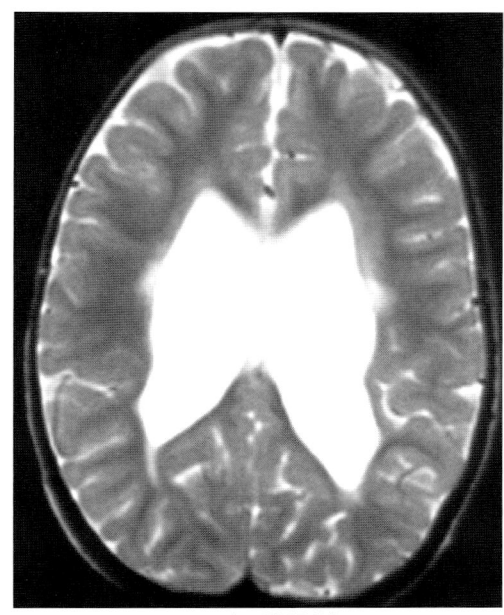

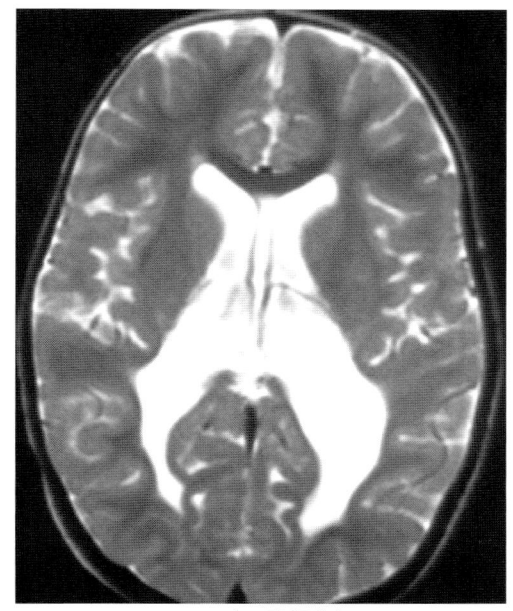

脳の動脈血灌流障害により，低酸素，虚血から生じる脳実質障害．

MRI（T2強調像）　　　　　　　　　　MRI（T2強調像）

参考症例　2歳，男児．脳室周囲白質軟化症の慢性期．在胎28週で出生．生下時に重度の新生児仮死．現在，高度の精神運動発達遅滞あり．脳室周囲白質軟化症．

　T2強調像で両側脳室壁に凹状の変形があり，高度の脳室周囲白質の萎縮に伴う二次変化である．未熟児の脳室周囲白質軟化症の典型的所見だが，日常読影では脳室壁のごくわずかな変形しか観察されない症例が多く注意が必要である．

▌▌ 臨床的事項 ▌▌

- 未熟児，正常満期産児では脳実質の動脈灌流が異なる．脳の中心から皮質に向かう血管は，胎生7〜10か月に発達する．特に在胎32週前は脳室周囲白質に動脈の未発達な部分が多く，髄鞘化が盛んで代謝も活発なため虚血に弱い．皮質，皮質下白質は，軟膜動脈と前〜後大脳動脈間の吻合が発達しているので，虚血に比較的強い．このため虚血に対する病変の局在も大きく異なり，未熟児では脳室周囲白質，成熟児では大脳皮質下優位の分布となる．また成熟児，未熟児では星状膠細胞の反応性が異なり，障害後慢性期に至る所見も大きく異なる．

▌▌ 画像検査のポイント ▌▌

▶MRI，T1，T2強調横断像，拡散強調像◀
- 新生児は頭部が小さく，一般に用いられるヘッドコイルは不適で，膝用コイルを用いる．
- 新生児では脳MRIは侵襲的な検査である．検査目的を十分に考え，良好な画像を得るため十分な沈静を行う．
- 新生児脳は超音波検査で豊富な診断情報が得られる．上述の理由もありMRIは慢性期に行われることも多い．

▌▌ 画像診断のポイント ▌▌

- 脳障害の初期変化の評価には拡散強調像が最も鋭敏である．ただし髄膜脳炎やてんかん発作など，ほかの要因でもしばしば異常高信号を示す点に十分な注意が必要である．
- T1，T2強調像も重要な基本的撮像法である．T1強調像では髄鞘化部分や出血巣が高信号となる．T2強調像では大脳皮質の連続性が全断層面にわたり正常に保たれているかが重要なポイント．
- 新生児仮死に伴う脳病変が疑われたら，新生児では皮質下，未熟児では脳室周囲白質を注意深く観察する．

小児-2 炎症　細菌性髄膜炎，硬膜外膿瘍

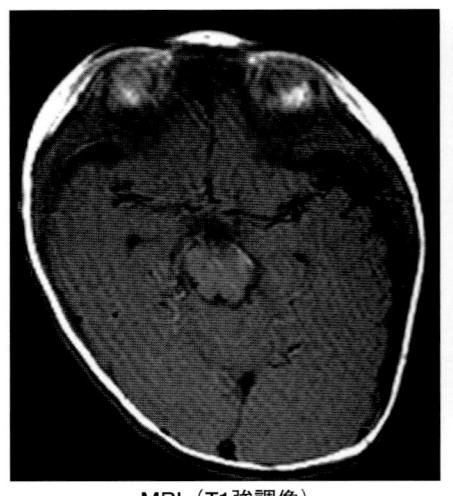

MRI（T1強調像）

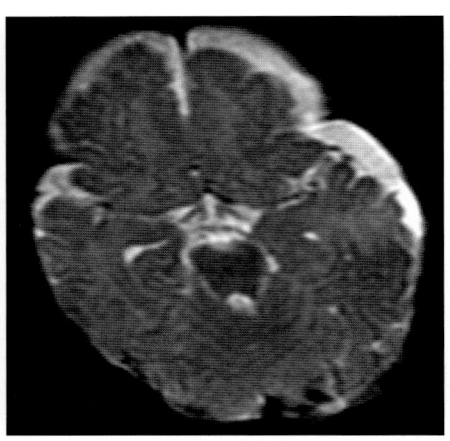

MRI（T2強調像）

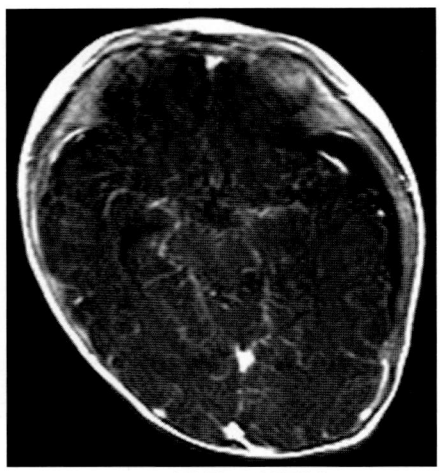

MRI（造影T1強調像）

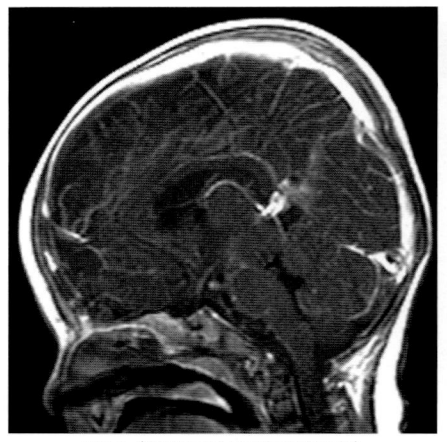

MRI（造影T1強調矢状断像）

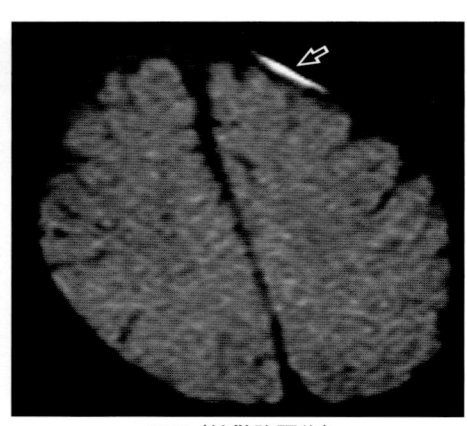

MRI（拡散強調像）

症例1　4歳，男児．細菌性髄膜炎，意識障害，発熱．硬膜下膿瘍．

T1，T2強調像とも脳実質は特に異常ない．造影T1強調像，同矢状断像では，脳表部を中心に造影剤による異常増強効果が見られる．

拡散強調像にて左前頭部の脳表に層状の高信号が見られ（⇨），臨床像，各種検査所見と併せ，細菌性髄膜炎，および硬膜下膿瘍の合併と診断された．種々の治療にも関わらず膿瘍は増大傾向を示したが，ドレナージにより軽快した．

■ 臨床的事項 ■

- 中枢神経が未熟で抵抗力の弱い新生児，乳幼児に好発し，生命予後，機能予後とも不良である．
- 新生児期は大腸菌，乳幼児期はインフルエンザ菌，肺炎球菌，学童期は肺炎球菌，髄膜炎菌が主な原因菌．
- 臨床症状は頭痛，発熱，嘔吐，意識障害，痙攣，髄膜刺激症状が見られる．
- 免疫能の低い新生児は症状が乏しく，診断が難しいことがある．
- 原因は菌血症，および隣接する副鼻腔や中耳，頭蓋骨などの炎症の波及が多い．

■ 画像検査のポイント ■

▶ 単純CT，造影MRI ◀

- 合併する脳炎や硬膜外膿瘍の検索には拡散強調像も有用である．造影T1強調像も脳表部の炎症をよく反映する．
- 造影が行えない例ではFLAIR法が役立つ．
- 造影CTは単純CTに比べ有用だが，病変の検出能では造影MRIが数段優る．

bacterial meningitis, epidural abscess
髄膜，特に軟膜の細菌性炎症．

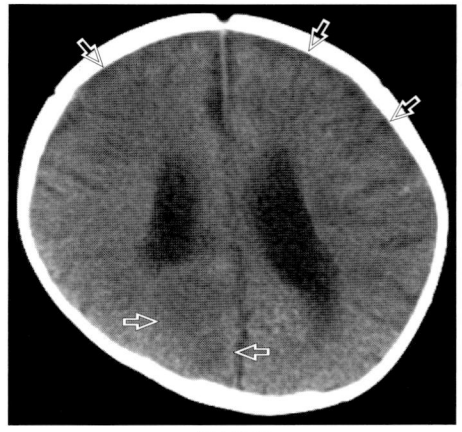

単純CT 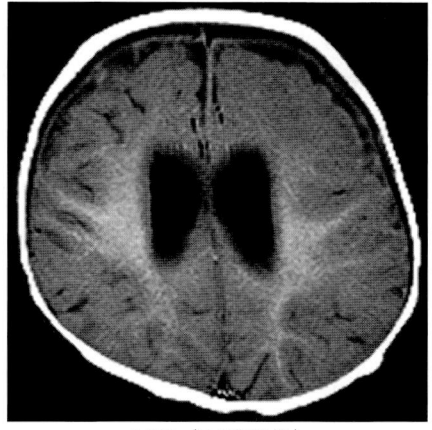　　　　　MRI（T1強調像） 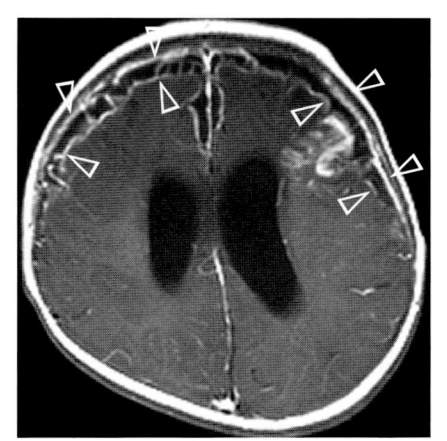　　　　MRI（造影T1強調像）

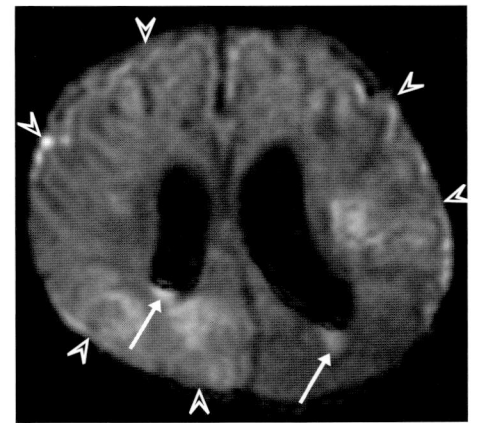

症例2　0歳，女児．

単純CTでは，両側前頭葉に淡い低吸収が見られる（⇨）．右頭頂葉内側面にも低吸収域がある．

造影T1強調像では，脳表部に複数の腔を持つ膿瘍腔が描出され，造影剤により被膜が強く増強されている（▷）．左前頭葉では皮質〜皮質下白質にも造影効果が見られる．

拡散強調像では，左頭頂部を除く実質に高信号が見られる（▶）．両側脳室の背側部に液面形成を伴う高信号が見られ，脳室内膿瘍である（→）．

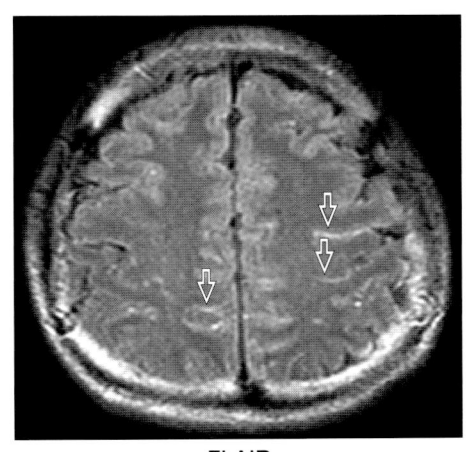

MRI（拡散強調像）

参考症例　成人男性の細菌性髄膜炎（FLAIR法）．

両大脳半球の脳溝に沿って高信号が見られる（⇨）．細菌性髄膜炎ではFLAIR法でこういった所見がしばしば生じる．髄膜炎が疑われ，MRIで造影剤が使えない例ではFLAIR法も撮影しておくとよい．パターンはくも膜下出血と紛らわしいが，臨床像から鑑別は容易であろう．

FLAIR

■ 画像診断のポイント ■

- 典型例では造影T1強調像で脳軟膜に沿った異常増強効果（主に脳回を縁どる強い造影効果），FLAIR法での脳溝に沿った異常高信号が見られる．硬膜外膿瘍や脳膿瘍の合併も造影T1強調像で明瞭に観察される．
- 拡散強調像は髄膜炎の検出よりむしろ脳炎や硬膜外膿瘍を高信号病変として描出する点で有用性が高い．
- 髄膜炎が血管炎を惹起することがあり，二次性に脳梗塞を生じることがある．早期診断にも拡散強調像が役立つ．
- 単純，造影とも，CTでは脳実質の合併症の評価はしばしば困難である．

小児-3 感染症　扁桃膿瘍，咽後膿瘍，縦隔膿瘍

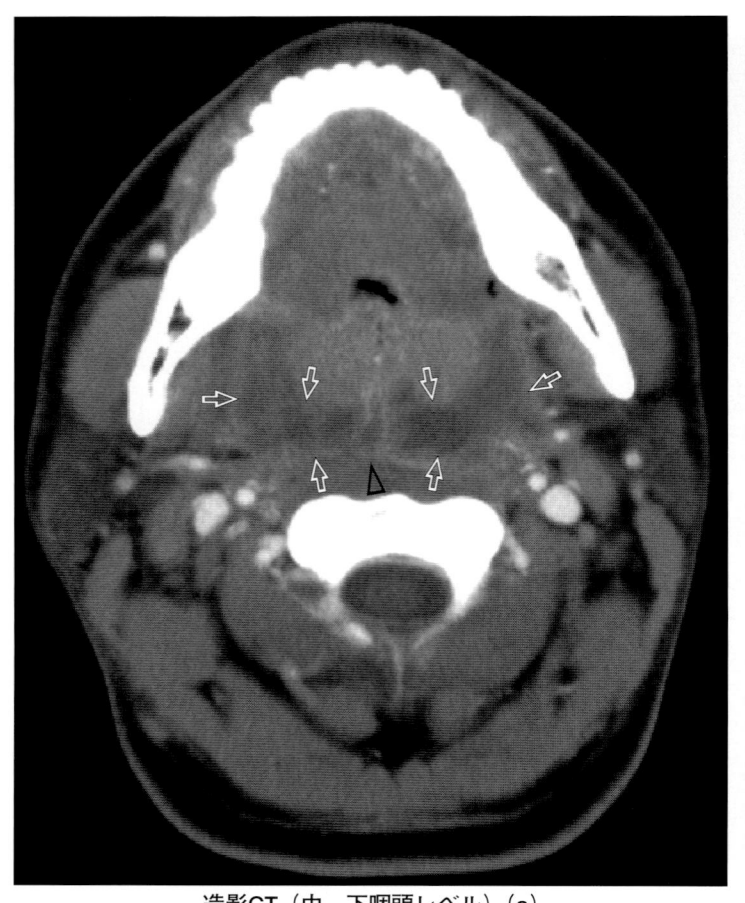

造影CT（中, 下咽頭レベル）(a) 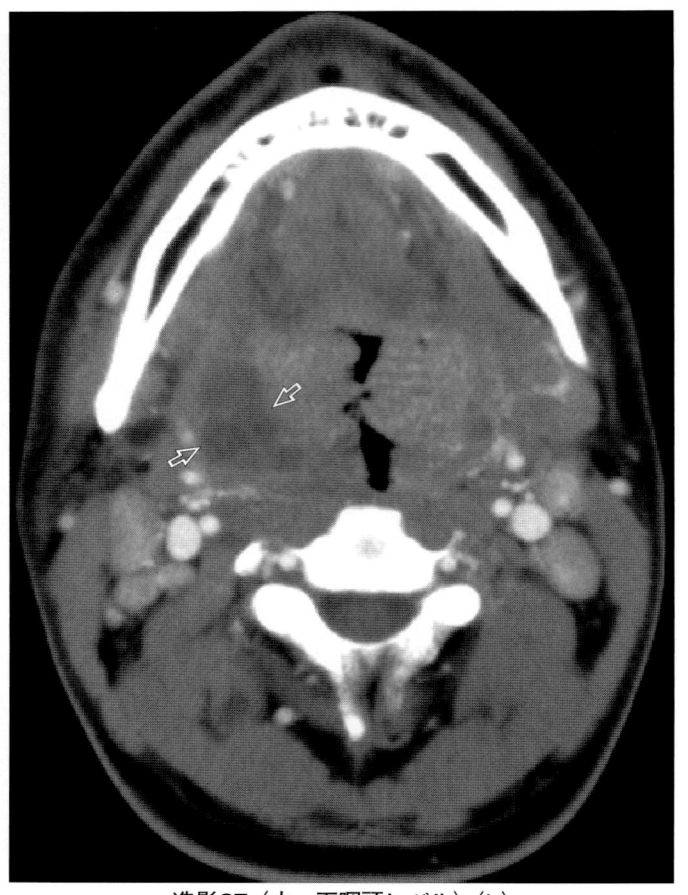　　　造影CT（中, 下咽頭レベル）(b)

症例1　14歳，男児．扁桃膿瘍．
（a）の下顎角近傍レベルでは両側の扁桃に辺縁を造影される低吸収が見られ膿瘍である（⇨）．軟部組織の腫大を伴う気道狭窄が明らかである（▷）．（b）は上記より約2.5cm尾側のレベルに相当．

∎ 臨床的事項 ∎

- 外傷，異物のほか，咽頭炎など周囲組織からの炎症波及も多い．
- 初発症状は発熱，嚥下障害が多く，重篤化すると気道狭窄や頸部腫脹，異常頭位を示す．
- 治療は膿瘍腔のドレナージおよび抗生剤投与で，早期治療すれば予後は良い．
- 炎症が尾側へ進展し重篤な縦隔炎，縦隔膿瘍を併発することもある．

∎ 画像検査のポイント ∎

▷ 咽頭～頸部造影CT ◁

- 検査時に膿瘍の有無，進展範囲をチェックし，尾側への進展が疑われれば心尖部を含む領域をスキャンする．
- 異物の可能性があれば，単純CTを事前に撮影する．
- MRIは炎症の拡がりをCTに比べ明瞭に描出できる．ただし造影CTで容易に診断可能なことから，典型的症例にMRIが行われることは少ない．

parotid abscess, retropharyngeal abscess, mediastinal abscess

多くは咽頭への異物刺入により生じる．縦隔膿瘍は解剖学的構造に関連する重篤な合併症である．

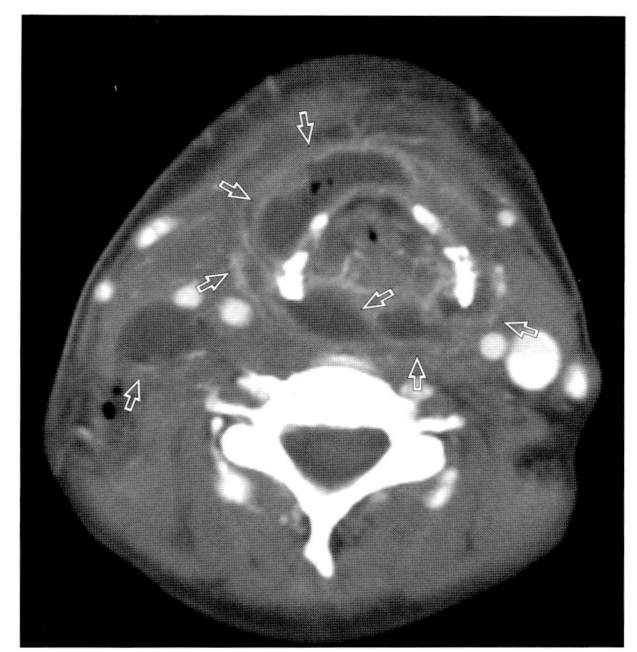

造影CT

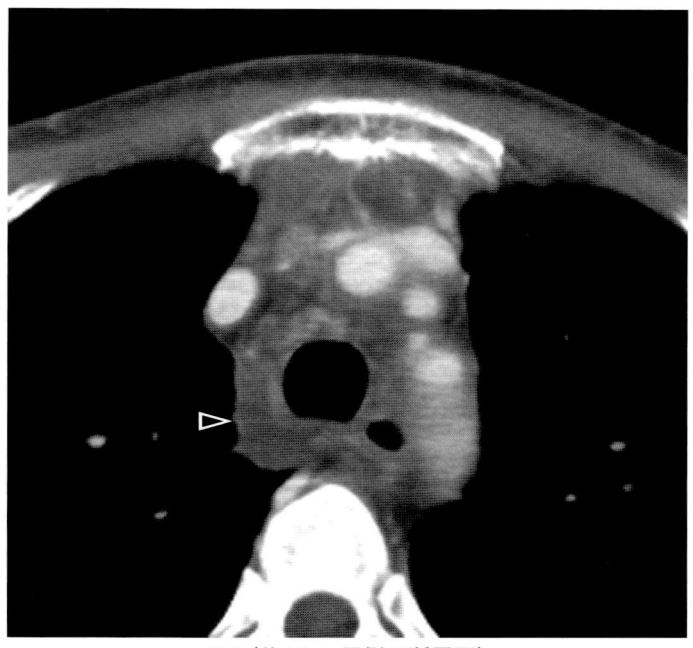

CT（約10cm尾側の断層面）

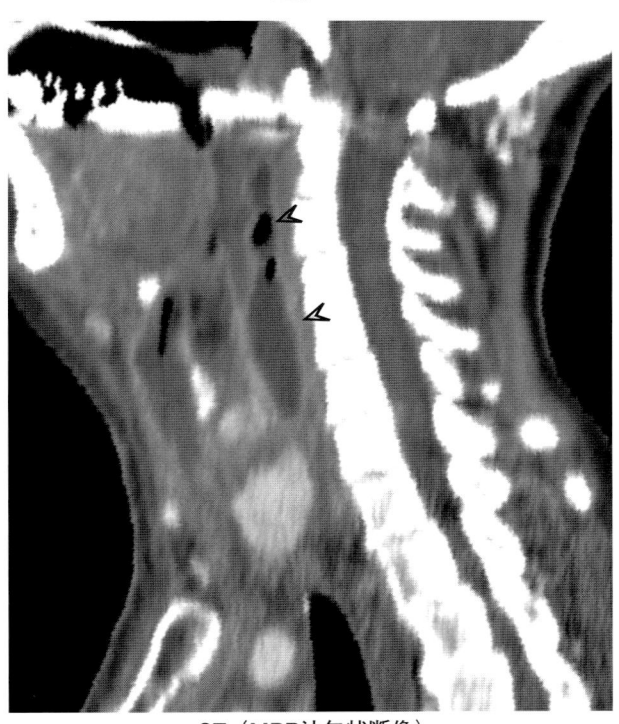

CT（MPR法矢状断像）

参考症例 成人例．咽頭後間隙，縦隔膿瘍．

造影CTで，咽頭後間隙に蝶ネクタイ状の低吸収が見られる．ほかにも前頸間隙や両側の頸動脈周囲などに多数の膿瘍形成が見られ，軟部組織の著明な腫脹と気道狭窄を伴う（⇨）．

約10cm尾側の断層面では，気管の右側を中心に液体を思わせる低吸収が見られ，縦隔膿瘍である（▷）．

MPR法矢状断像では，咽頭後間隙〜縦隔への膿瘍の進展路が一部描出されている（▶）．

▌▌ 画像診断のポイント ▌▌

- 造影CTで咽後膿瘍は咽頭後壁と椎前筋間の蝶ネクタイ状の低吸収域として見られる．
- 膿瘍内にガスがあれば嫌気性菌などのガス産生菌感染を疑う．
- CTによる金属異物や魚骨の検出は比較的容易だが，小さなものは骨とまぎらわしいことがある．
- 金属以外の異物の検索にはCTのウインドウ幅とウインドウ中心を変えての観察が役立つ．

| 小児-4 感染症 | **円形肺炎** round pneumonia |

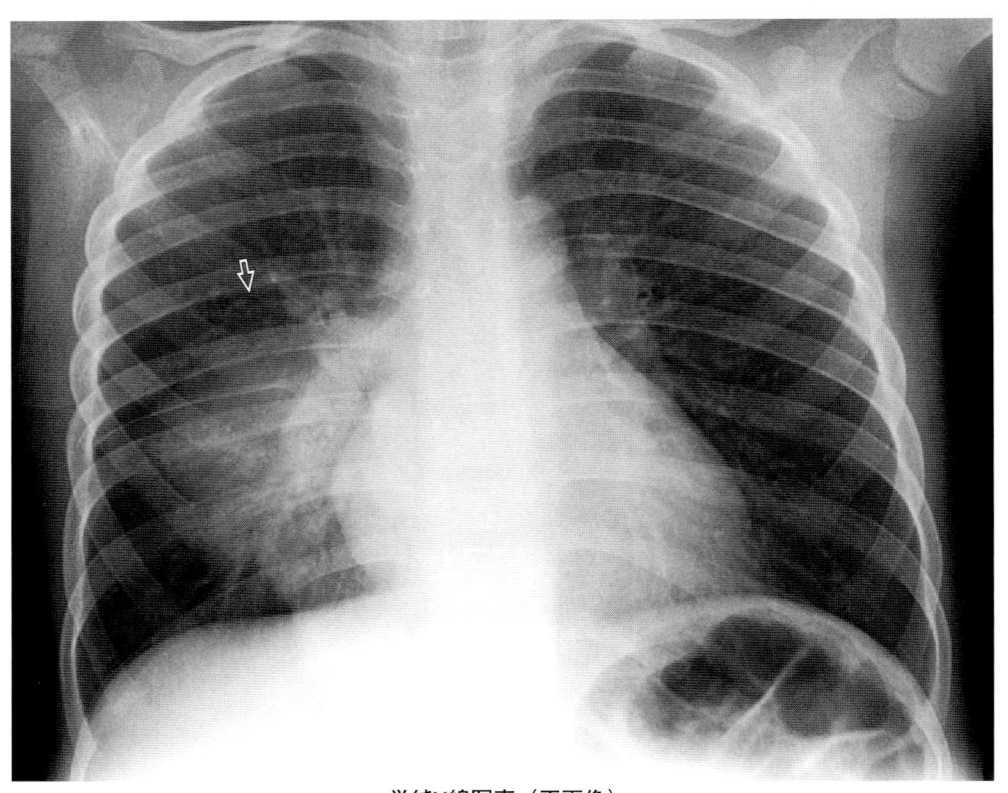

単純X線写真（正面像）

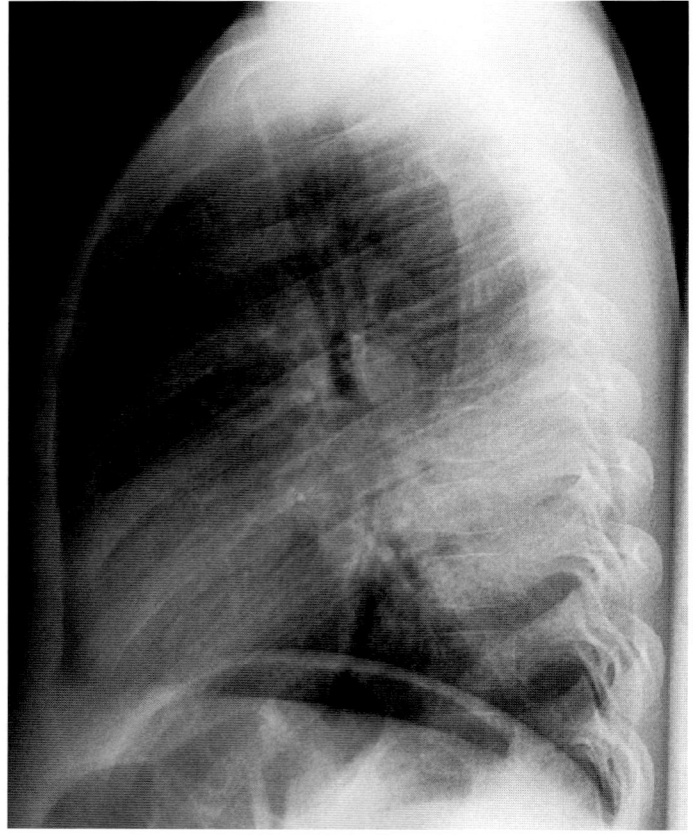

単純X線写真（側面像）

症例1 3歳，男児．発熱，咳嗽にて来院．円形肺炎．

右下葉に大きな腫瘤状陰影が認められる（⇨）．辺縁は比較的整である．

臨床症状と画像所見から円形肺炎と診断され，抗生剤の治療が行われた．治療8日後の単純X線写真では陰影は消失している．

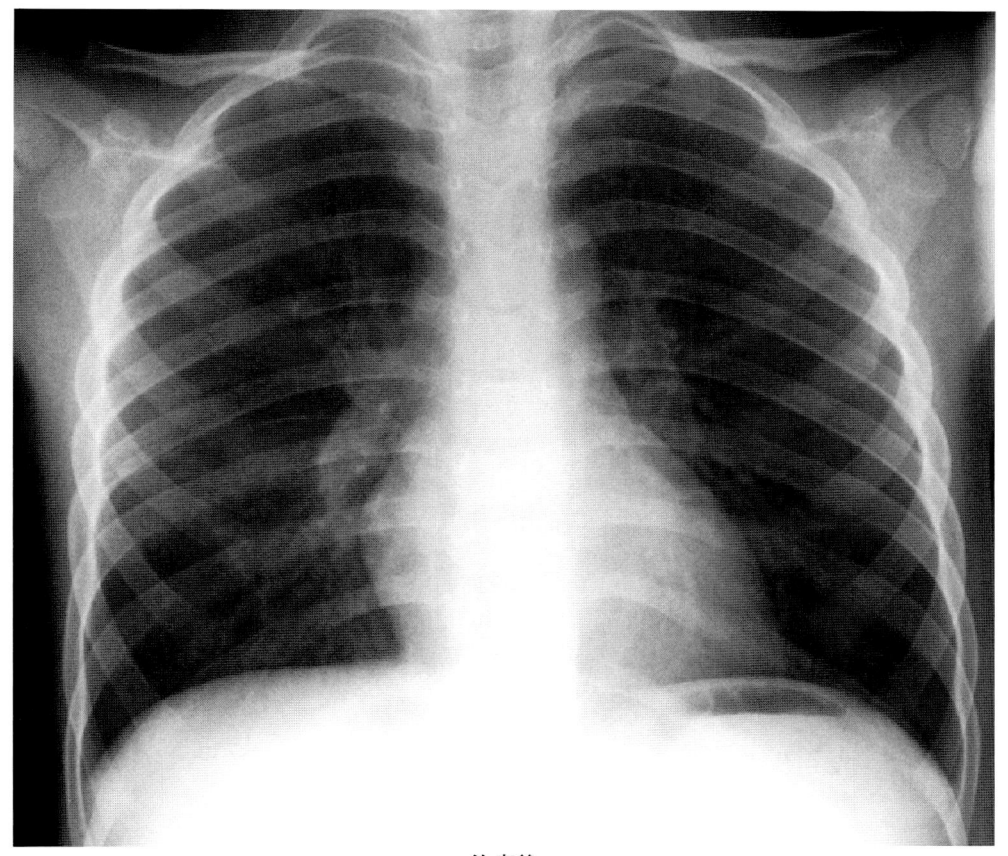

円形（球形）の腫瘤状陰影を呈する小児特有の細菌肺炎．

治療後

▌▌ 臨床的事項 ▌▌

- 円形（球形）を呈する小児特有の細菌性肺炎．
- Kohn孔やLambert管などの側副路が未発達なために起こるといわれているが，詳細はよくわかっていない．
- 肺炎球菌やブドウ球菌によることが多い．
- 画像では肺腫瘍との鑑別が問題になるが，臨床症状で診断可能である．

▌▌ 画像検査のポイント ▌▌

単純写真
- 肺炎症状に対して第一に行う画像検査．治療効果判定や経過観察にも使われる．典型例では画像検査は単純写真のみで十分である．

CT
- 単純写真で診断がつかない場合や，抗生剤治療に反応が悪い場合などに施行される．他疾患との鑑別に有用．

▌▌ 画像診断のポイント ▌▌

- 球形または円形の腫瘤状影．
- air bronchogramを伴うことが多い．
- 診断困難例では，治療後の画像で陰影の消失または縮小を確認する．

肺分画症 pulmonary sequestration

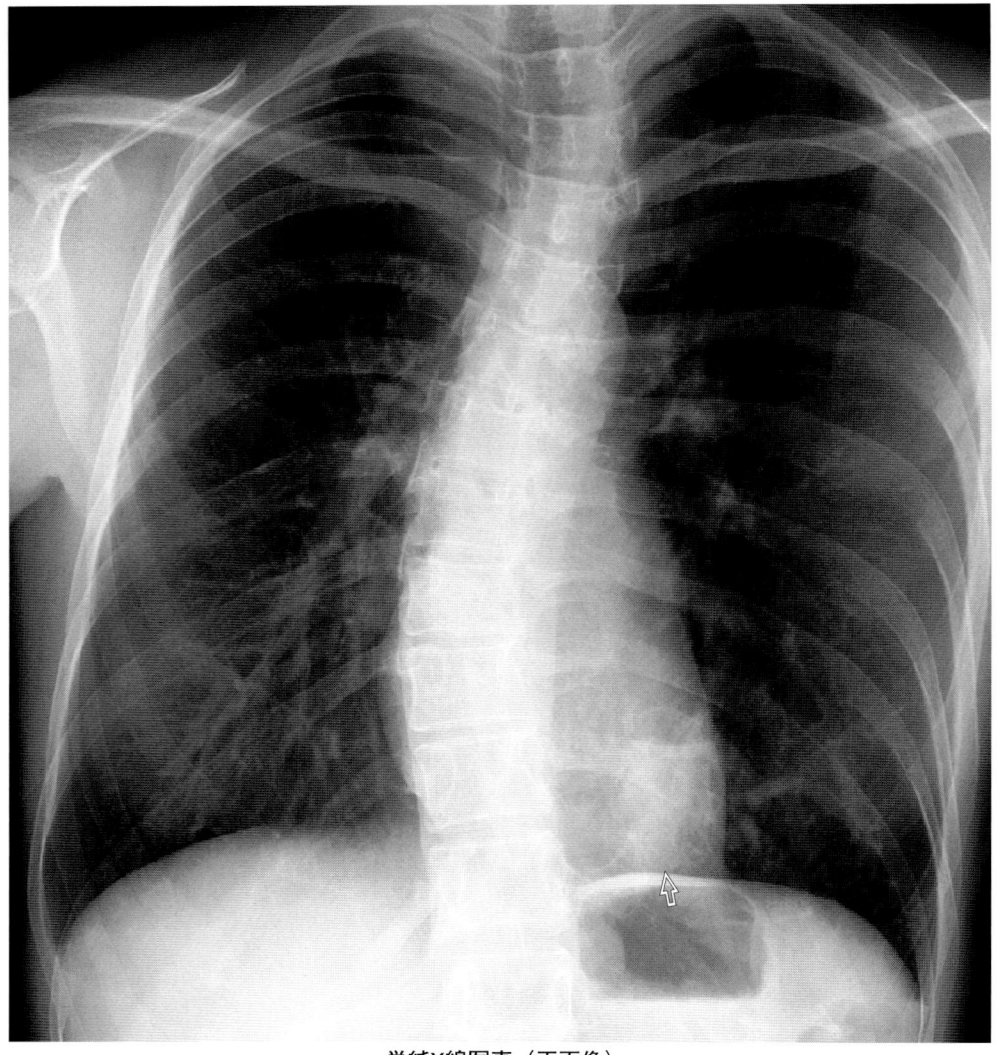

小児-5 奇形

症例1 14歳，男性．発熱，咳嗽，幼少期より左肺炎を繰り返す．肺葉内分画症．

単純X線写真では，心陰影と重なり左肺底部にコンソリデーションを認める（⇨）．

CT（肺野条件）では，左下葉S10にコンソリデーションと囊胞成分が混在している．造影CT（縦隔条件）では，大動脈から分画肺に向かう異常血管が認められる．

三次元再構成像（MIP法）で下行大動脈から左肺底部に向かう異常動脈（▷）の詳細が明瞭に描出されている．

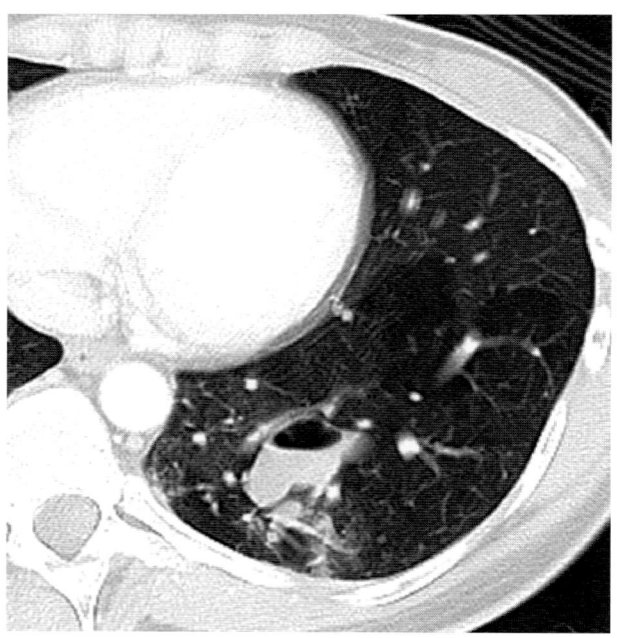

単純X線写真（正面像）

CT（肺野条件）

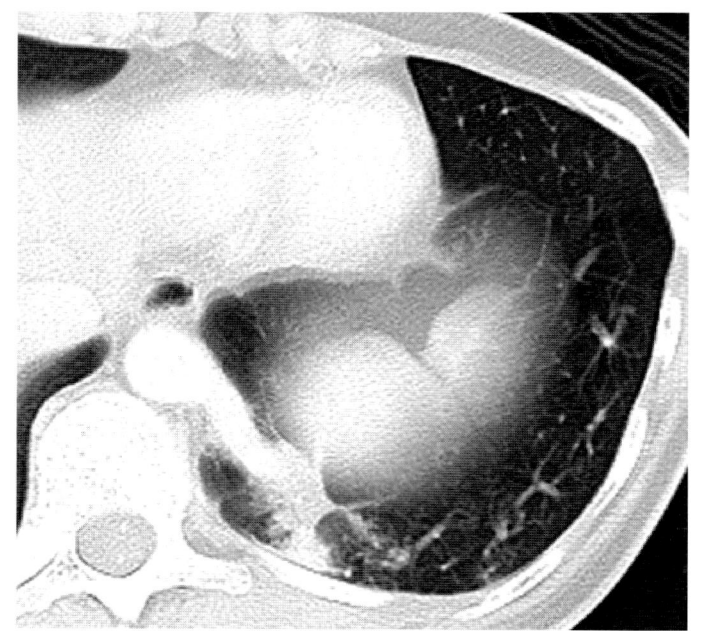

CT（肺野条件）

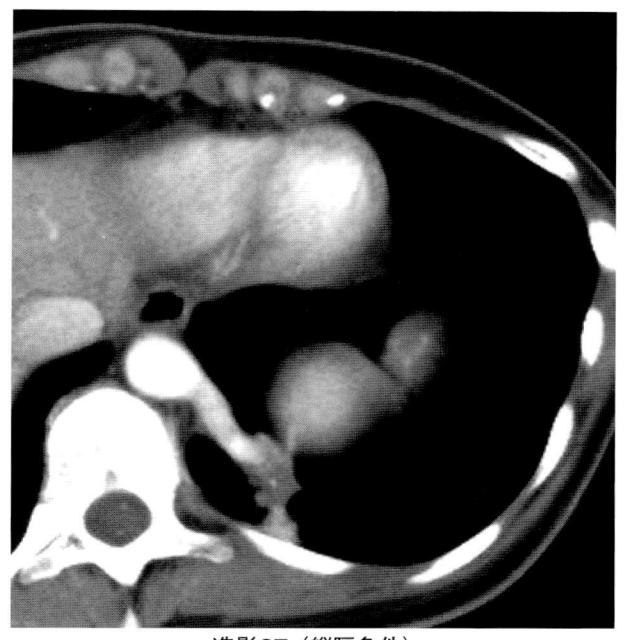

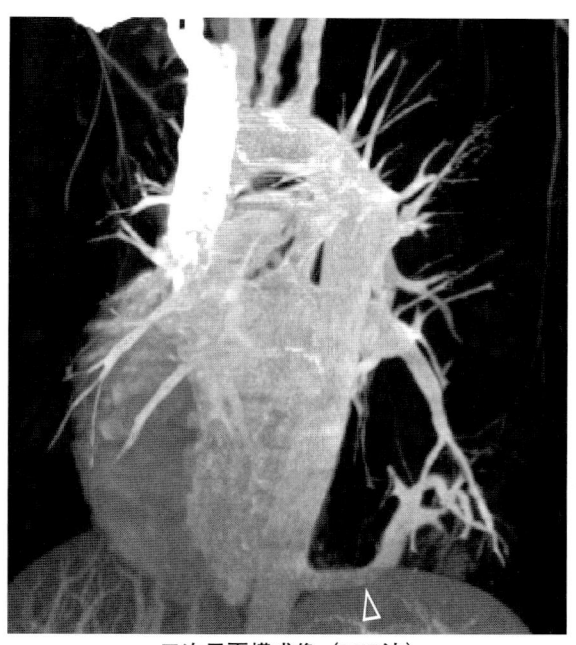

正常肺と気管支の交通がない異常肺組織であり，大循環から供血される．

造影CT（縦隔条件）　　　　　　　三次元再構成像（MIP法）

■ 臨床的事項 ■

- 肺葉内（分画肺が正常肺と胸膜を共有）と肺葉外（固有胸膜で隔離）の2タイプ．
- 肺葉内が75%，肺葉外が25%．
- 肺葉内は感染を合併しやすく，繰り返す肺炎で発見されることがある．
- 肺葉外は横隔膜ヘルニアや心奇形などを合併しやすい．
- 肺底部に多く認められる．

■ 画像検査のポイント ■

単純X線写真
- 肺炎症状に対して第一に行われる．

造影CT
- 単純X線写真で診断がつかない場合や，抗生剤治療に反応が悪い場合などに施行される．他疾患との鑑別に有用．造影CTは，大動脈から分画肺に流入する異常血管を直接描出できる．三次元表示も有用．

MRI
- 異常血管を描出するためにMRAが行われることがある．

■ 画像診断のポイント ■

単純X線写真
- 肺底部の腫瘤影，コンソリデーション．

CT
- 嚢胞を含むコンソリデーション．大動脈から病変に流入する異常動脈の確認．異常動脈が複数本のこともある．肺葉外型では奇静脈や門脈などへ流出静脈が灌流することがある．

MRA
- 異常血管の描出に有用であるが，現在ではマルチスライスCTによるCTAで十分な診断が可能．

小児-6 その他　被虐待児症候群　battered child syndrome: BCS

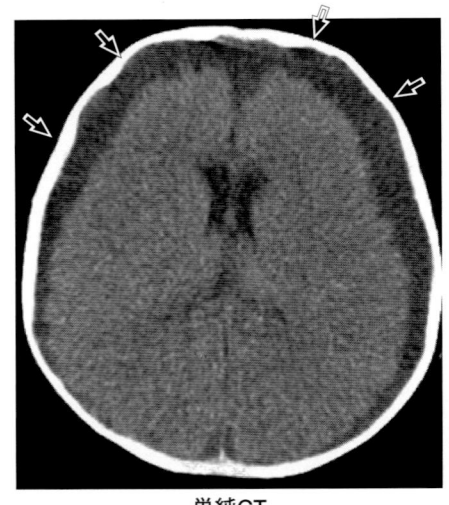

単純CT

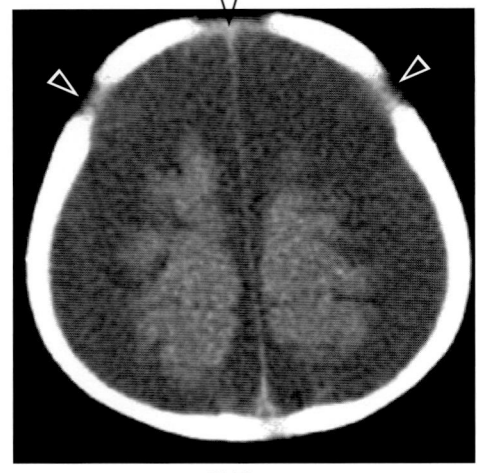

単純CT

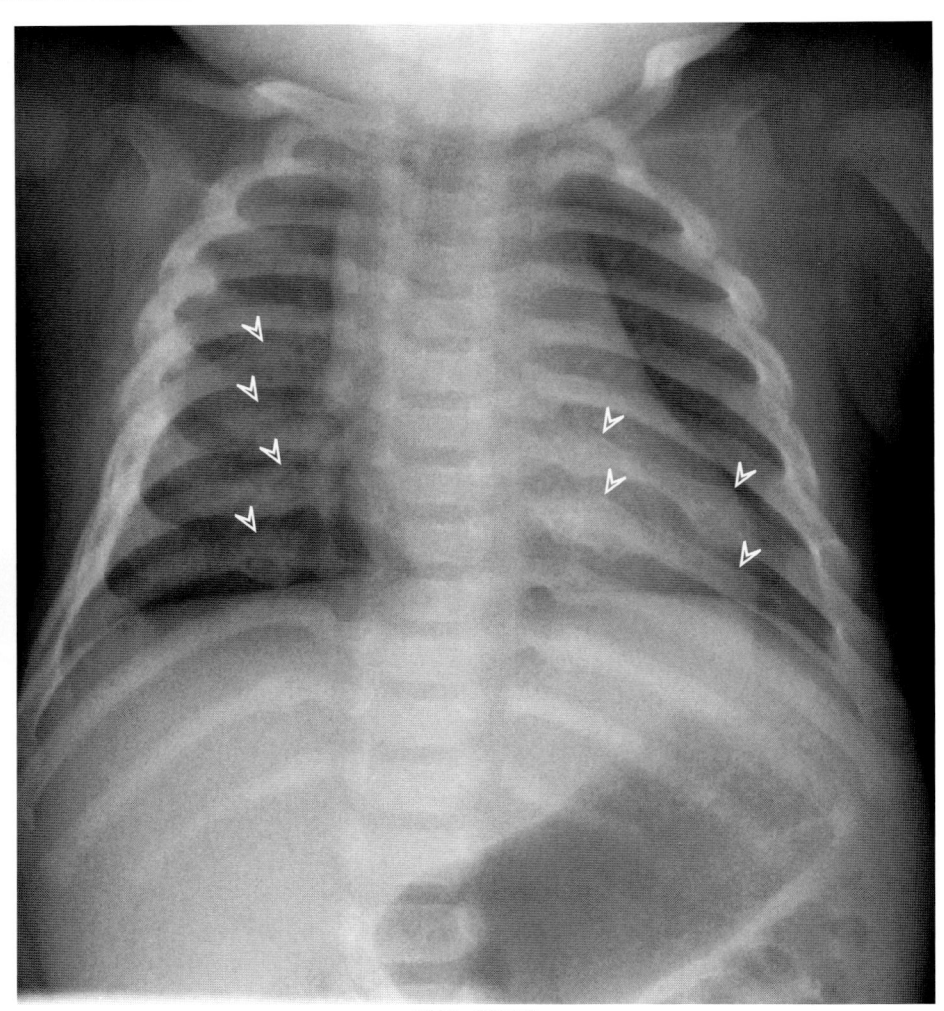

単純X線写真

症例1　9か月，女児．痙攣，活動性の低下．早朝に嘔吐あり，日中元気がなく左下肢，顔面の痙攣を数回認め，夕方に来院．体重6kg．慢性硬膜下血腫，肋骨骨折．

単純CTでは，両側前頭部に脳実質周囲腔よりやや濃度の高い液体貯留を認め，慢性硬膜下血腫を疑う（⇨）．骨縫合の離開を認める（▷）が，頭蓋骨骨折はなかった．

胸部単純X線写真では，両側肋骨に多発性に局所的な膨隆を呈する仮骨化した陳旧性骨折像を認める（〉）．撮像範囲では上肢に骨折を認めない．

▌▌ 臨床的事項 ▌▌

- 被虐待児症候群は大きく，①ネグレクト（養育拒否），②身体的虐待，③性的虐待，④心理的虐待の4種類があるといわれている．
- 身体的虐待で生じやすい非表在性の外傷として，多発骨折，硬膜下血腫，脳挫傷，内臓破裂，胸腔内出血などがある．
- 特徴的な受傷起転として，shaken infantがあり，子どもの胸郭や上肢を掴んで激しく揺さぶることで，頭部に慢性硬膜下血腫，胸郭・四肢に多発骨折を生じる．
- 被虐待児を診察した医師は，児童福祉法により，児童相談所に通告することが義務付けられている．

親や保護者により引き起こされた子どもに有害なあらゆる状況をいう．画像診断が関与するのは，身体的虐待による骨折などの客観的証明である．

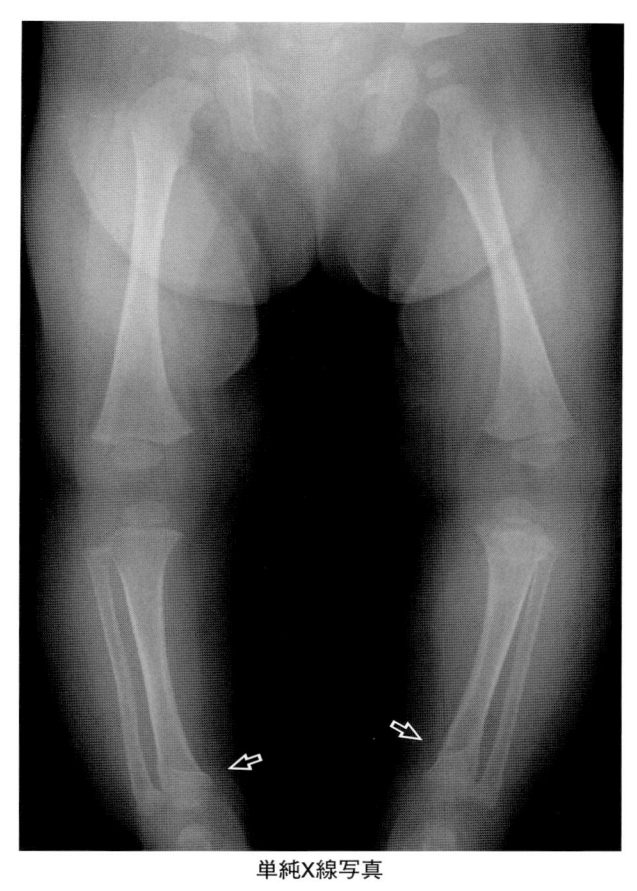

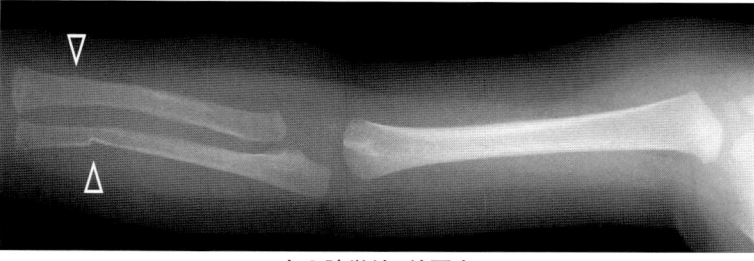

右上肢単純X線写真

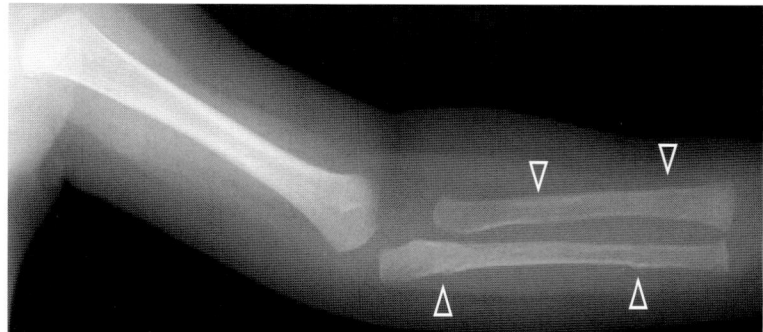

左上肢単純X線写真

単純X線写真

症例2 6か月，女児．数日前から機嫌が悪く，左下肢を動かさない．両四肢の多発骨折．
下肢単純X線写真にて，両側脛骨遠位骨幹に骨折線を認める（⇨）．左側の骨折像は比較的新鮮で，軟部織の腫脹も見られる．全身骨サーベイが施行され，両側橈・尺骨にも多発性の陳旧性若木骨折が発見された（▷）．

■ 画像検査のポイント ■

単純X線写真
- 骨折の診断の第一選択となる．長管骨，肋骨，頭蓋骨に特に多く，多発例の頻度が高い．時相の異なる骨折が多発していれば本症を強く疑う根拠にもなるので，全身骨の検索が必要である．

頭部CT
- shaken infantの際，頭蓋が繰り返し揺さぶられ，時には頭部を床や壁に打ちつけることで，硬膜下血腫，脳挫傷などが生じる．特に半球間裂，大脳鎌に沿った硬膜下血腫の頻度が高い．
- 骨折の評価のため必ず骨条件を追加する．

■ 画像診断のポイント ■

- 臨床的には患児の全身状態，皮膚所見（たばこによる火傷や痣など）で疑いが持てるが，保護者はしばしば犯行を認めず，単なる外傷，家庭内での事故として画像検査が行われる場合がある．画像所見からBCSが疑われた場合は，局所だけでなく全身骨の単純X線検査，および頭部CT検査の必要性を主治医側に強く示唆する必要がある．

小児-7
その他

輪状膵 annular pancreas

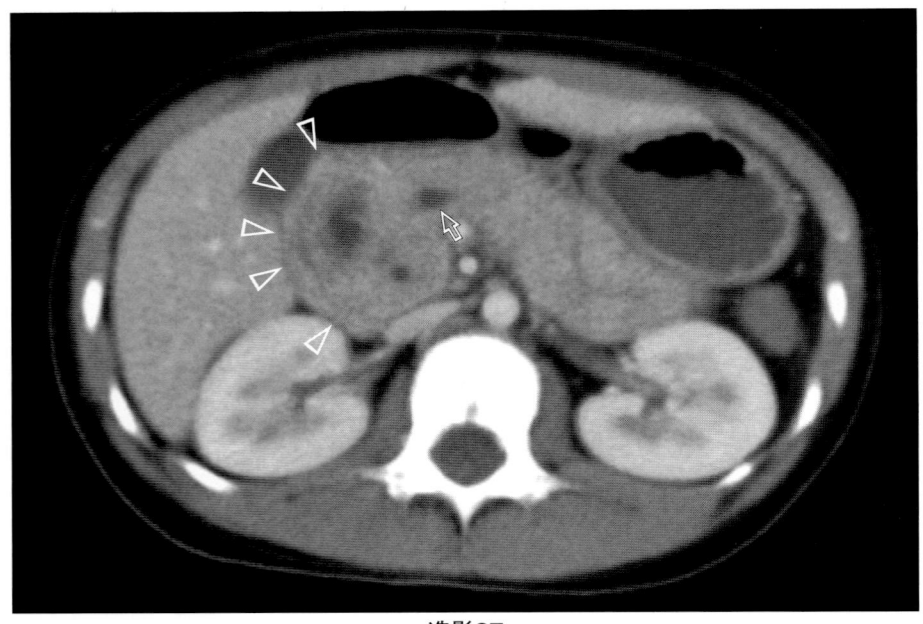

症例1 9歳，女児．膵炎にて受診．輪状膵．

造影CTでは，膵の腫大が見られるが周囲脂肪層の濃度上昇はない．主膵管の拡張が見られる（⇨）．よく見ると十二指腸周囲の軟部組織が通常より厚く描出されている（▷）．

上部消化管造影では，十二指腸下降脚に狭窄が見られる．

2mm厚の薄層CTでは，主膵管（⇨）から続く管状構造（▷）が軟部組織中に見られ，輪状膵と診断できる．

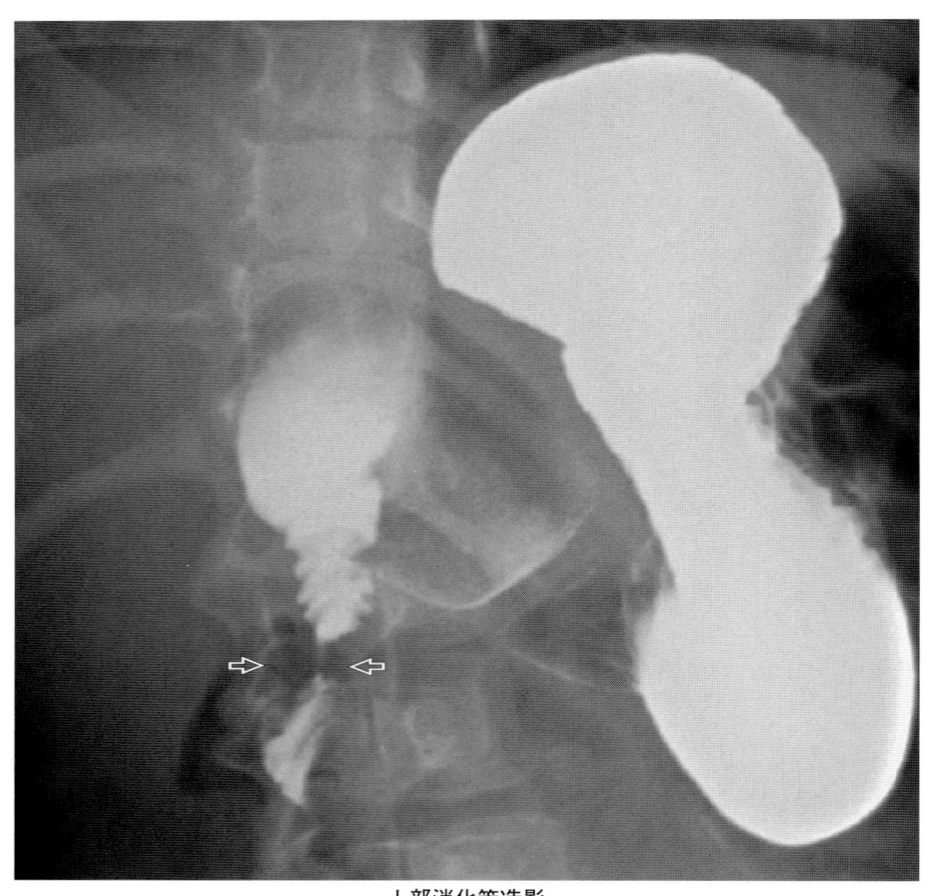

造影CT

上部消化管造影

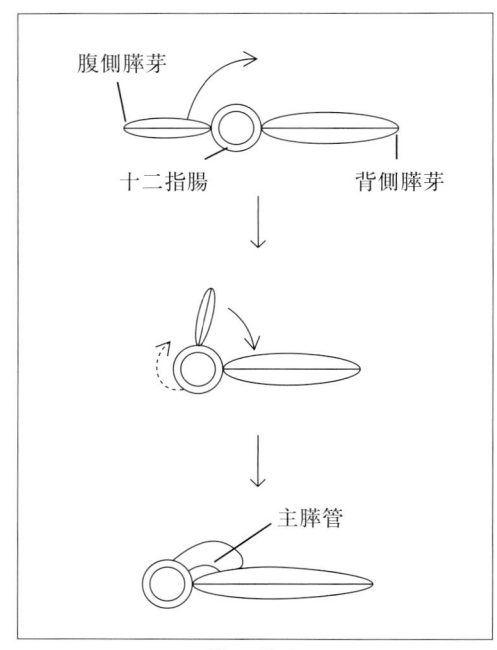

膵の発生

∥ 臨床的事項 ∥

・膵の発生異常のひとつ．腹側膵源基は十二指腸の回転に従って背側膵源基と癒合する．この際，十二指腸下降脚周囲に源基の一部が遺残すると輪状膵となる（シェーマ）．
・新生児では通過障害による嘔吐，大人では無症状のことがある．
・膵炎，消化性潰瘍などによる上腹部痛が症状となることがある．

膵組織が十二指腸を取り囲む発生異常.

造影CT

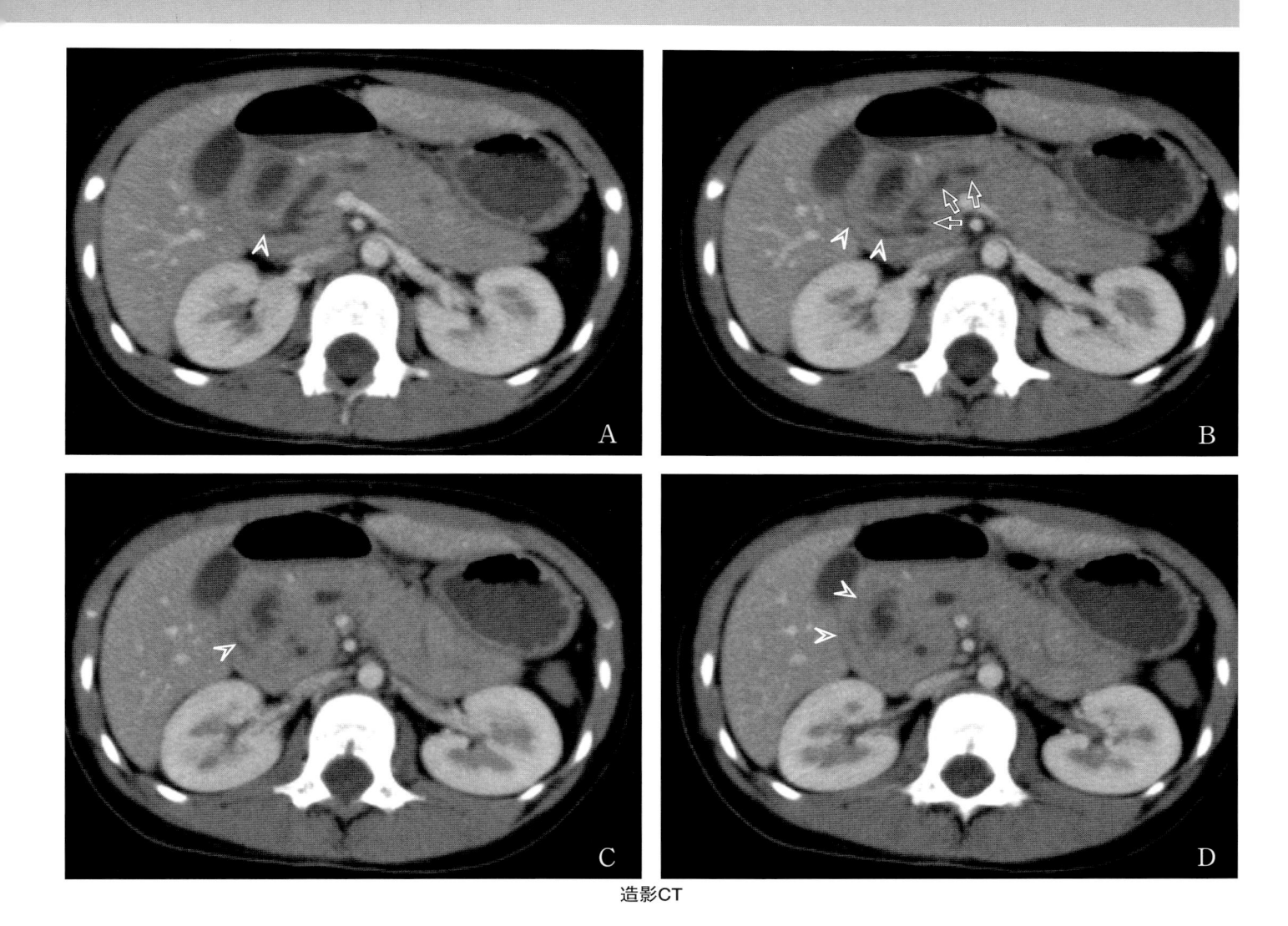

画像検査のポイント

▷ 超音波検査，造影CT ◁

・病歴，症状から本症を疑って適切な画像検査を行えるかがポイント．

画像診断のポイント

・典型例は単純X線でdouble bubble sign（拡張した胃と十二指腸に対応）を示す．
・CTでは十二指腸周囲の軟部影に気付けば診断に近付く．最近のマルチスライスCTでは所見を疑った後に各方向の再構成画像やthin slice画像を作成可能なので，余分な被ばくや検査を回避可能である．
・十二指腸周囲を取り巻く膵組織の確認として輪状部の膵管が確認できればきわめて診断的である．

Let's Try! 1

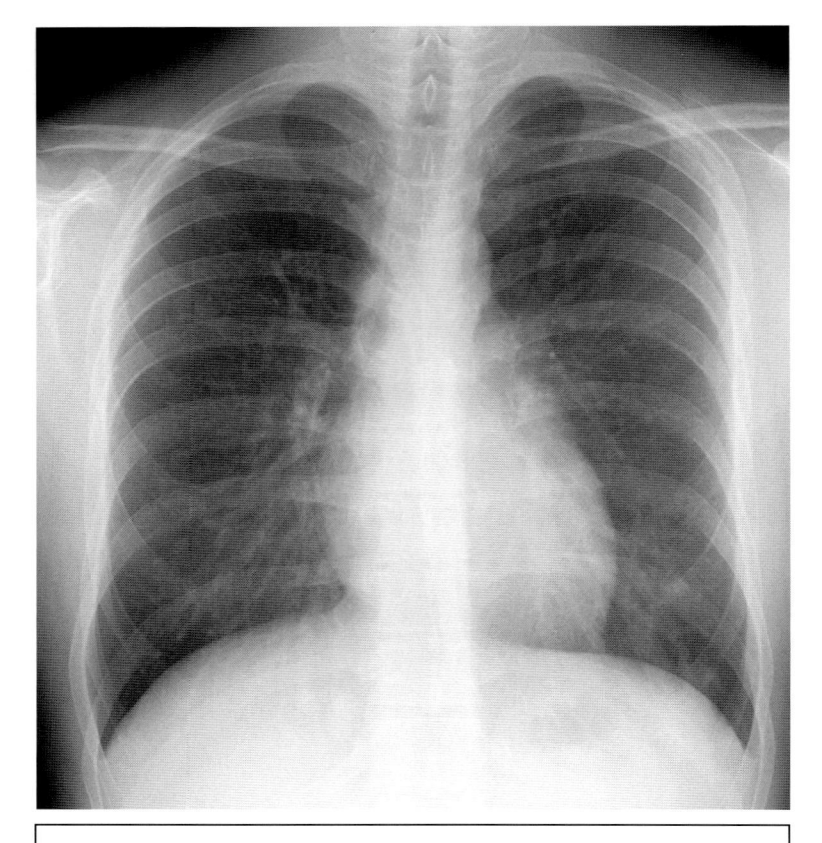

16歳，男性．数年前からの労作時呼吸困難．ときどきふらつくことがある．単純X線写真と造影CTを示す．

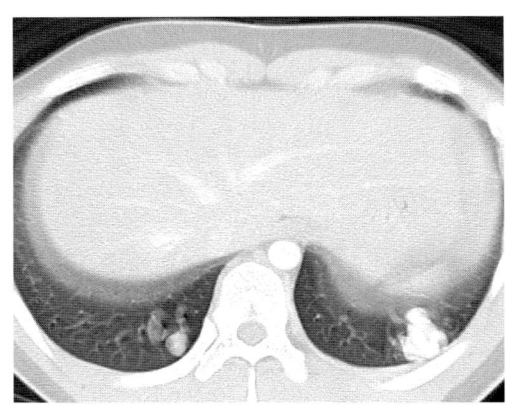

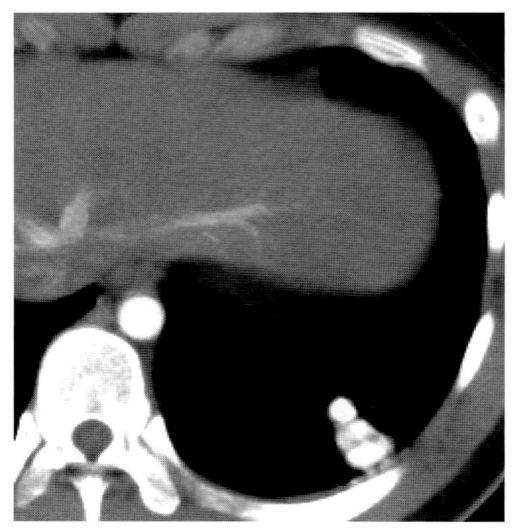

Question この疾患について以下のうち正しいのはどれか？（正解は1個とは限らない，解答は本頁下）

1. 肺腫瘍が疑われるので，生検を行う．
2. 生検を行ってはいけない．
3. 肺結核が疑われるので，隔離する．
4. 家族内発生をすることがある．
5. カテーテルによる塞栓術の適応である．

画像所見

単純X線写真で左肺底部に結節があり，結節から連続する肺静脈は拡張している．この結節より上部の左下肺野や横隔膜下陰影より下部の右肺底部にも結節が見られる．造影CTでは，肺結節の造影効果は大動脈と同程度であり，結節から連続する拡張した肺血管が認められる．肺動静脈血管奇形（多発）と診断できる．

解説

肺動静脈奇形は，毛細血管を介さない肺動脈と肺静脈が異常な交通をきたしている病態である．約半数の患者は，遺伝性出血性末梢血管拡張症（Rendu-Osler-Weber病）であり，他臓器にも血管奇形を有する．重症例では，左右シャントのためチアノーゼや心不全をきたすことがあり，脳膿瘍や脳梗塞を合併することもある．生検を行うと大出血の危険性があるので，画像で本症が疑われた場合には生検は禁忌である．治療は経カテーテル的塞栓術と手術が一般的であるが，現在では侵襲性の低さから経カテーテル的塞栓術が第一選択治療となることが多い．

本頁の解答 2, 4, 5

略語集
用語集
索　引

脳神経

頭頸部

胸　部

腹　部

婦人科

腎尿路

骨軟部

外　傷

小　児

【略語集】

放射線診断レポート，もしくは依頼，カルテ等でしばしば目にする略語をまとめた．該当する日本語がないものは訳を記載していない．なお，これらはあくまで読者の日常診療における無駄な手間を省き，時間を要領よく使うためのツールに過ぎない．略語のなかにはCPAのように小脳橋角部，心肺停止，肋骨横隔膜角といった多数の解釈があるものも多い．自分でカルテなどに記載する場合は，混乱を避けるため略語の乱用は控え，日本語もしくはフルスペリングの英語表記を心がけていただきたい．

数字

3D-CT 3 dimensional CT 三次元CT
3D-CTA 3 dimensional CT angiography 三次元CT血管造影法

A

AAA abdominal aortic aneurysm 腹部大動脈瘤
AAH atypical adenomatous hyperplasia 異型腺腫様過形成
ABPA allergic bronchopulmonary aspergillosis アレルギー性気管支肺アスペルギルス症
ACA anterior cerebral artery 前大脳動脈
ACC adenoid cystic carcinoma 腺様嚢胞癌
ACKD acquired cystic kidney disease 後天性嚢胞腎
ACL anterior cruciate ligament 前十字靭帯
Acom anterior communicating artery 前交通動脈
ACTH adrenocorticotrop(h)ic hormone 副腎皮質刺激ホルモン
AD Alzheimer's disease アルツハイマー病
ADEM acute disseminated encephalomyelitis 急性散在性脳脊髄炎
AEDH acute epidural hematoma 急性硬膜外血腫
AEP acute eosinophilic pneumonia 急性好酸球性肺炎
A-F bypass axillo-femoral bypass 腋窩大腿動脈バイパス
AFP α-fetoprotein α-フェトプロテイン
AGML acute gastric mucosal lesion 急性胃粘膜障害
AGN acute glomerulonephritis 急性糸球体腎炎
AH acute hepatitis 急性肝炎
AICA anterior inferior cerebellar artery 前下小脳動脈
AIDS acquired immunodeficiency syndrome 後天性免疫不全症候群
AIP acute interstitial pneumonia 急性間質性肺炎

ALD adrenoleuko dystrophy 副腎白質ジストロフィ
ALS amyotrophic lateral sclerosis 筋萎縮性側索硬化症
AMI acute myocardial infarction 急性心筋梗塞
AML angiomyolipoma 血管筋脂肪腫
ANA antinuclear antibody 抗核抗体
ANCA antineutrophil cytoplasmic antibody 抗好中球細胞質抗体
Ao. aorta 大動脈
AOG aortography 大動脈造影
AP angina pectoris 狭心症
AP antero-posterior (view, projection) 前後撮影，腹背撮影
API ankle pressure index 足関節血圧比（ASO等の際，下肢血行動態の示標）
ARCD acquired renal cystic disease (=ACDK) 後天性腎嚢胞性疾患
ARDS adult respiratory distress syndrome 成人呼吸窮迫症候群
ARDS acute respiratory distress syndrome 急性呼吸促迫症候群
ARF acute renal failure 急性腎不全
AS acoustic shadow 音響陰影
ASDH acute subdural hematoma 急性硬膜下血腫
ASO arterio sclerosis obliterans 閉塞性動脈硬化症
ASPD anterior superior pancreatico-duodenal artery 前上膵十二指腸動脈
AT acoustic tumor 聴神経腫瘍
AVF arterio-venous fistula 動静脈瘻
AVM arterio-venous malformation 動静脈奇形

B

BⅠ (orⅡ) BillrothⅠ (orⅡ) ビルロート第Ⅰ (orⅡ) 法
BA basilar artery 脳底動脈
BA bronchial asthma 気管支喘息
BAC bronchioloalveolar carcinoma 細気管支肺胞上皮癌
BAE bronchial arterial embolization 気管支動脈塞栓術
BBB blood brain barrier 血液脳関門
BCS battered child syndrome 被虐待児症候群
BF bronchofiberscopy 気管支ファイバースコープ
BHL bilateral hilar lymphadenopathy 両側性肺門リンパ節腫大
BOOP bronchiolitis obliterans organizing pneumonia 器質化肺炎を伴う閉塞性細気管支炎
BPD bronchopulmonary dysplasia 気管支肺異形成症
BRTO balloon occluded retrograde transvenous obliteration バルーン閉塞下逆行性経静脈（性）閉塞術
Bx. biopsy 生検

C

c̄ with 〜を伴う
Ca carcinoma 癌
CAA cerebral amyloid angiopathy 脳アミロイドアンギオパチー
CAG carotid angiography 頸動脈撮影
CAH chronic active hepatitis 慢性活動性肝炎
CBD common bile duct 総胆管
CCA common carotid artery 総頸動脈
CCAM congenital cystic adenomatoid malformation 先天性嚢胞状腺腫様奇形
CCC cholangiocellular carcinoma 胆管細胞癌
CCF carotid-cavernous fistula 頸動脈海綿静脈洞瘻
CE contrast enhancement 増強法
CEA carcinoembryonic antigen 癌胎児性抗原
CEP chronic eosinophilic pneumonia 慢性好酸球性肺炎
CH chronic hepatitis 慢性肝炎
CHA common hepatic artery 総肝動脈
CIA common iliac artery 総腸骨動脈
CIS carcinoma in situ 上皮内癌
CJD Creutzfeldt-Jakob disease クロイツフェルトヤコブ病
CM carpometacarpal (joint) 手根中手関節
CNS central nervous system 中枢神経系
COP cryptogenic organizing pneumonia 特発性器質化肺炎
COPD chronic obstructive pulmonary disease 慢性閉塞性肺疾患
CP cerebral palsy 脳性麻痺
CPA cerebello-pontine angle 小脳橋角部
CPA cardiopulmonary arrest 心肺停止
CPA costophrenic angle 肋骨横隔膜角
CPD cephalopelvic disproportion 児頭骨盤不均衡
CPM central pontine myelinolysis 橋中心髄鞘崩壊症
CR complete remission 完全寛解
Cr. creatinine クレアチニン
CRF chronic renal failure 慢性腎不全
CRP C reactive protein C反応性蛋白
CSDH cerebral subdural hematoma 脳硬膜下血腫
CSF cerebrospinal fluid 脳脊髄液
CT computed tomography コンピュータ断層撮影
CTAP CT during arterial portography 動脈性門脈造影下CT
CTR cardio-thoracic ratio 心胸郭比

D

D/D, DD differential diagnosis 鑑別診断
DA dissecting aorta 大動脈解離
DAA dissecting aortic aneurysm 大動脈解離
DAD diffuse alveolar damage びまん性肺胞障害
DAI diffuse axonal injury びまん性軸索損傷
DI diabetes insipidus 尿崩症
DIC disseminated intravascular coagulation 播種性血管内凝固症候群
DIC drip infusion cholangiography 点滴静注胆道造影法
DIP distal interphalangeal joint 遠位指節間関節
DISH diffuse idiopathic skeletal hyperostosis びまん性特発性骨肥厚症
DM diabetes mellitus 糖尿病
DNT dysembryoplastic neuroepithelial tumor
DOA dead on arrival 到着時死亡
DOE dyspnea on exercise 労作時呼吸困難
DPB diffuse panbronchiolitis びまん性汎細気管支炎
DRPLA dentato rubropallidoluysian atrophy 歯状核赤核淡蒼球ルイ体萎縮症

DSA digital subtraction angiography デジタル差分血管造影
DTAA dissecting thoracic aortic aneurysm 解離性胸部大動脈瘤
DTR deep tendon reflex 深部腱反射
DTI diffusion tensor imaging 拡散テンソル像
DU duodenal ulcer 十二指腸潰瘍
DVT deep vein thrombosis 深部静脈血栓
DWI diffusion-weighted image 拡散強調像

E

EBV Epstein-Barr virus エプスタイン・バーウィルス
EC junction esophago-columnar junction 食道噴門接合部
ECA external carotid artery 外頸動脈
EEG electroencephalogram 脳波検査
EIA external iliac artery 外腸骨動脈
EIS endoscopic injection sclerotherapy 内視鏡的硬化剤注入療法（食道静脈瘤硬化療法）
EMR endoscopic mucosal resection 内視鏡的粘膜切除
ENBD endoscopic naso-biliary drainage 内視鏡的経鼻胆道ドレナージ
EOM external ocular movement 外眼筋運動
EPI echo planar imaging エコープラナーイメージング
Epi. epilepsy てんかん
ER emergency room 救急室
ERBD endoscopic retrograde biliary drainage 内視鏡的逆行性胆道ドレナージ法
ERCP endoscopic retrograde cholangio-pancreatography 内視鏡的逆行性胆管膵管造影法
EST endoscopic sphincterotomy 内視鏡的（乳頭）括約筋切開術
ESWL extracorporeal shock-wave lithotripsy 体外衝撃波結石破砕術

F

F french (catheter size) フレンチ式（カテーテルのサイズ），5F＝1.7cm
FA femoral artery 大腿動脈
FA fractional anisotropy
F-F bypass femoro-femoral bypass 大腿－大腿動脈バイパス
FLAIR fluid attenuated inversion recovery
FNA fine needle aspiration 穿刺吸引細胞診（＝FNAB)
FNAB fine needle aspiration biopsy 細針吸引生検（＝FNA)
FNH focal nodular hyperplasia 限局性結節性過形成
F-P bypass femoro-popliteal bypass
FT fiber tracking
FTD frontotemporal dementia 前頭側頭型痴呆
FUO fever of unknown origin 原因不明熱
Fx. fracture 骨折

G

G gauge, gage ゲージ（径の単位），21G＝0.8mm
GB gallbladder 胆囊
GBM glioblastoma multiforme 多形性膠芽腫
GCS Glasgow coma scale 意識レベルの表し方，ERで頻用
GCT giant cell tumor 巨細胞腫
GDA, GD gastroduodenal artery 胃十二指腸動脈
GER gastroesophageal reflex 胃食道反射，胃内容物の食道内への逆流
GG ganglioglioma ガングリオグリオーマ
GGA ground-glass attenuation すりガラス様陰影
GGO ground-glass opacity すりガラス様陰影
GH growth hormone 成長ホルモン
GSV great saphenous vein 大伏在静脈
GU gastric ulcer 胃潰瘍
GVHD graft-versus-host disease 移植片対宿主病
Gy gray グレイ（吸収線量の単位）

H

HA hepatic artery 肝動脈
Hb hemoglobin ヘモグロビン，血色素
HB hepatitis B B型肝炎
HBs hepatitis B surface B型肝炎ウィルスの表面因子
HBs Ag hepatitis B surface antigen B型肝炎表面抗原
HCC hepatocellular carcinoma 肝細胞癌
HCG human chorionic gonadotropin ヒト絨毛性ゴナドトロピン（糖蛋白ホルモン）
HCV hepatitis C virus C型肝炎ウィルス

HCVAb. hepatitis C virus antibody　C型肝炎ウィルス抗体
HD　hemodialysis　血液透析
HD　Hodgkin's disease　ホジキン病
HDA　high density area　高吸収域
HIA　high intensity area　高信号域
HF　heart failure　心不全
HIV　human immunodeficiency virus　ヒト免疫不全ウィルス
HL　Hodgkin lymphoma　ホジキンリンパ腫
HPN　home parenteral nutrition　在宅中心静脈栄養法
HR　heart rate　心拍数
HRCT　high resolution CT　高分解能CT
HSG　hysterosalpingography　子宮卵管造影法
HSV　herpes simplex virus　単純ヘルペスウィルス
HT　hypertension　高血圧
HV　hepatic vein　肝静脈

I

IAC　internal auditory canal　内耳道
ICA　internal carotid artery　内頸動脈
ICG　indocyanine green　インドシアニン・グリーン
ICH　intracranial hemorrhage　脳出血
ICP　intracranial pressure　頭蓋内圧
IC-PC（aneurysm）　internal carotid-posterior communicating artery aneurysm　内頸動脈－後交通動脈分岐部（動脈瘤）
ICU　intensive care unit　集中治療室
ICV　internal cerebral vein　内大脳静脈
IHBD　intrahepatic biliary duct　肝内胆管
IIA　internal iliac artery　内腸骨動脈
IIP　idiopathic interstitial pneumonia　特発性間質性肺炎
IMA　inferior mesenteric artery　下腸間膜動脈
IMV　inferior mesenteric vein　下腸間膜静脈
IP　interstitial pneumonia　間質性肺炎
IPDA　inferior pancreatico-duodenal artery　下膵十二指腸動脈
IPF　idiopathic pulmonary fibrosis　特発性肺線維症
IPPB　intermittent positive pressure breathing　間欠的陽圧呼吸法
IRDS　infantile respiratory distress syndrome　新生児呼吸促迫症候群
IU　international unit　国際単位

IUD　intrauterine device　子宮内避妊器具
IVC　inferior vena cava　下大静脈
IVH　intravenous hyperalimentation　中心静脈栄養
IVH　intraventricular hemorrhage　脳室内出血
IVR　interventional radiology　画像診断的介入治療
IVU　intravenous urography　経静脈性（排泄性）尿路造影法
IVUS　intravascular ultrasonography　血管内超音波

J

JCS　Japan coma scale　日本昏睡尺度
JRA　juvenile rheumatoid arthritis　若年性関節リウマチ

K

KKK（独）　Kehlkopfkrebs（＝laryngeal cancer）　喉頭癌
KUB　kidney, ureter and bladder　腎，尿管，膀胱単純X線撮影

L

LAM　lymphangioleiomyomatosis　びまん性過誤腫性脈管筋腫症
LAO　left anterior oblique　左前斜位
LAR　low anterior resection　低位前方切除
lat.　lateral　側方の，側方へ
LC　liver cirrhosis　肝硬変
LCL　lateral collateral ligament　外側側副靭帯
LDA　low density area　低吸収域
LGA　left gastric artery　左胃動脈
LGEA　left gastroepiploic artery　左胃大網動脈
LHA　left hepatic artery　左肝動脈
LIA　low intensity area　低信号域
LITA　left internal thoracic artery　左内胸動脈
LN　lymph node　リンパ節
LOC　loss of consciousness　意識喪失
LPA　left pulmonary atery　左肺動脈
LUQ　left upper quadrant　左上腹部

M

MDL	magen durch leuchtung	胃X線透視撮影
MCA	middle cerebral artery	中大脳動脈
MCH	muscle contraction headache	筋収縮性頭痛
MCL	medial collateral ligament	内側側副靱帯
MCTD	mixed connective tissue disease	混合性結合組織病
MEA	multiple endocrine adenomatosis	多発性内分泌腺腫症
MEN	multiple endocrine neoplasia	多発性内分泌腺腫瘍
MFH	malignant fibrous histiocytoma	悪性線維性組織球腫
MG	myasthenia gravis	重症筋無力症
MIP	maximum intensity projection	最大値輝度投影法
ML	malignant lymphoma	悪性リンパ腫
MM	multiple myeloma	多発性骨髄腫
MMK（独）	Mammakrebs（＝breast Ca）	乳癌
MMT	manual muscle testing	徒手筋力テスト
MOF	multiple organ failure	多臓器不全
MP	metacarpophalangeal（joint）	中手指節関節
MP	metatarsophalangeal（joint）	中足指節関節
MPR	multiplanar reconstruction	多断面再構成
MRA	magnetic resonance angiography	磁気共鳴血管造影法
MRA	malignant rheumatoid arthritis	悪性関節リウマチ
MRCP	magnetic resonance chorangio pancreatography	磁気共鳴膵胆管撮影
MRI	magnetic resonance imaging	磁気共鳴画像
MS	multiple sclerosis	多発性硬化症
MSA	multiple system atrophy	多系統萎縮
Mx.	mastectomy	乳房切除術

N

NC	no change	不変（治療効果判定基準）
NEC	necrotizing enterocolitis	壊死性小腸大腸炎
NG	nasogastric tube	経鼻胃管
NHL	non-Hodgkin lymphoma	非ホジキンリンパ腫
NMR	nuclear magnetic resonance	核磁気共鳴
NPC	nasopharyngeal（poorly differentiated）carcinoma	鼻咽腔癌
NPC	nasopharyngeal cancer	上咽頭癌
NPH	normal pressure hydrocephalus	正常圧水頭症
NSIP	nonspecific interstitial pneumonia	非特異性間質性肺炎

O

OA	osteoarthrosis	骨関節症
OHSS	ovarian hyperstimulation syndrome	卵巣過剰刺激症候群
OKK（独）	Oberkieferkrebs	上顎癌
OM	osmotic myelinolysis	浸透圧性脳症
OPCA	olivo-ponto-cerebellar atrophy	オリーブ核，橋，小脳萎縮症
OPLL	ossification of posterior longitudinal ligament	後縦靱帯骨化症
OSAS	obstructive sleep apnea syndrome（SAS）	閉塞性睡眠時無呼吸症候群
OYL	ossification of yellow ligament	黄色靱帯骨化症

P

PA	pulmonary artery	肺動脈
P-A（view, projection）	postero-anterior（view, projection）	後前撮影，背腹撮影
PAP	pulmonary artery pressure	肺動脈圧
PBC	primary biliary cirrhosis	原発性胆汁性肝硬変症
PCA	posterior cerebral artery	後大脳動脈
PCK	polycystic kidney	多嚢胞腎
PCL	posterior cruciate ligament	後十字靱帯
Pcom	posterior communicating artery	後交通動脈
PCP	pneumocystis carinii pneumonia	カリニ肺炎
PD	pancreaticoduodenectomy	膵頭十二指腸切除術
PD	Parkinson's disease	パーキンソン病
PE	pulmonary embolism	肺塞栓症
PE	pulmonary emphysema	肺気腫
PEEP	positive end expiratory pressure	呼気終末陽圧換気
PEIT	percutaneous ethanol injection therapy	経皮的エタノール局所注入療法
PET	positron emission tomography	陽電子放出断層撮影
PH	past history	既往歴
PHA	proper hepatic artery	固有肝動脈
PICA	posterior inferior cerebellar artery	後下小脳動脈
PIP	proximal interphalangeal joint	近位指節間関節
PIVKA	protein induced by vitamin K absence	ピブカ

（γ-カルボキシグルタミン酸と欠前駆体蛋白質）

PM polymyositis 多発性筋炎
PMD progressive muscular dystrophy 進行性筋ジストロフィ
PML progressive multifocal leukoencephalopathy 進行性多巣性白質脳症
PN periarteritis nodosa 結節性動脈周囲炎
PND paraneoplastic neurological syndrome 傍腫瘍性神経症候群
POD postoperative day 術後経過日
POWZ（独） postoperative wangenzyste 術後性頰部囊胞
PR partial response 部分寛解（癌治療効果判定）
PSE partial splenic embolization 部分的脾動脈塞栓術
PSP progressive supranuclear palsy 進行性核上性麻痺
PSS progressive systemic sclerosis 進行性全身性強皮症
PTA percutaneous transluminal angioplasty 経皮的血管形成術
PTA post traumatic amnesia 外傷後健忘
PTC percutaneous transhepatic cholangiography 経皮的肝胆撮影
PTCA percutaneous transluminal coronary angioplasty 経皮経管冠動脈形成術
PTCD percutaneous transhepatic cholangio-drainage 経皮的胆管ドレナージ法
PTCR percutaneous transluminal coronary recanalization 経皮経管冠動脈再疎通術
PTE pulmonary thromboembolism 肺動脈血栓塞栓症
PTGBD percutaneous transhepatic gallbladder drainage 経皮経肝胆嚢ドレナージ
PTH parathyroid hormone 上皮小体ホルモン
PTP percutaneous transhepatic portal venography 経皮経肝門脈造影
PTR patellar tendon reflex 膝蓋腱反射
PUJ pelviureteral junction 腎盂尿管移行部（＝UPJ）
PV portal vein 門脈
PV pulmonary vein 肺静脈
PVS pigmented villonodular synovitis 色素性絨毛結節性滑膜炎
PXA pleomorphic xanthoastrocytoma 黄色肉芽腫性星細胞腫

R

R/O rule out 除外，鑑別
RA rheumatoid arthritis 関節リウマチ
RAO right anterior oblique (position) 右前斜位，第2斜位
RAS Rokitansky-Aschoff sinus ロキタンスキーアショッフ洞
RC sign red colon sign 発赤徴候（食道静脈瘤の内視鏡所見）
RCC renal cell cancer 腎細胞癌
RDS respiratory distress syndrome 呼吸切迫症候群
RGA right gastric artery 右胃動脈
RGEA right gastroepiploic artery 右胃大網動脈
RHA right hepatic artery 右肝動脈
RI radioisotope 放射性同位元素
RITA right internal thoracic artery 右内胸動脈
ROD renal osteodystrophy 腎性骨異栄養症
ROI region of interest 関心領域
RP retrograde pyelography 逆行性腎盂撮影
RUQ right upper quadrant 右上腹部
Rx. treatment 治療

S

s̄ without 〜を伴わない
SA splenic artery 脾動脈
SAH subarachnoid hemorrhage くも膜下出血
SAS surface anatomical scanning 脳表撮影法
SCA superior cerebellar artery 上小脳動脈
SCC squamous cell carcinoma 扁平上皮癌
SCD spino-cerebellar degeneration 脊髄小脳変性症
SD scleroderma 強皮症
SD standard deviation 標準偏差
SDAT senile dementia of Alzheimer type アルツハイマー型老年痴呆
SDH subdural hematoma 硬膜下血腫
SFA superficial femoral artery 浅大腿動脈
SIJ sacro-iliac joint 仙腸関節
SjS Sjogren's syndrome シェーグレン症候群
SLAP lesion superior labrum anterior and posterior lesion
SLE systemic lupus erythematosus 全身性エリテマトー

デス

SMA	superior mesenteric artery	上腸間膜動脈
SMT	submucosal tumor	粘膜下腫瘍
SMV	superior mesenteric vein	上腸間膜静脈
SOB	shortness of breath	息切れ
SPECT	single photon emission CT	単一光子放出コンピュータ断層撮影
STA	superficial temporal artery	浅側頭動脈
SV	splenic vein	脾静脈
SV	subclavian vein	鎖骨下静脈
SVC	superior vena cava	上大静脈
Sx.	signs, symptoms	徴候

T

T	tesla	磁場単位
T1WI	T1-weighted image	T1強調像
T2WI	T2-weighted image	T2強調像
TAA	thoracic aortic aneurysm	胸部大動脈瘤
TAE	transcatheter arterial embolization	肝動脈塞栓術
TAI	transcatheter arterial infusion	経カテーテル的動注療法
TB, Tbc	tuberculosis	結核, 結核症
TBLB	transbronchial lung biopsy	経気管支的肺生検
TCC	transitional cell carcinoma	移行上皮癌, 移行細胞癌
THR	total hip replacement	全人工股関節置換術
TIA	transient ischemic attack	一過性脳虚血発作
TIPS	transjugular intrahepatic portosystemic shunt	経頸静脈性肝内門脈体循環短絡術
TKR	total knee replacement	人工膝関節置換術
TMJ	temporo mandibular joint	顎関節
TOF	tetralogy of Fallot	ファロー四徴症
TOF	time of flight	代表的なMRA撮影法
t-PA	tissue plasminogen activator	組織型プラスミノーゲン・アクチベータ
TS	tuberous sclerosis	結節性硬化症
TSH	thyroid stimulating hormone, thyrotropin	甲状腺刺激ホルモン
TTN	transient tachypnea of newborn	新生児一過性多呼吸
TTP	thrombotic thrombocytopenic purpura	血栓性血小板減少性紫斑病
TUR	transurethral resection	経尿道的切除術
TUR-Bt	transurethral resection of bladder tumor	経尿道的膀胱腫瘍切除術
TURP	transurethral resection of prostate	経尿道的前立腺切除術
Tx.	treatment, therapy	治療

U

UC	ulcerative colitis	潰瘍性大腸炎
UCG	ultrasonic cardiogram	心エコー図, 超音波心臓図
UGI	upper gastrointestinal tract	上部消化管
UIP	usual interstitial pneumonia	通常型間質性肺炎
UK	urokinase	ウロキナーゼ
UPJ	ureteropelvic junction	尿管腎盂移行（結合）部
US	ultrasound, ultrasonic	超音波
UTI	urinary tract infection	尿路感染症
UVJ	ureterovesical junction	尿管膀胱移行部

V

VA	vertebral artery	椎骨動脈
VAG	vertebral angiography	椎骨動脈撮影
VATS	video-assisted thoracic surgery	胸腔鏡下肺手術
VBI	vertebrobasilar insufficiency	椎骨脳底動脈循環不全症
V-P shunt	ventriculo-peritoneal shunt	脳室－腹腔短絡術
VR	volume rendering	ボリュームレンダリング
VUR	vesicoureteral reflux	膀胱尿管逆流

W

WG	Wegener's granulomatosis	ウェゲナー肉芽腫症
WNL	within normal limits	正常範囲内

【用語集】

【第1章　脳神経】

- **神経膠腫・グリオーマ**：脳脊髄には神経細胞，神経線維を支持する神経膠細胞がある．神経膠細胞から発生する腫瘍を広く神経膠腫（glioma）と呼ぶ．神経膠細胞は星状膠細胞，傍突起膠細胞，上衣細胞などに分かれ，それぞれの由来により星細胞腫，傍突起膠腫，上衣腫などと呼ばれる．

- **脳アミロイドアンギオパチー**（cerebral amyloid angiopathy: CAA）：大脳皮質および脳軟膜の小動脈にアミロイドが沈着し，動脈壁の変性をきたす．高齢者の皮質下出血の原因として重要で，時に致死的な大出血をきたす．MRIのT2*強調像で大脳皮質下に多発する低信号（小出血に伴うヘモジデリン沈着を示す）が診断的である．本症を疑うキーワードは高齢，高血圧なし，繰り返す皮質下出血の3点だが，残念ながら現在有効な予防法，治療法はない．

- **ADC valueとADC map**：ADCはapparent diffusion coefficientの略で，直訳すれば'みかけの拡散係数'となる．MRIの拡散強調像における高信号は，真の拡散障害とT2 shine throughと呼ばれる拡散障害によらない高信号がある．ADC valueの計測は両者の鑑別に役立ち，低値であるほど拡散障害は強い．ADC valueを拡散強調像と同一断層面で視覚的に表示した画像がADC mapである．ADC＝ln〔S（b）/S（0）〕/−bといったやや難解な数式が存在するが，拡散強調像の高信号の解釈が難しい症例に絞って，ワークステーションなどでADC mapをつくるだけで日常診断にはほとんど不自由しないと思う．

【第2章　頭頸部】

- **耳性，鼻性頭蓋内合併症**：頭頸部病変の頭蓋内進展を理解するうえで，頭蓋底の小孔の理解はきわめて重要であるが，特に骨侵食，骨破壊傾向の強い炎症性，肉芽腫性病変は，頭蓋底の小孔を無視するかのごとく頭蓋内へ進展することがある．耳疾患，特に慢性中耳炎による真珠腫は，鼓室や乳突蜂巣の天蓋を破壊し，重篤な頭蓋内感染症をきたすことがある．これら耳疾患に続発する頭蓋内感染症は，一般に耳性頭蓋内合併症と称される．副鼻腔由来のものも重要で，鼻性頭蓋内合併症と呼ばれる．いずれも脳膿瘍，髄膜炎，硬膜外，硬膜下膿瘍，海綿静脈洞血栓症等，多彩な頭蓋内病変をきたしうる．副鼻腔炎に続発するものとしては前頭洞由来のものが最多で，篩骨洞，蝶形骨洞由来のものがこれに次ぐ．

- **神経周囲進展**：頭頸部腫瘍はしばしば脳神経に沿って頭蓋内へ進展する．一般に神経周囲進展と呼ばれ，予後に重大な影響を及ぼす．原発腫瘍として腺様嚢胞癌がよく知られるが，扁平上皮癌や粘表皮癌などにも見られる．頻度は三叉神経第3枝に最も多く，三叉神経第2枝，顔面神経がこれに次ぐ．画像検査ではMRIの造影T1強調像が診断に最適である．

- **唾液腺の悪性腫瘍**：唾液腺には大唾液腺（耳下腺，顎下腺，舌下腺）と小唾液腺がある．唾液腺の悪性腫瘍は頭頸部癌の約5％を占め，耳下腺に生じるものが約70％（耳下腺腫瘍の約20％），顎下腺が約20％（顎下腺腫瘍の約40％）で，舌下腺，小唾液腺由来のものは少ない．腺様嚢胞癌や粘表皮癌の頻度が高いが，腫瘍型はきわめて多彩でWHO病理組織分類（2005年，第3版）では24種もの悪性腫瘍があげられている．画像診断ではCT，MRIのほか，超音波検査が重要な役割を果たす．

【第3章　胸　部】

- **肺結節**（pulmonary nodule）：径30mm以下の肺腫瘍性病変をいう．

- **肺腫瘤**（pulmonary mass）：径30mm以上の肺腫瘍性病変をいう．

- **すりガラス様陰影**（ground-glass opacity）：CT肺野条件表示画像で肺血管が認識できる程度の吸収値上昇域を指す．淡い高吸収域と呼ばれることもある．肺血管が認識できないほどに吸収値が上昇している場合は，コンソリデーションや強い高吸収域などと呼ばれる．

- **コンソリデーション**（consolidation, 癒合影）：肺血管が認識できないほどの強い高吸収域．気管支透亮像を伴うことが多い．

- **二次小葉**：小葉間隔壁により囲まれた領域．大きさは約1cm．中心部は細気管支と肺動脈が走行し，辺縁の小葉間隔壁内に肺静脈やリンパ管が走行する．

■スピキュラ（spicula）：肺病変周囲の放射状の棘状陰影．腫瘍浸潤，細胞浸潤，線維化などを反映している．末梢肺腺癌で見られることが多いが，結核腫などの良性病変でも見られることがある．

【第4章　腹　部】

■SPIO造影剤：superparamagnetic iron oxide particlesの略．超常磁性酸化鉄のコロイドを成分とするMRI造影剤．肝臓の網内系に取り込まれ，正常肝の信号強度を低下させる．腫瘍などの部分が相対的に高信号となり検出を容易にする．

■部分容積効果（partial volume effect）：CT，MRIなどの断層画像は人体を有限（1，2mm～1cm位）の厚みで画像化したものである．上下の構造がこの厚みの中に入り込むと境界が不明瞭となったり虚像を生じる．常に上下のスライスの状態を意識した読影が求められる．

■MRCP（magnetic resonance cholangiopancreatography）：MRI検査で貯留した水を強調した撮影を行うと，胆道系（MRCP）や，尿路が描出される（magnetic resonance urography: MRU）．造影剤を使用しない利点がある．腹水があると画像の劣化が著しいので注意が必要．

■focal spared area：主に超音波検査で使われる．脂肪肝で，脂肪沈着が限局的に少ない部位が周囲より低エコー領域として見られるものを指す．腫瘍との鑑別が問題となる．focal spared region, pseudo tumor singなどとも称される．血流が豊富な部位で起こりやすいとされ，門脈近傍，胆嚢床周囲が知られる．

■in phase/out of phase：MRIの脂肪抑制画像のひとつ．副腎腫瘍などの少量の脂肪性分の有無を判定するために使われる．通常の臓器と脂肪ではMRIで画像化している水素原子の振る舞いにわずかな差がある．日常見慣れているMRI画像にはこの差は反映されていない（in phaseの画像）．脂肪性分が臓器の信号を打ち消すような撮像を行うと，脂肪成分を含む部分の信号が低下する（out of phaseの画像）．打ち消しを利用しているので，脂肪成分が半分付近で最も変化が明瞭となる．正確を期す場合はopposed phaseということもある．

■dynamic study：直訳すれば動態撮影．造影検査では時間方向に何回か撮影を行い，病変の血行動態を調べるような検査を指す．骨関節などの可動部を動かしながら何回か撮影，機能評価を行うような検査を指す場合もある．

■DIC-CT（drip infusion cholangiographic computed tomography）：DICをX線写真ではなくCTで撮影したものを指す．三次元的な配置がわかりやすい，解像力が高い，造影剤濃度が低くても可視化可能などの利点がある．

■virtual colonoscopy（仮想結腸内視鏡）→virtual endoscopy

■virtual bronchoscopy（仮想気管支鏡）→virtual endoscopy

■virtual endoscopy（仮想内視鏡）：近年，マルチスライスCTの画像より，管腔臓器の内面を画像処理により抽出可能となった．管腔内部から観察した状態で表示すると内視鏡のような画像が得られ，仮想内視鏡と称する．利点は狭窄や閉塞の状態を内視鏡の到達できない側から観察可能なことである．欠点は表面の色調といった情報が欠落することである．大腸ではvirtual colonoscopy，気管支ではvirtual bronchoscopyと呼ばれる．

【第5章　婦人科】

■Asherman症候群：外傷性子宮腔癒着症．子宮腔内の手術操作などによる子宮内膜の損傷がもとで腔が癒着するもの．月経障害，不妊症などの原因となる．

■Graaf卵胞：成熟卵胞．次に排卵する卵胞で，大きく卵巣表面に存在する．成熟卵胞以外は途中で閉鎖卵胞となる．

■Fitz-Hugh-Curtis症候群：性器クラミジア感染症で，骨盤腹膜炎が上行し肝周囲炎を生じたもの．症状が強く急性腹症として来院することが多い．

■Krukenberg腫瘍：消化器由来の低分化腺癌が卵巣に転移したものをいい，狭義には胃の印鑑細胞癌の転移を指す．両側性が多く予後不良．

■Meigs症候群：良性の卵巣腫瘍に胸（腹）水を伴う状態．線維腫によるものが知られている．卵巣腫瘍を摘出すると消失する．

■Müller管：胎生期に男女ともに見られる構造で，女性では卵管，子宮，膣上部に分化する．男性では胎児精巣の働きにより退縮する．

■junctional zone：MRIのT2強調像では子宮体部の壁には層構造が見られ，低信号を呈する中間帯を指す．

■Re-ASRM分類：腹腔鏡や開腹術による子宮内膜症のステージ分類．アメリカ生殖医学会（American Society for Reproductive Medicine: ASRM）による．

- ■signal void：MRIの撮影原理上，励起パルスで生じたMR信号は血管内の早い血流では撮像スライス外に流れていってしまうため，T1強調像でもT2強調像でも無信号となる．小血管では通常，強い低信号の点状影として見られる．
- ■chemical shift artifact：MRI画像の一方向に見られる，水と脂肪の境界面の高信号または低信号の線状影．脂肪を含有している証拠として有用な所見となる．
- ■shading：内膜症性嚢胞の所見として，T2強調像で重力方向に信号が低下して見えるもの．出血性嚢胞内の沈殿した血餅や線維化によると考えられている．
- ■subendometrial enhancement：造影ダイナミックスタディの早期相で子宮体部内膜と筋層の境界部に一層の強い造影効果が認められる．内膜癌の筋層浸潤の有無を判断するのに参考になる．

【第6章　腎尿路】

- ■Gerota筋膜：腎臓を取り巻く強靱な筋膜．この筋膜により，後腹膜は腎周囲腔，前腎傍腔，後腎傍腔に区分される．
- ■Bosniak分類：嚢胞性腎腫瘤を単純性嚢胞から腎癌までをカテゴリー別に分類したもの．
- ■腎結石：腎盂腎杯内の結石．
- ■腎石灰化症：腎実質にカルシウム塩が沈着した病態．部位により皮質石灰化症と髄質石灰化症に分類される．
- ■rectoprostatic angle：前立腺の背外側で，直腸と肛門挙筋に囲まれた領域を指す．

【第7章　骨軟部】

- ■長管骨：四肢を形成する管状の骨を指す．成長軟骨板内の骨化により，長軸方向の成長を行う．

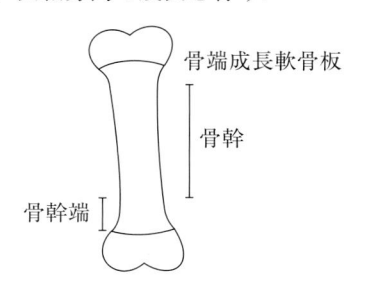

- ■扁平骨：頭蓋骨，肩甲骨，腸骨などの扁平な骨を指す．膜性骨化にて成長を行う．
- ■短骨：手根骨，足根骨などの短小な骨を指す．骨端核と同様に中央部から海綿骨が形成される．
- ■種子骨・小骨：足，手，膝などの近傍にある．大きな骨に付着する腱内にあることが多い．膝蓋骨は大腿四頭筋腱内の種子骨である．関節包内にあり，骨に軟骨を介して付着する小骨も種子骨と呼ぶ．
- ■骨端：長管骨の両端にある関節軟骨で覆われた横径の広い部分を示す．成長期では成長軟骨板によって枯淡と骨幹端が明瞭に区別される．成長軟骨板は成長終了後には骨端板という横走する板状の骨となる．
- ■骨幹端：骨端から骨幹へ徐々に移行する部分を示す．骨髄には海綿骨が豊富に含まれる．
- ■骨幹：長管骨の中央部分で骨皮質に囲まれた管状の部分を示す．

【欧文索引】

A

air bronchogram	91
air crescent sign	104
air-fluid level	148
anterior fat pad	283
aquired cystic kidney disease: ACKD	195

B

band pattern	219
Bankart lesion	263
battered child syndorome: BCS	298
bilateral hilar lymphadenopathy: BHL	75
Broca中枢	4
butterfly shadow	90, 91

C

cavernous hemangioma	120
central pontine myelinolysis: CPM	39
Chiari奇形	235
chronic expanding intracerebral hematoma	11
Codman三角	222
comet sign	197
cortical rim sign	189
CT angiogram sign	67

D

DeBakey分類	92
double line sign	219
dural tail sign	29

E

Ewing肉腫	223

F

fallen lung sign	281
flow void	177
fogging effect	19
free air	156

G

Golden Sサイン	86

H

Hill-Sachs lesion	263
hysterosalpingography	160

I

intraductal papillary mucinous tumor: IPMT	130

J

juntional zone	161

K

Krukenberg腫瘍	173

L

LeFort骨折	252
lucid interval	240

M

macroadenoma	30
massive ovarian edema	174
meniscus sign	104

microadenoma	31
Muffucci症候群	232

O

Ohngren線	58
Ollier病	232

P

Pancoast腫瘍	86
paraneoplastic neurological syndrome: PND	49
penumbra	15
peribronchial cuffing	91
peritoneal inclusion cyst	170
polycystic kidney	118
posterior fat pad	283
posterior reversible encephalopathy syndrome: PRES	24
progressive massive fibrosis: PMF	78
pseudonormalization	19

R

Rathke嚢胞	31
Rendu-Osler-Weber病	302
reversible posterior leukoencephalopathy syndrome : RPLS	25
rim sign	197
Rokitansky-Aschoff sinus	127, 153

S

shading	169
shaken infant	299
SPIO造影剤	123, 150
split pleural sign	111
squamo-columnar junction: SCJ	176
Stanford分類	92
strings of pearls	148
subendometrial enhancement: SEE	166

T

t-PA	14
tree-in-bud appearance	71
tumefactive MS	37

V

von Hippel-Lindau disease	195

W

Wernicke中枢	4

数字・ギリシア文字

^{131}I-MIBGシンチグラフィ	203
^{18}F FDG-PET	59
α-1-antitrypsin欠損症	72

【和文索引】

あ

アーチファクト	50
悪性腺腫	176
悪性リンパ腫	110, 206
アスベスト関連病変	102
圧迫骨折	276
アメーバ性肝膿瘍	134
意識障害	3
異所性妊娠	174
一次結核	70
遺伝性出血性末梢血管拡張症	302
イレウス	133, 148
咽後膿瘍	292
ウロキナーゼ	14
エコノミークラス症候群	94
円形肺炎	294
円形無気肺	102
黄色靭帯骨化症	226
黄体出血	170

か

カーリーB線	76, 90
外傷性くも膜下出血	279
外傷性血気胸	254
外傷性肺嚢胞	255
海綿状血管腫	42
下垂体腺腫	30
下垂体卒中	45
仮性動脈瘤	140, 258
仮性嚢胞	140
肩関節脱臼	262
褐色細胞腫	202
化膿性脊椎炎	230
過敏性肺炎	82
眼窩吹き抜け骨折	252
肝血管腫	120
肝細胞癌	122
環軸椎亜脱臼	221
間質性肺水腫	90
癌性リンパ管症	76
関節リウマチ	220
肝損傷	256
環椎関節脱臼	272
肝嚢胞	118
肝膿瘍	134, 145
顔面骨骨折	252
気管気管支断裂	281
気胸	100
奇形腫	98
気腫性腎盂腎炎	186
気腫性胆嚢炎	154
偽性粘液腫	180
気脳症	249, 278
木の芽様陰影	71
偽病変	150
急性硬膜外血腫	240, 278
急性硬膜下血腫	242
急性散在性脳脊髄炎	36
急性腎盂腎炎	187
急性膵炎	140
急性胆嚢炎	136
胸腺腫	96
莢膜細胞腫	173
胸膜プラーク	102
筋腫分娩	165
くも膜下出血	6
憩室炎	142
頸椎損傷	272
頸部リンパ節転移	60
結核性頸部リンパ節炎	62
結核性脊椎炎	234
血清PSA	200
結節性硬化症	192

牽引性気管支拡張	80
原発性硬化性胆管炎	125
膠芽腫	26
口腔癌	55
交叉性異所性腎	208
後縦靱帯骨化症	226
後腹膜気腫	100
高分化小型腺癌	84
硬膜外膿瘍	290
硬膜動静脈瘻	41
骨壊死	261
骨腫瘍	222
骨髄脂肪腫	202
骨肉腫	223
骨盤骨折	268
骨盤輪	269
コメットテイルサイン	103
混合型骨折	249

さ

細菌性髄膜炎	290
細菌性膿胸	111
細菌性肺炎	66
再出血	9
サルコイドーシス	74
子宮奇形	179
子宮筋腫	164
子宮頸癌	176
子宮腺筋症	177
子宮体癌	166
子宮中隔	179
子宮内膜症	168
子宮内膜増殖症	166
子宮内膜ポリープ	166
子宮卵管造影	160
視神経管骨折	280
視中枢	4
市中肺炎	66
尻尾徴候	29
脂肪平滑筋腫	164
縦隔気腫	100

縦隔膿瘍	292
重症筋無力症	96
舟状骨骨折	260
主膵管拡張	128
出血性梗塞	18
上衣腫	224, 233
消化管穿孔	156
上顎癌	58
上眼静脈	250
小細胞癌	33
上矢状静脈洞血栓症	22
上腸間膜動脈閉塞	146
静脈性血管腫	42
静脈性梗塞	22, 41
小葉間隔壁	76
小葉中心性肺気腫	73
腎盂癌	210
神経原性肺水腫	9
腎血管筋脂肪腫	192
腎梗塞	188
腎細胞癌	195
腎損傷	258
靱帯断裂	264
浸透圧性脳症	38
心嚢気腫	100
塵肺症	78
膵癌	128
膵管内乳頭粘液性腫瘍	130
膵腫瘍	128
水腎症	197
膵石	155
水頭症	9
髄膜腫	28, 31
頭蓋咽頭腫	31
頭蓋骨骨折	248
頭蓋内圧低下症	244
星細胞腫	26, 224
性索間質性腫瘍	172
成熟奇形腫	98
成熟嚢胞性奇形腫	178
精巣腫瘍	204
赤芽球癆	96

赤色変性	165
脊髄腫瘍	224
脊髄性ショック	271
脊髄損傷	270, 271
脊椎分離症	275
脊椎分離とり症	274
舌癌	54
セミノーマ	204
線維腫	173
線維輪膨隆	229
前立腺癌	200
前立腺肥大症	200
総胆管結石	138
鼠径ヘルニア	213

た

大腿骨頸部骨折	266
大腿骨頭壊死	218
大腸癌	132
大動脈炎症候群	109
大動脈解離	92
大脳膠腫症	26
大葉性肺炎	66
高安動脈炎	109
多発骨折	299
多発性硬化症	36
多発性嚢胞腎	190
胆管細胞癌	124
胆汁漏	144
胆道結石	138
胆道閉塞	138
胆嚢癌	126
中心前回	4
虫垂炎	142
虫垂石	142
超急性期脳梗塞	14
蝶形陰影	90, 91
椎間板ヘルニア	228
椎骨脳底動脈解離	40
通常型間質性肺炎	80
低γグロブリン血症	96

低酸素性虚血性脳症	288
停留精巣	204
転移性腫瘍	133, 152, 224
転移性脳腫瘍	13, 32
動静脈奇形	20, 21

な

内頸動脈海綿静脈洞瘻	250
内軟骨腫	232
内ヘルニア	213
夏型過敏性肺炎	83
ナットクラッカー症候群	209
二次結核	70
二分脊椎	235
尿管結石	197
尿膜管腫瘍	212
脳炎	291
膿胸	111
脳血管攣縮	9
脳原発悪性リンパ腫	46
脳挫傷	246
脳室炎	47
脳実質内出血	10
脳室周囲白質軟化症	289
脳室内髄膜腫	44
脳動静脈奇形	6
脳動脈瘤	6, 190
脳膿瘍	34, 47, 291

は

肺アスペルギルス症	104
肺外徴候	110
肺過誤腫	107
肺気腫	72
肺結核	70
肺血栓塞栓症	94
胚細胞性腫瘍	172, 178
肺挫傷	254
肺小細胞癌	88
肺水腫	90

肺腺癌	84	蜂窩肺	80
肺転移	106	膀胱癌	199
肺動静脈奇形	302	傍腫瘍性神経症候群	49
肺分画症	296	傍大動脈リンパ節	206
肺扁平上皮癌	86	乏突起膠腫	27
肺胞性肺水腫	90	傍卵巣嚢胞	170
肺裂傷	254		
馬蹄腎	208		
ハロー	122	## ま	
半月板損傷	264		
汎小葉性肺気腫	73	マイコプラズマ肺炎	68, 69
皮下気腫	100	慢性好酸球性肺炎	108
被虐待児症候群	242, 298	慢性硬膜下血腫	244, 298
脾損傷	282	慢性腎不全	191
非定型抗酸菌症	105	慢性膵炎	155
びまん性悪性胸膜中皮腫	102	脈なし病	109
びまん性軸索損傷	279	明細胞癌	169
びまん性大脳膠腫症	43	もやもや病	6, 17
表層上皮性・間質性腫瘍	172	門脈内ガス像	147
副腎腺腫	202		
副腎転移	211	## ら	
腹膜偽粘液腫	180		
ぶどう膜炎	75	卵管留水腫	171
粉砕骨折	276	卵巣茎捻転	174
ヘルペス脳炎	48	卵巣出血	174
辺縁系脳炎	49	流注膿瘍	234
扁桃膿瘍	292	輪状膵	300
傍隔壁性肺気腫	73	リンパ節転移	206
		レジオネラ肺炎	66

研修医のための画像診断
──厳選症例から学ぶ基礎知識

価格はカバーに
表示してあります

2007年 8月18日　第一版 第1刷 発行
2013年12月17日　第一版 第2刷 発行

監　修	櫛橋　民生（くしはし　たみお）
編著者	浮洲　龍太郎（うきす　りゅうたろう）ⓒ
発行人	古屋敷　信一
発行所	株式会社 医療科学社
	〒113-0033　東京都文京区本郷 3-11-9
	TEL 03(3818)9821　　FAX 03(3818)9371
	ホームページ　http://www.iryokagaku.co.jp
	郵便振替　00170-7-656570

ISBN978-4-86003-378-1　　　　　　（乱丁・落丁はお取り替えいたします）

本書の複製権・翻訳権・上映権・譲渡権・公衆送信権（送信可能化権を含む）は（株）医療科学社が保有します。

[JCLS]〈（株）日本著作出版権管理システム委託出版物〉
本書の無断複写は著作権法上での例外を除き，禁じられています。
複写される場合は，そのつど事前に（株）日本著作出版権管理システム
（電話 03-3817-5670，FAX 03-3815-8199）の許諾を得てください。